W0259820

Onkologische Chirurgie bei alten Patienten

Tobias Keck
Ulrich T. Hopt
Hrsg.

Onkologische Chirurgie bei alten Patienten

Risikoassessment, Therapiewahl, Limitationen

Mit 56 Abbildungen

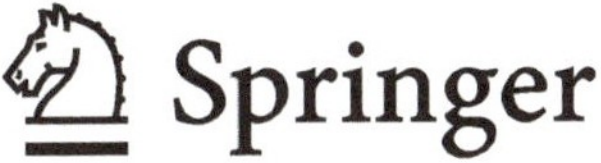

Herausgeber
Prof. Dr. med. Tobias Keck, MBA
Klinik für Chirurgie
Universitätsklinikum Schleswig-Holstein
Campus Lübeck
Lübeck
Deutschland

Prof. Dr. med. Dr. h.c. Ulrich T. Hopt
Klinik für Allgemein- und Viszeralchirurgie
Universitätsklinikum Freiburg
Freiburg
Deutschland

ISBN 978-3-662-48711-2 ISBN 978-3-662-48712-9 (ebook)
DOI 10.1007/978-3-662-48712-9

Die Deutsche Nationalbibliothek verzeichnet diese Publikation in der Deutschen Nationalbibliografie; detaillierte bibliografische Daten sind im Internet über http://dnb.d-nb.de abrufbar.

Springer

Umschlaggestaltung: deblik Berlin
Fotonachweis Umschlag: © Alexander Raths, fotolia.com

Gedruckt auf säurefreiem und chlorfrei gebleichtem Papier

Springer ist Teil von Springer Nature
Die eingetragene Gesellschaft ist Springer-Verlag GmbH Berlin Heidelberg

Vorwort

Sehr geehrte Leserinnen und Leser,

Auch wenn die Definition des älteren bzw. alten Patienten unklar ist, so steht doch fest, dass der Anteil an Patienten über 65 Jahren mit onkologischen Erkrankungen in den kommenden Jahren und Jahrzehnten ganz erheblich zunehmen wird. Die Heterogenität des Alterns, deren Ursachen, die Messbarkeit des Alterns und die valide Einschätzung des tatsächlichen Zustandes des Patienten nehmen heute und zukünftig eine wichtige Rolle ein. Alte Patienten erhalten nach den derzeitigen Studien aus vielerlei Gründen, verglichen mit jüngeren Patienten, häufig keine optimale Krebsbehandlung.

Neben der reinen technischen Machbarkeit der Operation rücken im Alter andere Faktoren bei der chirurgischen Indikationsstellung in den Vordergrund: die Prognose des Tumors in Relation zur altersbedingten Lebenserwartung, altersbedingte Risikofaktoren für die Operation sowie Frailty und biologisches Alter. All diese Faktoren müssen sowohl bei der Stellung einer Operationsindikation als auch bei der Festlegung einer adjuvanten oder neoadjuvanten Therapie berücksichtigt werden.

Neben den obigen Aspekten soll das vorliegende Buch einen allgemeinen Überblick über die Demografie und Epidemiologie von Krebserkrankungen bei alten Patienten geben und die Besonderheiten der Krebsentstehung und des Krebsscreenings im Alter darlegen. Perioperative Aspekte, wie die Delirprophylaxe auf der Intensivstation oder der Einsatz minimalinvasiver Operationstechniken finden hierbei ebenso Berücksichtigung wie die geriatrische Weiterbehandlung und Nachsorge. Letztlich soll dieses Buch auch eine Entscheidungshilfe für schwierige Situationen im Umgang mit älteren Krebspatienten hinsichtlich der Gesprächsführung und einer möglichen Therapieeinschränkung geben.

Im speziellen Teil des Buches geben chirurgische Spezialisten Empfehlungen zum therapeutischen Vorgehen bei den unterschiedlichen Tumorentitäten. Im Einzelnen werden folgende Fragen besprochen: Gibt es spezielle technische Modifikationen der chirurgischen oder adjuvanten Therapie? Gibt es organ- oder patientenspezifische Limitierungen? Wie ist die Studienlage zum Management spezifischer Malignome? Wie sind die persönlichen Empfehlungen? Worauf muss bei der Operation des alten Patienten besonders geachtet werden?

Das Alter beeinflusst den interdisziplinären Krebsbehandlungsplan, darunter vor allem auch die Frage nach der besten operativen Strategie sowie einer möglichen multimodalen Behandlung. Die interdisziplinäre Entscheidung im Tumorboard stellt für alle Beteiligten gerade beim alten Patienten eine echte Herausforderung dar. Es gilt den richtigen Weg zwischen einem zu minimalistischen Ansatz einerseits und einer Überbehandlung andererseits zu wählen. Die Studienlage ist im Hinblick auf die onkologische Therapie von älteren Patienten leider immer noch völlig unzureichend. Die Entscheidung für oder gegen eine spezielle onkologische Therapie muss daher im engen interdisziplinären Gespräch unter Berücksichtigung der spezifischen Aspekte des einzelnen Patienten erfolgen.

Dieses Buch soll helfen, die Krebsbehandlung alter Patienten zu verbessern und interdisziplinären Behandlungsteams aus Chirurgen, Gastroenterologen, Onkologen und Strahlentherapeuten Hilfestellung bei der Frage nach einer optimalen chirurgischen bzw. konservativen Therapie von alten onkologischen Patienten geben.

Lübeck und Freiburg, Juli 2016

Univ.-Prof. Dr. med. T. Keck, MBA
Univ.-Prof. Dr. med. Dr. h.c. U. T. Hopt

Inhaltsverzeichnis

II Spezieller Teil

Mitarbeiterverzeichnis

Bannasch, Holger, Prof. Dr. med.
Plastisch-Rekonstruktive Tumorchirurgie
Klinik für Plastische und Handchirurgie
Universitätsklinik Freiburg
Hugstetter Str. 55
79106 Freiburg

Bartscht, Tobias, Dr. med.
Medizinische Klinik I
UKSH Campus Lübeck
Ratzeburger Allee 160
23538 Lübeck

Baumgart, Janine, Dr. med.
Klinik für Allgemein-, Viszeral- und Transplantationschirurgie
Universitätsmedizin Mainz
Langenbeckstraße 1
55131 Mainz

Begum, Nehara, Dr. med.
Klinikum Schaumburg
Kreiskrankenhaus Stadthagen
Klinik für Allgemein-, Viszeral- und minimalinvasive Chirurgie
Am Krankenhaus 1
31655 Stadthagen

Benecke, Claudia, Dr. med.
Klinik für Chirurgie
UKSH Campus Lübeck
Ratzeburger Allee 160
23538 Lübeck

Bertz, Hartmut, Prof. Dr. med.
Klinik für Innere Medizin I
Universitätsklinik Freiburg
Hugstetterstraße 55
79106 Freiburg

Diener, Markus K., Prof. Dr. med.
Studienzentrum der Deutschen Gesellschaft für Chirurgie
Universitätsklinikum Heidelberg
Im Neuenheimer Feld 130/3
69120 Heidelberg

Gemoll, Timo, Prof. Dr. M.Sc.
Sektion für Translationale Chirurgische Onkologie und Biomaterialbanken
Universität zu Lübeck, UKSH Campus Lübeck
Ratzeburger Allee 160
23538 Lübeck

Germer, Christoph Thomas, Univ.-Prof. Dr. med.
Klinik für Allgemein-, Viszeral-, Gefäß- und Kinderchirurgie
Universitätsklinikum Würzburg, Zentrum Operative Medizin
Oberdürrbacher Straße 6
97080 Würzburg

Glatz, Thorben, Dr. med.
Klinik für Allgemein- und Viszeralchirurgie
Universitätsklinikum Freiburg, Department Chirurgie
Hugstetter Str. 55
79106 Freiburg

Habermann, Jens K., Prof. Dr. Dr. med.
Sektion für Translationale Chirurgische Onkologie und Biomaterialbanken
Universität zu Lübeck, UKSH Campus Lübeck
Ratzeburger Allee 160
23538 Lübeck

Hager, Klaus, Prof. Dr. med.
Diakoniekrankenhaus Henriettenstiftung gGmbH
Zentrum für Medizin im Alter
Schwemannstraße 19
30559 Hannover

Honselmann, Kim C., Dr. med.
Klinik für Chirurgie
UKSH Campus Lübeck
Ratzeburger Allee 160
23538 Lübeck

Höppner, Jens, Prof. Dr. med.
Klinik für Allgemein- und Viszeralchirurgie
Universitätsklinikum Freiburg, Department Chirurgie
Hugstetter Str. 55
79106 Freiburg

Hopt, Ulrich T., Prof. Dr. med. Dr. h.c.
Klinik für Allgemein- und Viszeralchirurgie
Universitätsklinikum Freiburg,
Department Chirurgie
Hugstetter Str. 55
79106 Freiburg

Katalinic, Alexander, Univ.-Prof. Dr. med.
Institut für Sozialmedizin und Epidemiologie an der Universität zu Lübeck,
Institut für Krebsepidemiologie e.V. an der Universität zu Lübeck
UKSH Campus Lübeck
Ratzeburger Allee 160
23562 Lübeck

Keck, Tobias, Univ.-Prof. Dr. med.
Klinik für Chirurgie
UKSH Campus Lübeck
Ratzeburger Allee 160
23538 Lübeck

Kirschbaum, Andreas, PD Dr. med.
Klinik für Viszeral-, Thorax- und Gefäßchirurgie
Uniklinik Marburg
Baldingerstraße
35043 Marburg

Klaiber, Ulla, Dr. med.
Studienzentrum der Deutschen Gesellschaft für Chirurgie
Universitätsklinikum Heidelberg
Im Neuenheimer Feld 130/3
69120 Heidelberg

Kneist, Werner, Prof. Dr. med.
Klinik für Allgemein-, Viszeral- und Transplantationschirurgie
Universitätsmedizin Mainz
Langenbeckstraße 1
55131 Mainz

Koulaxouzidis, Georgios, Dr. med
Plastisch-Rekonstruktive Tumorchirurgie
Klinik für Plastische und Handchirurgie
Universitätsklinik Freiburg
Hugstetter Str. 55
79106 Freiburg

Krause, Olaf, Dr. med.
Zentrum für Medizin im Alter
DIAKOVERE Henriettenstift
Schwemannstraße 19
30559 Hannover

Luketina, Rosalia R.,
Studienzentrum der Deutschen Gesellschaft für Chirurgie
Universitätsklinikum Heidelberg
Im Neuenheimer Feld 130/3
69120 Heidelberg

Muhl, Elke, Prof. Dr. med.
Klinik für Chirurgie – Intensivstation 37a
UKSH Campus Lübeck
Ratzeburger Allee 160
23538 Lübeck

Neuhaus, Peter, Prof. Dr. med.
Klinik für Allgemein-, Viszeral- und Transplantationschirurgie
Charité – Universitätsmedizin Berlin,
Campus Virchow Klinikum
Augustenburger Platz 1
13353 Berlin

Pachmayr, Eva,
Klinik für Allgemein-, Visceral-, Gefäß- und Thoraxchirurgie
Charité Campus Mitte
Charitéplatz 1
10117 Berlin

Palade, Emanuel, PD Dr. med.
Klinik für Allgemeine Chirurgie
UKSH Campus Lübeck
Ratzeburger Allee 160
23538 Lübeck

Pritzkuleit, Ron, Dr. rer. nat.
Institut für Krebsepidemiologie an der Universität zu Lübeck
Krebsregister Schleswig-Holstein
Ratzeburger Allee 160
23538 Lübeck

Raab, Hans-Rudolf, Prof. Dr. med.
Universitätsklinik für Allgemein- und Viszeralchirurgie Klinikum Oldenburg,
Medizinischer Campus Universität Oldenburg
Rahel-Straus-Straße 10
26133 Oldenburg

Rades, Dirk, Prof. Dr. med.
Klinik für Strahlentherapie
UKSH Campus Lübeck
Ratzeburger Allee 160
23538 Lübeck

Rau, Beate, Prof. Dr. med. MBA
Klinik für Allgemein-, Viszeral-, Thorax- und Gefäßchirurgie
Charité Campus Mitte
Charitéplatz 1
10117 Berlin

Raue, Wieland, PD Dr. med.
Klinik für Allgemein-, Visceral-, Gefäß- und Thoraxchirurgie
Charité Campus Mitte
Charitéplatz 1
10117 Berlin

Schneider, Nils, Prof. Dr. med. MPH
Institut für Allgemeinmedizin
MHH Hannover
Carl-Neuberg-Straße 1
30625 Hannover

Seehofer, Daniel, Prof. Dr. med.
Universitätsklinikum Leipzig AöR
Hepatobiliäre Chirurgie und Viszerale Transplantation
Liebigstr. 20
04103 Leipzig

Streller, Anita, Dr. med.
Innere Medizin II, Gastroenterologie, Hepatologie, Endokrinologie und Infektiologie
Universitätsklinikum Freiburg
Hugstetter Straße 55
79106 Freiburg

Strik, Martin, Prof. Dr. med.
Klinik für Allgemein-, Viszeral- und Onkologische Chirurgie
HELIOS Klinikum Berlin-Buch
Schwanebecker Chaussee 50
13125 Berlin

Theisen, Jörg, Prof. Dr. med.
Chirurgische Klinik und Poliklinik
TU München
Klinikum rechts der Isar
Ismaninger Straße 22
81675 München

Thimme, Robert, Prof. Dr. med.
Abt. Innere Medizin II, Gastroenterologie, Hepatologie, Endokrinologie und Infektiologie
Universitätsklinikum Freiburg
Hugstetter Straße 55
79106 Freiburg

Weiss, Sascha, Dr. med.
Klinik für Allgemein-, Visceral-, Gefäß- und Thoraxchirurgie
Charité Campus Mitte
Charitéplatz 1
10117 Berlin

Wellner, Ulrich, Dr. med.
Klinik für Chirurgie
UKSH Campus Lübeck
Ratzeburger Allee 160
23538 Lübeck

Wiegering, Armin, PD Dr. med.
Klinik für Allgemein-, Viszeral-, Gefäß- und Kinderchirurgie Universitätsklinikum Würzburg
Zentrum Operative Medizin
Oberdürrbacher Straße 6
97080 Würzburg

Wienand, Swantje, Dr. med.
Universitätsklinik für Allgemein- und Viszeralchirurgie Klinikum Oldenburg
Medizinischer Campus Universität Oldenburg
Rahel-Straus-Straße 10
26133 Oldenburg

Willkomm, Martin, Dr. med.
Krankenhaus Rotes Kreuz Lübeck
Geriatriezentrum
Rabenhorst 1
23568 Lübeck

Zirlik, Katja, PD Dr. med.
Klinik für Innere Medizin I, Hämatologie, Onkologie und Stammzelltransplantation
Universitätsklinikum Freiburg
Hugstetter Straße 55
79106 Freiburg

Abkürzungsverzeichnis

ACCM	American College of Critical Care Medicine
ACCP	American College of Chest Physicians
aCGA	Abbreviated Comprehensive Geriatric Assessment
ADL	Activities of Daily Living
AEG	Adenokarzinome des ösophago-gastralen Übergangs
AGR	ambulante geriatrische Rehabilitation
ALPPS	associating liver partition and portal vein ligation for staged hepatectomy
ALT	antero-lateral-thigh-Lappen
ASA	American Society of Anesthesiologists
ATM	Ataxia-teleangectasia mutated kinase
AWMF	Arbeitsgemeinschaft der Wissenschaftlichen Medizinischen Fachgesellschaften e.V.
BI	Barthel-Index
BFI	brief fatigue inventory
BMI	Body Mass Index
bzw.	beziehungsweise
ca.	zirka
CAM-ICU	Confusion Assessment Method for Intensive Care Units
CCA	Cholangiokarzinom
CCI	Charlston comorbidity score
CEA	karzinoembryonales Antigen
CGA	Comprehensive geriatric assessment
CHS	Frailty Index Cardiovascular Health Study Frailty Index
CME	complete mesocolic excision
CRS	zytoreduktive Chirurgie
CSHA	Canadian Study of Health and Aging Frailty Index
CT	Compugertomografie
CTP	Child Turcotte Pugh
CUP	caner unknown primary/Krebs bei unbekanntem Primarius
DASI	Duke-Activity-Status-Index
dCCA	distales Cholangiokarzinom
DGAV	Deutsche Gesellschaft für Allgemein- und Viszeralchirurgie
DGEM	Deutsche Gesellschaft für Ernährungsmedizin
d. h.	das heißt
DHC	ductus hepaticus communis
DLCO	diffusing capacity of the lungs for carbon monoxide
DMPM	diffuses malignes primäres Peritonealmesotheliom
DNA	Desoxyribonukleinsäure
DRG	diagnosis related groups
EASL	European Association for the Study of the Liver
EBM	evidenzbasierte Medizin
ECOG	Eastern Cooperative Oncology Group
EKG	Elektrokardiogramm
ENETS	European Neuroendocrine Tumor Society
E-PASS	Estimation of Physiologic Ability and Surgical Stress (Score)
EORTC	European Organisation for Research and Treatment of Cancer
ERAS	Enhanced-Recovery-After-Surgery
ESTS	European Society of Thoracic Surgeons
et	al. et alii/aliae, und andere
evtl.	eventuell
EZM	Extrazellulärmatrix
FLR	future liver remnant
g	Gramm
G8	G8 questionnaire
GDS	Geriatric Depression Scale/geriatrische Depressionsskala
GFI	Groningen Frailty Indicator
ggf.	gegebenenfalls
GIST	gastrointestinale Stromatumoren
GOOSS	gastric outlet obstruction scoring system
HAQ-DI	Standard-Health-Assessment-Questionnaire-Disability-Index
HFS	Hopkins Frailty Score
HIPEC	hypertherme intraperitoneale Chemoperfusion
HPV	humanes Papilloma-Virus
HR	hazard ratio
IADL	Instrumental Activities of Daily Living
IASLC	International Agency for the Study on Lung Cancer
iCCA	intrahepatisches Cholangiokarzinom
ICG-Test	Indocyaningrün-Test
ICDSC	Intensive Care Delirium Screening Checklist
i.d.R.	in der Regel
IGF-1	Insulin-like growth factor 1
IL-6	Interleukin 6
ILP	isolated limb perfusion (isolierte Extremitätenperfusion)
IPMN	intraduktal-muzinös zystische Neoplasien
ISAR	identification of seniors at risk

KG	Körpergewicht
kg	Kilogramm
KHK	koronare Herzkrankheit
KI	Karnofsky Index
KRK	kolorektales Karzinom
LAMN	low-grade adeno-muzinöse Neoplasie
LDH	Laktatdehydrogenase
LiMAx	maximum liver function capacity
MACA	muzinöse Andeonkarzinose
MCN	muzinös zystische Neoplasien
MELD	model for end-stage liver disease
MEN	multiple endokrine Neolasie
mFI	modifizierter Frailty-Index
Mio.	Millionen
MISCAN	microsimulation screening analysis
ml	Milliliter
MMS	Mini-mental state inventory
MMSE/MMST	mini mental status examination/Test
MNA	mini nutritional assessment
Mrd.	Milliarden
mTOR	mammalian target of rapamycin
NEC	neuroendokrines Karzinom
NEN	neuroendokrine Neoplasie
NET	neuroendokrine Tumoren
NSAID	nicht-steroidale Antiphlogistika
NRS	nutritional risk screening
OARS	Older adults resources and services
o. g.	oben genannt
OR	odds ratio
PANDORA	Patient- and Nutrition-Derived Outcome Risk Assessment
PACE	preoperative assessment in elderly cancer patients
pAVK	periphere arterielle Verschlusskrankheit
pCCA	perihiläres Cholangiokarzinom
PCI	Peritonealkarzinose Index
PET	Positronen-Emissions-Tomographie
PIPAC	pressurized intra peritoneal aerosol chemotherapy
PMP	Pseudomyxoma peritonei
PNET–	primitiv neuroektodermaler Tumor
POD	postoperatives Delir
POSSUM	physiological and operative severity score for the enumeration of mortality and morbidity
ppo	predicted post-operative
PPPD	pylorus preserving pancreatoduodenectomy (Pylorus-erhaltende Pankreaskopfresektion)
PS	ECOG performance status
PSDSS	peritoneal surface disease severity score
PSI	pneumonia severity index
PSS	Prior Surgical Score
PVE	portalvenöse Embolisation
QALY	qualitätskorrigiertes Lebensjahr (quality adjusted life year)
RFA	Radiofrequenzablation
RKI	Robert Koch Institut
ROS	reaktive Sauerstoffspezies (Reactive Oxygen Species)
SASP	seneszenzaktivierter sekretorischer Phänotyp
SCCM	Society of Critical Care Medicine
SCN	serös-zystische Neoplasie
SEER	Surveillance, Epidemiology, End Results
SEMS	self-expandable metal stent
SIC	Satariano´s index of co-morbidities
SIOG	International Society of Geriatric Oncology
SIRT	selektive interne Radiotherapie
sog.	sogenannt
SPN	solid-pseudopapilläre Neoplasie
SQLI	Stoma-Quality-of-Life-Index
STS	Society of Thoracic Surgeons
TACE	transarterielle Chemo-embolisation
ThRCRI	Thoracic Revised Cardiac Risk Index
TIS	therapieassoziierte Seneszenz
TME	total mesorectal excision
TNF-α	Tumor-Nekrosefaktor α
TRST	Triage Risk Screening Tool
TUGT	Timed-Up-and-Go-Test
u. a.	unter anderem
USPSTF	U.S. Preventive Services Task Force
usw.	und so weiter
VES-13	Vulnerable Elders Scale-13
VIP	Variable Indicative of Placement Risk
WHO	World Health Organisation/Weltgesundheitsorganisation
WTS	Weichteilsarkom
z. B.	zum Beispiel
ZNS	Zentralnervensystem
ZVD	zentraler Venendruck

Allgemeiner Teil

Demografische Entwicklung und Krebsentwicklung in Deutschland

R. Pritzkuleit, A. Katalinic

T. Keck, U.T. Hopt (Hrsg.), *Onkologische Chirurgie bei alten Patienten*,
DOI 10.1007/978-3-662-48712-9_1

Das Risiko an Krebs zu erkranken steigt mit dem Alter kontinuierlich an. Krebs ist damit überwiegend eine Erkrankung des Alters – 50 % der Betroffenen sind bei Diagnose älter als 69 Jahre. Die Zahl jährlicher Neuerkrankungen hängt demnach stark von der Alterszusammensetzung der Bevölkerung ab. Gerade sie ändert sich in Deutschland derzeit erheblich – hin zu einer stark wachsenden Zahl älterer Menschen. Diese Entwicklung hat nicht nur Auswirkungen auf die Morbidität der Gesellschaft, sondern auch auf den Umgang mit der Morbidität, auf die Entwicklung medizinischer Infrastruktur und auf die Krankheitslast der Bevölkerung. Im nachfolgenden Kapitel wird gezeigt, wie sich die demografischen Verhältnisse in Deutschland derzeit entwickeln und was das für das zahlenmäßige Auftreten onkologischer Erkrankungen bedeutet.

1.1 Demografische Entwicklung

1.1.1 Die demografische Entwicklung in Deutschland

Natalität, Sterblichkeit, Ein- und Auswanderung beeinflussen die Altersstruktur der Gesamtbevölkerung. Insbesondere die Gruppe der geburtenstarken Jahrgänge schiebt sich als Wellenberg durch die Bevölkerungspyramide – mit den entsprechenden Konsequenzen in der Schulzeit (Mitte 1960er- bis 1970er-Jahre), der Ausbildungs- und Studienzeit (Mitte 1970 bis Mitte 1980), auf dem Arbeitsmarkt und zukünftig als Nutzer des Rentensystems und verstärkt des Gesundheitssystems. Die räumliche Komponente bleibt nachfolgend unberücksichtigt. Dennoch ist zu beachten, dass alle Prozesse räumlich nicht homogen sind.

Natalität

Die heutige Bevölkerungsstruktur ist das Ergebnis der demografischen Entwicklung der letzten Jahrzehnte. Die Bevölkerungspyramide Deutschlands ist sehr heterogen. Die hohe Sterblichkeit während des Zweiten Weltkrieges, die hohe Natalität während der Babyboomerjahre und eine seit Mitte der 1970er-Jahre niedrige Geburtenrate sorgten für zahlenmäßig sehr unterschiedlich starke Altersgruppen. Wie Wellen durchliefen bzw. durchlaufen die Alterskohorten die Bevölkerungspyramide. Damit die nachfolgende Generation die vorhergehende zahlenmäßig ersetzen kann, ist eine Geburtenrate von etwa 2,1 Geburten je Frau notwendig (Ersatzniveau). Während der Babyboomerjahre, also zwischen 1955 und 1969, lag die Geburtenrate durchgängig oberhalb des Ersatzniveaus mit dem höchsten Wert 1964 von 2,54 Kindern pro Frau (Statistisches Bundesamt 2016). Innerhalb der nächsten 11 Jahre ist die Geburtenrate dann rapide bis auf 1,45 (1975) abgesunken. Von leichten Schwankungen abgesehen blieb sie seitdem auf diesem niedrigen Niveau (1,41 im Jahr 2013). Das bedeutet, seit 40 Jahren ist die Kindergeneration zahlenmäßig kleiner als die Elterngeneration.

Sterblichkeit

Als Maß der Sterblichkeit kann die durchschnittliche Lebenserwartung verwendet werden. Diese gibt an, wie viele Lebensjahre ein Mensch in einem bestimmten Alter unter den gegenwärtigen Sterblichkeitsverhältnissen zu durchleben hat.

Die durchschnittliche Lebenserwartung hat sich stetig erhöht. Zum Höhepunkt der geburtenstarken Jahre (Mitte der 1960er-Jahre, ◘ Tab. 1.1) lag die Lebenserwartung bei Geburt etwa 10 Jahre niedriger als es die aktuelle Sterbetafel ausweist. Auch die fernere Lebenserwartung ist angestiegen, im Alter von 69 Jahren – dem mittleren Erkrankungsalter von Krebs – liegt sie 5 Jahre höher als vor 45 Jahren (Statistisched Bundesamt 2006, 2013).

Wanderungen

Die Analyse der Auswirkungen räumlicher Bevölkerungsbewegung auf die Bevölkerungsstruktur ist vergleichsweise schwierig. Hierbei ist nicht nur entscheidend wie hoch die Zahl der Zu- und Abwandernden ist sondern auch welchen Geschlechts und welchen Alters die Wandernden sind und welches generative Verhalten sie aufweisen. Handelt es sich beispielsweise bei Auswanderungen überwiegend um Frauen in ihrer reproduktiven Phase und bei Einwanderern um Männer höherer Altersjahrgänge, so hat das natürlich andere Auswirkungen

■ **Tab. 1.1** Entwicklung der Lebenserwartung

	Lebenserwartung bei Geburt		Fernere Lebenserwartung			
			ab 69 Jahre		ab 85 Jahre	
	männlich	weiblich	männlich	weiblich	männlich	weiblich
1964/1966*	67,6	73,5	10,2	12,2	4,0	4,5
1994/1996	73,3	79,7	12,2	15,3	4,8	5,6
2009/2011	77,7	82,7	14,6	17,4	5,5	6,3

*Nur früheres Bundesgebiet (Statistisches Bundesamt 2006, 2013).

auf die künftige Bevölkerungsstruktur als umgekehrt. Auch die Frage, ob und wie sich z. B. das generative Verhalten der Emigranten von dem der deutschen Gesamtpopulation unterscheidet und ob mögliche Unterschiede beibehalten werden, ist für die Beurteilung des Einflusses von Wanderungen auf die Bevölkerungsstruktur von Bedeutung. ■ Tab. 1.2 zeigt die Wanderungen seit 1950.

Wie der Tabelle zu entnehmen ist, beläuft sich der Saldo immer auf einen Wanderungsüberschuss von weniger als 400.000 Personen. Wanderungen machen also weniger als 0,5 % aus.

1.1.2 Die künftige demografische Entwicklung in Deutschland

Wegen der oben bereits erwähnten Trägheit demografischer Prozesse ist es relativ gut möglich, die künftige Entwicklung der Bevölkerungsstruktur hinsichtlich Alter und Geschlecht vorauszuberechnen. Dieses erfolgt regelmäßig durch das Statistische Bundesamt. Für solche Vorausberechnungen müssen einige Annahmen getroffen werden, die sich im Nachhinein möglicherweise als falsch herausstellen. Trotzdem sind keine drastischen Abweichungen in der Entwicklung zu erwarten. Der ■ Tab. 1.3 liegt die Variante 1-W-1 („mittlere Bevölkerung", Untergrenze mit einer konstanten Geburtenrate, einer moderaten Steigerung der Lebenserwartung und einem Wanderungsgewinn von 100.000 Personen) der 12. koordinierten Bevölkerungsvorausberechnung des Statistischen Bundesamtes (2009) zugrunde.

Die Bevölkerungszahl in Deutschland wird in den nächsten 50 Jahren um etwa ein Fünftel, die Zahl der Bevölkerung im arbeitsfähigen Alter (20–65 Jahre) um ein Drittel zurückgehen. Gleichzeitig steigt die Zahl der Personen über 65 Jahre um mehr als 40 % (2040) gegenüber 2010 an. Der Anteil dieser Personengruppe an der Gesamtbevölkerung steigt von 20 % (2010) auf 34 % (2060). Ursache ist eine unterschiedliche Natalität und eine Veränderung der Lebenserwartung.

Wegen der räumlichen Heterogenität der demografischen Prozesse ist, wie oben bereits erwähnt, auch eine räumlich unterschiedliche Entwicklung zu erwarten. In weiten Teilen der früheren DDR werden die Verschiebungen in der Altersstruktur stärker ausfallen und früher beginnen, was auf selektive Binnenwanderungen nach dem Beitritt zur Bundesrepublik zurückzuführen ist. Aber auch insgesamt wird es Unterschiede zwischen Stadt und Land sowie wirtschaftlich wachsenden und schrumpfenden Gebieten geben.

1.2 Krebsentwicklung

Die Vorhersage künftiger Erkrankungszahlen ist schwierig. Zu viele Einflussfaktoren spielen dabei eine Rolle. Erkrankungsrisiken können zurückgehen (wie beim Magenkrebs zu beobachten), aber auch weiter zunehmen (wie derzeit beim Hautkrebs). Risikofaktoren können möglicherweise reduziert oder eliminiert werden (z.B. HPV-Impfung, Anti-Rauchen-Kampagnen, Koloskopie-Screening mit Entfernung von Adenomen und Polypen), was

Tab. 1.2 Durchschnittliche jährliche Zahl von Wanderungen zwischen Deutschland und dem Ausland

Zeitraum	Zuzüge	Fortzüge	Saldo
1950–1959	141.294	141.747	– 453
1960–1969	625.719	423.946	201.773
1970–1979	700.267	543.985	156.282
1980–1989	614.512	468.593	145.919
1990–1999	1.089.024	702.381	386.643
2000–2009	756.520	660.375	96.145
2010–2013	1.016.003	714.863	301.140

Quelle: eigene Berechnungen
Bis 1990 früheres Bundesgebiet, 1950–1957 ohne Saarland, bis 1990 ohne Herkunfts-/Zielgebiet ‚ungeklärt' und ‚ohne Angabe'

die Krebshäufigkeit senken würde. Es können aber auch bekannte Faktoren häufiger vorkommen (z. B. Übergewicht, Bewegungsmangel, Fehlernährung) oder ganz neue krebserregende Faktoren zutage treten. Solche Entwicklungen sind nicht seriös vorherzusagen und daher kaum zu berücksichtigen. Möglich ist es aber, heutige Erkrankungsrisiken auf zukünftige Bevölkerungen zu übertragen. Bei dieser ceteris-paribus-Analyse (veränderliche Variable ist die Bevölkerung) werden die aktuellen alters- und geschlechtsspezifischen Neuerkrankungsraten auf die Altersgruppen der zukünftigen Bevölkerung, wie sie aus der 12. Koordinierten Bevölkerungsvorausberechnung bekannt ist, übertragen (Pritzkuleit et al. 2010). Mögliche aktuelle Trends in den Erkrankungsrisiken bleiben dabei unberücksichtigt. Die nachfolgend dargestellten Veränderungen sind damit ausschließlich auf demografische Effekte zurückzuführen.

Tab. 1.4 zeigt die Entwicklung der projizierten Fallzahlen und Raten bis zum Jahr 2060.

1.2.1 Veränderung des Diagnosespektrums

Wegen der Veränderung der Bevölkerungsstruktur wird die Zahl derjenigen Krebserkrankungen zunehmen, bei denen das mittlere Erkrankungsalter hoch ist. Derzeit sind Brustkrebs (70.338), Prostatakrebs (66.784), Darmkrebs (64.677), Lungenkrebs (50.384) und Harnblasenkrebs (26.271) die 5 häufigsten bösartigen Tumorerkrankungen. Im Jahre 2060 ist zu erwarten, dass Darmkrebs (83.942) die häufigste Krebserkrankung sein wird. Danach folgen Prostata- (83.563), Brust- (67.694), Lungen- (57.586) und Harnblasenkrebs (36.686). Es wird deutlich, dass bei Brustkrebs die Fallzahl sinkt, während bei den anderen vieren die Erkrankungszahl steigt. Fasst man Leukämien und Lymphome zusammen so wird sich deren Zahl von 36.578 (2010) über 46.565 (2040) hin zu 42.923 (2060) entwickeln. Wegen der Verschiebung des Diagnosespektrums ist die Projektion für Krebs insgesamt unsicherer als die einzelner Entitäten. Unter der Annahme, dass es keine Verschiebung des Diagnosespektrums gäbe, stiege die Zahl der Neuerkrankungen von 493.368 (2010) auf 621.714 (2040) – ein Zuwachs von 26 % – und würde dann bis 2060 auf 570.970 zurückgehen.

Weil nicht vorrangig die Erhöhung der Lebenserwartung, sondern das Eintreten der geburtenstarken Jahrgänge in die risikoreiche Altersspanne entscheidend für die Erkrankungszahlen sein wird und diese „Personenwelle" um 2040 ihren Höhepunkt erreicht, sind für 2040 auch die größten Fallzahlen zu erwarten. Der häufigste Tumor wird 2040 mit mehr als 91.000 Neuerkrankungen pro Jahr Prostatakrebs sein. Dieser Verlauf – Anstieg der Fallzahlen bis 2040, danach ein Absinken – ist für die Versorgung unbedingt zu beachten. Von den 23 in Tab. 1.4 dargestellten Krebsdiagnose(gruppen) werden 11 bis 2040 Fallzahlen erreichen, die mehr als ein Viertel über denen von 2010 liegen. Der höchste Zuwachs ist bei Harnblasenkarzinomen (+46 %) zu erwarten. Nur für 4 Diagnosen ist ein Rückgang der Fallzahlen bis 2040 projiziert (Cervix, Hoden, Schilddrüse, Hodgkin-Lymphom). Bis 2060 gehen die Fallzahlen dann weiter zurück. Nur noch 5 Diagnosen haben dann eine Fallzahl, die mehr als ein Viertel höher liegen als 2010 (Harnblase, Magen, Darm, Pankreas, Prostata), 7 Diagnosen hingegen weisen niedrigere Fallzahlen als 2010 auf.

Die Veränderung des Diagnosespektrums macht auch eine Projektion für Krebs gesamt sehr schwer. Die in Tab. 1.4 angegebenen Zahlen für Krebs gesamt gelten unter der Voraussetzung, dass sich das Diagnosespektrum nicht ändert.

Tab. 1.3 Entwicklung der Bevölkerung bis 2060

	2010	2020	2030	2040	2050	2060
Bevölkerungszahl (in Mio.)	81,5	79,9 (–2,0 %)	77,4 (–5,0 %)	73,8 (–9,4 %)	69,4 (–14,8 %)	64,7 (–20,6 %)
Bevölkerungszahl 20–65 Jahre (in Mio.)	49,7	47,6 (–4,2 %)	42,1 (–15,3 %)	38,3 (–22,9 %)	35,7 (–28,2 %)	32,6 (–34,4 %)
Bevölkerungszahl ≥ 65 Jahre (in Mio.)	16,8	18,7 (+11,3 %)	22,3 (+32,7 %)	23,7 (+41,1 %)	23,0 (+36,9 %)	22,0 (+31,0 %)
Bevölkerungszahl ≥ 80 Jahre (in Mio.)	4.261	6.007 (+ 41,0 %)	6.417 (+50,6 %)	8.109 (+90,3 %)	10.223 (+139,9 %)	9.049 (+112,4 %)
Anteil der Personen (%) ≥ 65 Jahre an der Gesamtbevölkerung	20,6	23,4	28,8	32,1	33,1	34,0
Altenquotient 1	33,8	39,3	53,0	61,9	64,4	67,5
Altenquotient 2	2,96	2,55	1,89	1,62	1,55	1,48

(Prozentzahlen) = Veränderung gegenüber 2010
Altenquotient 1 = Zahl der Personen über 65 Jahre je 100 Personen zwischen 20 und 65 Jahren
Altenquotient 2 = Zahl der Personen zwischen 20 und 65 Jahren je Person über 65 Jahre
Quelle: eigene Berechnungen

1.2.2 Veränderung der Krankheitslast der Bevölkerung

Anders als bei den projizierten Fallzahlen, die bis 2040 steigen und danach wieder sinken, steigen die Erkrankungsraten kontinuierlich. Das liegt daran, dass die geburtenstarken Jahrgänge als zahlenmäßig starke Gruppe ins Alter mit erhöhtem Krebsrisiko eintritt – und damit die Erkrankungszahlen steigen, aber gleichzeitig wegen der seit 40 Jahren niedrigen Geburtenrate die Gesamtbevölkerung abnimmt. In Tab. 1.4 wird deutlich, dass die prozentualen Veränderungen gegenüber dem Jahr 2010 bei den rohen Raten immer über denen der Fallzahlen liegen. Die Krankheitslast der Bevölkerung bezüglich Krebserkrankungen nimmt stetig zu, auch wenn die Babyboomer-Generation im Jahr 2060 weitgehend verstorben sein dürfte. Aber nicht nur die Steigerungen der rohen Raten lassen eine immer weiter wachsende Krankheitslast als Schlussfolgerung zu. Viel stärker als die Veränderung des Erkrankungsrisikos (Inzidenz) dürfte die Entwicklung der Therapiemöglichkeiten und als Folge davon der Prävalenz sein. Die Wahrnehmung von Krebs als „Volkskrankheit" dürfte sich in den nächsten Jahren immer weiter verstärken.

1.2.3 Steigende Versorgungslast der Bevölkerung

Aus den präsentierten Zahlen lässt sich – insbesondere für die nächsten 20 Jahre – eine weiter steigende Versorgungslast in der Onkologie ableiten. Der Bedarf an primärtherapeutischer Versorgung wird mit den steigenden Erkrankungszahlen rasant zunehmen. Dabei wird die ökonomische Last auf immer weniger Menschen verteilt. Erschwert wird die Situation paradoxerweise durch die sich weiter verbessernde onkologische Versorgung. Die Überlebensraten nach einer Krebsdiagnose steigen erfreulicherweise immer weiter an. Auch Patienten in fortgeschrittenen Stadien leben heute länger als früher. Dieser Übergang von Krebs hin zu einer chronischen Erkrankung wird die Krebsprävalenz, also den Anteil an Personen, die mit

Tab. 1.4 Projizierte Fallzahlen und rohe Raten (pro 100.000) bis 2060 und prozentuale Veränderung gegenüber 2010

	2010		2020		2030		2040		2050		2060	
	Fälle	Rate	Fälle	Rate	Fälle	Rate	Fälle	Rate	Fälle	Rate	Fälle	Rate
Mund u. Rachen	13.543	16,6	14.883	18,6	15.064	19,5	14.639	19,8	14.000	20,2	13.022	20,1
(C00-C14)			10 %	12 %	11 %	17 %	8 %	19 %	3 %	21 %	–4 %	21 %
Speiseröhre	6.391	7,8	7.239	9,1	7.713	10,0	7.715	10,4	7.486	10,8	7.001	10,8
(C15)			13 %	16 %	21 %	27 %	21 %	33 %	17 %	38 %	10 %	38 %
Magen	16.893	20,7	19.582	24,5	21.540	27,8	23.595	32,0	24.020	34,6	22.517	34,8
(C16)			16 %	18 %	28 %	34 %	40 %	54 %	42 %	67 %	33 %	68 %
Darm	64.677	79,3	74.703	93,5	82.099	106,1	88.834	120,3	89.647	129,2	83.942	129,8
(C18-C21)			16 %	18 %	27 %	34 %	37 %	52 %	39 %	63 %	30 %	64 %
Leber	7.932	9,7	9.112	11,4	10.069	13,0	10.594	14,3	10.325	14,9	9.736	15,1
(C22)			15 %	17 %	27 %	34 %	34 %	48 %	30 %	53 %	23 %	55 %
Pankreas	15.807	19,4	18.110	22,7	19.931	25,8	21.552	29,2	21.403	30,8	20.080	31,1
(C25)			15 %	17 %	26 %	33 %	36 %	51 %	35 %	59 %	27 %	60 %
Kehlkopf	3.685	4,5	4.153	5,2	4.355	5,6	4.295	5,8	4.077	5,9	3.809	5,9
(C32)			13 %	15 %	18 %	25 %	17 %	29 %	11 %	30 %	3 %	30 %
Lunge	50.384	61,8	57.421	71,9	62.306	80,6	64.214	87,0	61.443	88,5	57.586	89,1
(C33-C34)			14 %	16 %	24 %	30 %	27 %	41 %	22 %	43 %	14 %	44 %

Tab. 1.4 Fortsetzung

	2010		2020		2030		2040		2050		2060	
	Fälle	Rate	Fälle	Rate	Fälle	Rate	Fälle	Rate	Fälle	Rate	Fälle	Rate
Melanom der Haut	19.634	24,1	20.798	26,0	21.749	28,1	21.755	29,5	20.848	30,0	19.549	30,2
(C43)			6 %	8 %	11 %	17 %	11 %	22 %	6 %	25 %	0 %	26 %
Brust	70.338	86,3	74.802	93,6	76.847	99,3	75.466	102,2	72.958	105,1	67.694	104,7
(C50)			6 %	9 %	9 %	15 %	7 %	19 %	4 %	22 %	–4 %	21 %
Cervix uteri	4.872	6,0	4.928	6,2	4.782	6,2	4.624	6,3	4.451	6,4	4.122	6,4
(C53)			1 %	3 %	–2 %	3 %	–5 %	5 %	–9 %	7 %	–15 %	7 %
Corpus uteri	11.424	14,0	12.447	15,6	13.105	16,9	13.286	18,0	12.641	18,2	11.776	18,2
(C54-C55)			9 %	11 %	15 %	21 %	16 %	28 %	11 %	30 %	3 %	30 %
Eierstock	8.148	10,0	8.797	11,0	9.246	12,0	9.467	12,8	9.227	13,3	8.591	13,3
(C56)			8 %	10 %	13 %	20 %	16 %	28 %	13 %	33 %	5 %	33 %
Prostata	66.784	81,9	77.087	96,5	88.296	114,2	91.027	123,3	87.608	126,2	83.563	129,3
(C61)			15 %	18 %	32 %	39 %	36 %	51 %	31 %	54 %	25 %	58 %
Hoden	4.020	4,9	3.667	4,6	3.351	4,3	3.063	4,1	2.837	4,1	2.649	4,1
(C62)			–9 %	–7 %	–17 %	–12 %	–24 %	–16 %	–29 %	–17 %	–34 %	–17 %
Niere	15.874	19,5	17.674	22,1	19.018	24,6	19.795	26,8	18.766	27,0	17.665	27,3
(C64)			11 %	14 %	20 %	26 %	25 %	38 %	18 %	39 %	11 %	40 %

Tab. 1.4 Fortsetzung

	2010		2020		2030		2040		2050		2060	
	Fälle	Rate	Fälle	Rate	Fälle	Rate	Fälle	Rate	Fälle	Rate	Fälle	Rate
Harnblase	26.271	32,2	31.147	39,0	34.850	45,1	38.409	52,0	39.060	56,3	36.686	56,7
(C67)			*19 %*	*21 %*	*33 %*	*40 %*	*46 %*	*61 %*	*49 %*	*75 %*	*40 %*	*76 %*
Gehirn	6.853	8,4	7.294	9,1	7.594	9,8	7.599	10,3	7.096	10,2	6.677	10,3
(C70-C72)			*6 %*	*9 %*	*11 %*	*17 %*	*11 %*	*22 %*	*4 %*	*22 %*	*−3 %*	*23 %*
Schilddrüse	6.194	7,6	6.225	7,8	6.084	7,9	5.768	7,8	5.364	7,7	4.977	7,7
(C73)			*1 %*	*3 %*	*−2 %*	*4 %*	*−7 %*	*3 %*	*−13 %*	*2 %*	*−20 %*	*1 %*
Hodgkin	2.089	2,6	2.033	2,5	1.970	2,5	1.899	2,6	1.757	2,5	1.637	2,5
(C81)			*−3 %*	*−1 %*	*−6 %*	*−1 %*	*−9 %*	*0 %*	*−16 %*	*−1 %*	*−22 %*	*−1 %*
Non-Hodgkin	15.663	19,2	17.482	21,9	18.890	24,4	19.839	26,9	19.463	28,0	18.218	28,2
(C82-C85)			*12 %*	*14 %*	*21 %*	*27 %*	*27 %*	*40 %*	*24 %*	*46 %*	*16 %*	*47 %*
Immunprolif. KH	6.262	7,7	7.131	8,9	7.849	10,1	8.428	11,4	8.208	11,8	7.715	11,9
(C88-C90)			*14 %*	*16 %*	*25 %*	*32 %*	*35 %*	*49 %*	*31 %*	*54 %*	*23 %*	*55 %*
Leukämien	12.238	15,0	13.745	17,2	14.847	19,2	15.943	21,6	15.838	22,8	14.858	23,0
(C91-C95)			*12 %*	*15 %*	*21 %*	*28 %*	*30 %*	*44 %*	*29 %*	*52 %*	*21 %*	*53 %*
Krebs gesamt	493.368	605,0	552.931	691,9	597.918	773,0	621.714	842,1	608.566	876,7	570.970	883,2
(C00-C96 ohne C44)			12 %	14 %	21 %	28 %	26 %	39 %	23 %	45 %	16 %	46 %

Rate = rohe Rate pro 100.000, () = ICD-10-Kodierung, Prozentangaben jeweils Veränderung gegenüber 2010
Quelle: eigene Berechnungen, altersspezifische Raten des Diagnosejahres 2010

Krebs leben, zusätzlich weiter ansteigen lassen. Mit dieser Entwicklung ist nicht nur bei onkologischen Erkrankungen zu rechnen. Da für die Mehrzahl der Erkrankungen ein Altersgradient beim Erkrankungsrisiko gegeben ist, treffen die demografischen Effekte auch dort zu (Peters et al. 2010). Es werden also keine medizinischen Versorgungskapazitäten an anderer Stelle frei, die in der onkologischen Versorgung genutzt werden könnten, vielmehr konkurrieren die verschiedenen medizinischen Fachgebiete miteinander und der gesamte Gesundheitssektor mit anderen Wirtschaftszweigen um personelle und finanzielle Ressourcen.

Literatur

Peters E, Pritzkuleit R, Beske F et al (2010) Demographischer Wandel und Krankheitshäufigkeiten. Eine Projektion bis 2050. Bundesgesundheitsblatt Gesundheitsforschung, Gesundheitsschutz. 53(5):417–426

Pritzkuleit R, Beske F, Katalinic A (2010) Demographischer Wandel und Krebserkrankungen in der Zukunft. Onkologie 33 (Suppl 7):19–24

Statistisches Bundesamt (2006) Periodensterbetafeln für Deutschland. Allgemeine und abgekürzte Sterbetafeln, Wiesbaden

Statistisches Bundesamt (2009) Bevölkerung Deutschlands bis 2060. Ergebnisse der 12. koordinierten Bevölkerungsvorausberechnung, Wiesbaden

Statistisches Bundesamt (2013) Bevölkerung und Erwerbstätigkeit. Sterbetafel Deutschland 2009/11, Wiesbaden

Statistisches Bundesamt (2016) Bevölkerung und Erwerbstätigkeit. Natürliche Bevölkerungsbewegung 2013. Fachserie 1 Reihe 1.1, Wiesbaden

Statistisches Bundesamt (2016) Wanderungen. https://www.destatis.de/DE/ZahlenFakten/GesellschaftStaat/Bevoelkerung/Wanderungen/Tabellen_/lrbev07.html (letzter Zugriff: 15.04.2016)

Physiologisches und chronologisches Alter – Frailty

K. Hager, N. Schneider, O. Krause

T. Keck, U.T. Hopt (Hrsg.), *Onkologische Chirurgie bei alten Patienten*,
DOI 10.1007/978-3-662-48712-9_2

Im hohen Alter können Behandlungsleitlinien nicht immer in vollem Umfang eingesetzt werden, da die physiologischen Voraussetzungen des alten Menschen, sein soziales Unterstützungssystem, seine Wünsche und Erwartungen an die verbleibende Lebenszeit dies nicht mehr erlauben. Auf der Suche nach anderen Möglichkeiten das physiologische Alter bzw. die Belastbarkeit des alten Menschen zu bewerten, wurden in der Onkologie in jüngerer Zeit das Konzept der Frailty bzw. Methoden des geriatrischen Assessments genutzt. Ihre Vorteile, aber auch ihre Grenzen, sollen dargestellt werden.

2.1 Einleitung

Der Konflikt zwischen dem medizinisch Möglichen und dem für den Patienten Sinnvollen wird angesichts der steigenden Zahl hochaltriger Patienten immer häufiger zu lösen sein. Dies ist umso nötiger als durch schonende operative und anästhesiologische Maßnahmen auch sehr alte Patienten operiert werden könnten. Die Sinnhaftigkeit der Maßnahmen wird aber mitunter erst hinterher deutlich, wenn beispielsweise der alte Mensch postinterventionell ins Pflegeheim überstellt werden muss.

Die Studien zum Risiko onkologischer Therapien sind dabei nur von begrenztem Wert, da sie nicht unbedingt die hochaltrigen, 80- bis 90-jährigen Patienten enthalten und auch nicht die multimorbiden Patienten aus der täglichen Praxis widerspiegeln.

Tipp

Je älter und gebrechlicher ein onkologischer Patient ist, desto mehr müssen die vorhandenen Leitlinien an die individuellen Besonderheiten angepasst werden.

Für eine Risiko angepasste Therapie im höheren Alter wären daher Kriterien hilfreich, die das Erkennen von alten Menschen mit erhöhten Behandlungsrisiken ermöglichen würden. Dies könnte dann die Entscheidung für oder gegen eine Operation oder eine Chemotherapie erleichtern.

Alte Patienten weisen eine große Spannweite ihres physiologischen bzw. ihres biologischen Alters auf. Daher ist das rein chronologische Alter alleine nicht geeignet, die Belastbarkeit des individuellen Patienten einzuschätzen. Das physiologische Alter wäre natürlich eine bessere Alternative, kann aber nicht ohne Weiteres gemessen werden. Mit der ärztlichen Erfahrung lässt sich das Risiko sicherlich besser einschätzen als mit dem chronologischen Alter, doch ist die Erfahrung eines einzelnen Arztes kaum zu operationalisieren und beispielsweise in Studien rund um den Globus zu überprüfen.

Auf der Suche nach anderen Möglichkeiten, das physiologische Alter bzw. die Belastbarkeit des alten Menschen zu bewerten, wurden in der Onkologie in jüngerer Zeit das Konzept der Frailty bzw. Methoden des geriatrischen Assessments benutzt. In der Geriatrie wird ein Assessment unter anderem durchgeführt, um die funktionellen Fähigkeiten eines alten Patienten zu erfassen. Patienten können so beispielsweise im Hinblick auf ihre Kraft, ihr Sturzrisiko, ihre Hilfebedürftigkeit oder ihre geistige Leistung charakterisiert werden.

Eine Auswahl von Übersichten zum Einsatz des Konzepts der Frailty oder des geriatrischen Assessments in der Onkologie findet sich in der Literatur (Feng et al. 2015; Ferrucci et al. 2003; Hamaker et al. 2012; Handforth et al. 2014; Kellen et al. 2010; Pal et al. 2010; Pijpers et al. 2012; Rodin u. Mohile 2007).

Tipp

Zur Einschätzung der Belastbarkeit alter Patienten wurden in der Onkologie in jüngster Zeit Konzepte wie das der Frailty oder Methoden des geriatrischen Assessments eingesetzt.

2.2 Lebenserwartung

Das kalendarische Alter und die verbleibende oder ferne Lebenserwartung spielen für die Bewertung, ob noch eine onkologische Intervention erfolgen sollte, weiterhin eine wichtige Rolle. Bei einer noch langen fernen Lebenserwartung wird man einer

Tab. 2.1 Lebenserwartungen

	Frauen	Männer
Durchschnittliche Lebenserwartung 2012 bei Geburt (Jahre)*	84	78
Durchschnittliches Sterbealter 2013 (Jahre)**	81,4	74,5
Gesunde Lebenserwartung (Jahre)*	75	71
Derzeit älteste/ältester Deutsche/r (Jahre)***	111	110

* World Health Statistics 2012 und 2014; **Statistisches Bundesamt; ***Angaben aus der Tagespresse

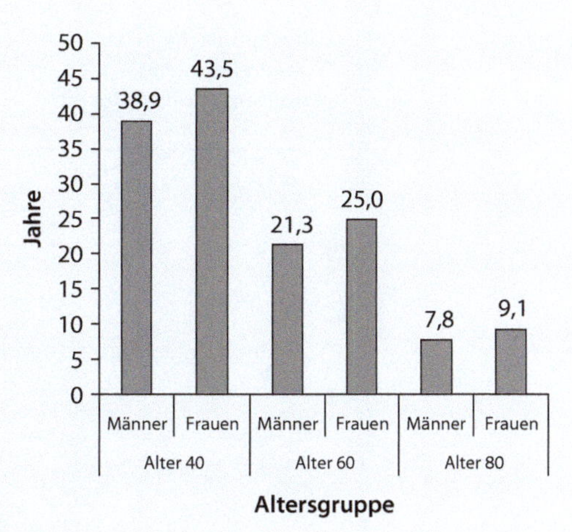

Abb. 2.1 Ferne Lebenserwartung. Nach Statistisches Bundesamt

invasiven und langwierigen Therapie eher zuneigen als bei einer nur noch kurzen Lebensspanne. Daher sollen nachfolgend einige Hinweise zur durchschnittlichen und fernen Lebenserwartung vorangestellt werden.

2.2.1 Durchschnittliche Lebenserwartung

Die durchschnittliche Lebenserwartung bei der Geburt beträgt für Frauen derzeit etwa 84, für Männer 78 Jahre (Tab. 2.1). Die gesunde, behinderungsfreie Lebenserwartung wird mit etwa 75 Jahren für Frauen und 71 Jahren für Männer angegeben, d. h. in den letzten ca. 8 Lebensjahren muss mit Behinderungen und Einschränkungen gerechnet werden. Die maximale Lebenserwartung eines Menschen liegt bei etwa 120 Jahren, wobei dies in der Regel nicht erreicht wird. Die ältesten Menschen in Deutschland werden derzeit zirka 111 Jahre alt.

Die durchschnittliche Lebenserwartung steigt seit der Mitte des 19. Jahrhunderts kontinuierlich um etwa 0,3 Jahre pro Jahr an, auch noch in unserer Zeit. Dadurch nehmen Zahl und Anteil alter Menschen in unserer Gesellschaft kontinuierlich zu. Besonders die Zahl der über 85-jährigen Menschen ist stark angestiegen. Dies bedeutet aber, dass sich die tradierten bzw. auch am Beispiel der Großeltern selbst erlebten Lebensverläufe geändert haben. Tradierte Vorstellungen von 80-Jährigen sind heute so nicht mehr gültig. Ein 80-Jähriger vor 50 oder 100 Jahren war im Durchschnitt physiologisch „älter" als ein 80-Jähriger heute.

Tipp

Die 80-Jährigen von heute sind in der Regel gesünder als jene vor 50 Jahren.

2.2.2 Ferne Lebenserwartung

Bei der onkologischen Therapie muss natürlich deren Gewinn auch im Hinblick auf die verbleibende Lebenserwartung gesehen werden. Die ferne Lebenserwartung, d. h. die Lebenserwartung in einem vorgegebenen Alter, beträgt für eine 80-jährige Frau immerhin noch 9,1 Jahre, für einen ebenso alten Mann 7,8 Jahre (Abb. 2.1).

Dabei ist zu bedenken, dass die ferne Lebenserwartung eine statistische Größe ist, zu der die Lebenserwartung einer gesunden ebenso beiträgt wie die einer multimorbiden 80-Jährigen. Das gesündeste Quartil der 80-jährigen Frauen besitzt

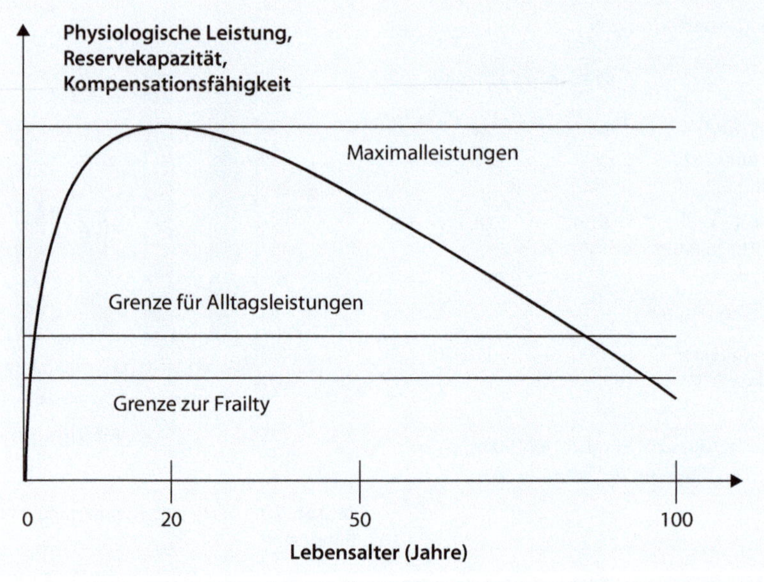

Abb. 2.2 Schematische Veränderungen der physiologischen Leistungen im Rahmen des Alterns

noch eine Lebenserwartung von ca. 11 Jahren, das kränkste Quartil dagegen nur etwa 4 Jahre (Walter u. Covinsky 2001).

- **Die ferne Lebenserwartung eines 80-jährigen Patienten beträgt ca. 8–9 Jahre.**
- **Beim gesunden 80-jährigen Patienten liegt sie jedoch noch um einige Jahre höher.**

2.3 Altern

2.3.1 Veränderungen im Verlauf des Alterns

Altern ist ein lebenslanger Prozess, der sich in allen Organen abspielt und dessen Folgen sich von subzellulären Strukturen über Zellen und Organe bis hin zum gesamten Organismus bemerkbar machen. In der Regel sind Alternsprozesse erst nach dem Abschluss von Wachstum und Reifung in der dritten und vierten Lebensdekade subjektiv erfahrbar. Die Organleistungen erwerben in der Jugend ein hohes Maß an Reservekapazität, welche im Verlauf des Alterns zunehmend aufgebraucht wird (Abb. 2.2). Dies ist mit einem erhöhten Risiko von Symptomen, Einschränkungen im Alltag und Behinderungen verbunden. Eine relevante Einschränkung der körperlichen Leistungen und damit beispielsweise auch der Belastbarkeit im Rahmen onkologischer Eingriffe wird beim gesunden alten Menschen frühestens ab dem 70. Lebensjahr zu erwarten sein.

Die Leistung der Organe nimmt im Rahmen des Alterns mit unterschiedlicher Geschwindigkeit ab. Dies liegt grob bei etwa 10 % pro Lebensdekade. Als Erstes kommt es zu einem Rückgang von Maximalleistungen, während die Alltagsaktivitäten bis ins hohe Alter erhalten bleiben. Zirka 40 % an verbliebener Organkapazität ermöglichen noch ein Leben im Rahmen von Alltagsaktivitäten. Dieser Vorgang verläuft kontinuierlich, ein Bruch entsteht dabei nur, wenn zusätzlich zum Altern weitere Schädigungen, z. B. Erkrankungen, hinzutreten.

Die Alternsvorgänge verlaufen individuell unterschiedlich schnell und können durch Lebensumstände und Lebensstil maßgeblich beeinflusst werden. Unter sehr harten äußeren Umständen kann die durchschnittliche Lebenserwartung um 30–40 Jahre kürzer sein. Auch beispielsweise in Deutschland liegen mehrere Jahre Unterschied in der Lebenserwartung zwischen ökonomisch sehr schlecht bzw. sehr gut ausgestatteten Menschen.

Eine Konsequenz aus dem Rückgang der Organleistungen ist, dass Störungen der Homöostase, also z. B. Operationen oder Chemotherapien, im Alter nicht mehr so gut kompensiert werden können wie in der Jugend.

Tipp

Die Auswirkungen von Operationen oder Chemotherapien können im höheren Alter nicht mehr so gut kompensiert werden und führen häufiger zu Komplikationen.

2.3.2 Erkrankungen, Multimorbidität

Mehr als die reinen Alternsvorgänge reduzieren jedoch Erkrankungen die Organleistungen bzw. das Risiko für medizinische Interventionen (■ Abb. 2.3). Ein Patient ist daher in der Regel nicht zu alt, aber zu krank, um beispielsweise noch operiert werden zu können. Das chronologische Alter sollte daher nicht das primäre Ausschlusskriterium für eine Therapie sein.

- **Hohes Alter ist mit verminderten Organleistungen, geringerer Reservekapazität und größerer Vulnerabilität verbunden.**
- **Dabei spielt die Multimorbidität eine bedeutendere Rolle als das kalendarische Alter allein.**

2.4 Physiologisches (biologisches) und chronologisches Alter

Für die Risikobeurteilung einer onkologischen Therapie wäre daher das biologische oder physiologische Alter relevanter als das chronologische. Da sich Alternsvorgänge in jedem Organ abspielen, ist aus dieser Perspektive das physiologische bzw. biologische Alter als Summe der Organleistungen im Alter zu sehen.

Auf dieser Grundlage funktionieren Messungen der Vitalität oder des biologischen Alters, welche verschiedene Organleistungen bestimmen. Solche Messsysteme (z. B. BioAging®System) haben bislang keinen Eingang in die allgemeine Diagnostik gefunden, werden aber mancherorts als freiwillige Praxisleistungen angeboten.

Andere, im Internet verfügbare Berechnungen der Lebenserwartung schließen aus Eigenschaften wie dem Body-Mass-Index, aus Risikofaktoren wie dem Vorliegen eines erhöhten Blutdrucks, dem Risikoverhalten (Ernährung, Alkohol- und Nikotinkonsum, Sport) usw. auf das biologische Alter. Dies ist sicherlich zu ungenau für die Therapieplanung im medizinischen Bereich.

2.4.1 Subjektive Messung des physiologischen Alters

Hingegen ist die subjektive Einschätzung des biologischen Alters durch den Behandelnden ein täglich vielfach angewandter Vorgang, der mehr oder weniger bewusst zu medizinischen Entscheidungen führt. Für Mitglieder des eigenen Kulturkreises ist die subjektive Einschätzung des biologischen Alters eines anderen Menschen relativ gut möglich. Innerhalb von Sekundenbruchteilen gelingt es, das (biologische) Alter seines Gegenübers zu beziffern. Man bedient sich dabei ebenfalls einer Art „Messbatterie" (z. B. graue Haare, Runzeln, Kraft, Gang). Manchmal weicht diese subjektive Einschätzung des (biologischen) Alters vom tatsächlichen chronologischen Alter ab. Ein Patient sieht dann z. B. für sein (chronologisches) Alter noch recht jung oder schon vorgealtert aus.

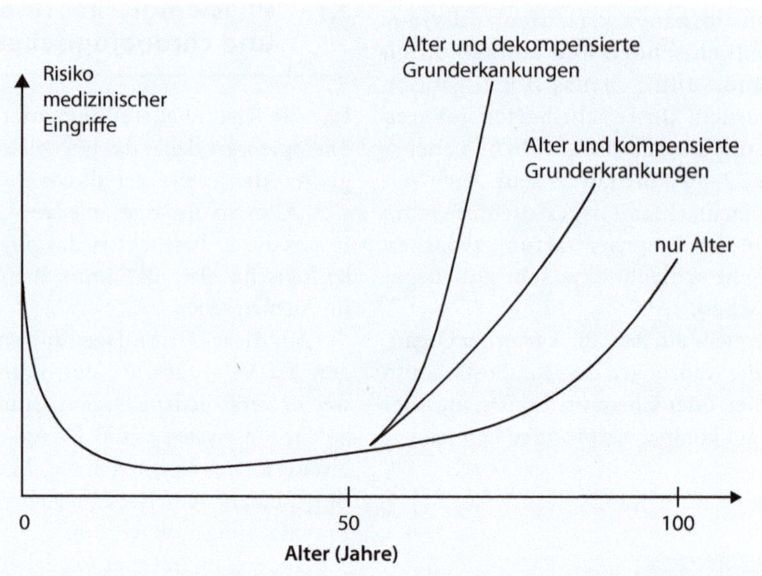

Abb. 2.3 Schematische Darstellung der Steigerung des Risikos bei Altern und Krankheiten

Für diese subjektive Beurteilung des biologischen Alters, beispielsweise im Hinblick auf die perioperative Sterblichkeit, sind einige Organe wichtiger (z. B. Herz, Nieren, Lungen, ZNS), als andere (Haut, muskuloskelettales System). Daher sollte man sich bei dieser subjektiven Einschätzung nicht (nur) vom Äußeren, sondern von den relevanten Organleistungen leiten lassen. Die subjektive Beurteilung kann daher zu Fehleinschätzungen führen bzw. man kann doch vorhandene Defizite leicht übersehen.

Tipp

Bei der subjektiven Einschätzung des biologischen Alters eines Menschen sollte man weniger von Äußerlichkeiten als von den Leistungen der relevanten Organsysteme ausgehen.

2.4.2 Messung über Biomarker

Statt eines persönlichen Eindrucks wäre es natürlich denkbar, Biomarker für das biologische Alter zu bestimmen. Als Marker wurden beispielsweise genannt: Interleukin 6 (IL-6), Tumor-Nekrosefaktor α (TNF-α), Fibrinogen, D-Dimere, Insulin-like growth factor 1 (IGF-1) sowie andere biochemische Marker (Hubbard u. Jatoi 2014). Biomarker weisen in Studien manchmal einen Zusammenhang mit Funktionen im Alter auf, sie sind aber derzeit noch nicht für eine klinische Entscheidungsfindung praktikabel.

Einzelne Biomarker können allerdings Risikoindikationen für onkologische Therapien darstellen. In einer Arbeit wurde beispielsweise die Albuminkonzentration, ein möglicher Hinweis auf Malnutrition oder einen katabolen Zustand, mit häufigeren Komplikationen in Verbindung gebracht (Uppal et al. 2015).

2.4.3 Hinweise über Frailty oder das geriatrische Assessment

Zur Einschätzung des Risikos einer onkologischen Therapie im Alter lassen sich prinzipiell verschiedene Instrumente mit unterschiedlicher Konkretisierung heranziehen (Tab. 2.2). Eher im Sinne einer generellen Einschätzung wäre z. B. der

Tab. 2.2 Methoden zur Einschätzung des Behandlungsrisikos bei alten Patienten in der Onkologie

Methode	Beispiele
Generelle Kriterien	Karnofsky-Index, ECOG* Performance Scale
Allgemeine Parameter zum Altern	Frailty-Skala
Differenzierte Bewertung einzelner Leistungsbereiche	Geriatrisches Assessment

* Eastern Cooperative Oncology Group

Tab. 2.3 Häufigkeit von Frailty (nach Fried et al. 2001)

Altersgruppe (Jahre)	insgesamt	Frauen	Männer
65–70	3,2 %	3,0	1,6
71–75	5,3 %	6,7	2,9
76–80	9,5 %	11,5	5,5
81–85	16,3 %	16,3	14,2
86–90	25,7 %	31,3	15,5
91–	23,1 %	12,5	36,8
insgesamt	6,9 %	7,3	4,9

Karnofsky-Index zu sehen. Frailty, gemessen über eine eigene Skala, wäre ein Parameter, der spezifischer als der Karnofsky-Index die typischen Defizite des alten Menschen bewertet. Noch genauer und auf einzelne Leistungsbereiche ausgerichtet ist das geriatrische Assessment, mit dem beispielsweise Aktivitäten des täglichen Lebens, Kognition, Ernährung, Kraft, Sturzrisiko usw. eingeschätzt werden können. In der Folge sollen die Begriffe „Frailty" und „geriatrisches Assessment" näher beleuchtet werden.

2.5 Gebrechlichkeit (Frailty)

2.5.1 Definition

Wie in Abb. 2.2 dargestellt, nehmen die physiologischen Leistungen im Alter zunehmend ab. Damit verringert sich die Kompensationsfähigkeit des Organismus und erreicht letztlich einen Zustand, bei dem Störungen nicht mehr ausreichend bewältigt werden können. Frailty bzw. Gebrechlichkeit bezeichnet dementsprechend ein biologisches Syndrom mit verminderter Reservekapazität und Resistenz gegenüber Stress bzw. körperlichen Störungen aufgrund einer Abnahme der Leistungsfähigkeit in multiplen physiologischen Systemen, welche eine Vulnerabilität hinsichtlich eines adversen Outcomes bedingt (Fried et al. 2001).

Frailty bzw. Gebrechlichkeit bezeichnet ein biologisches Syndrom mit verminderter Reservekapazität und Resistenz gegenüber Stress bzw. körperlichen Störungen

2.5.2 Häufigkeit von Frailty

Die Prävalenz von Frailty steigt mit zunehmendem Lebensalter an. Fried und Mitarbeiter geben in der zitierten Arbeit die folgenden Prävalenzen an (Tab. 2.3) (Fried et al. 2001). Männer weisen in den meisten Altersgruppen einen geringeren Anteil von gebrechlichen Individuen auf als Frauen, wobei aber Frauen bei ähnlichem Ausmaß an Frailty, eine etwas höhere Lebenserwartung besitzen.

In einer Übersicht mit Daten von 20 onkologischen Studien mit 2916 Teilnehmern wurde festgestellt, dass mehr als die Hälfte der alten Krebspatienten entweder „prefrail" oder „frail" waren (Handforth et al. 2014). Als Median für Frailty wurde 43 % genannt, wobei die Spanne zwischen den einzelnen Studien bei 13–79 % lag.

Frailty kann entweder über eine eigene Skala oder über das geriatrische Assessment bestimmt werden.

Tab. 2.4 Frailty-Kriterien nach Fried (nach Fried et al. 2001)

Kriterium	ja	nein
Unfreiwilliger Gewichtsverlust (>10 % in einem Jahr oder >5 % in sechs Monaten)	☐	☐
Muskelschwäche	☐	☐
Bericht des Patienten über leichte Erschöpfbarkeit	☐	☐
Langsames Gehen (die untersten 20 % der Altersgruppe)	☐	☐
Geringe körperliche Aktivität (die untersten 20 % der Altersgruppe)	☐	☐
Ergebnis – Ja-Antworten (Punkte) - 2 Punkte: „Prefrail" - 3 Punkte und mehr: „Frail"		

Wurde „Frailty" über das geriatrische Assessment gemessen, dann war der Anteil der Frailty-Patienten noch etwas höher.

Mit dem Konstrukt von Frailty bzw. mit dem geriatrischen Assessment lässt sich ein nennenswerter Anteil von bis dahin nicht bekannten Einschränkungen beim alten Patienten entdecken (Muffly et al. 2013). Selbst bei Patienten, bei denen scheinbar ein guter klinischer Zustand vorlag, wurden in einer Studie mit den Kriterien von Fried dennoch 58 % als „prefrail" und 25 % als „frail" eingestuft (Muffly et al. 2013).

> **Mehr als die Hälfte der alten onkologischen Patienten sind entweder „prefrail" oder „frail". Selbst bei einem scheinbar guten körperlichen Zustand können doch relevante Einschränkungen vorliegen.**

2.5.3 Skalen zur Messung von Frailty

Für die Diagnose von Frailty existiert eine Vielzahl von Messskalen. Die wohl bekannteste stammt von Fried et al. (Tab. 2.4) (Fried et al. 2001). Dabei wird eine beginnende Frailty (Prefrailty) von der eigentlichen Frailty unterschieden. Werden nur zwei der nachstehenden Kriterien erfüllt, so spricht man vom Prefrailty-Syndrom, bei drei oder mehr erfüllten Kriterien von einem Frailty-Syndrom.

Tab. 2.5 Klinische Frailty-Skala (nach Rockwood et al. 2005)

1	Sehr fit	Robust, aktiv, energisch, gut motiviert und fit: Diese Menschen trainieren regelmäßig und zählen zur fittesten Gruppe in ihrem Alter.
2	Gut	Ohne aktive Erkrankungen, aber weniger fit als Menschen der Kategorie 1
3	Gut mit behandelten Komorbiditäten	Krankheitssymptome sind im Vergleich zur Kategorie 4 gut kontrolliert
4	scheinbar vulnerabel	Obwohl nicht offensichtlich abhängig von anderen Menschen, beklagen sie doch langsam geworden zu sein und Krankheitssymptome aufzuweisen
5	Leicht gebrechlich (frail)	Mit begrenzter Abhängigkeit von anderen in den instrumentellen Aktivitäten des täglichen Lebens
6	Mittelgradig gebrechlich	Hilfe ist in den instrumentellen und nicht-instrumentellen Aktivitäten des täglichen Lebens nötig
7	Sehr gebrechlich	Komplett abhängig von anderen Menschen in den Aktivitäten des täglichen Lebens oder im Endstadium krank

Diese Definition von Frailty stellt einen physiologischen Phänotypus in den Mittelpunkt, was für die Beurteilung von medizinischen Interventionen sicherlich auch gerechtfertigt ist. Allerdings kann darüber hinaus ebenso eine soziale oder eine psychische Frailty definiert werden.

Darüber hinaus gibt es eine Vielzahl weiterer Frailty-Kriterien bzw. -Skalen. In einer Arbeit aus dem Jahr 2005 wurden 70 Parameter aufgelistet, die in eine Frailty-Diagnose eingehen könnten (Rockwood et al. 2005).

Eine auf dem klinischen Eindruck basierende einfache Klassifikation, die CSHA Clinical Frailty Scale (Tab. 2.5), beruht auf der klinischen Einschätzung und unterscheidet 7 Frailty-Abstufungen (Rockwood et al. 2005).

Tab. 2.6 Modified Frailty Index (mFI) (nach Dunne et al. 2014; Tsiouris et al. 2013)

Item	ja
1. Probleme bei der Durchführung von Aktivitäten des täglichen Lebens	☐
2. anamnestischer Diabetes mellitus	☐
3. Lungen oder Atemprobleme	☐
4. Herzinsuffizienz	☐
5. vorausgegangener Myokardinfarkt	☐
6. Herzprobleme	☐
7. arterieller Hypertonus	☐
8. kognitive Defizite	☐
9. zerebrovaskuläre Probleme	☐
10. anamnestischer Schlaganfall	☐
11. verminderte periphere Pulse	☐
mFI = Summe der positiven Items/11	

Tab. 2.7 Beispiele für das geriatrische Assessment

Bereich	Beispiele
instrumentelle Aktivitäten des täglichen Lebens	IADL nach Lawton und Brody
Aktivitäten des täglichen Lebens (ADL)	Katz-Index, Barthel-Index (BI)
Kognition	Mini Mental Status Test (MMST)
Mobilität	timed-up-and-go-Test (Tug)
Gleichgewicht	Tinetti-Test
Stimmung	Geriatric Depression Scale (GDS)
Ernährung	Mini nutritional assessment (MNA)
Soziales	Sozialassessment nach Nikolaus

Ein weiteres Beispiel ist der modified Frailty Index (Tab. 2.6). Bei einer positiven Eigenschaft wäre der mFI 1/11, also 0,09, bei zwei positiven Items 0,18 usw. Bei einem mFI von „0“ traten in einer Arbeit aus der Thoraxchirurgie über Lobektomien ca. 15 % Komplikationen auf, bei 3 positiven Items (mFI 0,27) jedoch ca. 31 % (Tsiouris et al. 2013). Das Risiko einer Pneumonie stieg zwischen diesen Gruppen von knapp 6 % auf über 10 % an (Tsiouris et al. 2013). In der multivariaten Analyse war ein mFI>0,27, also mit mehr als drei positiven Angaben, statistisch signifikant mit der perioperativen Sterblichkeit assoziiert (Tsiouris et al. 2013). Der mFI wurde auch in einer Reihe weiterer Arbeiten als signifikant mit Morbidität und Mortalität bei onkologischen Eingriffen assoziiert bestätigt.

- **Ein höherer Grad an Frailty (Gebrechlichkeit) geht bei onkologischen Maßnahmen mit einem höheren Anteil an Komplikationen und einer höheren Mortalität einher.**
- **Frailty kann mit einer eigenen Skala oder über die Verfahren des geriatrischen Assessments gemessen werden.**
- **Die unterschiedlichen Frailty-Klassifikationen unterscheiden sich dabei graduell, nicht aber prinzipiell.**

2.6 Geriatrisches Assessment

2.6.1 Konzept des geriatrischen Assessments

Eine risikoadaptierte Therapie bzw. die Messung von Frailty kann auch über das geriatrische Assessment erfolgen. Das geriatrische Assessment bezeichnet die umfassende, systematische Erhebung von relevanten Daten, die es erlauben, den Zustand des alten Patienten in physischer, psychischer und sozialer Hinsicht näher zu beleuchten. Synonyme sind „multidimensionales Assessment“, „multidisziplinäres Assessment“ oder, in der englischsprachigen Literatur, „Comprehensive Geriatric Assessment (CGA)“. Das geriatrische Assessment ergänzt die übliche ärztliche Befunderhebung anhand von standardisierten Instrumenten um zusätzliche Informationen zum funktionellen Zustand des Patienten, also beispielsweise zu seinen Aktivitäten des täglichen Lebens, zur Mobilität oder zur Ernährungssituation (Tab. 2.7).

Es existieren Assessment-Tests zu sehr konkreten, umschriebenen Funktionen wie zum Kauen oder Schlucken, Tests, die einen größeren Bereich abbilden, wie beispielsweise der Barthel-Index, der die Aktivitäten des täglichen Lebens erfasst, oder Screening-Tests, z. B. das Screening nach Lachs. In der Literatur finden sich wohl hunderte von Tests zum geriatrischen Assessment. Die Aufstellung in ◘ Tab. 2.7 stellt nur einen sehr kleinen Teil der möglichen Assessmentinhalte dar. Für die Dokumentation der Prozedur der geriatrischen Frührehabilitation 8-550 in den Akutgeriatrien in Deutschland sind übrigens insgesamt fünf Assessmenttests aus fünf verschiedenen Bereichen (Mobilität, Aktivitäten des täglichen Lebens, Stimmung, Kognition und Soziales) nötig.

Ein Assessmentverfahren muss valide sein, d. h. es muss das messen, was es zu messen vorgibt, und es muss reliabel sein, also bei wiederholten Messungen oder bei Messungen durch verschiedene Personen vergleichbare Resultate liefern. Dadurch werden die Ergebnisse auch zwischen unterschiedlichen Einrichtungen vergleichbar und sind in Studien einsetzbar. Für die Assessmentverfahren gibt es Handlungsanleitungen, die dies sicherstellen sollen und die dem Untersucher natürlich bekannt sein sollten (Schulungen). Das geriatrische Assessment ist delegationsfähig, d. h. es kann, je nach Skala, von Ärzten, Pflegepersonen, Physiotherapeuten, Ergotherapeuten, Sozialdienstmitarbeitern usw. durchgeführt werden.

Wird Frailty nicht mit einer eigenen Skala gemessen, sondern über das geriatrische Assessment, so wird Frailty dann angenommen, wenn in einzelnen Assessmentbereichen Defizite erkennbar sind.

Frailty und Assessmentskalen weisen zwar einen Zusammenhang auf, stimmen aber nicht komplett überein. So wurde in einer Arbeit bei alten Krebspatienten ohne Defizite in den IADLs oder ADLs in 42 % dennoch ein positives Frailty-Ergebnis erhalten (Retornaz et al. 2008).

2.6.2 Grenzen des geriatrischen Assessments

Doch das geriatrische Assessment hat auch Grenzen. Kein Assessment erfasst tatsächlich alle Bedingungen eines multimorbiden alten Patienten. Unterschiedliche Patientenpopulationen erfordern unterschiedliche Assessments. So würden überwiegend selbstständige Patienten in einer Kurklinik mit dem Barthel-Index nicht abzubilden sein, geriatrische Patienten, die bei der Aufnahme in vielen Bereichen von Pflege abhängig sind, dagegen schon. Einzelitems sind prognostisch manchmal entscheidender als der Gesamtwert. Das Assessment ersetzt nicht die ärztliche Erfahrung. Es ist eine Hilfe, jedoch kein exaktes Kriterium für individuelle Therapieentscheidungen.

Da das Assessment nur einen Ausschnitt der Wirklichkeit des alten Patienten erfasst, muss immer die Gesamtsituation betrachtet werden. So sind stärkere kognitive Einbußen mit einem Leben in der eigenen Wohnung kaum zu vereinbaren. Dennoch kann es sein, dass alte Menschen aufgrund ihres herausfordernden Verhaltens schon bei viel besseren Ergebnissen nicht mehr alleine leben können, während andere, dementere Alte, z. B. aufgrund eines guten Unterstützungssystems, noch zu Hause betreut werden können.

- **Mit der subjektiven Einschätzung des Zustandes kann ein nennenswerter Anteil von Patienten mit „Prefrailty" oder Frailty übersehen werden.**
- **Mit der Messung der Frailty oder dem geriatrischen Assessment lässt sich bei onkologischen Patienten ein hoher Anteil an Patienten mit Defiziten entdecken.**

2.6.3 Geriatrisches Assessment in der Onkologie

In vielen onkologischen Studien wurden geriatrische Assessmenttests wie beispielsweise der Mini-Mental-Status-Test (MMST) oder der Barthel-Index durchgeführt und dann mit dem Therapieergebnis verglichen (Übersicht z. B. bei Feng et al. 2015; Hamaker et al. 2012). In einer Studie zur Chemotherapie von nicht-kleinzelligen Bronchialkarzinomen wurden eine Reihe der in ◘ Tab. 2.7 genannten Tests verwendet (Biesma et al. 2011). Die Ergebnisse wiesen einen gewissen Zusammenhang zwischen den Ergebnissen von Therapie und Assessment auf. Bei einem Ergebnis von 2 Punkten und darunter in der Geriatric Depression Scale (= keine Hinweise auf eine depressive Stimmung) betrug das mittlere Überleben beispielsweise 9,2 Monate (7,1-11,1), bei mehr als 2 Punkten hingegen nur 6,8 Monate (5,3–8,6; Biesma et al. 2011). Die Ergebnisse sind dabei sehr unterschiedlich, d. h. es ist nicht so, dass Defizite in den Aktivitäten des täglichen Lebens in jeder Studie mit einem signifikant schlechteren Ergebnis onkologischer Ergebnisse korreliert sind (z. B. Hamaker et al. 2012).

2.7 Screeningmöglichkeiten

Ein Assessment kann somit zu einer großen Zahl von Lebensbezügen durchgeführt werden. Als Checkliste für ein präoperatives Assessment alter Menschen werden 11 Bereiche ausgewiesen (▶ Übersicht).

Checkliste für ein präoperatives Assessment eines alten chirurgischen Patienten (Chow et al. 2012; Feng et al. 2015)

- Kognitive Eigenschaften und die Fähigkeit den Eingriff zu verstehen
- Depressionsscreening
- Delirassessment
- Missbrauch von Alkohol oder anderen Substanzen
- Kardiale Evaluation
- Assessment für pulmonale Risikofaktoren
- Funktioneller Status und Sturzassessment
- Baseline Frailty Score
- Ernährungsassessment und -intervention
- Medikamentenanamnese und Evaluation der Polypharmazie
- Behandlungsziele und –wünsche des Patienten
- Unterstützung durch die Familie und das soziale Umfeld
- angemessene Anforderung weiterer diagnostischer Tests

Aus der umfangreichen Liste wird deutlich, dass die Arbeitskraft für eine so umfassende Datenerhebung in der Regel kaum zur Verfügung steht. Außerdem muss der Aufwand, der für ein Assessment eingesetzt wird, in Relation zum praktischen Nutzen daraus stehen. Assessmenttests, aus denen in der Therapiebesprechung keine Schlüsse gezogen werden, sind zu hinterfragen. Es ist daher in der Praxis nicht möglich, dass bei allen alten onkologischen Patienten umfangreiche Assessmenttests durchgeführt werden. Daher wurde vorgeschlagen, dass eingangs ein Screeningverfahren eingesetzt wird und im positiven Fall dann ein intensiveres (geriatrisches) Assessment und ggf. die Zusammenarbeit mit dem Geriater erfolgen kann (z. B. Extermann 2012). Eine kleine Auswahl solcher Screeningverfahren ist in der nachfolgenden Tabelle aufgeführt (◘ Tab. 2.8).

◘ Tab. 2.8 Auswahl an Screening-Tools

Abkürzung	Name	Literatur*
Fried	Kriterien nach Fried et al.	(Fried et al. 2001)
GFI	Groningen Frailty Indicator	(Hamaker et al. 2012)
VES-13	Vulnerable Elders Scale-13	(Hamaker et al. 2012)
CHS Frailty Index	Cardiovascular Health Study Frailty Index	(Pijpers et al. 2012)
TRST	Triage Risk Screening Tool	(Pijpers et al. 2012)
ISAR	Identification of Seniors at Risk	(Warburton et al. 2004)
VIP	Variable Indicative of Placement Risk	(Pijpers et al. 2012)
HFS	Hopkins Frailty Score	(Revenig et al. 2013)
CSHA	Canadian Study of Health and Aging Frailty Index	(Rockwood et al. 2005)
G8	G8 questionnaire	(Baitar et al. 2014)
aCGA	Abbreviated Comprehensive Geriatric Assessment	(Overcash et al. 2005)

* Originalarbeit oder Literaturstelle, die das Screening Tool zitiert

Als konkretes Beispiel soll das ISAR-Screening genannt werden (Thiem et al. 2012; Warburton et al. 2004). Werden im ISAR-Screening 2 oder mehr Punkte erreicht, so deutet dies auf ein Risiko hin und ein umfangreicheres Assessment kann erfolgen (◘ Tab. 2.9).

Tab. 2.9 Identification of Seniors at Risk (ISAR)-Screening

Hilfebedarf Waren Sie vor der Erkrankung oder Verletzung, die Sie in die Klinik geführt hat, auf regelmäßige Hilfe angewiesen?	☐ Ja ☐ Nein	1 0
Akute Veränderung des Hilfebedarfs Benötigten Sie in den letzten 24 Stunden mehr Hilfe als zuvor?	☐ Ja ☐ Nein	1 0
Hospitalisation Waren Sie innerhalb der letzten 6 Monate für einen oder mehrere Tage im Krankenhaus?	☐ Ja ☐ Nein	1 0
Sensorische Einschränkung Haben Sie unter normalen Umständen erhebliche Probleme mit dem Sehen, die nicht mit einer Brille korrigiert werden können?	☐ Ja ☐ Nein	1 0
Kognitive Einschränkung Haben Sie ernsthafte Probleme mit dem Gedächtnis?	☐ Ja ☐ Nein	1 0
Multimorbidität Nehmen Sie pro Tag 6 oder mehr verschiedene Medikamente ein?	☐ Ja ☐ Nein	1 0

- **Vor einem aufwendigeren Assessment empfehlen sich kurze Screening-Tests.**
- **Liegen im Kurztest Hinweise auf eine Gebrechlichkeit vor, so kann ein umfangreicheres Assessment durchgeführt werden.**

2.8 Risikoadaptierte Therapie aufgrund von Frailty und Assessment

Frailty bzw. das geriatrische Assessment haben eine prognostische Bedeutung. Ein Zustand von Frailty korreliert bei alten Menschen beispielsweise mit dem Überleben oder der Einweisung in ein Pflegeheim. So überlebten nach den in Tab. 2.5 genannten Frailtykategorien 6–7 nur 40 % die folgenden 5 Jahre, in der Kategorie 1–3 jedoch 80 % (Rockwood et al. 2005).

Wesentlich bedeutsamer ist jedoch, dass durch Frailty oder die Ergebnisse des geriatrischen Assessments eine bessere Identifikation von alten Patienten mit Risiken möglich ist, was dann in der Therapieplanung berücksichtigt werden kann. Gebrechliche Patienten haben in vielen Studien ein höheres Risiko für eine Unverträglichkeit der Chemotherapie, ein höheres Risiko für postoperative Komplikationen oder für die Sterblichkeit im Rahmen der Intervention. In einer aktuellen Übersichtsarbeit werden folgende Steigerungen des relativen Risikos von gebrechlichen im Vergleich zu nicht gebrechlichen Patienten angegeben (Tab. 2.10).

Tab. 2.10 Risiken bei Prefrailty oder Frailty (Handforth et al. 2014)

Risiko	Erhöhtes relatives Risiko
Postoperative 30-Tage-Mortalität	2,67-fach (Frailty) 2,33-fach (Prefrailty)
6-Monatssterblichkeit	4,51-fach (Frailty) 3,86-fach (Prefrailty)
5-Jahresmortalität	1,87-fach (Frailty)
10-Jahresmortalität	1,74-fach (Frailty)
Schwere postoperative Komplikationen	3,19-fach (Frailty)
Schlechte Verträglichkeit der Behandlung	4,86-fach (Frailty)

Die Autoren dieser Arbeit folgern daraus, dass ein routinemäßiges Assessment des Grades der Gebrechlichkeit bei alten Tumorpatienten durchgeführt und die Ergebnisse Eingang in Therapieentscheidungen finden sollten (Handforth et al. 2014).

Der modifizierte Frailty-Index (mFI) mit 4 positiven Antworten war in einer Arbeit mit einer Komplikationsrate von 24,4 % einer höheren 30-Tage-Sterblichkeit verbunden (Uppal et al. 2015). Die Autoren kommen zum Schluss, dass in der gynäkologischen onkologischen Chirurgie eine Risikostratifizierung anhand des mFI Hochrisikopatientinnen identifizieren kann (Uppal et al. 2015).

Das beschriebene Vorgehen von Screeninguntersuchung und einem geriatrischen Assessment bei Risikopatienten kann die Ergebnisse der Behandlung verbessern. In einer kürzlich publizierten Studie beispielsweise wurden alte Krebspatienten, die eine Chemotherapie bekommen sollten, mit einem Screeningtest mit anschließendem geriatrischen

Assessment versehen oder eben nicht (Kalsi et al. 2015). Bei den mit einem geriatrischen Assessment versehenen Patienten konnte der daraus resultierende Therapieplan häufiger vervollständigt werden. Der Therapieplan benötigte weniger Änderungen der Behandlung. Es ergab sich aber keine signifikant geringere Rate an schweren Nebenwirkungen (Kalsi et al. 2015). Die Autoren kommen zum Schluss, dass die Standardtherapie in der Onkologie durch die Besonderheiten der alten Patienten modifiziert werden sollte, um das Ergebnis zu verbessern.

- **Das Vorhandensein von Prefrailty, Frailty oder Defizite im geriatrischen Assessment ist mit erhöhten Risiken in der onkologischen Therapie korreliert (z. B. Mortalität, schlechtere Verträglichkeit der Chemotherapie).**
- **Ein Einbeziehen dieser Konzepte in die Therapieplanung bzw. in die klinische Forschung ist daher sinnvoll.**

Die Diagnose eines Grades von Frailty oder von Defiziten im geriatrischen Assessment stellen jedoch keine prognostisch exakten Diagnoseinstrumente dar. So liefert beispielsweise das geriatrische Assessment bei gynäkologischen onkologischen Operationen eine gewisse Vorhersage postoperativer Komplikationen bzw. hinsichtlich der Entlassung nach Hause (Feng et al. 2015). In einer Übersichtsarbeit aus 2012 wurde nachgesehen, ob bzw. welche Assessments bzw. Assessmentbereiche mit Ergebnisparametern korrelieren (Hamaker et al. 2012). Daraus war beispielsweise ersichtlich, dass die Sterblichkeit oder die Komplikationsrate mit vielen Assessments einen Zusammenhang aufweist. Die Autoren kommen aber zum Schluss, dass diese Ergebnisse zu inkonsistent sind, um alleine daraus klinische Entscheidungen ableiten zu können (Hamaker et al. 2012).

Zwei Screening-Tests, der Geriatric 8 (G8) und der Groningen Frailty Indicator (GFI), konnten die Toxizität beim ersten Zyklus Chemotherapie nicht zuverlässig vorhersagen (Baitar et al. 2014). Auch die Verwendung von 4 Screening-Instrumenten erbrachte keine von den Autoren geforderte Sensitivität und Spezifität von 85 %, so dass sie den diagnostischen Wert als ungenügend einschätzten (Smets et al. 2014).

Wir stellten in der Vergangenheit ähnliche Berechnungen hinsichtlich des Kriteriums der Vorhersage der Entlassung nach Hause aufgrund des Assessments bei der Aufnahme an. Je nach den angelegten Kriterien waren entweder die Sensitivität oder die Spezifität der Vorhersage hoch, im besten Fall war eine Sensitivität und Spezifität der Vorhersage von zirka 70 % zu erreichen, was als alleiniges Kriterium für Therapieentscheidungen unzureichend ist.

Der Wert der Erfassung von Frailty bzw. eines geriatrischen Assessments liegt daher nicht so sehr in der exakten Vorhersagbarkeit von Komplikationen bei onkologischen Eingriffen, sondern in der Identifizierung von Patienten mit einem höheren Risiko, was dann in der Therapieplanung berücksichtigt werden kann.

Ein weiteres Problem besteht darin, dass die bestehenden Instrumente „Frailty“ zwar relativ gut erkennen, sie stufen aber zu viele Personen als „frail“ ein, ergeben also zu viele falsch positive Ergebnisse (Pijpers et al. 2012), was dazu führen könnte, dass einer Reihe von Patienten eine invasivere, aber vielleicht kurative Therapie vorenthalten wird.

- **Eine exakte, individuelle Vorhersage von Komplikationen der onkologischen Therapie im Alter ist auch mit dem Konzept von Frailty oder dem geriatrischen Assessment nicht möglich.**
- **Die Messung von Frailty kann natürlich auch zu falsch positiven Resultaten führen, also dazu, dass ein Patient als gebrechlich eingeschätzt wird, dies aber tatsächlich nicht ist.**

Therapieabwägung

- Unbeeinträchtigte alte Patienten haben noch gute Ressourcen und können vermutlich leitliniengerecht behandelt werden.
- Beeinträchtigte alte Patienten (z. B. Frailty) bedürfen einer besonderen Aufmerksamkeit.
- Auch alte „Frail-“ oder „Prefrail-Patienten“ können noch von einer risikoadaptierten Therapie profitieren.
- Das Frailty-Konzept sollte nicht dazu führen, dass alten Menschen generell Therapien vorenthalten werden.

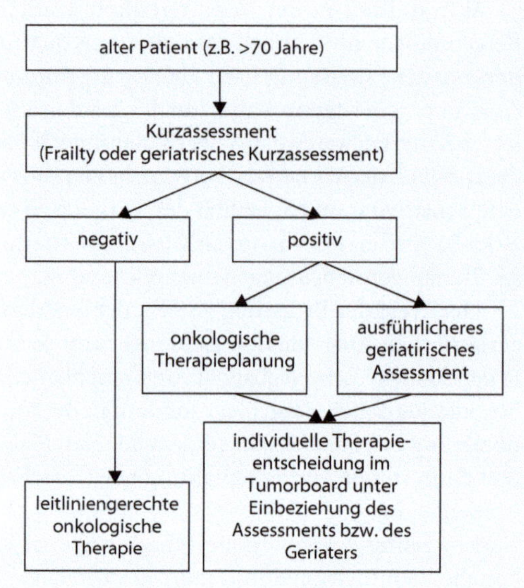

Abb. 2.4 Mögliche Zusammenarbeit zwischen Onkologie und Geriatrie. Mod. nach Extermann 2012

2.9 Praktische Vorgehensweise

Ein Screeningtest oder eine Einschätzung der Frailty wird in der Literatur vielfach befürwortet. Dabei gibt es nicht den einzig „richtigen" Test oder den allgemeingültigen Standard. Will man die eigenen Ergebnisse mit denen aus anderen Arbeitsgruppen vergleichen, dann würde man ein im eigenen Tätigkeitsbereich international häufig angewendetes Verfahren wählen. Die Bewertung der Frailty sollte dann in die Diskussion der Therapie mit einfließen.

Sind bei einem alten Patienten dadurch hohe Risiken erkennbar, so kann ein ausführlicheres Assessment oder das Hinzuziehen eines Geriaters für die Therapieentscheidung sinnvoll sein (Abb. 2.4). Wenn eine Geriatrie im eigenen Krankenhaus vorhanden ist, dann ist sicherlich die Absprache am sinnvollsten und beispielsweise die Übernahme von Assessmentskalen der Geriatrie.

Ein Vorteil der geriatrischen Therapie ist die Betreuung in einem Team mit regelmäßigen Besprechungen. Über die reinen Assessment- oder Frailty-Daten hinaus werden dort die Einschätzungen verschiedener am Patienten tätiger Berufsgruppen (wie Ergo- und Physiotherapie, Logopädie) zusammengetragen und daraus Entscheidungen gefällt, die nicht ausschließlich auf dem Assessment beruhen.

Dies ist vielleicht mit einem Tumorboard vergleichbar, bei dem unterschiedliche Professionen durch ihre verschiedenen Blickwinkel zu besser fundierten Entscheidungen kommen als ein einzelner Behandler.

- **Es gibt nicht den einzig richtigen Frailty- oder Assessment-Test, sondern viele Verfahren mit etwas unterschiedlicher Aussagekraft.**
- **Die Auswahl des jeweiligen Instrumentes sollte sich auch nach den lokalen Gegebenheiten richten.**

2.10 Onkologische und geriatrische Rehabilitation

Nach einer onkologischen Intervention (Operation, Chemotherapie) können die funktionellen Fähigkeiten des alten Patienten soweit herabgesetzt sein, dass eine Rückkehr in die gewohnten Lebensumstände nicht mehr möglich ist. In diesem Fall sollte an eine onkologische oder an eine geriatrische Rehabilitation gedacht werden.

Eine onkologische Rehabilitation ist sinnvoll, wenn eine spezielle onkologische Betreuung im Mittelpunkt steht. Die geriatrische Rehabilitation wird dann gut geeignet sein, wenn es vorwiegend um die Remobilisierung und die Wiedergewinnung der Selbstständigkeit geht.

Hier ist übrigens das geriatrische Assessment eine wichtige Hilfe für die Therapieplanung. Werden in einem Bereich Defizite entdeckt, z. B. eine stärkere depressive Verstimmung, so kann spezifisch daran gearbeitet werden.

Bei einer nicht zeitkritischen onkologischen Behandlung wäre auch zur Vorbereitung eines Patienten das geriatrische Assessment einsetzbar. Würde beispielsweise das Ernährungsassessment im Sinne einer Mangelernährung Defizite aufweisen oder die Mobilität große Einschränkungen zeigen, so könnten diese Probleme vor einer onkologischen Intervention gezielt angegangen werden, um so die Risiken der späteren Therapie zu minimieren.

- **Bei onkologischen Patienten, die nach einer Behandlung ihre Selbstständigkeit im Alltag verloren haben oder in ein Pflegeheim übersiedeln müssten, sollte an eine geriatrische Rehabilitation gedacht werden.**
- **Der Geriater kann in der Einschätzung der Belastbarkeit eines onkologischen Patienten bzw. in der Planung der rehabilitativen Behandlung im Rahmen des Tumorboards einen wertvollen Beitrag liefern.**

2.11 Fazit

Das chronologische Alter alleine sollte kein Grund für oder gegen eine onkologische Intervention sein, daher sollte nach weiteren Kriterien gesucht werden. Da sich das biologische bzw. physiologische Alter nicht exakt messen lässt, werden allgemeine Einschätzungen (z. B. Karnofsky-Index), Messinstrumente für altersspezifische Probleme (z. B. für Gebrechlichkeit bzw. Frailty) oder für funktionelle Eigenschaften des alten Menschen (geriatrisches Assessment) herangezogen. Ein eindeutiger Vorteil der Verwendung von Frailty und Assessment ist es, dass eine Gruppe von alten Patienten identifiziert werden kann, die ein höheres Risiko aufweist. Die entsprechenden validierten Skalen können in Studien überprüft und für Leitlinien herangezogen werden. Frailty oder das geriatrische Assessment sind zwar besser in der Lage, Vorhersagen zum Risiko onkologischer Interventionen zu treffen als das kalendarische Alter, für eine exakte Vorhersage von Therapieergebnissen sind diese aber (noch?) zu ungenau. In der täglichen Praxis sind sie eine gute Hilfestellung, sie sind jedoch kaum als alleiniges Kriterium für Therapieentscheidungen geeignet. Die Verwendung der Informationen über Frailty oder das geriatrische Assessment kann im Rahmen eines Tumorboards sinnvoll eingesetzt werden oder Anlass sein, mit einem Geriater zu kooperieren.

Literatur

Baitar A, Van FF, Vandebroek A, De DE, Galdermans D et al (2014) Geriatric screening results and the association with severe treatment toxicity after the first cycle of (radio) chemotherapy. J Geriatr Oncol 5:179–184

Biesma B, Wymenga AN, Vincent A, Dalesio O, Smit HJ et al (2011) Quality of life, geriatric assessment and survival in elderly patients with non-small-cell lung cancer treated with carboplatin-gemcitabine or carboplatin-paclitaxel: NVALT-3 a phase III study. Ann Oncol 22:1520–1527

Chow WB, Rosenthal RA, Merkow RP, Ko CY, Esnaola NF (2012) Optimal preoperative assessment of the geriatric surgical patient: a best practices guideline from the American College of Surgeons National Surgical Quality Improvement Program and the American Geriatrics Society. J Am Coll Surg 215:453–466

Dunne MJ, Abah U, Scarci M (2014) Frailty assessment in thoracic surgery. Interact Cardiovasc Thorac Surg 18:667–670

Extermann M (2012) Integrating a geriatric evaluation in the clinical setting. Semin Radiat Oncol 22(4):272–276

Feng MA, McMillan DT, Crowell K, Muss H, Nielsen ME, Smith AB (2015) Geriatric assessment in surgical oncology: a systematic review. J Surg Res 193:265–272

Ferrucci L, Guralnik JM, Cavazzini C, Bandinelli S, Lauretani F et al (2003) The frailty syndrome: a critical issue in geriatric oncology. Crit Rev Oncol Hematol 46:127–137

Fried LP, Tangen CM, Walston J, Newman AB, Hirsch C et al (2001) Frailty in older adults: evidence for a phenotype. J Gerontol A Biol Sci Med Sci 56:M146–M156

Hamaker ME, Vos AG, Smorenburg CH, de Rooij SE, van Munster BC (2012) The value of geriatric assessments in predicting treatment tolerance and all-cause mortality in older patients with cancer. Oncologist 17:1439–1449

Handforth C, Clegg A, Young C, Simpkins S, Seymour MT et al (2015) The prevalence and outcomes of frailty in older cancer patients: a systematic review. Ann Oncol 26(6):1091–1101

Hubbard JM, Jatoi A (2015) Incorporating Biomarkers of Frailty and Senescence in Cancer Therapeutic Trials. J Gerontol A Biol Sci Med Sci 70(6):722–728

Kalsi T, Babic-Illman G, Ross PJ, Maisey NR, Hughes S et al (2015) The impact of comprehensive geriatric assessment interventions on tolerance to chemotherapy in older people. Br J Cancer 112:1435–1444

Kellen E, Bulens P, Deckx L, Schouten H, Van DM et al (2010) Identifying an accurate pre-screening tool in geriatric oncology. Crit Rev Oncol Hematol 75:243–248

Muffly LS, Boulukos M, Swanson K, Kocherginsky M, Cerro PD et al (2013) Pilot study of comprehensive geriatric assessment (CGA) in allogeneic transplant: CGA captures a high prevalence of vulnerabilities in older transplant recipients. Biol Blood Marrow Transplant 19:429–434

Overcash JA, Beckstead J, Extermann M, Cobb S (2005) The abbreviated comprehensive geriatric assessment (aCGA): a retrospective analysis. Crit Rev Oncol Hematol 54:129–136

Pal SK, Katheria V, Hurria A (2010) Evaluating the older patient with cancer: understanding frailty and the geriatric assessment. CA Cancer J Clin 60:120–132

Pijpers E, Ferreira I, Stehouwer CD, Nieuwenhuijzen Kruseman AC (2012) The frailty dilemma. Review of the predictive accuracy of major frailty scores. Eur J Intern Med 23:118–123

Retornaz F, Monette J, Batist G, Monette M, Sourial N et al (2008) Usefulness of frailty markers in the assessment of the health and functional status of older cancer patients referred for chemotherapy: a pilot study. J Gerontol A Biol Sci Med Sci 63:518–522

Revenig LM, Canter DJ, Taylor MD, Tai C, Sweeney JF et al (2013) Too frail for surgery? Initial results of a large multidisciplinary prospective study examining preoperative variables predictive of poor surgical outcomes. J Am Coll Surg 217:665–670

Rockwood K, Song X, MacKnight C, Bergman H, Hogan DB et al (2005) A global clinical measure of fitness and frailty in elderly people. CMAJ 173:489–495

Rodin MB, Mohile SG (2007) A practical approach to geriatric assessment in oncology. J Clin Oncol 25:1936–1944

Smets IH, Kempen GI, Janssen-Heijnen ML, Deckx L, Buntinx FJ, van den Akker M (2014) Four screening instruments for frailty in older patients with and without cancer: a diagnostic study. BMC Geriatr 14:26

Statistisches Bundesamt (2009) Bevölkerung Deutschlands bis 2060. Ergebnisse der 12. koordinierten Bevölkerungsvorausberechnung, Wiesbaden

Thiem U, Greuel HW, Reingraber A, Koch-Gwinner P, Pullen R et al (2012) [Consensus for the identification of geriatric patients in the emergency care setting in Germany]. Z Gerontol Geriatr 45:310–314

Tsiouris A, Hammoud ZT, Velanovich V, Hodari A, Borgi J, Rubinfeld I (2013) A modified frailty index to assess morbidity and mortality after lobectomy. J Surg Res 183:40–46

Uppal S, Igwe E, Rice LW, Spencer RJ, Rose SL (2015) Frailty index predicts severe complications in gynecologic oncology patients. Gynecol Oncol 137:98–101

Walter LC, Covinsky KE (2001) Cancer screening in elderly patients: a framework for individualized decision making. JAMA 285:2750–2756

Warburton RN, Parke B, Church W, McCusker J (2004) Identification of seniors at risk: process evaluation of a screening and referral program for patients aged > or =75 in a community hospital emergency department. Int J Health Care Qual Assur Inc Leadersh Health Serv 17:339–348

Klinisch-onkologisch-chirurgische Studien und deren Anwendbarkeit auf den alten Patienten

R.R. Luketina, U. Klaiber, M.K. Diener

T. Keck, U.T. Hopt (Hrsg.), *Onkologische Chirurgie bei alten Patienten*,
DOI 10.1007/978-3-662-48712-9_3

Der demografische Wandel führt dazu, dass alte Menschen einen zunehmend größer werdenden Anteil unserer Gesellschaft ausmachen. Gleichzeitig ermöglicht der Fortschritt in der Diagnostik die frühzeitige Erkennung von Erkrankungen mit besonderer Bedeutung für die Onkologie. Diese Entwicklung rückt die Frage nach der optimalen Behandlung des alten Patienten immer mehr in den Mittelpunkt der onkologischen Chirurgie. Um ein für den individuellen Patienten passendes und chirurgisch sinnvolles Therapiekonzept zu finden, ist eine evidenzbasierte Patientenversorgung über alle Altersgruppen hinweg anzustreben. Zudem ist die onkologische Chirurgie beim alten Patienten im Besonderen darauf angewiesen, den Entschluss zu operativen Maßnahmen und die Festlegung von Behandlungsstrategien auf valide und reproduzierbare wissenschaftliche Erkenntnisse zu stützen und dadurch zu legitimieren. Allerdings ist die Evidenzlage in der onkologischen Chirurgie in Bezug auf den alten Patienten defizitär, da ältere Patienten bisher zu wenig in qualitativ hochwertigen Studien repräsentiert werden. Daher stellt die Anwendung der verfügbaren Evidenz auf den alten Patienten und die Umsetzung der evidenzbasierten Medizin (EBM) beim alten Patienten eine besondere Herausforderung dar. Dieser Beitrag zeigt Grenzen und Lösungsmöglichkeiten.

3.1 Klinisch onkologisch-chirurgische Studien

Während der letzten 60 Jahre hat die Anzahl an Publikationen zum Thema geriatrische Chirurgie erheblich zugenommen (Zenilman et al. 2015). Dieser Anstieg an Veröffentlichungen spiegelt die zunehmende Bedeutung der Versorgung von alten Patienten in der Chirurgie wider. Dennoch trifft die in der Chirurgie allgemein vorherrschende, defizitäre Evidenzlage auch auf die onkologische Chirurgie und im Besonderen in Bezug auf den alten Patienten zu. Es ist bekannt, dass der Großteil an wissenschaftlichen Erkenntnissen in der Chirurgie auf retrospektiven Studien beruht (Seiler et al. 2004). Dabei sind vor allem randomisiert-kontrollierte Studien unterrepräsentiert (Panesar et al. 2006), was sich auf besondere Herausforderungen in der Planung und Durchführung von randomisierten Studien in der Chirurgie zurückführen lässt (Wente et al. 2003). In der onkologischen Forschung sind chirurgische Studien mit einem Anteil von 10,5 % aller onkologischen Studien eine deutliche Minderheit. Dabei sind – ganz im Gegensatz zu nicht-chirurgischen onkologischen Studien – onkologisch-chirurgische Studien nur in seltenen Fällen randomisiert (Menezes et al. 2013). Da ein randomisiert-kontrolliertes Studiendesign die Datenqualität einer klinischen Studie wesentlich erhöht, gelten qualitativ hochwertig durchgeführte randomisiert-kontrollierte Studien als „Goldstandard“ der klinischen Forschung und werden dem „Evidenzlevel 1b“ zugeordnet (▫ Tab. 3.1). Ein höheres Evidenzlevel kann nur durch die Zusammenfassung der Ergebnisse mehrerer randomisiert-kontrollierter Studien in Form einer systematischen Übersichtsarbeit mit Metaanalyse erreicht werden und hängt somit von verfügbaren randomisiert-kontrollierten Studien ab. Die hierarchische

▫ Tab. 3.1 Evidenzlevel (mod. nach Oxford Centre for Evidenced-based Medicine)

Evidenzlevel	Studientyp
1a	Systematische Übersichtsarbeit über randomisiert-kontrollierte Studien
1b	Randomisiert-kontrollierte Studie
1c	Alles-oder-Nichts-Prinzip
2a	Systematische Übersichtsarbeit über Kohortenstudien
2b	Kohortenstudie Randomisiert-kontrollierte Studie niedriger Qualität
2c	Ergebnisforschung Ökologische Studie
3a	Systematische Übersichtsarbeit über Fall-Kontroll-Studien
3b	Fall-Kontroll-Studie
4	Fallserie
5	Expertenmeinung

Anordnung der verschiedenen Studientypen in Evidenzlevels stellt dar, wie sicher ein tatsächlicher Effekt durch den jeweiligen Studientyp erfasst wird. Folglich ist eine gute Evidenzlage in der onkologischen Chirurgie wichtige Voraussetzung für eine zuverlässige und erfolgreiche Patientenversorgung auf Basis von klinisch onkologisch-chirurgischen Studien.

In Bezug auf den alten Patienten ist die Datenlage besonders defizitär, da ältere Patienten in randomisiert-kontrollierten Studien deutlich unterrepräsentiert sind.

Physische und psychische Einschränkungen des alten Patienten durch physiologische Altersprozesse und/oder Multimorbidität können die Ergebnisse einer Studie beeinflussen und stellen besondere Herausforderungen an die Durchführung einer klinischen Studie. Mit dem Ziel, junge Patienten mit geringerem perioperativen Risko zu selektionieren, werden in vielen klinischen Studien strenge Ein- bzw. Ausschlusskriterien einschließlich Altersgrenzen festgelegt. Je nach Definition des Altersbegriffs sind Altersgrenzen willkürlich definiert und dadurch sehr heterogen. Unter der Annahme, dass insbesondere ab einem Alter von 70 Jahren altersbedingte physiologische Veränderungen vermehrt auftreten, liegt hier ein möglicher Grenzwert (Balducci 2000). Diese physiologischen Altersprozesse sind für das perioperative Risiko eines Patienten von entscheidender Bedeutung, treten allerdings zu individuell unterschiedlichen Zeitpunkten und in variabler Ausprägung auf. Gleiches gilt auch für die Multimorbidität eines Patienten, die im Allgemeinen mit dem Alter zunimmt und bedeutenden Einfluss auf den Erfolg einer chirurgischen Therapie haben kann, jedoch ebenso individuell divergiert. Aufgrund dieser individuellen Unterschiede ist weniger das chronologische als vielmehr das biologische Alter für das Nutzen-Risiko-Profil einer Operation entscheidend. Aus diesem Grund sind aus medizinischer Sicht starre Altersgrenzen in der chirurgischen Praxis nicht sinnvoll und in klinischen Studien insbesondere dann obsolet, wenn die Übertragbarkeit der Ergebnisse durch Altersgrenzen limitiert wird.

Angesichts des besonderen Mangels an Erkenntnissen beim alten Patienten ist die Generierung von Evidenz aus Studien in der onkologischen Chirurgie unabdingbar. Da ältere Patienten ein stetig zunehmender Anteil des Patientenkollektivs in der onkologischen Chirurgie sind, müssen sie in der klinischen Forschung entsprechend repräsentiert werden.

3.2 Prinzipien der evidenzbasierten Medizin

Eine Patientenversorgung im Sinne der evidenzbasierten Medizin (EBM) hat den Anspruch, Patienten auf Basis der besten verfügbaren externen Evidenz zu behandeln. Für die chirurgische Praxis bedeutet dies, valide und reproduzierbare wissenschaftliche Erkenntnisse aus klinischen Studien bei der Entscheidungsfindung zu berücksichtigen. In Bezug auf den alten Patienten erscheint es besonders wichtig, die Entscheidung für oder gegen eine operative Maßnahme und die Festlegung der Behandlungsstrategie im interdisziplinären Konsens und evidenzbasiert zu treffen und dadurch zu rechtfertigen. Um eine für den individuellen Patienten passende und medizinisch sinnvolle Behandlung festzulegen, müssen neben objektiven und systematisch bewerteten Daten aus der klinischen Forschung auch die klinische Expertise des Chirurgen und der Wunsch des einzelnen Patienten in den Entscheidungsprozess integriert werden. Eine Entscheidungsfindung nach den Prinzipien der EBM muss in der onkologischen Chirurgie bei jedem Patienten angestrebt werden, um eine dem Wissens- und Erfahrungsstand angemessene Patientenversorgung zu garantieren, Risiken zu minimieren und eine in sozioökonomischer Hinsicht effiziente Gesundheitsversorgung zu ermöglichen.

Voraussetzung für einen gelungenen Transfer zwischen Theorie und Praxis ist die Anwendung der Instrumente der EBM von der systematischen Literatursuche bis zur Übertragung der kritisch beurteilten Evidenz auf den individuellen Patienten. Praktisch bedeutet dies, einen mehrstufigen Prozess aus 5 Teilschritten umzusetzen (Klaiber et al. 2014; ▶ Übersicht).

Die Instrumente der EBM

1. **Präzise Formulierung einer relevanten klinischen Fragestellung**
   Nach der „PICOT"-Regel müssen das zu untersuchende Patientenkollektiv, die geplante Intervention, die zu vergleichende Kontrollgruppe („control group"), der primäre Endpunkt („outcome") und der Zeitpunkt („time") des Vorhabens aus der Fragestellung hervorgehen (Fink et al. 2011).
2. **Systematische Literatursuche**
   Die systematische Literatursuche hat das Ziel, einen möglichst vollständigen Überblick über die verfügbare Evidenz zu einer definierten Fragestellung zu bekommen. Zu einer systematischen Literaturrecherche gehören elektronische Suchen in geeigneten Literaturdatenbanken und Studienregistern sowie Handsuchen in Veröffentlichungen.
3. **Critical Appraisal**
   Die Qualität der systematisch gefundenen Literatur muss kritisch beurteilt werden, um das Risiko für Verzerrungen („Bias") zu identifizieren und abzuschätzen, wie zuverlässig die Daten die Wahrheit abbilden (interne Validität) und welche Bedeutung die Ergebnisse für das eigene Patientenkollektiv (externe Validität) haben.
4. **Anwendung der Evidenz**
   Die gefundene und kritisch beurteilte Evidenz aus klinischen Studien wird auf den individuellen Patienten angewendet, indem die zusammengefassten Erkenntnisse aus der Literatur unter Berücksichtigung der klinischen Erfahrung des Chirurgen und dem Wunsch des einzelnen Patienten betrachtet und bei der Entscheidungsfindung beachtet werden.
5. **Reflektion und Beurteilung des eigenen Handelns**
   Die Reflektion und kritische Beurteilung der Schritte 1–4 hat das Ziel, Konsequenzen zu definieren und diese in der weiteren klinischen Praxis umzusetzen. Eine mögliche und in Bezug auf relevante klinische Fragestellungen in der Chirurgie häufige Konsequenz ist beispielsweise die Erkenntnis, dass zu einem in der Praxis bedeutenden Thema nur unzureichendes Wissen aus hochwertigen klinischen Studien vorliegt. In diesem Fall ist die Generierung von Studien mit geeignetem Studiendesign und adäquater Fallzahl notwendig.

Durch die Anwendung der Instrumente der EBM in der täglichen Praxis lässt sich ein für den individuellen Patienten ideales Behandlungskonzept erarbeiten. Darüber hinaus ist eine evidenzbasierte Patientenversorgung auch in sozioökonomischer Hinsicht von Bedeutung, da Risiken minimiert und nutzlose Behandlungen vermieden werden sollen.

3.3 Evidenzbasierte onkologische Chirurgie beim alten Patienten

3.3.1 Herausforderungen

Die Umsetzung der Prinzipien der EBM beim alten Patienten steht in der onkologisch-chirurgischen Praxis vor besonderen Herausforderungen, die es zu überwinden gilt. In Anlehnung an Pientka und Friedrich (2000) existieren folgende spezifische Probleme:

- **Forschungslücken**
  Wie in ▶ Abschn. 3.1 dargestellt, mangelt es an klinisch-onkologisch-chirurgischen Studien im Allgemeinen und insbesondere in Bezug auf klinisch relevante Fragestellungen beim alten Patienten. Hinzu kommt, dass Daten aus hochwertigen randomisiert-kontrollierten Studien fehlen und systematische Übersichtsarbeiten von entsprechend geringer Qualität sind („garbage in – garbage out").
- **Limitierte interne und externe Validität klinischer Studien**
  Durch das Defizit an prospektiven und insbesondere randomisierten Studien ist das

Risiko für Bias in den vorhandenen Studien relativ hoch, was bei der Interpretation der Studienergebnisse berücksichtigt werden muss. Beispielsweise ist das Risiko für „Selection Bias", d. h. die Verzerrung der Ergebnisse durch eine nicht zufällige Zuteilung der Patienten zu den verschiedenen Studienarmen, bei fehlender Randomisierung von relevanter Bedeutung. Dadurch ist die Glaubwürdigkeit der Ergebnisse, in der Fachsprache als interne Validität bezeichnet, eingeschränkt. Die Übertragbarkeit der Studienergebnisse auf das eigene Patientenkollektiv, die externe Validität, ist häufig dadurch limitiert, dass der individuelle Patient aufgrund seines Alters und seiner Multimorbidität nur bedingt mit dem Patientenkollektiv in den verfügbaren Studien verglichen werden kann.

- **Geringe Patientenrelevanz**
  Die Aussagekraft einer klinischen Studie für den individuellen Patienten hängt wesentlich von den untersuchten Zielparametern und insbesondere von der Bedeutung des primären Endpunktes für den alten Patienten ab. Je nach Zielparameter kann die Patientenrelevanz wesentlich vom Alter des Patienten abhängig sein. Die Übertragbarkeit der Studienergebnisse auf den alten Patienten wird durch Endpunkte, die für den eigenen Patienten von geringer Bedeutung sind, deutlich limitiert.
- **Eingeschränkte Mobilität des alten Patienten**
  Die Mobilität eines Patienten ist in der Regel mit zunehmendem Alter eingeschränkt, was den alten Patienten von vornherein von einer Studienteilnahme abhalten oder die Nachbeobachtung des Patienten in der Studie deutlich erschweren kann.

> **Je nach Studienqualität und Relevanz der Zielparameter für den alten Patienten ist die Übertragbarkeit der Ergebnisse aus den Studien auf den alten Patienten in der onkologischen Chirurgie eingeschränkt. Dadurch kann die Anwendung der EBM in der Praxis erschwert sein, darf jedoch keinem Patienten aufgrund seines Alters vorenthalten werden.**

3.3.2 Lösungsstrategien

Mithilfe von Lösungsstrategien können die Prinzipien der EBM auch beim alten Patienten angewendet werden. Die Entscheidungsfindung in der Versorgung des alten Patienten sollte neben der verfügbaren Evidenz, der Erfahrung des Chirurgen und dem Patientenwunsch altersspezifische, patientenbezogene Faktoren berücksichtigen. Durch Integration der folgenden Aspekte in den Entscheidungsprozess kann ein für den alten Patienten individuelles Therapiekonzept evaluiert werden:

- **Geriatrische Beurteilung**
  Geeignete Methoden des „geriatrischen Assessments" können dazu beitragen, eine für den alten Patienten sinnvolle Therapieentscheidung zu treffen (Hestermann et al. 2005, Ramesh et al. 2006). Mithilfe von validierten Messinstrumenten zur Erfassung und Quantifizierung der Multimorbidität, Gebrechlichkeit, der physischen Reserven und der Belastungsfähigkeit kann das Nutzen-Risiko-Profil des alten Patienten besser eingeschätzt werden. Dadurch lassen sich diejenigen Patienten selektionieren, die mit großer Wahrscheinlichkeit von einem chirurgischen Eingriff profitieren werden. In Ergänzung zum routinemäßig in der chirurgischen Praxis angewendeten „American Society of Anaesthesiologists" (ASA) Score, kann das perioperative Risiko des alten Patienten mithilfe des „Elderly Physiological and Operative Severity" (E-POSSUM) Score eingeschätzt werden. Berücksichtigt werden hierbei patientenbezogene Faktoren wie das Patientenalter und physiologische Parameter sowie chirurgische Faktoren, die durch den geplanten Eingriff bestimmt werden (Tran Ba Loc et al. 2010). Ein in der Praxis häufig verwendetes Verfahren zur Bewertung der Selbstständigkeit bzw. Pflegebedürftigkeit eines Patienten ist der Barthel-Index (Mahoney und Barthel 1965). Ein Beispiel für ein Instrument zur Erfassung und Quantifizierung von unterschiedlichen Begleiterkrankungen ist die „Cumulative Illness Rating Scale" (CIRS) (Linn et al. 1968). Hierbei werden Erkrankungen nach Organsystemen eingeteilt und jeweils mit 0–4 Punkten bewertet, woraus eine Gesamtpunktzahl berechnet wird. Je nach erreichtem Wert wird

der Patient als fit („go go"), unfit („slow go") oder gebrechlich („no go") eingestuft. Weitergehende Erläuterungen hierzu finden sich in ▶ Kap. 2.

> **Die Entwicklung geeigneter Messinstrumente für die Beurteilung einer chirurgischen Therapie beim alten Patienten stellt einen wichtigen Schritt in der klinischen Forschung dar. Mithilfe validierter Methoden können die Ergebnisse einzelner Studien miteinander verglichen werden.**

- **Lebenserwartung:**
  Die durch operative Maßnahmen zu gewinnende Lebenszeit wird beim alten Patienten mit onkologischer Erkrankung häufig unterschätzt. Bei einem 90-jährigen Patienten ohne maligne Erkrankung liegt die mittlere Lebenserwartung aktuell bei mehr als 4 Jahren. In dieser Situation ist ein Malignom je nach Tumorentität und Komorbidität des Patienten der lebenslimitierende Faktor, sodass auch der hochbetagte Patient von einem onkologisch-chirurgischen Eingriff durchaus profitieren kann (Mennigen und Senninger 2015).
- **Patientenpräferenzen:**
  Sogenannte medizinische Entscheidungshilfen sollen dabei helfen, die Patientenpräferenz zuverlässig in den Entscheidungsprozess integrieren zu können, indem Patienten in ihrer persönlichen Entscheidungsfindung unterstützt werden (Barry 2002). Solche Entscheidungshilfen dienen als Ergänzung zum Arzt-Patienten-Gespräch und enthalten detaillierte Informationen über (evidenzbasierte) Behandlungsoptionen und die zu erwartenden Effekte. Inwieweit medizinische Entscheidungshilfen in der onkologischen Chirurgie beim alten Patienten anwendbar sind, muss jedoch in weiteren Studien untersucht werden. Um diesen Aspekt der Präferenz wissenschaftlich zu adressieren, sind möglicherweise „Patientenpräferenz-Studien" ein gutes Instrument, welches jedoch in dieser Situation noch entwickelt werden muss (Millat et al. 2005).
- **Risikominimierung:**
  Da es für eine Vielzahl an operativen Eingriffen beim alten Patienten an guter Evidenz mangelt, ist das Nutzen-Risiko-Profil einer chirurgischen Therapieoption häufig unklar. Durch eine sorgfältige Indikationsstellung mit Berücksichtigung von konventionellen und laparoskopischen Operationsverfahren und durch eine interdisziplinäre Planung der Behandlungsstrategie einschließlich neoadjuvanter und adjuvanter Therapien lassen sich perioperative Risiken minimieren. Zusätzlich dazu tragen ein optimales perioperatives Management und die Behandlung in erfahrenen Zentren zu einem risikoarmen postoperativen Verlauf beim alten Patienten bei.

3.4 Durchführung klinisch-onkologisch-chirurgischer Studien beim alten Patienten

Entgegen der gegenwärtigen demografischen Entwicklung besteht in der onkologischen Chirurgie insbesondere in Bezug auf den alten Patienten eine inakzeptable Evidenzlücke, die es zu schließen gilt. Die Durchführung von hochwertigen klinisch onkologisch-chirurgischen Studien mit Fokus auf den alten Patienten ist notwendig, um die Entscheidung für oder gegen ein chirurgisches Verfahren und die Festlegung der interdisziplinären Behandlungsstrategie beim alten Patienten evidenzbasiert treffen zu können. Dieser Anspruch muss insbesondere in der onkologischen Chirurgie erfüllt werden, da die Inzidenz an malignen Tumoren mit dem Alter deutlich ansteigt, ältere Patienten in onkologischen Studien jedoch bisher unterrepräsentiert sind (Talarico et al. 2004, Pallis et al. 2010). Gleichzeitig stellt eine Karzinomdiagnose auch beim alten Patienten häufig den lebenslimitierenden Faktor dar, sodass eine operative Therapie die Lebenserwartung und Lebensqualität deutlich verlängern und onkologisch-chirurgisch durchaus sinnvoll sein kann (Mennigen und Senninger 2015).

> **Die Durchführung von qualitativ hochwertigen Studien in der onkologischen Chirurgie beim alten Patienten ist komplex und erfordert die Berücksichtigung einiger Besonderheiten. Mit dem entsprechenden Engagement lassen sich jedoch solche Studien erfolgreich planen und durchführen.**

In der Planung und Durchführung einer klinisch onkologisch-chirurgischen Studie beim alten Patienten müssen folgende Aspekte berücksichtigt werden:

- **Patienteneinschluss/Rekrutierung**
  Die Ein- und Ausschlusskriterien müssen so gewählt werden, dass das reale Patientenkollektiv möglichst genau von den ausgewählten Studienpatienten repräsentiert wird. Sofern das Risiko einer Studienteilnahme vertretbar ist, muss der Ausschluss von Patienten aufgrund ihres Alters oder ihrer Komorbidität vermieden werden. Dadurch lässt sich die externe Validität einer Studie deutlich erhöhen, wodurch wiederum die Übertragbarkeit und Anwendbarkeit der generierten Evidenz ermöglicht wird. Hinzu kommt, dass die Rekrutierung der kalkulierten Fallzahl erleichtert wird, wenn das durchschnittliche Patientengut im klinischen Alltag nicht an den Ein- und Ausschlusskriterien einer klinischen Studie scheitert.Neben den Ein- und Ausschlusskriterien einer Studie hängt eine erfolgreiche Rekrutierung vom Engagement der behandelnden Ärzte ab. Ärzte sämtlicher kooperierender Fachbereiche sollten in die Patientenrekrutierung integriert werden, um die interdisziplinäre Zusammenarbeit in der onkologischen Chirurgie auch hinsichtlich der klinischen Forschung zu gewährleisten.

Tipp

Voraussetzung für das informierte Einverständnis des Patienten ist ein ausführliches und für den alten Patienten verständliches Aufklärungsgespräch, für das der Studienarzt ausreichend Zeit mitbringen muss. Altersgerechte Dokumente in Großdruck können dem alten Patienten beim Lesen und Verstehen der Studien-spezifischen Unterlagen helfen.

- **Basisdaten**
  Für die Vergleichbarkeit der Studienpatienten innerhalb einer Studie sowie für die Vergleichbarkeit mit Patienten in anderen Studien und mit dem eigenen Patientenkollektiv ist eine detaillierte Erfassung der Patientencharakteristika von großer Bedeutung. Dabei können neben der Komorbidität und Organfunktion auch das Vorliegen einer Mangelernährung oder funktionelle Parameter wie die Mobilität, Selbstständigkeit oder kognitive Leistung des Patienten wichtig und interindividuell sehr unterschiedlich sein. Für die Erfassung und Bewertung dieser Faktoren sollten entsprechende validierte Instrumente des geriatrischen Assessments angewendet werden. Im Fall von Eigenschaften mit Einfluss auf die Zielparameter einer Studie kann es sinnvoll sein Subgruppenanalysen zu bilden.
- **Patientenrelevante Endpunkte**
  Die Anwendbarkeit einer klinischen Studie auf den alten Patienten hängt entscheidend von der Bedeutung des primären Endpunktes für den individuellen Patienten ab. Die klinische Relevanz eines Zielparameters kann sich mit dem Alter des Patienten deutlich ändern, was bei der Auswahl des primären Endpunktes berücksichtigt werden muss.Durch die Berücksichtigung der vorherrschenden Patientenmeinung bei der Studienplanung kann der primäre Endpunkt patientenorientiert ausgewählt werden, was letztlich entscheidend für die Patientenrelevanz der Studienergebnisse ist. Zudem wird die Bereitschaft der Patienten zur Studienteilnahme erfahrungsgemäß deutlich erhöht, wenn das primäre Studienziel für den Patienten von Bedeutung ist. Beispielsweise können für den alten Patienten funktionelle Endpunkte wie die postoperative Mobilität, Selbstständigkeit in der Lebensführung und Lebensqualität von größerer Bedeutung sein als das Langzeitüberleben (Pientka und Friedrich 2000). Neben der Relevanz eines Zielparameters für den Patienten, muss bei der Auswahl des primären Endpunkts auf eine genaue und möglichst validierte Definition des Parameters geachtet werden, um die Studienergebnisse im klinischen Alltag auf das eigene Patientenkollektiv übertragen zu können und um die Ergebnisse mehrerer Studien miteinander vergleichen zu können. Ein weiteres wichtiges Kriterium für die Auswahl und Definition des primären Endpunktes ist die Anfälligkeit für Verzerrungen. Je nach

Studienintervention sind die Verblindung des Chirurgen und teilweise auch die Verblindung des Patienten und Studienpersonals in chirurgischen Studien nicht machbar. In diesen Fällen besteht ein relevantes Risiko für „Performance bias“ und „Detection bias“. Dies kann durch die Auswahl eines objektiv erfassbaren Zielparameters ausgeglichen werden, da die Erfassung und Beurteilung eines solchen Parameters nicht subjektiv beeinflussbar ist (Dörr-Harim et al. 2014). Ein gutes Beispiel für einen objektivierbaren Endpunkt mit hoher Patientenrelevanz ist die postoperative Pankreasfistel gemäß der Definition der Internationalen Studiengruppe für Pankreasfisteln (ISGPF) (Bassi et al. 2005).

Tipp

Es empfiehlt sich, betroffene Patienten bei der Bestimmung der Zielparameter mit einzubeziehen, indem beispielsweise Patientengruppen hinsichtlich ihrer Erwartungen an eine spezifische Therapie befragt werden.

- **Fallzahlplanung**
  Die frühzeitige Beendigung der Studie durch Studienabbrüche, Todesfälle oder fehlende Nachbeobachtung (Follow-up) muss möglichst genau eingeschätzt und in der Fallzahlplanung entsprechend einkalkuliert werden. Erfahrungen aus einer Pilotstudie können eine realistische Planung erleichtern, indem Abbruchraten besser einzuschätzen sind und die Machbarkeit des Studiendesigns beurteilt werden kann. Motivation und Compliance der Studienpatienten können durch patientenfreundliche Visiten deutlich erhöht und so Studienabbrüche und fehlende Daten minimiert werden.

Tipp

Die Durchführung einer Pilotstudie kann sinnvoll sein, um erste Erfahrungen zu sammeln und diese in der Planung und Durchführung einer konfirmatorischen Folgestudie integrieren zu können.

- **Studienvisiten und Follow-up:**
  Die möglichst vollständige Erfassung der Zielparameter ist ein wichtiger Faktor für die Qualität der Studienergebnisse. Insbesondere beim alten Patienten müssen Zeitpunkt und Art der Visiten sorgfältig geplant und organisiert werden. Teilweise bedarf die Durchführung von Studienvisiten beim alten Patienten eines größeren organisatorischen und finanziellen Aufwands, insbesondere was poststationäre Visiten anbelangt.

Tipp

Je nach Selbstständigkeit des Patienten ist es sinnvoll, Angehörige in das Follow-up mit einzubeziehen. Außerdem ist für die einzelnen Studienvisiten ein vertretbares Zeitintervall einzuplanen, um z. B. die telefonische Erreichbarkeit im Zeitintervall der Visite zu erhöhen. Fragebögen und Telefoninterviews sollten klinischen Einbestellungen vorgezogen werden, um den Aufwand für den Patienten zu begrenzen.

Literatur

Balducci L (2000) Geriatric oncology: challenges for the new century. Eur J Cancer 36:1741–1754

Barry MJ (2002) Health decision aids to facilitate shared decision making in office practice. Ann Intern Med 136:127–135

Bassi C, Dervenis C, Butturini G et al (2005) Postoperative pancreatic fistula: an international study group (ISGPF) definition. Surgery 138:8–13

Doerr-Harim C, Bruckner T, Diener MK et al (2014) Insights into surgical trials: methodological challenges and solutions. Langenbecks Arch Surg 399:273–278

Fink C, Keck T, Rossion I et al (2011) Beitrag des Studienzentrums der Deutschen Gesellschaft für Chirurgie zur evidenzbasierten Chirurgie. Chirurg 82:1109–1115

Hestermann U, Thomas C, Oster P (2005) „FRAGILE“ – Der alte Mensch und die Chirurgie. Chirurg 76:28–34

Klaiber U, Pianka F, Knebel P et al (2014) CME-Artikel: Grundlagen und Grundbegriffe zu EbM. Passion Chirurgie 4: Artikel 03_01

Linn BS, Linn MW, Gurel L (1968) Cumulative illness rating scale. J Am Geriatr Soc 16:622–626

Mahoney FI, Barthel DW (1965) Functional evaluation: the Barthel index. Md State Med J 14:61–65

Menezes AS, Barnes A, Scheer AS et al (2013) Clinical research in surgical oncology: an analysis of ClinicalTrials.gov. Ann Surg Oncol 20:3725–3731

Mennigen R, Senninger N (2015) Gibt es eine Alterslimit für chirurgische Maßnahmen?. Zentralbl Chir 140:304–311

Millat B, Borie F, Fingerhut A (2005) Patient's preference and randomization: new paradigm of evidence-based clinical research. World J Surg 29:596–600

Oxford Centre for Evidenced-based Medicine – Levels of Evidence. Internet: http://www.cebm.net/oxford-centre-evidence-based-medicine-levels-evidence-march-2009/ besucht am 10.09.2015

Pallis AG, Fortpied C, Wedding U et al (2010) EORTC elderly task force position paper: approach to the older cancer patient. Eur J Cancer 46:1502–1513

Panesar SS, Thakrar R, Athanasiou T et al (2006) Comparison of reports of randomized controlled trials and systematic reviews in surgical journals: literature review. J R Soc Med 99:470–472

Pientka L, Friedrich C (2000) Evidenz-basierte Medizin – Probleme und Anwendung in der Geriatrie. Z Gerontol Geriatr 33:102–110

Ramesh HS, Boase T, Audisio RA (2006) Risk assessment for cancer surgery in elderly patients. Clin Interv Aging 1:221–227

Seiler CM, Knaebel HP, Wente MN et al (2004) Plädoyer für mehr evidenzbasierte Chirurgie. Dtsch Arztebl 101:A 338–344

Talarico L, Chen G, Pazdur R (2004) Enrollment of elderly patients in clinical trials for cancer drug registration: a 7-year experience by the US Food and Drug Administration. J Clin Oncol 22:4626–4631

Tran Ba Loc P, du Montcel ST, Duron JJ et al (2010) Elderly POSSUM, a dedicated score for prediction of mortality and morbidity after major colorectal surgery in older patients. Br J Surg 97:396–403

Wente MN, Seiler CM, Uhl W et al (2003) Perspectives of evidence-based surgery. Dig Surg 20:263–269

Zenilman ME, Katlic MR, Rosenthal RA (2015) Geriatric surgery – evolution of a clinical community. Am J Surg 209:943–949

Altersspezifische Mechanismen der Karzinogenese

U.F. Wellner

T. Keck, U.T. Hopt (Hrsg.), *Onkologische Chirurgie bei alten Patienten*,
DOI 10.1007/978-3-662-48712-9_4

Die molekulare Biologie der Karzinogenese und des Alterns zeigen bemerkenswerte Parallelen. Eine der ersten wegweisenden Beobachtungen war die replikative Seneszenz von primären humanen Zellen in Zellkultur. Demgegenüber zeigten zunächst nur Tumorzellen eine echte Immortalität in Kultur, jedoch auch genomische Instabilität. Die Telomer-Hypothese bot einen ersten Erklärungsansatz für die beobachteten Phänomene. Weitere Untersuchungen belegen jedoch, dass auch andere zelluläre Mechanismen, wie Autophagie und mitochondrialer Metabolismus, eine wesentliche Rolle beim Altern und der Karzinogenese spielen. Neuere Ergebnisse zeigen sogar eine aktive Rolle seneszenter Zellen in Entwicklung, Wundheilung sowie der Tumorentstehung und -progression.

4.1 Einleitung

Statistisch gesehen stellen die meisten malignen Neoplasien Erkrankungen des alten Menschen dar und zeigen eine zunehmende Inzidenz mit steigendem Alter (Adams et al. 2015). Wie diese klinische Beobachtung auf molekularbiologischer Ebene zu erklären ist, konnte durch genetische Studien an Patienten und humanen Zellen sowie experimentelle Untersuchungen im Tiermodell zum Teil aufgeklärt werden, bleibt aber bis heute im Prinzip nur in Ansätzen verstanden.

4.2 Replikative Seneszenz

Eine erste Beobachtung war, dass primäre humane Fibroblasten aus fetalen Explantaten in Kultur eine hohe proliferative Kapazität aufwiesen, jedoch im Gegensatz zu Krebszellen nicht zu unbegrenzter Teilung, respektive Propagierung in vitro fähig waren (Hayflick und Moorhead 1961). Nach ungefähr 50 Zyklen der Subkultivierung traten die Zellen in ein Stadium der sogenannten Seneszenz ein. Dieses ist gekennzeichnet durch eine Verlangsamung und schließlich Stopp der Zellteilung, sowie oft vermehrte Zellgröße. Interessanterweise zeigen zum einen alternde differenzierte Gewebe einen Anstieg an seneszenten Zellen, zum anderen wurden diese auch in malignen Tumoren nachgewiesen (Mooi und Peeper 2006). Somit war eine erste Verbindung zwischen Altern und Kanzerogenese entdeckt.

Frühe Experimente zeigten bereits, dass Seneszenz durch Faktoren im Zellinneren, welche mit der Anzahl an Zellteilungen akkumulierten, ausgelöst sein muss. Heute wissen wir, dass hierbei verschiedene miteinander verflochtene Prozesse eine maßgebliche Rolle spielen. Als die wichtigsten sind nach aktuellem Stand der Wissenschaft die Verkürzung der Telomere, die genomische Instabilität und die de-Repression des sogenannten CDKN2a-Locus. Des Weiteren scheinen Autophagie und mitochondrialer Metabolismus wesentlich beteiligt.

4.3 Der CDKN2A-Locus

Der CDKN4a-Locus bezeichnet einen Bereich der DNA auf Chromosom 9. Hier werden regulatorische Proteine des Zellzyklus codiert, unter anderem p16INK4a. Dieses aktiviert indirekt das Retinoblastom-Protein (pRb), welches den Übergang von der Wachstums- (Growth-Phase, G1) zur DNA-Synthesephase (S-Phase) im Zellzyklus blockiert (Aguilo et al. 2011).

Bereits frühe Studien fanden heraus, dass es in vitro mit zunehmenden Zellteilungen zu einer De-Repression des CDKN2A-Locus mit konsekutivem Anstieg der Expression von p16INK4a und hiermit zur replikativen Seneszenz kommt. Wie allerdings diese De-Repression zustande kommt, ist bis heute kaum aufgeklärt (Finkel et al. 2009). Aktuelle Untersuchungen weisen auf eine epigenetische Regulation auf der Basis von Histon-Methylierung durch Proteine der evolutionär hochkonservierten Polycomb-Familie hin (Bracken et al. 2007).

Der Expressions-Level von p16INK4a in Geweben ist ein erstaunlich gutes Maß für den Alterungsprozess (Krishnamurthy et al. 2004). Eine offensichtlich universelle Möglichkeit, den Alterungsprozess zu verlangsamen, ist die Kalorienrestriktion (Riera und Dillin 2015). Hierunter zeigt sich auch ein Abfall des p16INK4a. Bei Defizienz bestimmter Polycomb-Proteine im Mausmodell resultiert eine generalisierte Störung der Selbst-Erneuerung von Gewebestammzellen. (Valk-Lingbeek et al. 2004). Vice versa ist eine erhöhte Expression von p16INK4a in adulten Stammzellen ebenfalls mit Regerationsdefekten assoziiert (Janzen et al. 2006).

Die direkte Verbindung dieser Mechanismen zur Kanzerogenese ergab sich z. B. durch die Entdeckung, dass Mutationen in pRb mit Funktionsverlust zu humanen Retinoblastomen führen, was zur Namensgebung dieses ersten entdeckten Tumorsuppressor-Gens in der Geschichte der Molekularbiologie führte. Außerdem müssen Tumorzellen offensichtlich Wege finden, die replikative Seneszenz zu verhindern. Tatsächlich finden sich in vielen humanen Neoplasien Mutationen in p16INK4a und pRb, und Marker seneszenter Tumorzellen wurden bisher nur in den präkanzerosen Läsionen nachgewiesen (Lasry und Ben-Neriah 2015).

Zusammenfassend stellt die replikative Seneszenz anscheinend einerseits einen Schlüsselprozess beim Altern von Zellen und Geweben dar, andererseits aber einen Schutzmechanismus vor ungehindertem malignem Wachstum.

4.4 Die Telomer-Hypothese

Die Telomere wurden zuerst als Strukturen entdeckt, welche natürliche Chromosomenenden von Chromosomenbrüchen unterschieden. Während Chromosomenbrüche physiologisch durch DNA-Reparatur-Komplexe erkannt und behoben werden, führt dies bei fälschlicher „Reparatur“ an den Chromosomenenden zu pathologischen Fusionen. Da die konventionellen DNA-Polymerasen nur in eine Richtung am Musterstrang entlanglaufen können und für den Beginn der Arbeit „Primer“ benötigen, kommt es zum „End-Replication-Problem“, d. h. bei jeder Chromosomen-Replikation, respektive Zellteilung wird das Chromosomenende (also das Telomer) zwangsläufig kürzer, sofern nur die konventionellen Enzyme am Werk sind. Ein Verlust der Telomere im Laufe wiederholter Zellteilung führt zu pathologischen Fusionen, damit zu genomischer Instabilität und Seneszenz oder gar zum Zelltod durch Apoptose (Armanios und Blackburn 2012).

Zur Verlängerung der Telomere unter physiologischen Bedingungen wurden 2 Mechanismen entdeckt: Einerseits existieren sogenannte Telomerasen, d. h. Enzyme, welche die Telomere durch DNA-Synthese verlängern können. Andererseits ist die Telomerverlängerung durch Rekombinationsprozesse möglich (der sogenannte alternative Weg der Telomerverlängerung). Die meisten adulten Körperzellen bilden keine suffiziente Menge an Telomerase für eine effektive Verlängerung der Telomere. Somit kommt es mit dem Alter theoretisch zwangsläufig zur Seneszenz der Gewebezellen, welche sich zeitlebens teilen müssen. Dies wird als die Telomer-Hypothese (Harley et al. 1990) des Alterns bezeichnet. Tatsächlich korreliert die Telomerlänge z. B. mit der Replikationskapazität humaner Zellen in vitro und Telomerase-Defizienz im Mausmodell resultiert in gestörter Geweberegeneration und verkürzter Lebenszeit. Interessanterweise zeigen Hummer, bei denen von Natur aus eine konstitutive Telomeraseaktiviät in allen Geweben herrscht, nicht die typischen Zeichen des Alterns wie verminderte Fertilität oder Agilität, und wachsen während ihres gesamten Lebens weiter (Lasry und Ben-Neriah 2015). Hummer sterben vor allem beim regelmäßigen Häuten des nicht mitwachsenden Panzers, was mit zunehmendem Alter energieaufwändiger und wegen bakteriellen Befalls gefährlicher wird.

Eine künstliche Überexpression von Telomerase führt bei verschiedenen primären humanen Zelltypen zur Unsterblichkeit der Zelllinie in Kultur (Bodnar et al. 1998). Auf der Ebene des Organismus zeigt sich jedoch im Mausmodell auch ein erhöhtes Auftreten von Tumoren. Umgekehrt sind Tiere mit Telomerase-Defizienz mit wenigen Ausnahmen resistent gegenüber Tumoren (Finkel et al. 2007). Weitergehende Untersuchungen haben ergeben, dass die meisten humanen Tumoren im Verlauf der Kanzerogenese Telomerase aktivieren. Ein anderer Teil der Tumoren verfügt offensichtlich über die Fähigkeit zur Aktivierung des alternativen Weges der Telomerverlängerung.

Zusammenfassend bietet die Telomer-Hypothese attraktive Erklärungsmöglichkeiten zur Verflechtung der Phänomene des Alterns, der Regeneration und Kanzerogenese.

4.5 Genomische Instabilität und DNA-Reparatur

Körperzellen des Organismus sind ständig Noxen ausgesetzt, welche auf verschiedenste Weise zur Schädigung oder Veränderung der DNA führen. Es existiert entsprechend auch eine Vielzahl an DNA-Reparatur-Mechanismen, welche einer genomischen Instabilität entgegenwirken. Trotzdem ist mit zunehmendem Alter eine Zunahme der genomischen Instabilität zu beobachten. Die Häufigkeit somatischer Mutationen variiert hierbei erheblich zwischen den unterschiedlichen Geweben (Bahar et al. 2006).

Experimentelle Untersuchungen im Mausmodell lassen vermuten, dass eine schwere Defizienz von DNA-Reparatur-Genen zu vermehrter chromosomaler Instabilität, Aneuploidie und vorzeitigem Altern führt. Wie genau der Zusammenhang von DNA-Schäden und Altern zustande kommt, ist nicht vollständig geklärt. Einerseits könnte die Detektion von DNA-Schäden in Gewebestammzellen zur Induktion von Seneszenz oder Apoptose führen. Andererseits könnten DNA-Schäden selbst schon zur Störung der Homöostase in differenzierten Gewebezellen führen.

Eine gering ausgeprägte Defizienz der DNA-Reparatur hingegen scheint die Anfälligkeit gegenüber Tumoren zu erhöhen (Finkel et al. 2007). Wertvolle Hinweise hierfür geben uns klinische Syndrome.

Das Werner-Syndrom wurde ursprünglich als das klassische Syndrom der Progerie beim Menschen entdeckt. Der zugrunde liegende Gendefekt im WRN-Gen betrifft eine Helikase der RecQ-Familie (Ding und Shen 2008). Die Helikasen dieser Familie sind unter anderem an der Aufrechterhaltung der genomischen Stabilität beteiligt. Auch hier ist nicht abschließend gesichert, warum es zum vorzeitigen Altern kommt. Eine mögliche Erklärung liegt in der Tatsache, dass die WRN-Helikase mit den Telomer-bindenden Proteinen TERF1 und TERF2 interagiert und offensichtlich an der Aufrechterhaltung der Telomere beteiligt ist. Neben typischen Krankheiten des Alters wie Katarakt, Osteoporose, Arteriosklerose, koronarer Herzkrankheit und Diabetes mellitus leiden die Betroffenen unter einer erhöhten Inzidenz von Neoplasien. Aktuelle Studien haben außerdem Hinweise auf eine epigenetische Suppression des WRN-Gens in sporadischen humanen Neoplasien ergeben (Finkel et al. 2007).

Eine Variante der Xeroderma pigmentosum wurde auf Mutationen im ERCC4-Gen zurückgeführt, welche moderate Funktionseinschränkungen des Genprodukts zur Folge haben. Dieses ist an der Reparatur von UV-Licht-induzierten DNA-Schäden in der Haut beteiligt. Die betroffenen Patienten leiden deshalb unter einer erheblichen Sensibilität gegenüber Sonnenlicht mit hohem Hautkrebsrisiko, sowie erhöhter Inzidenz auch anderer solider Tumoren. Bei schwerer Funktionseinschränkung durch die Mutation tritt zudem eine Progerie ein (Niedernhofer et al. 2006).

Auch die Mutationen im Gen der Ataxia-teleangectasia mutated kinase (ATM) führen zu einem Defekt in der DNA-Reparatur. Das klinische Syndrom (Louis-Bar) ist unter anderem durch ein ca. 25%iges Risiko der Entwicklung hämatologischer Neoplasien gekennzeichnet. Bei experimenteller Ausschaltung des ATM-Gens im Mausmodell hingegen zeigt sich ein rasches Altern und eine Depletion des hämatopoetischen Gewebes (Finkel et al. 2007).

4.6 Autophagie

Das Phänomen der Autophagie wurde zuerst in Hefezellen beobachtet. Es handelt sich um einen physiologischen Abbauprozess gealterter Proteine und Zellorganellen. Diese werden in sogenannte Autophagosomen eingeschlossen, die von einer Lipiddoppelmembran umhüllt sind. Durch Fusion mit Lysosomen wird der Inhalt der Autophagosomen verdaut und im Sinne eines „Recyclings" in organische Moleküle zerlegt und wiederverwendet (Liang et al. 1999).

Bis heute ist wenig über die Regulation der Autophagie bekannt. Außerdem bleibt in großen Teilen unklar, wie Proteine und Organellen zur Autophagie selektioniert werden. Der wichtigste bekannte universelle Stimulus zur Autophagie ist die Nährstoff-Deprivation. An der Signalvermittlung ist zumindest teilweise der mTOR-(mammalian target of rapamycin)Signalweg beteiligt. Prinzipiell ist TOR bzw. mTOR in vielen Organismen bei ausreichender zellulärer Verfügbarkeit von Nährstoffen aktiviert und wird im „Hungerzustand" inaktiviert. Interessanterweise ist Kalorienrestriktion eine klassische Methode, die Lebensdauer und den Gesundheitszustand vieler Organismen zu verlängern. So ist auch verminderte TOR-Signalweg-Aktivität mit einer verlängerten Lebenszeit assoziiert (Finkel et al. 2007).

Die beste Evidenz zur Rolle der Autophagie beim Alterungsprozess ergibt sich aus experimentellen Untersuchungen am Fadenwurm Caenorhabditis elegans (Melendez et al. 2003). Bei

Nahrungsdeprivation verfällt dieser Nematode in eine Art „Winterschlaf", die sogenannte Dauer Diapause. Der Eintritt in diesen Zustand wird durch daf-2, einen Insulin/IGF-Rezeptor, inhibiert. Hierzu wiederum ist das Ortholog des Säugetier-Gens Beclin (Becn1) nötig, welches für Autophagie benötigt wird. Beim experimentellen Ausschalten von daf-2 kommt es zum einen zur deutlichen Verlängerung der Lebenszeit der Würmer. Andererseits ist für diesen Effekt, genauso wie für die Induktion der Dauer-Diapause und der Autophagie, die Funktion des Beclin-Orthologs nötig. Somit ist zumindest in diesem primitiven Organismus ein klarer mechanistischer Zusammenhang zwischen Nahrungsdeprivation, verlängerter Lebenszeit und Autophagie demonstriert.

Ein erster Hinweis auf die Rolle der Autophagie bei der Kanzerogenese ergab sich aus der Beobachtung, dass Beclin an das humane Onkogen BCL-2 bindet (Liang et al. 1999). BCL2 reprimiert hierdurch die Funktion von Beclin, d. h. die Autophagie. Aktivierende Mutationen von BCL2 beim Menschen wurden zuerst bei Formen der chronisch lymphatischen B-Zell-Leukämie (BCL) gefunden, woraus die Namensgebung resultiert. Jedoch finden sich BCL2-Mutationen auch in zahlreichen anderen humanen Neoplasien.

Weitere Hinweise auf die Rolle der Autophagie als Antagonist der Kanzerogenese ergeben sich aus Untersuchungen, welche zeigen, dass klassische Tumorsuppressor-Gene wie p53 und Pten die Autophagie stimulieren. Auf der anderen Seite wird Autophagie durch Onkogene wie Bcl2 oder Akt-1 inhibiert. Es resultiert die Vermutung, dass es sich hierbei um ein generelles Prinzip handelt (Finkel et al. 2007).

Der mechanistische Zusammenhang zwischen Tumorwachstum und Autophagie bleibt jedoch noch unklar. Eine populäre Hypothese besagt, dass es bei unzureichender Autophagie zu einer Retention überalterter Mitochondrien kommt, welche ein Übermaß an reaktiven Sauerstoffspezies (ROS) bilden. ROS wiederum können zu dauerhaften Schäden an biologischen Makromolekülen wie z. B. der DNA führen, womit der Kreis zur Tumorentstehung geschlossen wird. Die ROS-Hypothese bleibt aber aufgrund aktueller z. T. widersprüchlicher Beobachtungen umstritten (Riera und Dillin 2015).

4.7 Parakrine Wirkung seneszenter Zellen

Die Seneszenz wurde initial als ein passiver Zustand angesehen, in dem überstresste oder überalterte Zellen dauerhaft aus dem Zellzyklus ausscheiden und ihre Funktion einstellen. Weitergehende Untersuchungen haben aber gezeigt, dass dies nicht der Fall ist (Lasry und Ben-Neriah 2015).

Wegweisend war zunächst die Beobachtung, dass seneszente Fibroblasten sekretorisch sehr aktiv bleiben. Dies wurde von den Entdeckern als der Seneszenz-aktivierte sekretorische Phänotyp (SASP) beschrieben (Rodier et al. 2009). Zellen im SASP produzieren eine Vielzahl von Signalmolekülen, wie Zytokine (vor allem IL-1a, IL1-b, IL-6, IL-8), Wachstumsfaktoren (z. B. HGF, TGFb, GM-CSF) und auch Enzyme welche am Umbau der Extrazellulärmatrix (EZM) beteiligt sind. Weitreichende parakrine Wirkungen des SASP wurden beschrieben. So ist konditioniertes Medium von SASP-Zellen in der Lage, andere Zellen in die Seneszenz zu treiben. Außerdem werden Zellen des Immunsystems angelockt, welche seneszente Zellen beseitigen können.

Des Weiteren wurde eine physiologische Rolle der Seneszenz im Rahmen der Wundheilung und Embryonalentwicklung entdeckt. Bei einer Gewebeverletzung wird eine inflammatorische Reaktion ausgelöst, welche Fibroblasten im Gewebe aktiviert. Diese produzieren EZM zur Reparation des Defektes. Eine überschießende Matrixproduktion hingegen resultiert in inadäquater Vernarbung bzw. Fibrose und damit Funktionseinschränkung des betroffenen Organs. Die Fibroblastenaktivierung muss also sinnvoll reguliert sein. Im Mausmodel ergaben sich Hinweise, dass der SASP an dieser Regulation maßgeblich beteiligt ist: Bei einer Haut- oder Leberverletzung z. B. werden hepatische Sternzellen aktiviert und transdifferenzieren zu Fibroblasten, welche im Sinne der Gewebereparation proliferieren und EZM produzieren. Später jedoch werden diese Zellen seneszent und gehen in den SASP über, welcher hier eine duale Funktion erfüllt: einerseits vermindern die sezernierten EZM-remodellierenden Enzyme eine weitere Matrixdeposition und Fibrose, andererseits werden durch die inflammatorischen Transmitter natürliche Killerzellen angelockt, welche die seneszenten Sternzellen abtöten (Jun und Lau 2010; Krizhanovsky et al. 2008).

Auch im Rahmen der Embryonalentwicklung hat die Seneszenz offensichtlich eine physiologische Funktion. Seneszente Zellen werden z. B. im Mesonephros, dem endolymphatischen Sack und der ektodermalen Rinne gefunden. Auch diese Zellen zeigen eine Sekretion typischer SASP-Faktoren wie TGFb, CSF1 oder CD44 (Lasry und Ben-Neriah 2015).

Wie bereits erwähnt, findet sich in alternden Geweben eine zunehmende Anzahl seneszenter Zellen. Auch hier ist dies offenbar mit Ausbildung des SASP und konsekutiver chronischer Entzündung vergesellschaftet. Chronische Entzündung ist als Kennzeichen des Alterns bekannt, und wird auch vermehrt bei Patienten mit Progerie beobachtet. Die Induktion einer chronischen Entzündung im Mausmodell führt zu Telomer-Dysfunktion, erhöhter Seneszenz und folglich vorzeitigem Altern. Umgekehrt kann die Lebensdauer von Mäusen mit Progerie durch genetische oder pharmakologische Entzündungsinhibition verlängert werden. Es kann spekuliert werden, dass die Zunahme der seneszenten Zellen in alternden Geweben eine Folge von einerseits Stammzelldysfunktion und andererseits unzureichender Abräumung durch das schwächer werdende Immunsystem ist, woraus via SASP eine zunehmende chronische Entzündungsreaktion und Gewebeschädigung resultiert.

Von Bedeutung für die humane Karzinogenese ist auch, dass im Stroma maligner Tumoren oft seneszente Fibroblasten nachgewiesen werden können. Für verschiedene humane Malignome, wie z. B. Mammakarzinom, Prostatakarzinom und Hauttumoren, konnte nachgewiesen werden, dass seneszente Fibroblasten das Tumorwachstum und die Invasion der Tumorzellen unterstützen. Dies wurde durch Signalmoleküle des SASP-Komplexes wie z. B. VEGF und HGF vermittelt, welche positiv auf die Tumorangiogenese sowie die Tumorinvasion wirkten (Lasry und Ben-Neriah 2015).

Des Weiteren zeigt sich im Tiermodell sowie beim Menschen vielfach, dass eine pharmakologische Entzündungsinhibition einerseits gegen die Tumorentstehung schützen kann und andererseits auch die Progression bereits bestehender Tumoren hemmen kann. Ein Paradebeispiel ist die protektive Wirkung nicht-steroidaler Antiphlogistika (NSAID) beim kolorektalen Karzinom. Ein definitiver Zusammenhang mit dem SASP kann hier jedoch aktuell nur vermutet werden.

Nicht zuletzt ist von potenzieller Bedeutung, dass viele konventionelle Chemotherapeutika durch Induktion von DNA-Schäden zum einen zur Apoptose von Tumorzellen führen, zum anderen aber auch zur sogenannten therapieassoziierten Seneszenz (TIS) (Schmitt et al. 2002). Theoretisch können so verbleibende Zellen parakrin das Wachstum und die Invasion der Nachbarzellen stimulieren. Auch kann spekuliert werden, dass beim alten Menschen mehr seneszente Zellen im Tumorstroma zu finden sind und folglich eine Inhibition von SASP besonders beim alten Tumorpatienten sinnvoll sein könnte. Hierzu sind jedoch weitergehende Untersuchungen nötig.

Literatur

Adams PD, Jasper H, Rudolph KL (2015) Aging-induced stem cell mutations as drivers for disease and cancer. Cell stem cell 16(6):601–612, doi: 10.1016/j.stem.2015.05.002

Adam U, Riediger H, Wellner UF et al (2013) Perioperative outcome after pancreatic head resection: consecutive single surgeon series in a specialized university hospital and in a community hospital. 54th Annu. Meet. Soc. Surg. Aliment. Tract Poster

Aguilo F, Zhou MM, Walsh MJ (2011) Long noncoding RNA, polycomb, and the ghosts haunting INK4b-ARF-INK4a expression. Cancer Res 71(16):5365–5369, doi: 10.1158/0008-5472.CAN-10-4379

Armanios M, Blackburn EH (2012) The telomere syndromes. Nat Rev Genet 13:693–704, doi: 10.1038/nrg3246

Bahar R, Hartmann CH, Rodriguez KA et al (2006) Increased cell-to-cell variation in gene expression in ageing mouse heart. Nature 441:1011–1014, doi: 10.1038/nature04844

Bodnar AG, Ouellette M, Frolkis M et al (1998) Extension of life-span by introduction of telomerase into normal human cells. Science 279:349–352

Bracken AP, Kleine-Kohlbrecher D, Dietrich N et al (2007) The Polycomb group proteins bind throughout the INK4A-ARF locus and are disassociated in senescent cells. Genes Dev 21:525–530, doi: 10.1101/gad.415507

Ding SL, Shen CY (2008) Model of human aging: recent findings on Werner's and Hutchinson-Gilford progeria syndromes. Clin Interv Aging 3:431–444

Finkel T, Deng CX, Mostoslavsky R (2009) Recent progress in the biology and physiology of sirtuins. Nature 460: 587–591, doi: 10.1038/nature08197

Finkel T, Serrano M, Blasco MA (2007) The common biology of cancer and ageing. Nature 448:767–774, doi: 10.1038/nature05985

Harley CB, Futcher AB, Greider CW (1990) Telomeres shorten during ageing of human fibroblasts. Nature 345:458–460, doi: 10.1038/345458a0

Hayflick L, Moorhead PS (1961) The serial cultivation of human diploid cell strains. Exp Cell Res 25:585–621

Janzen V, Forkert R, Fleming HE et al (2006) Stem-cell ageing modified by the cyclin-dependent kinase inhibitor p16INK4a. Nature 443:421–426, doi: 10.1038/nature05159

Jun JI, Lau LF (2010) The matricellular protein CCN1/CYR61 induces fibroblast senescence and restricts fibrosis in cutaneous wound healing. Nat Cell Biol 12:676–685, doi: 10.1038/ncb2070

Krishnamurthy J, Torrice C, Ramsey MR et al (2004) Ink4a/Arf expression is a biomarker of aging. J Clin Invest 114:1299–1307, doi: 10.1172/JCI200422475

Krizhanovsky V, Yon M, Dickins RA et al (2008) Senescence of activated stellate cells limits liver fibrosis. Cell 134:657–667, doi: 10.1016/j.cell.2008.06.049

Lasry A, Ben-Neriah Y (2015) Senescence-associated inflammatory responses: aging and cancer perspectives. Trends Immunol 36:217–228, doi: 10.1016/j.it.2015.02.009

Liang XH, Jackson S, Seaman M et al (1999) Induction of autophagy and inhibition of tumorigenesis by beclin 1. Nature 402:672–676, doi: 10.1038/45257

Melendez A, Tallóczy Z, Seaman M, et al (2003) Autophagy genes are essential for dauer development and life-span extension in C. elegans. Science 301:1387–1391, doi: 10.1126/science.1087782

Mooi WJ, Peeper DS (2006) Oncogene-induced cell senescence--halting on the road to cancer. N Engl J Med 355:1037–1046, doi: 10.1056/NEJMra062285

Niedernhofer LJ, Garinis GA, Raams A et al (2006) A new progeroid syndrome reveals that genotoxic stress suppresses the somatotroph axis. Nature 444:1038–1043, doi: 10.1038/nature05456

Riera CE, Dillin A (2015) Tipping the metabolic scales towards increased longevity in mammals. Nat Cell Biol 17:196–203, doi: 10.1038/ncb3107

Rodier F, Coppé J-P, Patil CK et al (2009) Persistent DNA damage signalling triggers senescence-associated inflammatory cytokine secretion. Nat Cell Biol 11:973–979, doi: 10.1038/ncb1909

Schmitt CA, Fridman JS, Yang M et al (2002) A senescence program controlled by p53 and p16INK4a contributes to the outcome of cancer therapy. Cell 109:335–346

Valk-Lingbeek ME, Bruggeman SWM, van Lohuizen M (2004) Stem cells and cancer; the polycomb connection. Cell 118:409–418, doi: 10.1016/j.cell.2004.08.005

Krebsscreening bei alten Patienten

T. Gemoll, J.K. Habermann

T. Keck, U.T. Hopt (Hrsg.), *Onkologische Chirurgie bei alten Patienten,*
DOI 10.1007/978-3-662-48712-9_5

Volkszählungen in aller Welt zeigen, dass die Bevölkerung altert und dass sich dieser Trend auch im 21. Jahrhundert fortsetzen wird. Die Anzahl von Krebsneuerkrankungen korreliert mit dem Alter und zeigt in Kombination mit einer steigenden Anzahl von älteren Menschen die Notwendigkeit, medizinische Empfehlungen zur Krebsvorsorge zu geben, die Erwachsene mit einem Alter von über 70 inkludieren. Obgleich unterschiedliche Leitlinien mit allgemeinen Empfehlungen für das Krebsscreening existieren, werden viele spezifische Interessenfragen älterer Patienten nicht adressiert. Dieses Problem ist paradox: obwohl die Krebsrate bei älteren Patienten steigt, bedeutet dies nicht, dass ein Routinescreening empfohlen oder sogar angebracht ist, da schwere Begleiterkrankungen und eine begrenzte Lebenserwartung mehr Schaden als Nutzen bei dem zu untersuchenden Patienten verursachen könnten. Es ist daher wichtig, den individuellen Gesundheitszustand, die Lebenserwartung und das Verständnis des persönlichen Nutzens bei Screeningverfahren zu betrachten.

In diesem Kapitel werden aktuelle Studien zum Screening bei Brustkrebs, Gebärmutterhalskrebs, Prostatakrebs und Darmkrebs bei älteren Erwachsenen vorgestellt und in Bezug zu gültigen Leitlinien diskutiert.

5.1 Populationsprädiktion

Nach Angaben der Vereinten Nationen wird sich die Zahl der Personen, die ein Lebensalter von mehr als 60 Jahren aufweisen, bis Mitte des 21. Jahrhunderts weltweit um 45 % steigern. Eine Verdreifachung – von 841 Mio. im Jahre 2013 auf ca. 3 Mrd. – wird bis zum Jahre 2100 erwartet. Noch beeindruckender ist in diesem Zusammenhang die Entwicklung von Erwachsenen mit über 80 Lebensjahren: Es wird angenommen, dass die Anzahl von 120 Mio. im Jahre 2013 auf 830 Mio. im Jahre 2100 steigt und sich somit fast versiebenfacht. Die globale Lebenserwartung wird sich bis zum Beginn des 22. Jahrhunderts auf 82 Jahre steigern. In Industrieländern, in denen eine allgemeine Krebsvorsorge stärker verbreitet ist, werden ca. 34 % der Bevölkerung zu diesem Zeitpunkt älter als 60 Jahre sein (Nations U Department of Economic and Social Affairs 2014). Für die ärztliche Versorgung bedeutet diese Situation, dass etwa 20 % der Patienten Entscheidungshilfen für eine Teilnahme an Screeningprogrammen benötigen.

5.2 Entscheidungshilfen zu Screeningprogrammen

Aktuelle Leitlinien sehen ein Screening zum Brust-, Kolon-, Gebärmutterhals- und Prostatakrebs für ältere Patienten nur bedingt vor (▫ Tab. 5.1). Sowohl die *Arbeitsgemeinschaft der Wissenschaftlichen Medizinischen Fachgesellschaften e. V.* (AWMF) als auch die amerikanische *U.S. Preventive Services Task Force* (USPSTF) geben keine Altersobergrenze zum Screening der Patienten an und fordern eine individuelle Entscheidung für ältere Patienten vom ärztlichen Personal zum Screening. Obwohl Vorteile und Risiken der Screeningmethoden mit den jeweilig angewandten Tests variieren, gibt es allgemeine Grundsätze für die individuelle Risiko-/Nutzen-Abschätzung des Patienten (Gorin et al. 2008). Walter et al., Covinsky et al. und Bellury et al. entwickelten im Rahmen der Screening-Entscheidungsfindung 4 Elemente (Bellury et al. 2011; Walter und Covinsky 2001):

- Anwendung der aktuellen, evidenzbasierten Leitlinie
- Sterberisiko des Patienten basierend auf der Lebenserwartung und Begleiterkrankung
- Nutzen und Risiko der Screeningmethode
- Vorlieben und Werte des Patienten

Den finanziellen Nutzen eines Screeningprogramms zu bewerten, erfordert in der Regel eine Abwägung der unmittelbaren Kosten für das Verfahren gegen die mutmaßlichen Einsparungen auf lange Sicht. Aus klinischer Sicht sollten, wie schon erwähnt, die anzunehmende Lebenserwartung des Patienten und die Aussagekraft des Tests in die Entscheidung zur Teilnahme an Screeningprogrammen einfließen. Einer aktuellen SEER-Studie (Datenauswertung zum „**S**urveillance", zur „**E**pidemiology" und zum „**E**nd **R**esults" von Patienten zwischen 70 und 90 Jahren in Korrelation zum Screening) nach ist der Zeitraum zwischen Erstdiagnose und Behandlungsbeginn bei älteren Patientinnen (älter als 80

Tab. 5.1 Aktuelle Leitlinien zum Screening für das Brust-, Kolon, Gebärmutterhals- und Prostatakarzinom

Leitlinie	Brustkarzinom	Kolonkarzinom	Gebärmutterhalskarzinom	Prostatakarzinom
AG der Wissenschaftlichen Medizinischen Fachgesellschaften e.V. (AWMF)*	Qualitätsgesichertes Mammografie-Screening in 2-jährigen Abständen bei Frauen zwischen 50 und 70 Jahren ist zur Früherkennung des Mammakarzinoms geeignet; die Mammografie ist zurzeit die einzige für die Erkennung von Brustkrebsvorstufen oder frühen Tumorstadien allgemein als wirksam anerkannte Methode Auch Frauen ab dem Alter von 70 Jahren kann die Teilnahme an Früherkennungsmaßnahmen unter Berücksichtigung des individuellen Risikoprofils, des Gesundheitsstatus und der Lebenserwartung angeboten werden	Mit der Darmkrebs- Vorsorge/-Früherkennung für die asymptomatische Bevölkerung sollte ab dem Alter von 50 Jahren begonnen werden; eine obere Altersbegrenzung für die Darmkrebs-Vorsorge/-Früherkennung kann bei steigender Lebenserwartung nicht gegeben werden; hier ist eine individuelle Entscheidung unter Berücksichtigung der Begleiterkrankungen angezeigt	Keine Angabe des maximalen Lebensalters	Männer, die mindestens 40 Jahre alt sind und eine mutmaßliche Lebenserwartung von mehr als 10 Jahren haben, sollen über die Möglichkeit einer Früherkennung informiert werden; die Männer sollen über die Vor- und Nachteile der Früherkennungs-maßnahmen aufgeklärt werden, insbesondere über die Aussagekraft von positiven und negativen Testergebnissen, gegebenenfalls über erforderliche weitere Maßnahmen wie die Biopsie der Prostata sowie die Behandlungsoptionen und deren Risiken
U.S. Preventive Services Task Force (USPSTF)*	"The USPSTF recommends biennial screening mammography for women aged 50 to 74 years" "The USPSTF concludes that the current evidence is insufficient to assess the additional benefits and harms of screening mammography in women 75 years or older"	"The USPSTF recommends screening for colorectal cancer using fecal occult blood testing, sigmoidoscopy, or colonoscopy in adults beginning at age 50 years and continuing until age 75 years" "The USPSTF recommends against routine screening for colorectal cancer in adults ages 76 to 85 years. There may be considerations that support colorectal cancer screening in an individual patient" "The USPSTF recommends against screening for colorectal cancer in adults older than age 85 years"	"The USPSTF recommends screening for cervical cancer in women age 21 to 65 years with cytology (Pap smear) every 3 years or, for women age 30 to 65 years who want to lengthen the screening interval, screening with a combination of cytology and human papillomavirus (HPV) testing every 5 years" "The USPSTF recommends against screening for cervical cancer in women older than age 65 years who have had adequate prior screening and are not otherwise at high risk for cervical cancer"	"The USPSTF recommends against PSA-based screening for prostate cancer"

* Leitlinie wurde zum Zeitpunkt der Recherche geprüft (17.07.2014)

Jahre) mit einem Brusttumor kürzer als bei jüngeren Patientinnen zwischen 65 und 79 Jahren (Gorin et al. 2006). Nichtsdestoweniger haben mehrere Studien dokumentiert, dass ältere Krebspatienten später eine Therapie erfahren als jüngere, was den Nutzen für ältere Patienten verändert (Rose et al. 2004; Smith et al. 1995; Gorin et al. 2005. Mehr Sicherheit werden hier nur weitere Studien liefern, etwa die bis 2017/2018 voraussichtlich abgeschlossene Auswertung des deutschen Screening-Programms. Auch die Erforschung der Tumorbiologie wird neue Erkenntnisse erbringen: Ein Ziel wird es sein, wenig aggressive Tumoren sicher von solchen zu unterscheiden, die schnell wachsen und früh metastasieren. Finden sich bei einer Screeninguntersuchung auffällige Krebsvor- oder Frühstadien, könnte man dann klären, welche eher harmlos sind und nicht behandelt werden müssten, und welche sofort entfernt werden sollten.

5.3 Effektivität von Screeningprogrammen bei älteren Patienten – die aktuelle Situation

Bei einer heutzutage durchschnittlichen Lebenserwartung von 75 Jahren bei Männern und 80 Jahren bei Frauen werden Belange zum Screening bei älteren Patienten in Zukunft weiter an Bedeutung gewinnen. Obwohl die alternde Population physisch, psychisch, sozial und kulturell heterogen ist, wird in der Öffentlichkeit die Meinung vertreten, dass Krebsscreening generell vorteilhaft sei und mit einer entsprechenden persönlichen Verantwortlichkeit – auch bei über 80-jährigen – assoziiert sei (Schwartz et al. 2004). Allerdings wird weiter über den klaren medizinischen Nutzen von Screeningprogrammen bei älteren Patienten diskutiert.

5.3.1 Brustkrebs

Im Falle von Brustkrebs liegt die Wahrscheinlichkeit, Nutzen aus Vorsorgeuntersuchungen zu gewinnen, theoretisch höher, da die Inzidenz mit zunehmenden Alter steigt und ein Maximum zwischen 75–79 Jahren aufweist (Jemal et al. 2011). Ältere Frauen mit Brustkrebs zeigen in diesem Zusammenhang meist ein günstigeres prognostisches Profil und müssen weniger aggressiv behandelt werden. Z. B. zeigen ältere Frauen häufiger Rezeptor-positive Tumoren, die eher mittels Hormon- als mit Chemotherapie behandelt werden (Diab et al. 2000). Hinzu kommt, dass im Vergleich zu jüngeren Patienten (eventuell aufgrund der größeren Massendichte in der Brust) ein Brustkrebsscreening bei älteren Frauen sensitiver ist (Smith et al. 2004). Folglich scheint sich das Nutzen-Schaden-Verhältnis mit steigendem Alter der Frau zu verbessern. Diese Vermutung wurde 2008 auch von Badgwell und Kollegen belegt. In einer US-amerikanischen Studie wurden mehr als 12.000 Brustkrebs-Patientinnen untersucht, bei denen im Alter von 80 und in den 5 Jahren vor der Brustkrebsdiagnose eine Mammografie durchgeführt worden ist. Die Studie konnte belegen, dass regelmäßige Mammografien auch noch im hohen Alter sinnvoll und mit einem besseren 5-Jahres-Überleben assoziiert sind (Badgwell et al. 2008). Trotzdem empfehlen aktuelle Leitlinien aus Deutschland und den USA Frauen ab einem Alter von 70 Jahren (75 Jahren in den USA) eine Teilnahme an Früherkennungsmaßnahmen nur, wenn das individuelle Risikoprofil, der Gesundheitsstatus und die Lebenserwartung entsprechend eingeordnet werden.

5.3.2 Darmkrebs

Beim kolorektalen Karzinom geben die meisten professionellen Richtlinien keine Altersgrenzen zur Durchführung von Vorsorgeuntersuchungen an, sondern überlassen diese Entscheidung dem behandelnden Arzt. Allerdings deutet die steigende Prävalenz von fortgeschrittenen Neoplasien mit dem Alter auf eine entsprechende Wichtigkeit von Screeningverfahren auch oder gerade bei älteren Patienten hin (Stevens und Burke 2003). Eine Literaturstudie von Pasetto und Kollegen empfiehlt aufgrund der Majorität von Patienten mit einem kolorektalen Karzinom und einem Todesalter von >65 Jahren die potenziellen Vorteile von Screeningverfahren bei älteren Menschen zu nutzen (Pasetto und Monfardini 2007). Unterstützend sind in diesem Zusammenhang auch Daten des Simulationsmodells MISCAN: Berücksichtigt man demografische und epidemiologische Daten sowie Informationen zum Verlauf der Krebserkrankung und Charakteristika des

Darmkrebsscreenings, ist ein Darmkrebsscreening auch nach dem 75. Lebensjahr noch kosteneffektiv (van Hees et al. 2014). Auch beim Parameter QALY – also qualitätsbereinigten Lebensjahren – lässt sich bei Gesunden über 75 Jahre in den kommenden Jahren noch ein Nutzen der Koloskopie erkennen (van Hees et al. 2014). Andere Studien besagen allerdings, dass der Gewinn von Screeningverfahren vom Alter, der Lebenserwartung und den Screeningmodalitäten abhängig ist. Hierzu wurden u. a. Daten zur Patientenbeobachtung („Surveillance"), Epidemiologie („Epidemiology") und Befundung („End results") von Patienten zwischen 70 und 90 Jahren in Korrelation zum Screening ausgewertet (SEER Studie; Ko und Sonnenberg 2005). Ferner wurde 2006 von Lin et al. der Nutzen der Vorsorge-Koloskopie auf die Lebenserwartung untersucht: 3 unterschiedliche Altersgruppen (50–54 Jahre; 75–79 Jahre; >80 Jahre) wurden dafür analysiert. Obwohl ältere Patienten mehr kolorektale Polypen aufwiesen, wurde hier keine Steigerung der Lebenserwartung nachgewiesen (Loin et al. 2006). Daraufhin ergaben retrospektive Analysen der Altersgruppe >80 Jahre, dass die Koloskopie auf ältere Patienten mit Symptomen eingeschränkt werden sollte (Duncan et al. 2006). Zusammenfassend sollte bei jedem Patienten der potenzielle Screeningschaden gegen den Nutzen sowie gegen die Akzeptanz des Screeningtests (Test auf okkultes Blut [FOBT], Sigmoidoskopie, Koloskopie) gewichtet werden. Dies spielt besonders bei Patienten mit einer kurzen Lebenserwartung eine entscheidende Rolle. Zusätzliche Daten für die klinische Entscheidungsfindung für oder gegen ein Darmkrebsscreening bei älteren Menschen werden dringend benötigt.

5.3.3 Gebärmutterhalskrebs

Gebärmutterhalskrebs gehört weltweit zu den häufigsten bösartigen Tumoren der Frau und kann u. a. durch eine Infektion mit Hochrisiko-Typen der humanen Papillomaviren (HPV) ausgelöst werden. Krankenkassen bieten Frauen ab dem 20. Lebensjahr ein regelmäßiges Kontrollscreening an, wodurch eine effektive Prävention möglich ist. Das deutsche Bundesministerium für Gesundheit empfiehlt gegenwärtig: „Das Screening sollte im Alter von 20–30 Jahren beginnen und in einem Intervall von 3–5 Jahren bis zum Alter von 60–65 Jahren fortgeführt werden. Die obere Altersgrenze sollte nicht unter 60 Jahren liegen." Bis zu welchem Alter sich eine Prävention lohne, ist allerdings umstritten. So konnten P. Sasieni et al. aus epidemiologischen Daten folgern, dass es durchaus sinnvoll ist, Frauen bis zum 69. Lebensjahr ein Screening auf Gebärmutterhalskrebs anzubieten. Insgesamt wurden 1.341 Frauen, die zwischen dem 65. und 83. Lebensjahr an einem Zervixkarzinom erkrankten und 2.646 gesunde Frauen analysiert. Auf Grundlage der publizierten Ergebnisse erscheint es sinnvoll, insbesondere Frauen bis zum 69. Lebensjahr einem Screening auf Gebärmutterhalskrebs zu unterziehen, die zwischen dem 50. und 64. Lebensjahr ein auffälliges oder kein Screening hatten (Castanon et al. 2014). Ähnliche Ergebnisse wurden bereits 2002 veröffentlicht. Hier konnte belegt werden, dass ein lebenslanges Screening (insbesondere die kosteneffektive Kombination aus HPV- und Papanicolaou-Test alle 2 Jahre) Leben rettet und dabei den größten Nutzen zwischen dem 65. und 75. Lebensjahr zeigt (Mandelblatt et al. 2002).

5.3.4 Prostatakrebs

Das Prostatakarzinom stellt in der westlichen Welt die häufigste bösartige Tumorerkrankung des Mannes dar. Insbesondere bei jüngeren Männern unter 70 Jahren treten häufig aggressive Formen auf, die eine Behandlung notwendig machen, um Metastasen oder gar ein Versterben an der Tumorerkrankung zu vermeiden. Das Lebenszeitrisiko, an Prostatakrebs zu erkranken, beträgt derzeit ca. 15 % (RKI 2014). Während bei unter 50-Jährigen die Erkrankung nur selten auftritt, ereignen sich 70 % der prostatabedingten Todesfälle erst im höheren Alter ab 75 Jahren. Als Empfehlung zum Prostatakrebs-Screening wird die Bestimmung des Serumspiegels an prostataspezifischem Antigen (PSA) gegeben. Aus verfügbaren Studien geht hervor, dass die Reduzierung der prostatakrebsbedingten Mortalität 10–14 Jahre nach Erstdiagnose durch Screening im besten Fall sehr gering ausfällt – und dies sogar in der dafür als optimal erachteten Altersgruppe der 55- bis 69-Jährigen. Häufig kommt es zu Nebenwirkungen der Behandlung in Folge eines positiven Screeningtests, die oft frühzeitig auftreten und mit einem geringen aber realen Risiko für einen

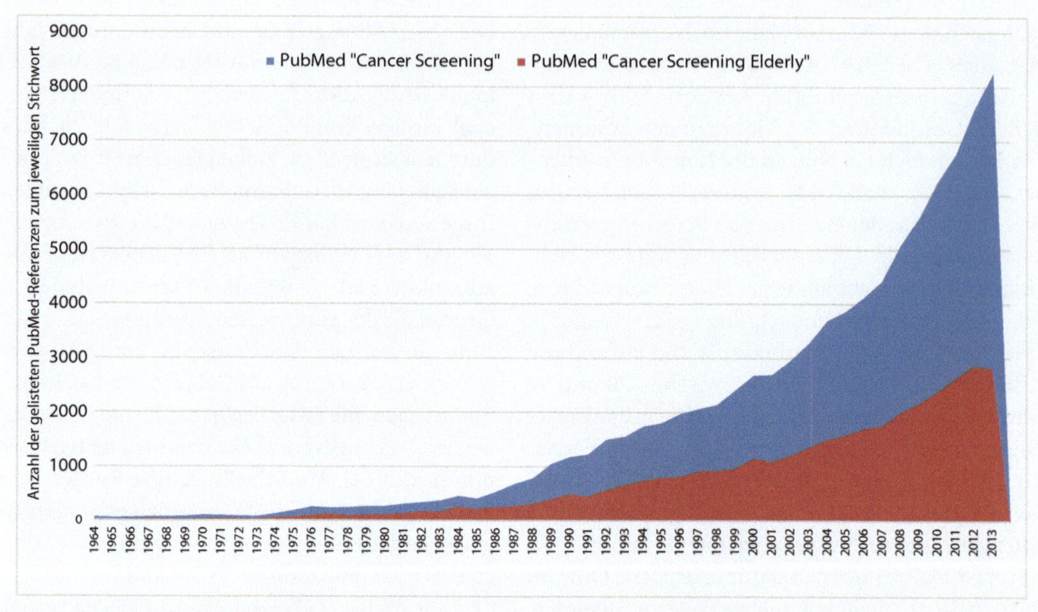

Abb. 5.1 Zeitliche Darstellung der Anzahl der gelisteten PubMed-Referenzen zu den Suchbegriffen „Cancer Screening" (*blau*) und „Cancer Screening Elderly" (*rot*)

vorzeitigen Tod einhergehen. Die U.S. Preventive Services Task Force (USPSTF) kam daher zu dem Schluss, dass der Nutzen eines PSA-basierten Prostatakrebs-Screenings die gesundheitlichen Schädigungen nicht überwiegt (Moyer 2012). Die aktuelle Empfehlung der USPSTF ersetzt die Leitlinie von 2008 und rät von einem Screening in allen Altersklassen ab. Nach Richtlinien der AWMF sollen nur Männer, die mindestens 40 Jahre alt sind und eine mutmaßliche Lebenserwartung von mehr als 10 Jahre haben, über die Möglichkeit der Früherkennung aufgeklärt werden. Vielmehr wird hier die Strategie der „aktiven Überwachung" (Active Surveillance) für ältere Patienten befürwortet. Da das Prostatakarzinom zu den Krebsarten gehört, die häufig nur langsam wachsen und nicht immer eine unmittelbare Bedrohung für die Betroffenen darstellen, kann bei Patienten jenseits des 75. Lebensjahres abgewartet werden, ob der Tumor überhaupt wächst. Für das Wachstum werden regelmäßige Messungen des PSA-Wertes, Abtasten der Prostata und die Entnahme von Gewebeproben aus der Prostata (Biopsie) vorgenommen, um bei einem Fortschreiten des Tumors eine geeignete Therapie einzuleiten.

5.4 Fazit

Zusammenfassend kann gesagt werden, dass eine Entscheidung für oder gegen eine Screeninguntersuchung individuell und entsprechend den Erfordernissen der Patientensituation erfolgen sollte. Obwohl bei Darm- und Brustkrebs generell Einigkeit herrscht, dass ein Screening bei älteren Patienten Leben retten kann, geben viele kritische Stimmen an, dass die Anzahl an geretteten Lebensjahren zu gering ist und die Ressourcen anderweitig investiert werden sollten.

Im Vergleich zu Screening-Studien an jüngeren Patienten ist allerdings die Datenlage zum Forschungsthema „Screening bei älteren Patienten" unklar und schwer über externe Geldmittel zu finanzieren. Eine PubMed-Analyse zu den Stichworten „Cancer Screening" und „Cancer Screening Elderly" bestätigt dieses Dilemma und zeigt, dass sich die Forschung zum Screening älterer Patienten nicht mit den Publikationsergebnissen allgemeiner Screening-Studien entwickelt hat (Abb. 5.1). Bis zum heutigen Zeitpunkt sind nur wenige Studien durchgeführt worden.

Um hier nachzubessern und mehr ältere Patienten an Screeningprogrammen teilnehmen zu lassen, sollten in Zukunft genau definierte Leitlinien entwickelt und Barrieren der Screeningprogramme für ältere Patienten aufgeweicht werden. In einer Zeit, in der in den meisten Teilen der Erde mit einer Erhöhung der Lebenserwartung zu rechnen ist, sollte in Zukunft ein gesteigertes Interesse in Bezug auf ein Screening bei älteren Pateinten aufgebracht werden. In diesem Zusammenhang sollte vor allem auf eine personalisierte, minimal-invasive Medizin – auch für ältere Patienten – gesetzt werden. Innovative Screeningmethoden, wie z. B. Bluttests („liquid biopsy") und bildgebende Verfahren, bieten ein großes Potenzial, Patienten mit geringen Nebenwirkungen bzw. Belastungen zu beobachten und zu diagnostizieren.

Literatur

Badgwell BD, Giordano SH, Duan ZZ, Fang S, Bedrosian I et al (2008) Mammography before diagnosis among women age 80 years and older with breast cancer. J Clin Oncol 26:2482–2488

Bellury LM, Ellington L, Beck SL, Stein K, Pett M, Clark J (2011) Elderly cancer survivorship: an integrative review and conceptual framework. Eur J Oncol Nurs 15:233–242

Castanon A, Landy R, Cuzick J, Sasieni P (2014) Cervical screening at age 50–64 years and the risk of cervical cancer at age 65 years and older: population-based case control study. PLoS medicine 11:e1001585

Diab SG, Elledge RM, Clark GM (2000) Tumor characteristics and clinical outcome of elderly women with breast cancer. J Natl Cancer Inst 92:550–556

Duncan JE, Sweeney WB, Trudel JL, Madoff RD, Mellgren AF (2006) Colonoscopy in the elderly: low risk, low yield in asymptomatic patients. Dis Col Rect 49:646–651

Gorin SS, Gauthier J, Hay J, Miles A, Wardl J (2008) Cancer Screening and Aging: Research Barriers and Opportunities. Cancer (Suppl) 113 3493–3504

Gorin SS, Heck JE, Albert S, Hershman D (2005) Treatment for breast cancer in patients with Alzheimer's disease. J Am Geriatr Soc 53:1897–1904

Gorin SS, Heck JE, Cheng B, Smith SJ (2006) Delays in breast cancer diagnosis and treatment by racial/ethnic group. Arch Intern Med J 166:2244–2252

Jemal A, Bray F, Center MM, Ferlay J, Ward E, Forman D (2011) Global cancer statistics. CA: Cancer J Clins 61:69–90

Ko CW, Sonnenberg A (2005) Comparing risks and benefits of colorectal cancer screening in elderly patients. Gastroenterol 129:1163–1170

Lin OS, Kozarek RA, Schembre DB, Ayub K, Gluck M et al (2006) Screening colonoscopy in very elderly patients: prevalence of neoplasia and estimated impact on life expectancy. JAMA 295:2357–2365

Mandelblatt JS, Lawrence WF, Womack SM, Jacobson D, Yi B et al (2002) Benefits and costs of using HPV testing to screen for cervical cancer. JAMA 287:2372–2381

Moyer VA, Force USPST (2012) Screening for prostate cancer: U.S. Preventive Services Task Force recommendation statement. Ann Intern Med 157:120–134

Nations U Department of Economic and Social Affairs (2014) Population division. The 2012 Revision. Accessed July 16th, 2014 www.un.org/en/development/desa/population

Pasetto LM, Monfardini S (2007) Colorectal cancer screening in elderly patients: when should be more useful? Cancer Treat Rev 33:528–532

Robert Koch-Institut (2014) Verbreitung von Krebserkrankungen in Deutschland, www.rki.de (Zugriff: 13.08.2014).

Rose JH, O'Toole EE, Dawson NV, Lawrence R, Gurley D et al (2004) Perspectives, preferences, care practices, and outcomes among older and middle-aged patients with late-stage cancer. J Clin Oncol 22:4907–4917

Schwartz LM, Woloshin S, Fowler FJ, Jr., Welch HG (2004) Enthusiasm for cancer screening in the United States. JAMA 291:71–78

Smith RA, Duffy SW, Gabe R, Tabar L, Yen AM, Chen TH (2004) The randomized trials of breast cancer screening: what have we learned? Radiol Clin North Am 42:793–806,v

Smith TJ, Penberthy L, Desch CE, Whittemore M, Newschaffer C et al (1995) Differences in initial treatment patterns and outcomes of lung cancer in the elderly. Lung cancer 13:235–252

Stevens T, Burke CA (2003) Colonoscopy screening in the elderly: when to stop? Am J Gastroenterol 98:1881–1885

van Hees F, Habbema JD, Meester RG, Lansdorp-Vogelaar I, van Ballegooijen M, Zauber AG (2014) Should colorectal cancer screening be considered in elderly persons without previous screening? A cost-effectiveness analysis. Ann Intern Med 160:750–759

Walter LC, Covinsky KE (2001) Cancer screening in elderly patients: a framework for individualized decision making. JAMA 285:2750–2756

Allgemeinzustand und Begleiterkrankungen – Untersuchung des alten Patienten

A. Streller, R. Thimme

T. Keck, U.T. Hopt (Hrsg.), *Onkologische Chirurgie bei alten Patienten*,
DOI 10.1007/978-3-662-48712-9_6

Bei älteren Patienten besteht eine deutlich erhöhte Inzidenz von Komorbiditäten. Diese betreffen sämtliche Organsysteme (z. B. Herz, Lunge und Niere). Im Rahmen von Tumorerkrankungen bestehen zusätzlich verminderte physiologische Reserven, die bei großem operativem Stress nicht mehr ausreichend sein können. Dies bedingt eine erhöhte postoperative Morbidität und Mortalität. Aktuell nimmt die Anzahl alter Patienten mit Tumorerkrankungen deutlich zu, somit ist eine Beschäftigung mit dieser Patientengruppe und ihren Eigenheiten von großer klinischer Relevanz. Große Operationen bei alten Patienten stellen eine Herausforderung für das gesamte ärztliche Team dar. Eine optimale Versorgung wird am besten durch die Betreuung eines interdisziplinären Teams gewährleistet.

6.1 Bedeutung von Begleiterkrankungen für die onkologische Chirurgie

Die Inzidenz von Tumorerkrankungen steigt mit zunehmendem Lebensalter. Die kolorektale Chirurgie ist eine der am häufigsten durchgeführten onkologischen Operationen im fortgeschrittenen Lebensalter. Damit ist der Chirurg zunehmend mit einer Patientengruppe konfrontiert, die sich maßgeblich von jungen Patienten unterscheidet. Die Operation im technischen Sinne ändert sich in der Regel nicht und stellt somit auch nicht das Hauptproblem dar, hingegen treten Komplikationen gehäuft während des postoperativen Verlaufs auf und erhöhen deutlich die Morbidität. Um dies zu verbessern, ist eine ausreichende Beachtung der Begleiterkrankungen und physiologischen Veränderungen im Alter vor Durchführung einer Operation notwendig.

Es gilt dabei auch zu beachten, dass sich die primären Ziele und Erwartungen eines alten Patienten deutlich von denen eines jungen Patienten unterscheiden. Für einen jungen Patienten ist die Verlängerung der Lebenszeit unter Umständen von größter Bedeutung, während beim alten Patienten eine Verbesserung der Lebensqualität und die Schmerzlinderung oftmals im Vordergrund stehen.

In diesem Zusammenhang stellt sich auch das Problem der unklaren Definition des alten Patienten dar. Ab wann gilt ein Patient als alt? Wenn man Studien zur Durchführung von Operationen bei kolorektalen Karzinomen beim alten Menschen betrachtet, erkennt man eine sehr uneinheitliche Definition von Alter. Beispielsweise kann der postoperative Verlauf eines gesunden 80-Jährigen durchaus komplikationsärmer sein als der eines 65-Jährigen mit mehreren Begleiterkrankungen (Simmonds et al. 2000). Hieraus ergibt sich das Problem der Heterogenität des Alterns. Diese Heterogenität ergibt sich aus einer Kombination von Umweltfaktoren, genetischen Einflüssen sowie dem Lebensstil (Walter und Corvinsky 2001). Es finden sich im fortgeschrittenen Alter aber auch physiologische Veränderungen, welche mehr oder weniger ausgeprägt bei jedem älteren Patienten auftreten. Die Bevölkerung wird zunehmend älter und befindet sich dank der modernen Medizin in der Regel in einem Allgemeinzustand, der die Durchführung einer größeren Operation zulässt (◘ Abb. 6.1). Dennoch müssen bei alten Patienten der Allgemeinzustand und die Begleiterkrankungen präoperativ abgeklärt und im postoperativen Verlauf gut beobachtet werden.

6.2 Kardiale Komorbiditäten

Kardiale Begleiterkrankungen sind am häufigsten beim alten Patienten anzutreffen und oft mit postoperativen Komplikationen verbunden (Tan et al. 2006). Führend ist die arterielle Hypertonie mit ihren Folgeerkrankungen koronare Herzkrankheit und Herzinsuffizienz. In Deutschland findet sich in der Altersgruppe der 45- bis 65-Jährigen eine Zunahme der Häufigkeit von erstdiagnostizierten Fällen einer koronaren Herzerkrankung (KHK) von 3,5 % bei Frauen und 8,6 % bei Männern. Die Erkrankungshäufigkeit steigt in der Altersgruppe der über 65-Jährigen deutlich an, bleibt bei den Frauen mit 19,1 % aber deutlich niedriger als bei den Männern mit 28,3 %. Bei den Frauen zeigt sich in der Altersgruppe ab 65 Jahren eine höhere Prävalenz bei niedrigem Bildungsstand, bei den Männern hingegen ist kein Zusammenhang zwischen Bildung und Krankheitsraten nachzuweisen (RKI 2009). Die koronare Herzkrankheit führt im Verlauf nicht selten zur Entwicklung einer Herzinsuffizienz. Insgesamt besteht bei der Patientengruppe über 60 Jahre ein Lebenszeitrisiko von 20,5 % (Hense 2004). Die altersbedingte Verschlechterung der kardialen Funktionen

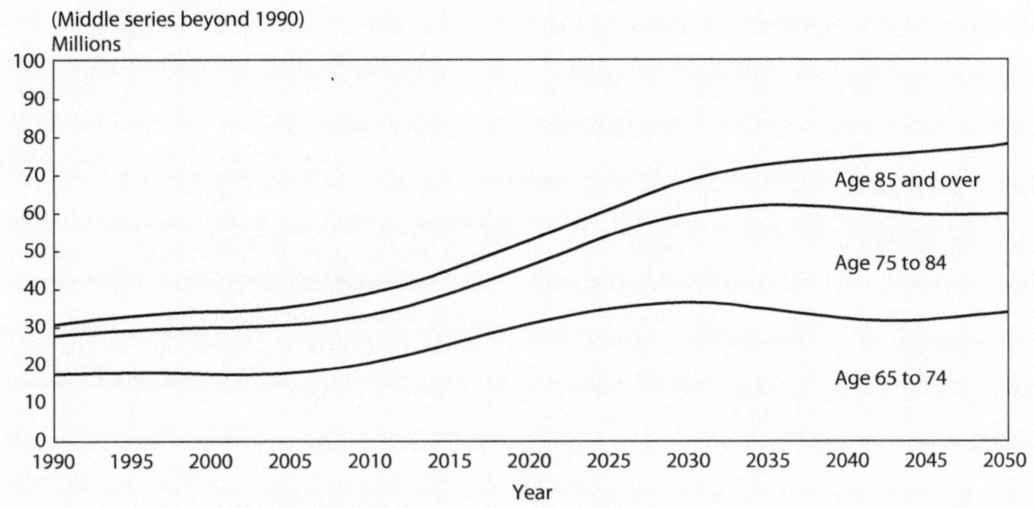

Abb. 6.1 Demografische Altersentwicklung in den USA. Nach Rosenthal et al. 2004

mit koronarer Herzkrankheit und Herzinsuffizienz als Folge stellt somit ein häufiges Problem dar. Die verschlechterte Herzfunktion beim älteren Menschen ist darüber hinaus auch durch eine Verminderung der Myozyten-Anzahl bedingt. Aufgrund einer vermehrten Kollageneinlagerung kommt es langfristig zu einer verschlechterten Pumpfunktion sowie zu einer verminderten Fähigkeit zur Relaxation. Das autonome, funktionelle Gewebe wird mehr und mehr durch Bindegewebe und Fetteinlagerungen ersetzt. Dies führt im weiteren Verlauf zu Erregungsleitungsstörungen. Somit besteht eine erhöhte Gefahr für das Auftreten von atrialen Arrythmien, Schenkelblöcken und Sick-Sinus-Syndrom (Rosenthal und Kavic 2004).

Ein weiteres Problem stellt die zunehmende Arteriosklerose der Gefäße dar, die zu einem deutlich erhöhten Widerstand und letztendlich zu einer Erhöhung des Blutdrucks und zu einer kompensatorischen Hypertrophie des linken Ventrikels führt (Lewis und Maron 1992). Insgesamt nimmt die Pumpfunktion, die maximale Sauerstoffkapazität, die maximale Auswurfleistung mit zunehmendem Alter und bestehender Herzerkrankung ab (Sollott und Lakatta 1993). Auch die Fähigkeit zur Ventrikelrelaxation ist mit zunehmendem Alter deutlich eingeschränkt, da diese ein sehr energiereicher und sauerstoffabhängiger Prozess ist. Bereits beim Auftreten einer milden Hypoxämie kann es zu einer diastolischen Dysfunktion kommen, die beim Patienten über 80 Jahre verantwortlich für bis zu 50 % der Fälle von akutem Herzversagen ist (Tresch und McGough 1995). Das perioperative Auftreten von koronaren Ereignissen hat einen bedeutenden negativen Einfluss auf den postoperativen Verlauf. Das Risiko für Gesunde während einer Operation an einem kardialen Ereignis zu versterben liegt bei 1 %. Bei Vorliegen einer kardialen Grunderkrankung erhöht sich dieses Risiko auf 4 %. Ältere Patienten ohne kardiale Grunderkrankung haben kein erhöhtes Risiko im Vergleich zu jungen Patienten (Mangano und Goldman 1995; Ashton et al. 1993).

Um die Wahrscheinlichkeit des Auftretens eines kardialen Ereignisses zu minimieren, können verschiedene Untersuchungen durchgeführt werden. Zunächst sind eine umfassende Anamnese und die Kenntnis kardialer Vorbelastungen essenziell. Liegen diese vor, können bereits bestehende EKG-Veränderungen, auffällige echokardiografische Befunde, ein positives Stress-Echo oder auffallende Belastungstests auf eine mögliche Gefahr hinweisen (Poldermans et al. 1995). Ein günstiger Screeningparameter ist die laborchemische Bestimmung des brain natriucetic peptide (BNP) oder N-terminal-proBNP. Hierbei handelt es sich um eine aussagekräftige, schnell durchführbare und relativ kostengünstige Screeningmethode, die auch für das peri- oder postoperative Volumenmanagement hilfreich sein kann (Karthikeyan et al. 2009). Bei einer bereits vorbestehenden koronaren Herzerkrankung kann eine Revaskularisation vor der geplanten Operation zu einer Verbesserung des Operationsverlaufs führen. So haben Studien zeigen können, dass sich die Mortalität bei KHK-Patienten mit Revaskularisation denjenigen von gesunden Patienten im Verlauf angleicht (0,9 vs. 0,5 %) (Foster et al. 1986). Allerdings birgt die Revaskularisation selbst auch eine erhöhte Gefahr der Mortalität (Myers et al. 1985). Die aktuellen Empfehlungen favorisieren einen vernünftigen Einsatz von kardioprotektiven Medikamenten mit Erreichen einer beta-Blockade sowie einer Statin-Therapie, verbunden mit einem ausgewogenen Volumenmanagement (Lindenauer et al. 2005).

Kardiale Komorbiditäten

Physiologische Veränderungen

- Verschlechterte Pumpfunktion und Relaxation sowie Erregungsleitungsstörungen durch verminderte Myozytenzahl und Kollageneinlagerung
- Erhöhter peripherer Widerstand führt zur kompensatorischen Hypertrophie des linken Ventrikels

Wichtigste Erkrankungen

- Arterielle Hypertonie
- Koronare Herzkrankheit (KHK)
- Herzinsuffizienz

Die Bestimmung des pro-BNP stellt einen wichtigen Screeningparameter zur Identifizierung kardial vorbelasteter Patienten dar. Gleichzeitig dient er als guter Verlaufsparameter peri- und postoperativ.

6.3 Pulmonale Begleiterkrankungen

Altersspezifische Veränderungen des respiratorischen Systems haben große Bedeutung für den peri- und postoperativen Verlauf. Degenerationen des respiratorischen Systems sind Veränderungen der Lungenstruktur und altersbedingte Veränderungen der Thoraxwand. Aufgrund von knöchernen Veränderungen der Thoraxwand wie z. B. einer Kyphose oder Wirbelveränderungen ist die Ausdehnungskapazität der Lunge reduziert. Kontrakturen der Interkostalmuskeln sowie Knorpeldegenerationen tragen hierzu ebenfalls bei. Die Degeneration der Atemmuskeln führt zu einer verminderten maximalen Inspirations- und Exspirationskapazität. In der Lunge selbst führt ein zunehmender Elastizitätsverlust zu einem Kollabieren der Bronchiolen und sorgt so für eine verminderte alveoläre Ventilation. Die Atemvolumina verschieben sich zugunsten des Residualvolumens mit Abnahme der Vitalkapazität. Somit sind die Ventilationsfähigkeit und die damit verbundene Oxygenierung des Blutes eingeschränkt (Campbell 2000). Die altersbedingte rückläufige T-Zell-Funktion sowie die eingeschränkte mukoziliäre Clearance reduzieren darüber hinaus die Abwehrmechanismen. Der verminderte Hustenreflex bei begleitenden neurologischen Störungen erhöht zusätzlich die Gefahr einer Aspiration. Generell ergibt sich hieraus die erhöhte Wahrscheinlichkeit der Entwicklung einer Pneumonie (Marik 2001). Patienten mit vorbestehenden Lungenerkrankungen haben ein deutlich erhöhtes Risiko eine Pneumonie zu entwickeln, die im postoperativen Verlauf mit einer erhöhten Mortalität einhergeht (Arozullah et al. 2001). Eine gezielte Suche nach Risikofaktoren zeigt sich als nicht praktikabel. Allerdings sollten Patienten mit vorbestehenden Lungenerkrankungen (wie z. B. COPD) identifiziert und postoperativ engmaschig überwacht werden. Die Studienlage zeigt ein verschlechtertes Überleben 30 Tage nach der Operation eines kolorektalen Karzinoms (■ Abb. 6.2).

Eine Lungenfunktionsdiagnostik wird nicht als Routinediagnostik empfohlen. Bei Patienten mit vorbekannten Lungenerkrankungen sollte die bronchodilatatorische Therapie gut eingestellt sein bzw. optimiert werden. Raucher sollten möglichst 6–8 Wochen, spätestens aber 12 h vor dem Eingriff das Rauchen einstellen. Postoperativ ist bei Rauchern auf Atemtraining zu achten um das Risiko einer Pneumonie deutlich zu reduzieren. (Arozullah et al. 2001; Qaseem et al. 2006). Die frühe Mobilisierung des Patienten ist hierbei ebenso wie die intensive Unterstützung durch einen Physiotherapeuten von großer Bedeutung.

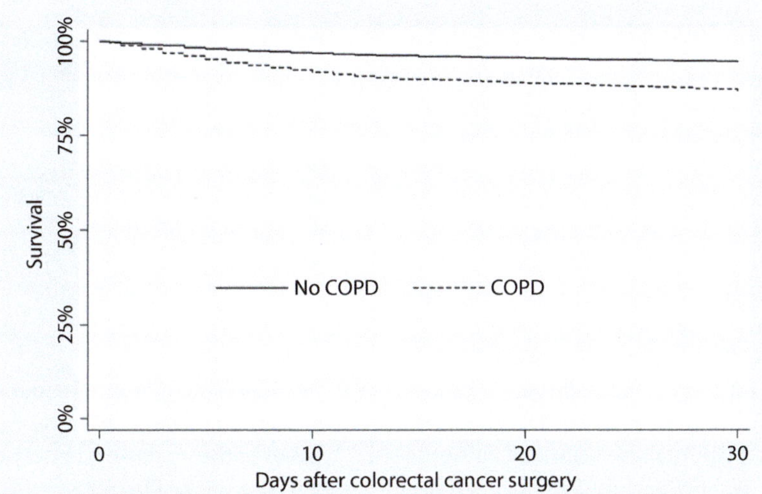

Abb. 6.2 30-Tage-Überlebensrate von Patienten mit kolorektalem Karzinom mit und ohne COPD. Nach Platon et al. 2014

Pulmonale Komorbiditäten

Physiologische Veränderungen

- Knöcherne Degeneration der Thoraxwand und Kontrakturen der Interkostalmuskulatur reduzieren die Fähigkeit zur tiefen Inspiration
- Ein intrapulmonaler Elastizitätsverlust führt zu einer eingeschränkten Ventilationsfähigkeit
- Die verschlechterte T-Zell-Funktion und Abnahme der mukoziliären Clearance sind Ursache für eine eingeschränkte Immunabwehr

Wichtige Erkrankungen

- Nikotinabusus
- COPD

Bei strukturellen Lungenerkrankungen ist die optimale Anpassung der Bronchodilatatoren essenziell. Rauchen sollte beendet werden. Das Risiko zur Entwicklung einer Pneumonie im postoperativen Verlauf kann hierdurch minimiert werden.

6.4 Nierenerkrankungen

Die häufigste Nierenerkrankung des älteren Patienten stellt die chronische Niereninsuffizienz dar. Hierunter versteht man die über Jahre progrediente Abnahme der glomerulären Filtrationsrate durch eine Verminderung von funktionsfähigen Nephronen. Die jährliche Inzidenz der terminalen Niereninsuffizienz beträgt in Deutschland rund 60 Patienten pro 1 Mio. Einwohner. Die wesentlichen Ursachen sind das Vorliegen eines Diabetes mellitus und einer arteriellen Hypertonie (Tepel et al. 1997). Im Rahmen des Alterungsprozesses werden etwa 40 % der Nephrone sklerotisch. Dies führt zunächst zu einer kompensatorischen Hypertrophie. Die Sklerose des glomerulären Apparates geht einher mit einer Atrophie der afferenten und efferenten Arteriolen und mit einem Rückgang der Tubuli. Die Nierendurchblutung sinkt auf 50 %. Dies sorgt beim alten Menschen für einen Rückgang der glomerulären Filtrationsrate um 45 %. Eine weitere wichtige Aufgabe der Niere besteht in der Regulation des Säure-Basen-Haushaltes, diese ist im fortgeschrittenen Lebensalter meist erschwert. Ein häufiges Problem im Alter stellt weiterhin das Vorliegen einer Dehydratation dar. Zum einen besteht oftmals ein geringeres Durstgefühl, zum anderen sind die Möglichkeiten der Urinkonzentrierung und Kochsalzretention vermindert. Dies liegt an einer eingeschränkten Aktivität des Renin-Angiotensin-Systems sowie an einem verminderten Ansprechen des Endorgans auf das antidiuretische Hormon. Die Ursache für das verminderte Durstgefühl ist noch nicht hinreichend verstanden, man geht von Veränderungen der Osmorezeptorenfunktion im Hypothalamus aus, die zu signifikanten Erhöhungen der Serum-Osmolalität führen (Ryan und Zawada 2000). In der postoperativen Phase kann es zu einer weiteren Erhöhung des antidiuretischen Hormons kommen, was eine Volumenüberladung zur Folge haben kann. In dieser Phase ist auch eine tägliche Evaluation möglicher nephrotoxischer Medikamente notwendig. Unter regelmäßiger Kontrolle der Retentionsparameter sowie des klinischen Volumenstatus muss sowohl eine Dehydratation sowie eine Hyperydratation vermieden werden. Gefährdet sind vor allem Patienten mit einer vorbestehenden Niereninsuffizienz, die aufgrund deutlich reduzierter Reserven einer engmaschigen Kontrolle bedürfen. Ein nicht zu unterschätzendes Problem stellen auch altersbedingte Veränderungen der unteren Harnwege dar. Oft bestehen bakterielle Fehlbesiedelungen und Inkontinenz. Dies kann Harnwegsinfektionen begünstigen, die im schlimmsten Fall zu einer Urosepsis führen (Esposito 1980). Wichtig ist in diesem Zusammenhang das Achten auf entsprechende Hygiene, ein baldmögliches Entfernen von Blasenkathetern sowie eine rasche postoperative Mobilisierung zur Förderung der natürlichen Körperfunktionen.

Nephrologische Komorbiditäten

Physiologische Veränderungen

- Abnahme der glomerulären Filtrationsrate durch Verlust von Nephronen und eingeschränkter Nierendurchblutung
- Eingeschränkte Osmoregulation und vermindertes Durstgefühl begünstigen eine Dehydratation

Wichtige Erkrankungen

- Chronische Niereninsuffizienz
- Harnwegsinfektionen
- Urosepsis

> **Zur Vermeidung einer De- oder Hyperhydratation ist eine Optimierung des Volumenmanagements in der peri- und postoperativen Phase essenziell. Eine engmaschige Kontrolle der Retentionsparameter ist hierbei von Bedeutung. Rasches Entfernen von Blasenkathetern vermindert das Auftreten von Harnwegsinfektionen.**

6.5 Lebererkrankungen

Mit fortschreitendem Alter nimmt die Hepatozytenzahl ab. Kompensatorisch nehmen die Zellgröße und die Proliferation von Gallengängen zu. Der Blutfluss durch die Leber reduziert sich bis zum Erreichen des 60. Lebensjahres um etwa 40 %. Die Syntheseleistung der Leber verändert sich wenig, es kommt jedoch zu Einschränkungen in der Fähigkeit zur Metabolisierung. Dies macht sich vor allem in der Verstoffwechselung von Medikamenten bemerkbar. Medikamente, die zuerst mikrosomal oxidiert (Phase-1-Reaktion) und dann konjugiert (Phase-2-Reaktion) werden, werden langsamer abgebaut, wohingegen Medikamente, die sofort konjugiert werden können, eine normale Verstoffwechselungsdauer haben. Medikamente mit direkter Wirkung auf die Hepatozyten (z. B. Warfarin) benötigen bei älteren Patienten eine niedrigere Dosis für die gleiche Wirkung (Mason und Brunicardi 2000). Bei Patienten mit einer chronischen Lebererkrankung wie z. B. einer Leberzirrhose nehmen diese Effekte deutlich zu. Patienten mit einer Leberzirrhose haben eine perioperative Mortalitätsrate von 10–85 % (Mansour et al. 1997). Aktuelle Studien zeigen, dass

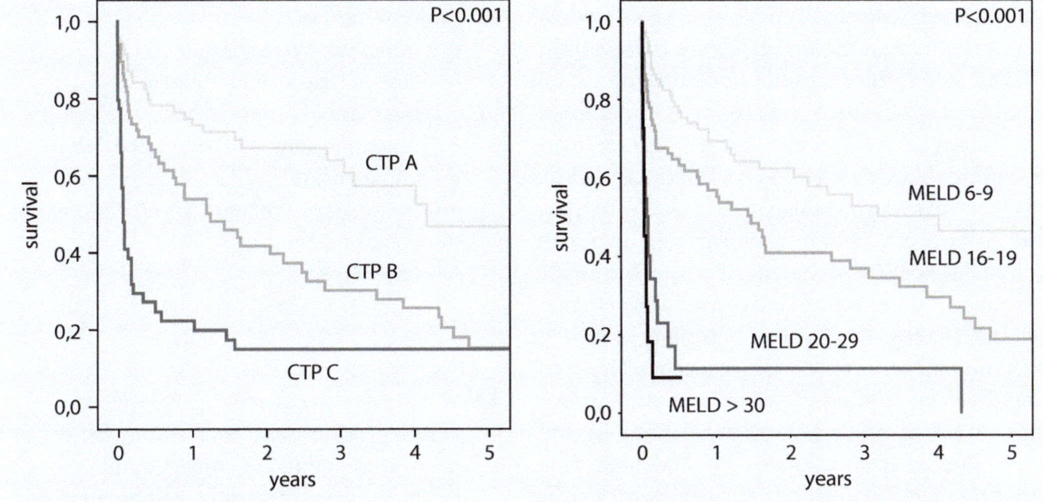

Abb. 6.3 Einfluss präoperativer CTP- und MELD-Klassifikation auf die Überlebensrate von Patienten mit Leberzirrhose. Nach Neeff et al. 2014

die postoperative Mortalität (30–90 Tage postoperativ) bei Patienten mit Leberzirrhose zwischen 20 und 30 % liegt. Die 90-Tages-Mortalität ist abhängig von dem Ausmaß der Thrombopenie sowie der Größe des operativen Eingriffes (Neeff et al. 2014). Als gute präoperative prognostische Faktoren erwiesen sich die Bestimmung des Child-Turcotte-Pugh-Score (CTP-Score) sowie der MELD-Score (Abb. 6.3). Essenziell für den postoperativen Verlauf scheint die Optimierung der eingeschränkten Gerinnungsfunktion zu sein. Ein weiteres Problem stellt die zunehmende Nierenfunktionsverschlechterung bei Progress der Lebererkrankung dar.

Lebererkrankungen

Physiologische Veränderungen

- Abnahme der Anzahl funktioneller Hepatozyten
- Eingeschränkte Metabolisierungsleistung
- Veränderte Halbwertszeit von Medikamenten

Wichtige Erkrankung

- Leberzirrhose

Die Thrombopenie ist der prognostisch führende Faktor im postoperativen Verlauf von Patienten mit einer Leberzirrhose. MELD-Score und Child-Turcotte-Pugh-Score stellen wichtige präoperative Marker zur Beurteilung des erwarteten Verlaufs dar.

6.6 Malnutrition und Adipositas

Mit ansteigendem Lebensalter verschiebt sich das Verhältnis Muskelmasse zu Fett zugunsten des Fettanteils. Aber nicht nur die Muskelmasse selbst ist betroffen, sondern auch die Anzahl der Muskelfasern. Ursächlich sind Veränderungen im Stoffwechsel der Wachstumshormone sowie Veränderungen der Androgen-Sekretion (Jacobs und Lara 2000). Der tägliche Energiebedarf nimmt mit ansteigendem Alter ab. Dies geht einher mit einer Gewichtsabnahme sowie einer verminderten körperlichen Aktivität (Rosenthal und Kavic 2004). Bei zusätzlichem Auftreten von Erkrankungen oder postoperativem Stress können ältere Patienten schnell energetisch unterversorgt sein (Lipschitz 2000). Bei Unterversorgung werden die endogenen Proteinreserven mobilisiert. Dies spiegelt sich in einem Abfall des Serum-Albumin sowie einer Verschlechterung der

Leberfunktion wider und nimmt indirekt Einfluss auf die Muskelmasse. Die Folge ist eine Abnahme der Muskelmasse, die insbesondere im respiratorischen System zur verminderten Lungenfunktion und damit wieder zu einer erhöhten Pneumonierate führen kann. Die weiter mit dem Proteinmangel verbundenen zellulären Dysfunktionen führen zu einer Verschlechterung von Barrierefunktionen und zu einer erhöhten Infektionsgefahr. Dies wirkt sich in der postoperativen Phase ungünstig auf die Wundheilung aus. Weiter sind von dem Proteinmangel diverse Organfunktionen betroffen; u. a. führt Albuminmangel zu einer orthostatischen Hypotension, zu einer verminderten kardialen Auswurfleistung, zu einem erhöhten Aspirationsrisiko, zu einer verminderten Insulinsensitivität, Malabsorption, Darmträgheit, Inkontinenz, Druckulzera, Verlust an Knochensubstanz und Kontrakturen, tiefe Beinvenenthrombosen, Lungenembolien, Delirium und Depression (Rosenthal u. Kavic 2004). Umso wichtiger ist es, diese Patienten bereits präoperativ zu identifizieren. Vor allem sollte eine klinisch nicht erkennbare Malnutrition erkannt werden. Die einfachste Möglichkeit ist die Bestimmung des body mass index sowie das Messen des Serum-Albumin. Aber auch damit können Mangelernährungen übersehen werden. Die optimale Beurteilung sollte mit Hilfe eines Ernährungsmediziners in einem interdisziplinären Team erfolgen (Tan et al. 2010; Marshall 2008). Der Einsatz von hochkalorischen Drinks in der präoperativen Phase zeigte einen signifikant verbesserten postoperativen Verlauf bei unterernährten Patienten (Ljungquist und Soreide 2003).

Im Gegensatz zur Unterernährung spielt auch eine Überernährung, häufig assoziiert mit einem Diabetes mellitus, eine Rolle im postoperativen Verlauf. In Studien konnte gezeigt werden, dass vermehrtes viszerales Fett sowie erhöhtes Gewicht zum Auftreten von postoperativen Komplikationen führen können (Cakir et al. 2015). Eine Optimierung des Gewichts vor einer als baldmöglichst indizierten Operation ist sicherlich schwer umzusetzen. Dennoch sollte der Weg zu einer gesünderen Ernährung eingeschlagen werden. Patienten mit einem Diabetes mellitus sollten mit Hilfe von Insulin optimal prä-, peri- und postoperativ eingestellt werden, um die ansonsten zu erwartende Wundheilungsstörung und Infektionsgefahr zu minimieren.

Malnutrition und Adipositas

Physiologische Veränderungen

- Stoffwechselveränderungen (Wachstumshormone, Androgen-Sekretion) sorgen für einen Abbau von Muskelmasse
- Einfluss auf sämtliche Organfunktionen
- Immobilisierung
- Übergewicht

Wichtigster prognostischer Parameter zur Abschätzung von Malnutrition ist die Bestimmung des Serum-Albumin. Hochkalorische Ernährung verbessert den postoperativen Verlauf. Die Betreuung durch einen Ernährungsmediziner sollte angestrebt werden.

6.7 Persönliche Empfehlungen

Die derzeitige Datenlage zum Management von Begleiterkrankungen bei operativen Eingriffen aufgrund von Tumorerkrankungen stützt sich vor allem auf Untersuchungen und Studien zum kolorektalen Karzinom. Dies stellt die häufigste Indikation zur onkologischen Chirurgie beim älteren Menschen dar. Hier gibt es große Studien, die sich mit dem Zusammenhang von Komorbidität und fortgeschrittenem Lebensalter beschäftigt haben (◘ Abb. 6.4).

Ein Vorteil für ältere Patienten scheint auch der laparoskopische Eingriff im Vergleich zur offenen Chirurgie zu sein (Seishima et al. 2015). Weiter gibt es aktuelle Studien welche die Betreuung eines älteren Patienten in einem interdisziplinären Team favorisieren. Hierbei behilft man sich auch verschiedenen scoring Systemen zum Abwägen des postoperativen Risikos (z. B. POSSUM-Score) (Tan et al. 2010) oder HAQ-DI-Indizes (Standard-Health-Assessment-Questionnaire-Disability-Index oder des DASI (Duke-Activity-Status-Index; Kwon et al. 2014).

Das Wissen um die altersspezifischen Veränderungen im Einzelnen ist essenziell für die Bewertung des peri-und postoperativen Risikos. Diese sollten im Rahmen der präoperativen Phase erfasst werden.

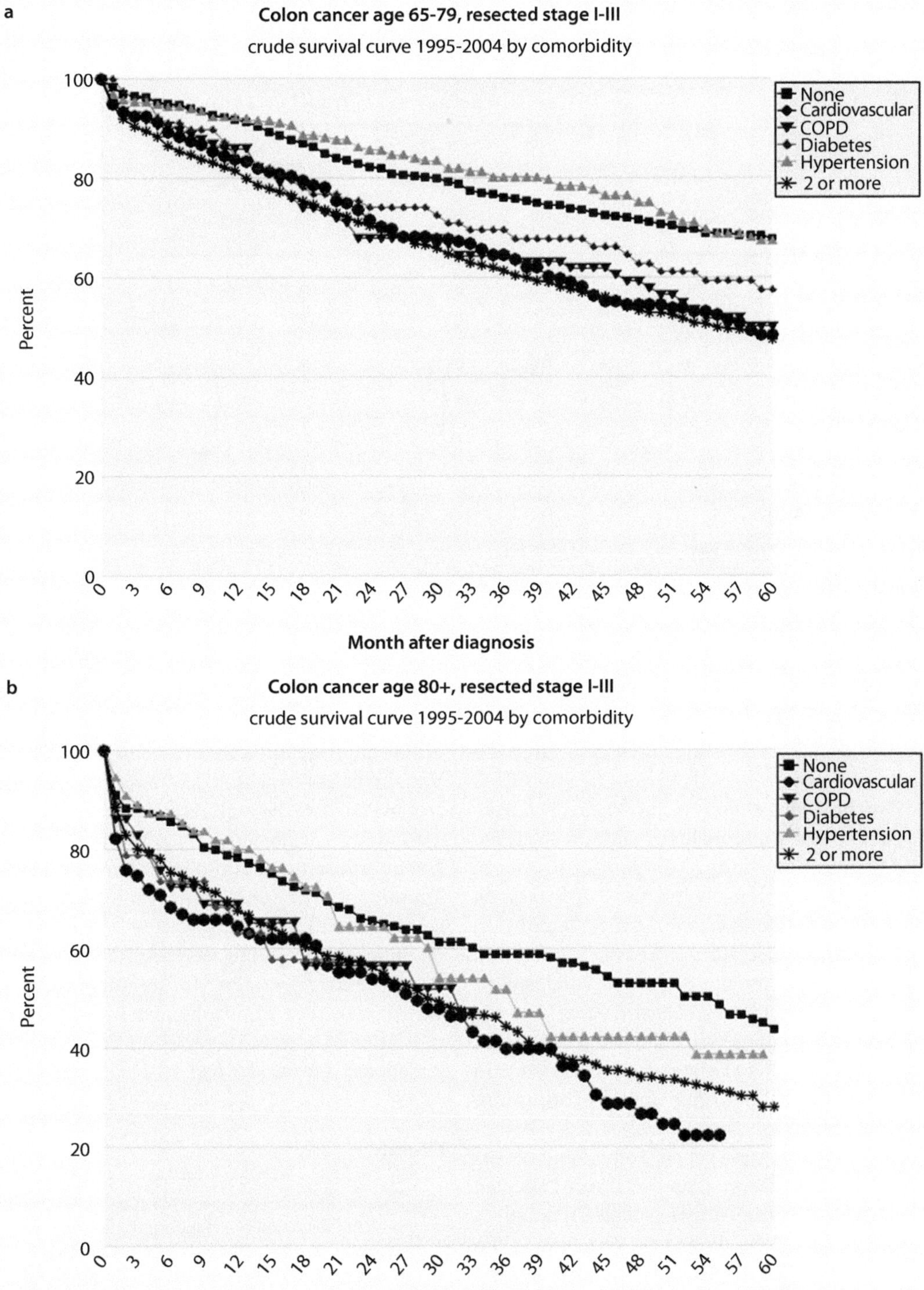

Abb. 6.4 Gesamtüberleben in Abhängigkeit von Alter und Begleiterkrankung bei Patienten mit Kolonkarzinom im Alter **a** zwischen 65 und 79 Jahren und **b** über 80 Jahre. Nach Jannsen-Heijnen et al. 2007

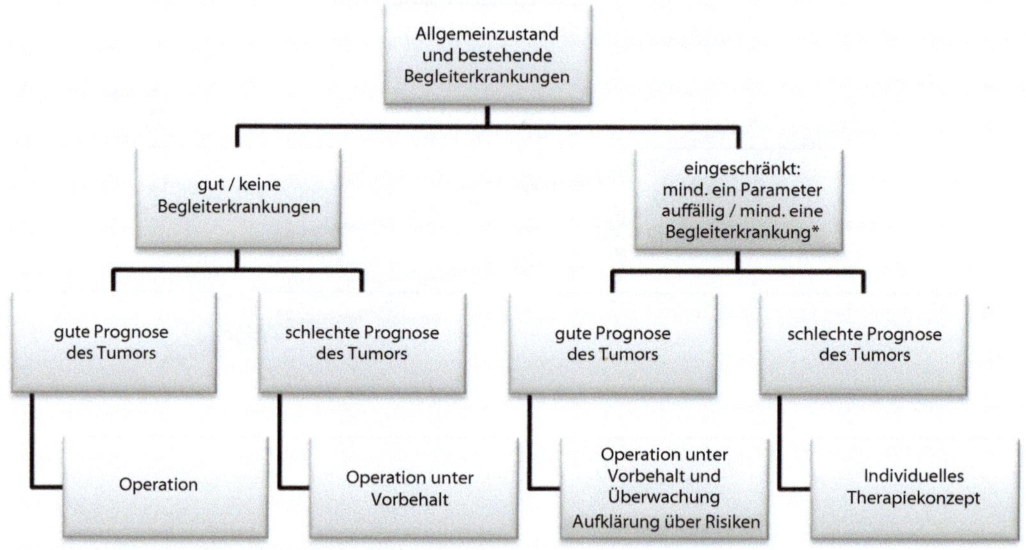

Abb. 6.5 Empfehlungen zur Vermeidung postoperativer Komplikationen beim älteren Patienten

Kardiale Begleiterkrankungen werden durch die Bestimmung von pro-BNP, Erstellung eines EKG und Durchführung einer transthorakalen Echokardiografie erfasst. Pulmonale Erkrankungen zeigen sich in einer Bildgebung (Röntgen/CT) sowie in einer Lungenfunktionsdiagnostik. Zur Erfassung von Nierenerkrankungen sollten die Nierenfunktionsparameter (Kreatinin, Harnstoff) bestimmt und bei Auffälligkeiten eine Sonografie durchgeführt werden. Die Beurteilung der Leberleistung kann mit Hilfe von Laborparametern (Blutbild, Leberwerte, Albumin, Gerinnung) abgeschätzt werden. Ein Albuminmangel kann auf eine Unterernährung hindeuten. Abb. 6.5 soll einen Überblick über die empfohlene Vorgehensweise geben. Somit kann bereits präoperativ ein Risikoprofil für den älteren Patienten erstellt werden. Anhand dessen gelingt durch Individualisierung der Behandlung und Vermeidung von Komplikationen eine optimale medizinische Versorgung des Patienten. Weiterhin sollte das Risikoprofil auch ein wichtiger Parameter für die Beurteilung der Operationsfähigkeit sein. Insgesamt stellt die vernünftige Auswahl des richtigen operativen Verfahrens in Abwägung der Erwartungen des einzelnen Patienten die wichtigste Voraussetzung dafür dar, einen guten postoperativen Verlauf zu erhalten. Hat man zusammen mit dem Patienten und einer Tumorkonferenz den Eingriff besprochen und festgelegt, gilt die Empfehlung zu einer möglichst interdisziplinären Betreuung des Patienten vor, während und nach der Operation. In Zusammenschau mit der Prognose des Tumors können individualisierte und risikoadaptierte Therapiekonzepte von großer Bedeutung sein (Abb. 6.5).

Literatur

Arozullah AM, Khuri SF, Henderson WG et al (2001) Development and validation of a multifactorial risk index for predicting postoperative pneumonia after major noncardiac surgery. Ann Intern Med 135(10):847–857 doi: 10.7326/0003-4819-135-10-200111200-00005

Ashton CM, Petersen NJ, Wray NP et al (1993) The incidence of perioperative myocardial infarction in men undergoing

noncardiac surgery. Ann Intern Med 118(7):504–510 doi: 10.7326/0003-4819-118-7-199304010-0004
Cakir H, Heus C, Verdiun WM et al (2015) Visceral obesity, body mass index and risk of complications after colon cancer resection: A retrospective cohort study. Surgery 157(5):909–915 doi: 10.1016/j.surg.2014.12.012
Campbell EJ (2000) Physiologic changes in respiratory function. In: Principles and practice of geriatric surgery. Rosenthal RA, Zenilman ME, Katlic MR (Hrsg.). New York, Springer
Esposito AL, Gleckman RA, Cram S et al (1980) Community acquired bacteremia in the elderly: Analysis of one hundred consecutive episodes. J Am Geriatr Soc 28:315
Foster ED, Davis KB, Carpenter JA, Abele S, Fray D (1986) Risk of noncardiac operation in patients with defined coronary disease: the coronary artery surgery study (CASS) registry experience. Ann Thorac Surg 41(1):42–50
Hense H-W (2004) Epidemiology of congestive heart failure. Med Welt, 55:374–379
Jacobs DO, Lara TM (2000) Nutrition, metabolism and wound healing in the elderly. In: Principles and practice of Geriatric surgery. Rosenthal RA, Zenilman ME, Katlic MR (Hrsg). New York, Springer
Jannsen-Heijnen MLG, Maas HAAM, Houterman S et al (2007) Comorbidity in older surgical cancer patients: Influence on patient care and outcome. Eur J Cancer 43(15):2179–2193 doi: 10.1016/j.ejca.2007.06.008
Kwon S, Symons R, Yukawa M, Dasher N, Legner V, Flum DR (2014) Evaluating the Association of Postoperative Functional Status and Postoperative Functional Decline in older Patients undergoing major surgery. Am Surg 78(12):1336–1344
Karthikeyan G, Moncur RA, Levine O et al (2009) Is a pre-operative brain natriuretic peptide measurement an independent predictor of adverse cardiovascular outcomes within 30 days of noncardiac surgery? A systematic review and meta – analysis of observational studies. J Am Coll Cardiol; 54(17): 1599–1606 doi: 10.1016/j.jacc.2009.06.028
Lewis JF, Maron BJ (1992) Cardiovascular consequences of the aging process. Geriatric Cardiology. Cardiovascular Clinics. Vol. 22(2): 25–34 Lowenthal Dt (Hrsg) Philadelphia FA Davis.
Lindenauer PK, Pekow P, Wang K et al (2005) Perioperative beta-blocker therapy and mortalitiy after major noncardiac surgery. N Engl J Med 353 (4):349–360 doi: 10.1056/NEJMoa041895
Lipschitz DA (2000) Nutrition. In: Geriatric Medicine: An Evidence-Based Approach. Cassel CK, Leipzig KM, Cohen HF (Hrsg) New York, Springer
Ljungquist O, Soreide E (2003) Preoperative fasting. Br J Surg 90(4):400–406 doi: 10.1002/bjs.4066
Mangano DT, Goldman L (1995) Preoperative assessment of patients with known or suspected coronary disease. N Engl J Med 333(26):1750–1756 doi:10.1056/NEJM199512283332607
Mansour A, Watson W, Shayani V et al (1997) Abdominal operations in patients with cirrhosis: still a major surgical challenge. Surgery 122: 730–733;discussion 735–736 doi: 10.106/S0039-6060(97)90080-5
Marik PE (2001) Aspiration pneumonitis and aspiration pneumonia. N Engl J Med 344:665–671. doi: 10.1056/NEJM200103013440908
Marshall WJ (2008) Nutritional assessment: its role in the provision of nutritional support. J Clin Pathol 61(10):1083–1088 doi: 10.1136/jcp.2007.051813
Mason DL, Brunicardi FC (2000) Hepatobiliary and pancreatic function. In: Principles and practice of Geriatric surgery. Rosenthal RA, Zenilman ME, Katlic MR (Hrsg) New York, Springer
Myers WO, Davis K, Foster ED et al (1985) Surgical survival in the coronary artery surgery study registry. Ann Thorac Surg 40(3):245–260
Neeff HP, Streule GC, Drognitz O et al (2014) Early mortality and long-term survival after abdominal surgery in patients with liver cirrhosis. Surgery 144: 623–632 doi: 10.1016/j.surg.2013.11.009
Platon AM, Erichsen R, Christiansen CF et al (2014) The impact of chronic obstructive pulmonary disease on intensive care unit admission and 30-day mortality in patients undergoing colorectal cancer surgery: a Danish population-based cohort study. BMJ Open Respir Res 1 (1):e000036. doi: 10.1136/bmjresp-2014-000036
Poldermans D, Arnrese M, Fioretti PM et al (1995) Improved cardiac risk stratification in major vascular surgery with dobutamine-atropine stress echocardiography. J Am Coll Cardiol 26(3): 648–645 doi: 10.1016/0735-1097(95)00240-5
Qaseem A, Mir TP, Starkey M et al (2006) Risk assessment for and strategies to reduce perioperative pulmonary complications for patients undergoing noncardiotharacic surgery: a guideline from the American College of Physicians. Ann Intern Med 144(8):575–580 doi: 10.7326/M14-1567
Robert Koch-Institut (2009) GEDA, Prävalenz der koronaren Herzerkrankung
Rosenthal RA, Kavic SM (2004) Assessment and management of the geriatric patient. Crit Care Med 32(4): S92–S105 doi: 10.1097/01.CCM.0000122069.56161.97
Ryan JJ, Zawada ET Jr (2000) Renal function and fluid and electrolyte balance. In: Principles and Practice of Geriatric surgery. Rosenthal RA, Zenilman ME, Katlic MR (Hrsg) New York, Springer
Seishima R, Okabayashi K, Masegawa H et al (2015) Is laparoscopic colorectal surgery beneficial for elderly patients? A systematic review and meta-analysis. J Gastrointest Surg 19(4):756–765 doi: 10.1007/s11605-015-2748-9
Simmonds PD, Best L, George S et al (2000) Surgery for colorectal cancer in elderly patients: a systematic review. The Lancet 356: 9234. doi: 10.1016/S0140-6736(00)02713-6
Sollott SJ, Lakatta EG (1993) Normal aging changes in the cardiovascular system. Cardiol Elderly 1:349–358
Tan KY, Chen CM, Ng C et al (2006) Which octogenarians do poorly after major open abdominal surgery in our Asian

population? Word J Surg 30(4):547–552 doi: 10.1007/s00268-005-0224-5

Tan KY et al (2010) Colorectal surgery for the elderly. Surg Today 40:999–1010

Tepel M, van der Giet M, Zidek W (1997) Praktische Therapie der chronischen Niereninsuffizienz durch Progressionshemmung. Dt Ärzteblatt 94:A-2648–2652

Tresch DD, McGough MF (1995) Heart failure with normal systolic function: A common disorder in older people. J Am Geriatr Soc 43(9):1035–1042

Walter LC, Corvinsky KE (2001) Cancer screening in elderly patients. A framework for individualized decision making. JAMA 285(21):2750–2756. doi: 10.1001/jama.285.21.2750

Entscheidung für oder gegen eine Operation im Gespräch mit dem alten Patienten

U.T. Hopt

T. Keck, U.T. Hopt (Hrsg.), *Onkologische Chirurgie bei alten Patienten*,
DOI 10.1007/978-3-662-48712-9_7

Die Frage, ob und wie ein alter Patient mit einem malignen Tumor operiert werden soll, kann nicht nur anhand der Aktenlage geklärt werden. Umfassende Daten zur körperlichen und geistigen Leistungsfähigkeit des alten Patienten sind zwar wichtig und hilfreich, sie reichen aber bei Weitem nicht aus, um sich von der Gesamtsituation und den Wünschen des einzelnen Patienten ein genaues Bild zu machen. Gerade beim alten Patienten ist ein ausführliches Gespräch zwischen einem erfahrenen Chirurgen und dem Patienten eine conditio sine qua non hinsichtlich der Entscheidung für oder gegen eine Operation.

7.1 Grundproblematik

Ob und wie ein bösartiger gastrointestinaler Tumor chirurgisch behandelt werden soll, wird in vielen Fällen durch anerkannte Leitlinien vorgegeben. Das betrifft auch die Frage, ob neben der Operation eine Chemo- oder Radiochemotherapie im Sinne eines multimodalen Therapiekonzeptes eingesetzt werden soll. Die Aussagen solcher Leitlinien gründen sich auf randomisierte Studien und Metaanalysen. In aller Regel gilt für den Einschluss in solche Studien aber eine Altersobergrenze, so dass sie schon qua definitionem für alte Patienten nicht oder nur bedingt gültig sind.

Es gibt durchaus 70- bis 80-jährige Patienten, die sich in körperlicher und auch geistiger Hinsicht nicht wesentlich von 50- bis 60-jährigen unterscheiden. Es handelt sich dabei aber nur um eine relativ kleine Gruppe.

> **Viele Patienten entwickeln im höheren oder hohen Alter signifikante Einschränkungen ihrer körperlichen und geistigen Leistungsfähigkeit. Hinzu kommen mehr oder weniger gravierende Veränderungen im sozialen Bereich.**

Dies führt dazu, dass sich die individuelle Lebensplanung und die Präferenzen und Wünsche für den verbleibenden Lebensabschnitt grundsätzlich ändern. Ein bloßer Rückzug auf die aktuellen Leitlinien ist daher in einer solchen Situation absolut nicht zielführend.

Die Funktionseinschränkungen im Bereich der verschiedenen Organsysteme werden routinemäßig bei einer gründlichen internistischen Untersuchung abgeklärt und müssen dem Chirurgen bekannt sein (▶ Kap. 6). Dazu gehört auch eine Einschätzung hinsichtlich der „Frailty“ (▶ Kap. 2). Es gibt zahlreiche Vorschläge zur genaueren und zahlenmäßig erfassbaren Abklärung der körperlichen und vor allem auch der geistigen Fähigkeiten eines alten Patienten. Zu nennen ist hier z. B. das sogenannte „Comprehensive geriatric assessment“ (CGA) (Maas et al. 2007; Feng et al. 2015). Auch das American College of Surgeons hat hierzu einen diagnostischen Maßnahmenkatalog vorgeschlagen (Chow et al. 2012). Mit derartigen umfangreichen Untersuchungen lässt sich zwar der Zustand eines alten Patienten sehr gut beschreiben, was vor allem für wissenschaftliche Untersuchungen unerlässlich ist. Für den klinisch tätigen Chirurgen ist ein solch umfangreiches Untersuchungsprogramm aber nicht praktikabel und auch nicht notwendig. Von größter Bedeutung im Rahmen der klinischen Routine ist dagegen ein ausführliches, speziell strukturiertes Gespräch mit dem alten Patienten.

Ein solches Gespräch erfordert viel Erfahrung und unterscheidet sich grundsätzlich von einer Indikationsbesprechung beim Erwachsenen mittleren Alters.

> **Dem Chirurg müssen die im Alter relevanten Problemfelder bewusst sein und er muss sie alle je nach Situation mehr oder weniger intensiv mit dem Patienten besprechen und in ihrer Ausprägung werten.**

Nur so kann er sich ein umfassendes Bild von dem Patienten machen und die für den einzelnen Patienten individuell am besten geeignete Therapie empfehlen. Im Folgenden sollen die Grundlagen eines solchen Arzt-Patienten-Gesprächs dargelegt werden.

7.2 Allgemeine Regeln

Viele alten Patienten hören schlecht. Die geistige Auffassungsgabe ist oft eingeschränkt. Demnach ist es essenziell, dass der Chirurg langsam und deutlich spricht. Oft ist es sinnvoll, bestimmte Aussagen modifiziert zu wiederholen.

> **Der Chirurg sollte immer wieder fragen und sich vergewissern, ob der Patient das Gesagte akustisch und vom Inhalt her verstanden hat.**

Da sich die Patienten häufig schämen, wenn sie etwas nicht verstanden haben, sollte am Anfang des Gesprächs immer die Frage nach einer möglichen Schwerhörigkeit angesprochen werden. Um im weiteren Verlauf des Gesprächs festzustellen, ob der Patienten alles verstanden hat, sollte man bestimmte wichtige Punkte von dem Patienten wiederholen lassen. Dabei darf aber nicht der Eindruck entstehen, dass der Patient abgefragt wird. Ein erfahrener Arzt kann im Gespräch problemlos Fragen einfließen lassen, die ihm zeigen, ob der Patient das Wesentliche erfasst hat.

> **Eine wichtige Voraussetzung ist, dass der Chirurg sich Zeit nimmt.**

Er darf nicht ungeduldig wirken und nicht den Eindruck erwecken, dass eigentlich der nächste Termin schon ansteht. Der Patient sollte das Gefühl haben, dass er und seine Erkrankung im Moment alleine im Zentrum des Interesses des Chirurgen stehen.

7.3 Teilnehmer des Gesprächs

Es ist eher selten, dass ein alter Mensch alleine zum Erstgespräch mit dem Chirurgen kommt. Wenn der Patient nicht alleine lebt, kommt in der Regel der Ehemann bzw. die Ehefrau oder der/die Lebenspartner/in mit. Häufig sind es auch Kinder, Enkel, andere Verwandte oder auch enge Freunde. Der Chirurg sollte die Begleitperson/en ermutigen, am Gespräch mit dem Patienten teilzunehmen.

> **Es ist aus verschiedenen Gründen ein unschätzbarer Vorteil, wenn der Patient bei dem Erstgespräch mit dem Chirurgen nicht alleine ist, sondern eine Vertrauensperson zur Seite hat.**

Die Vertrauensperson kennt normalerweise den Patienten und sein Lebensumstände sehr genau. Er kann die relevanten sozialen und vielleicht auch psychischen Probleme des Patienten oft sehr viel genauer schildern, als es der Patient kann. Andererseits kann er manchmal die Aussagen des Chirurgen in die dem Patienten vertraute Sprache „übersetzen". Schließlich fällt der Entschluss zur vorgeschlagenen Therapie dem alten Patienten oft viel leichter, wenn auch die begleitende Vertrauensperson den Therapievorschlag befürwortet (AGS Ethics Committee 1996).

7.4 Gesprächsbeginn

> **Viele alte Patienten haben Angst.**

Sie haben Angst wegen der für sie neuen und in ihrer Konsequenz nicht erfassbaren Diagnose, Angst vor der für Sie möglicherweise unbekannten und bedrohenden Situation im Krankenhaus, Angst vor dem, was möglicherweise als Folge der Diagnose an therapeutischen Maßnahmen auf Sie zukommt, Angst vor dem Verlust der Selbstständigkeit und einem möglicherweise unabwendbaren Ende des Lebens – Angst möglicherweise auch vor dem ihnen bisher unbekannten Arzt.

Bereits zu Beginn des Gespräches muss der Chirurg versuchen, dem Patienten diese Ängste soweit als möglich zu nehmen. Dies kann nur gelingen, wenn der Patient sich in seinen Ängsten verstanden fühlt. Der Patient muss das Gefühl haben, dass nicht seine Diagnose als möglicher Routinefall, sondern er selbst als Individuum mit seiner Diagnose im Mittelpunkt steht. Dementsprechend wird der Chirurg nicht sofort auf die Tumordiagnose zu sprechen kommen. Viel besser ist es, zunächst allgemeine Fragen zu stellen z. B. zum Allgemeinbefinden, zur Frage, ob der Patient Familie hat oder alleine wohnt, zu seinem früheren Beruf und was er den Tag über macht. Dabei ergeben sich für einen erfahrenen Chirurgen genügend Anknüpfungspunkte, mit denen der Patient emotionell angesprochen werden kann. Wenn z. B. der Patient berichtet, dass er jeden Tag zweimal mit seinem Hund spazieren geht, ist dies nicht nur ein Hinweis, dass der Patient offensichtlich noch gut zu Fuß und körperlich aktiv ist. Wenn der Chirurg selbst einen Hund hat, ist es ein leichtes über das Thema Hund eine ganz persönliche Beziehungsebene mit dem Patient herzustellen. Es gibt diesbezüglich zahllose andere Themen, die in gleicher Weise genutzt werden können.

7.5 Einschätzung des Patienten

7.5.1 Körperlich

Dem Chirurgen liegen beim Erstgespräch normalerweise die somatischen Befunde vor, die vom Hausarzt und den verschiedenen Spezialdisziplinen erhoben wurden. Damit kann er grob abschätzen, wie belastungsfähig der Patient noch ist und ob er für einen großen onkologischen Eingriff mit vertretbarem Risiko in Frage kommt. Die Laborbefunde und die Ergebnisse der Apparatemedizin sind zwar wichtig und unverzichtbar, sie sind aber ganz sicher nicht ausreichend.

Eine Frage nach dem Ausmaß einer möglichen Gewichtsabnahme ist selbstverständlich. Gerade was die Belastbarkeit im Rahmen eines chirurgischen Eingriffs angeht, sollte sich der Chirurg auf jeden Fall durch gezielte Fragen ein persönliches Bild machen. Ausgiebig besprochen werden sollte die Frage, wie der Patient seinen Alltag verbringt, was er körperlich noch tut, ob er z. B. noch selbst einkauft oder spazieren geht, ob er noch Treppen steigen kann. Wichtig ist zu wissen, wie der Patient wohnt, ob er im Erdgeschoss wohnt oder in einem höheren Stockwerk, ob er den Aufzug benutzt (soweit einer vorhanden ist) oder ob er regelmäßig Treppen steigt und ob er z. B. zu Hause aus dem Keller ohne anzuhalten in das Erdgeschoss oder den ersten Stock kommt. Ein Patient der ohne Anzuhalten mit seinen Einkäufen über die Treppe in den ersten oder gar zweiten Stock kommt, hat so viele körperliche Reserven, dass er auch eine große onkologische Operation aushalten wird.

Der persönliche Gesamteindruck hinsichtlich der körperlichen und seelischen Verfassung des Patienten ist für einen erfahrenen Chirurgen von entscheidender Bedeutung.

Im Schrifttum wird dieser Lebensbereich als „Instrumental Activities of Daily Living“ (IADL) beschrieben. Er beinhaltet die Fähigkeit ein selbstständiges und von anderen Personen unabhängiges Leben zu führen. Wichtige Punkte sind z. B. selbstständiges Einkaufen, Versorgung der Wohnung, selbstständiges Kochen und die Regelung der eigenen Finanzen. Falls der Patient dies nicht mehr kann, muss abgeklärt werden, inwieweit er sich noch selbstständig zu Hause versorgt. Dies wird als „Activities of Daily Living“ (ADL) bezeichnet und betrifft die Fähigkeit, allein aufzustehen, sich zu waschen und anzuziehen, selbstständig zu essen, selbstständig auf die Toilette zu gehen, sich in der Wohnung zu bewegen und die Wohnung zu putzen und zu versorgen (Rodin und Mohile 2007). Falls bei den Voruntersuchungen irgendwelche Pathologika entdeckt wurden, sollte gezielt gefragt werden, inwieweit diese das tägliche Leben beeinflussen oder gar einschränken. Ein erfahrener Chirurg kann sich so ein recht genaues Bild davon machen, welche Art eines chirurgischen Eingriffs der Patient von seinem körperlichen Zustand her noch tolerieren kann.

7.5.2 Geistig

Im Rahmen der Unterhaltung wird der erfahrene Chirurg sehr schnell eine Vorstellung darüber entwickeln, ob und inwieweit die geistigen Fähigkeiten des Patienten eingeschränkt sind. Gerade in diesem Bereich sind die Auskünfte einer Begleitperson (bzw. von Begleitpersonen) häufig von großer Bedeutung.

Der Chirurg muss seine Sprache, Diktion und auch Argumentation der Aufnahmefähigkeit des Patienten individuell anpassen. Erklärungen zu komplexen medizinischen Zusammenhängen sind sinnlos und verwirren den Patienten.

Wichtig ist die Grundproblematik in einfachen und verständlichen Worten darzulegen und die wichtigsten Punkte gegebenenfalls mehrfach zu wiederholen. Abgeklärt werden muss, ob der Patient von seinem Geisteszustand her einwilligungsfähig ist, ob er einen Vormund hat bzw. ob ein solcher beantragt werden muss (Appelbaum et al. 2007; Lai und Karlawish 2007).

Die Frage, ob und wie radikal ein dementer Patient mit einem malignen Tumor therapiert werden sollte, ist im Einzelfall oft extrem schwer zu entscheiden. Hier sollte sich der Chirurg nicht sofort beim Erstgespräch und nicht nur aufgrund des eigenen Eindrucks zu einer bestimmten Therapie entscheiden. Die für den Patienten individuell am besten geeignete Therapie kann nur im gemeinsamen Gespräch mit den Verwandten bzw. dem Betreuer des Patienten sowie den Fachkollegen aus den übrigen onkologisch tätigen Fächern und den Kollegen aus der Geriatrie und Psychiatrie festgelegt werden.

7.5.3 Sozial/psychisch

Im Erstgespräch muss unbedingt auch das soziale Umfeld des Patienten abgeklärt werden. Hat der Patient noch einen Lebenspartner oder ist er ganz alleine, hat er Kinder oder Enkel, die sich um ihn kümmern? Hat der Patient ein Haustier? Inwieweit hat er noch Kontakt zur Umwelt? Lebt er noch zu Hause oder ist er in einem Heim? Daraus ergeben sich zwangsläufig die Fragen nach der Stimmungslage (Depression?), nach den noch vorhandenen Lebenszielen und nach dem Lebenswillen.

> **Patienten, die mit ihrem Leben abgeschlossen haben, sollten keinesfalls zu großen onkologisch chirurgischen Eingriffen gedrängt werden, auch wenn diese die einzige Chance auf Lebensverlängerung bieten.**

Was ist dem Patienten wichtig?

Für den typischen onkologischen Patienten im mittleren Lebensalter stehen die Frage nach der Lebenserwartung und die Möglichkeiten einer Lebensverlängerung an zentraler Stelle. Für den alten Patienten ist dies sehr häufig nicht mehr der Fall. Die Lebensziele und die Vorstellungen, was zum jetzigen Zeitpunkt oder für die noch verbleibende Lebenszeit von besonderer Bedeutung ist, ändern sich mit zunehmendem Alter oft dramatisch (Fried et al. 2002).

> **Von zentraler Bedeutung ist für viele alte Patienten die Möglichkeit, ein von anderen Menschen unabhängiges und selbstbestimmtes Leben führen zu können.**

Es ist für sie eine „Horrorvorstellung" aufgrund der Erkrankung oder auch als Folge der Therapie in ein Heim zu müssen oder gar zum Pflegefall zu werden. Dieses Thema muss beim Erstgespräch unbedingt thematisiert werden. Der Chirurg muss dem Patienten erklären, was passiert oder passieren kann, wenn der Tumor nicht operiert wird und anderseits welches Risiko im Hinblick auf ein selbstständiges Leben mit dem operativen Eingriff verbunden ist. Das betrifft sowohl mögliche weitere Einschränkungen der körperlichen Reserven als auch eine Verschlechterung der geistigen Leistungsfähigkeit.

Die Folgen einer Operation für die künftige Lebensqualität des alten Patienten müssen ausführlich angesprochen werden. Ein typisches Beispiel dafür ist die Situation, dass bei dem Patient möglicherweise oder sicher ein künstlicher Darmausgang angelegt werden muss. Die Vorstellung, einen künstlichen Darmausgang zu bekommen, stellt für jeden Patienten unabhängig von seinem Alter zunächst einen Schock dar. Im hohen Alter fällt es einem aber schwerer, sich mit den damit verbundenen körperlichen Veränderungen abzufinden. Der Chirurg muss auf die spezielle Situation des Patienten einfühlsam eingehen. Er muss z. B. klären, ob der Patient schon teilweise inkontinent ist und dem Patienten erklären, dass ein künstlicher Ausgang unter diesen Umständen für die tägliche Körperhygiene viel besser ist. Anderseits muss der Chirurg sich ein Bild davon machen, ob der Patient in seinem körperlichen und auch geistigen Zustand mit einem künstlichen Ausgang zurechtkommen wird. Ein Patient mit massivem Tremor oder auch mit einer fortgeschrittenen Polyarthritis der Hände wird beim Wechsel der Anus praeter Platte immer auf fremde Hilfe angewiesen sein. Gleiches gilt für Patienten mit beginnender Demenz. Die Einschränkung der zukünftigen Lebensqualität ohne Therapie bzw. mit den verschiedenen Therapieoptionen sollte mit dem Patienten ausführlich besprochen werden (McCusker et al. 2002; Korc-Grodzicki et al. 2014).

Beim Erwachsenen mittleren Alters und gutem Zustand hat die onkologische Radikalität in der Regel größte Priorität, da das zentrale Ziel die Heilung oder zumindest die Verlängerung der Lebenszeit ist. Beim alten Patienten sieht dies häufig völlig anders aus. Die Gewichtung dessen, was der Patient sich an erster Stelle wünscht, ist häufig ganz anders. Es gibt Patienten in der 8. Lebensdekade, die eine Pankreaskopfresektion wegen eines Pankreaskarzinoms ohne Probleme hinter sich bringen. Es gibt aber auch alte

Patienten, die im Moment mit viel Mühe noch ein selbstständiges Leben führen können. Bei solchen Patienten ist das Risiko groß, dass sie nach einem so großen chirurgischen Eingriff möglicherweise doch in ein Heim müssen (Wu et al. 2000; Riall et al. 2008). Dann ist ein weniger extensiver, möglicherweise nur palliativer Eingriff wie z. B. eine Doppelableitung oder vielleicht auch nur eine interventionelle Therapie mit einem Gallengang-Stent im Einzelfall die bessere Therapieoption. Das für und wider der verschiedenen chirurgischen bzw. interventionellen Therapiemöglichkeiten muss unter diesen Gesichtspunkten mit den alten Patienten sehr genau besprochen werden.

7.6 Wie kommen der Chirurg und der alte Patient zu einer bestmöglichen Therapieentscheidung?

Zu den Zeiten, als die jetzt alten Patienten noch jung waren, war die Beziehungsebene zwischen Arzt und Patienten völlig anders als heute. Medizinische Entscheidungen lagen fast ausschließlich in der Hand des behandelnden Arztes. Eine Diskussion mit den Patienten, ob die vorgeschlagene Behandlung die beste und einzig sinnvolle sei, war unüblich. Dieser sogenannte paternalistische Zugang war sicher nicht nur schlecht (Brock und Wartman 1990). Der behandelnde Arzt entschied nach bestem Wissen und Gewissen. Die Patienten vertrautem dem Wissen des behandelnden Arztes und waren von dem Dilemma, selbst eine Entscheidung treffen zu müssen, befreit. Dieser Zugang widerspricht aber unserer heutigen Vorstellung von der Autonomie des Patienten. Um die Jahrtausendwende schlug das Pendel dann auf die Gegenseite aus. Der Arzt erklärte nur noch die Fakten, Zahlen und Statistiken, ohne seine eigenen Vorstellungen zu thematisieren. Ziel war es, den Patienten auf keinen Fall zu beeinflussen. Dieses Vorgehen war vor allem in den USA unter anderem aus juristischen Gründen weit verbreitet. Heutzutage versucht man einen Mittelweg zwischen diesen beiden gegensätzlichen Vorgehensweisen zu finden (Quill und Brody 1996).

Der Patient soll und muss letztendlich selbst entscheiden. Der Chirurg wird ihm aber eine klare Therapieempfehlung geben und diese genau erläutern. Im gemeinsamen Gespräch wird er dann unter Abwägung aller Fakten die für den Patienten individuell am besten geeignete Therapie festlegen.

7.7 Abschluss des Gesprächs

Wenn der Chirurg der Meinung ist, dass alles besprochen wurde, sollte er die wichtigsten Punkte nochmals stichwortartig zusammenfassen und durch kurze Fragen an den Patienten prüfen, ob er das Gesagte auch verstanden hat.

Wenn man das Gefühl hat, dass der Patient hinsichtlich der Therapieentscheidung weiterhin unsicher ist, ist es wichtig, dem Patienten Bedenkzeit zu geben.

Man sollte ihn dazu ermutigen, das Ganze mit seiner(n) Vertrauensperson(en) zu besprechen und den Patienten zu einer nochmaligen Aussprache, wenn möglich in Beisein der Vertrauensperson, einbestellen. Dies ist zwar zeitaufwendig, es ist aber ein grundsätzlicher Fehler, einen Patienten zu einer Therapie zu überreden. Der Patient sollte überzeugt sein, dass die ihm empfohlene operative Therapie die bestmögliche Therapie darstellt. Jeder erfahrene Chirurg weiß, wie schwierig es oft ist, Patienten durch einen komplizierten postoperativen Verlauf zu führen, wenn sie präoperativ hinsichtlich der operativen Therapie in Zweifel waren.

Literatur

AGS Ethics Committee (1996) Making treatment decisions for incapacitated older adults without advance directives. J Am Geriatr Soc 44:986–987

Appelbaum PS (2007) Clinical practice. Assessment of patients' competence to consent to treatment. N Engl J Med 357:1834–1840

Brock DW, Wartman SA (1990) When competent patients make irrational choices. N Engl J Med 322:1595–1599

Chow WB, Rosenthal RA, Merkow RP, Ko CY, Esnaola NF (2012) Optimal preoperative assessment of the geriatric surgical patient: a best practices guideline from the American College of Surgeons National Surgical Quality Improvement Program and the American Geriatrics Society. J Am Coll Surg 215:453–466

Feng MA, McMillan DT, Crowell K, Muss H, Nielsen ME, Smith AB (2015) Geriatric assessment in surgical oncology: a systematic review. J Surg Res 193:265–272

Fried TR, Bradley EH, Towle VR, Allore H (2002) Understanding the treatment preferences of seriously ill patients. N Engl J Med 346:1061–1066

Korc-Grodzicki B, Downey J, Shahrokni AA, Kingham P, Patel S, Audsio R (2014) Surgical considerations in older adults with cancer. J Clin Oncol 32:2647–2653

Lai JM, Karlawish J (2007) Assessing the capacity to make everyday decisions: a guide for clinicians and an agenda for future research. Am J Geriatr Psychiatry 15:101–111

Maas HAAM, Janssen-Heijnen MLG, Olde Rikkert MGM, Machteld Wymenga AN (2007) Comprehensive geriatric assessment and its clinical impact in oncology. Eur J Cancer 43:2161–2169

McCusker J, Kakuma R, Abrahamowicz M (2002) Predictors of functional decline in hospitalized elderly patients: a systematic review. J Gerontol A Biol Sci Med Sci 57:M569–M577

Quill TE, Brody H (1996) Physician recommendations and patient autonomy: finding a balance between physician power and patient choice. Ann Intern Med 125:763–769

Riall TS, Reddy DM, Nealon WH, Goodwin JS (2008) The effect of age on short-term outcomes after pancreatic resection: A population-based Study. Ann Surg 248:459–467

Rodin MB, Mohile SG (2007) A practical approach to geriatric assessment in oncology. J Clin Oncol 25:1936–1944

Wu AW, Yasui Y, Alzola C, Galanos AN (2000) Predicting functional status outcomes in hospitalized patients aged 80 years and older. 48/5 Suppl 6–15

Perioperative anästhesiologische Riskoabschätzung und Intensivtherapie bei alten onkologischen Patienten

E. Muhl, K.C. Honselmann

T. Keck, U.T. Hopt (Hrsg.), *Onkologische Chirurgie bei alten Patienten*,
DOI 10.1007/978-3-662-48712-9_8

Insbesondere beim alten Menschen ist es Aufgabe der Intensivtherapie durch Optimierung der perioperativen Behandlung Komplikationen zu vermeiden und – falls sie sich dennoch realisieren – diese gegebenenfalls zeitnah zu erkennen und zu behandeln. Vorbestehende Einschränkungen mentaler Art, in Ernährung und Flüssigkeitszufuhr, Einschränkungen in der Mobilität und andere Komorbiditäten bedingen ein erhöhtes Risiko für allgemeine und für operationsspezifische Komplikationen, aber auch für nosokomiale Infektionen. Diese Tatsache muss in der Anpassung von Intensivüberwachung und -therapie an die individuellen Gegebenheiten des Patienten berücksichtigt werden. In diesem Kapitel wird speziell auf mentale Störungen, Ernährung, Pneumonierisiko, Mobilisierung und allgemeine Risikostratifizierung eingegangen, da hierbei besondere Aspekte beim alten Menschen zu beachten sind.

8.1 Kardio-pulmonale Risikostratifizierung

8.1.1 Allgemeine Risikofaktoren

Während einer chirurgischen Behandlung sind geriatrische Patienten häufiger als jüngere Patienten von Komplikationen betroffen (Hamel et al. 2005). Als Notfallpatienten stellen sie ein besonderes Hochrisikokollektiv dar. Eine präoperative Risikostratifizierung erlaubt eine risikoadaptierte Modifizierung der operativen Therapie, der Therapie der Begleiterkrankungen und der postoperativen Intensivtherapie (Beck et al. 2014).

Folgende Faktoren bei älteren Patienten tragen wesentlich zur Erhöhung des operativen Risikos bei:

I. Multimorbidität und die damit zusammenhängende Polypharmazie
II. Katabolie und Malnutrition
III. Mentale Einschränkungen
IV. Verminderte physiologische und regulative Mechanismen
V. Atypische Manifestationen von Komplikationen, welche zur verspäteten Diagnose führen

Da es sich um teilweise beeinflussbare Parameter handelt, stellt die Einteilung in bestimmte Risikogruppen einen wichtigen Bestandteil des präoperativen Assessments dar.

8.1.2 Kardio-pulmonales Risiko

Neben einer ausführlichen Anamnese und körperlichen Untersuchung mit Erfassung der Medikamentenanamnese, Vorhandensein einer Depression, Alkohol- oder Substanzabusus (CAGE-Fragebogen[1]; Hinkin et al. 2001), Ernährungszustand und einer sozialen Anamnese ist ein besonderes Augenmerk auf die präoperative pulmonale und kardiale Funktion zu legen.

Pulmonale Funktion: Postoperative pulmonale Komplikationen sind häufig und tragen erheblich zur Morbidität und Mortalität von älteren Patienten bei. In einer systematischen Literaturanalyse wurde eine Komplikationsrate von 14 und 15 % bei Patienten ≥ 65 und ≥ 70 Jahre erhoben (Smetana et al. 2006). Bei viszeral-chirurgischen Eingriffen sind pulmonale Komplikationen häufiger als kardiale. Sie führen außerdem zu einem verlängerten Krankenhausaufenthalt (Lawrence et al. 1996). Eine pulmonale Risikostratifizierung kann anhand der Risikofaktoren zur Entwicklung pulmonaler Komplikationen (▫ Tab. 8.1) und anhand des Pneumonie-Risikoindexes erfolgen (Arozullah et al. 2001).

Zusätzliche Risikofaktoren für postoperative pulmonale Komplikationen (nach Chow et al. 2012)

Patienten-abhängige Faktoren

- Dekompensierte Herzinsuffizienz
- Obstruktives Schlafapnoe Syndrom
- American Society of Anesthesiologists (ASA) ≥ Klasse II
- Präoperative Sepsis
- >10 % Gewichtsverlust in ½ Jahr
- Serumalbumin <3,5 mg/dL

1 CAGE: Steht für einen Fragebogen, der aus vier Fragen besteht bei der Frage nach einer Alkoholoder Substanzsuchterkrankung: C = cut down, A = Annoyed, G = Guilty, E = Eye-opener.

Tab. 8.1 Pneumonie-Risikoindex (Pneumonia severity index, PSI)

Risikofaktoren	Punkte
Alter (Jahre)	
– > 79	17
– 70 bis 79	13
– 60 bis 69	9
– 50 bis 59	4
– < 50	0
Operationsart	
– Eingriffe abdominelle Aneurysmen der Aorta	15
– Thorakale Eingriffe	14
– Eingriffe im oberen Abdomen	10
– Neurochirurgische Eingriffe	8
– Halseingriffe	8
– Vaskuläre Eingriffe	3
– Andere	0
Pflegebedürftigkeit	
– Voll	10
– Teilweise	6
Gewichtsverlust > 10 % in 6 Monaten	7
COPD	5
Allgemeinanästhesie	4
Reduziertes Sensorium	4
Zerebrovaskuläre Erkrankung	4
Serumharnstoffkonzentration	
– < 2,9 mmol/l (8 mg/dl)	4
– 2,9–7,8 mmol/l (8–21 mg/dl)	0
– 7,9–10,7 mmol/l (22–30 mg/dl)	2
– > 10,7 mmol/l (30 mg/dl)	3
Transfusion > 4 Erythrozytenkonzentrate	3
Notfalloperation	3
Chronische Steroidmedikation	3
Raucher im letzten Jahr	2
Alkohol > 2 Einheiten/Tag in den letzten 2 Wochen	2
Auswertung:	
Punktezahl	**Pneumonierisiko**
0 bis 15	0,24 %
16 bis 25	1,19 %
26 bis 40	4,6 %
41 bis 55	10,8 %
> 55	15,9 %

- Kreatinin >133 µmol/L
- Serumharnstoff ≥ 21 mg/dL

Operationsbedingte Faktoren

- OP-Länge >3 h
- Residuelle neuromuskuläre Blockade postoperativ

Keine Risikofaktoren sind

- Adipositas
- Gut eingestelltes Asthma
- Diabetes mellitus

Der Chirurg sollte eine präoperative Prophylaxestrategie zur Vermeidung pulmonaler Komplikationen implementieren (▶ Tipp).

Tipp

Präoperative Strategien zur Vermeidung von pulmonalen Komplikationen

I. Präoperative pulmonale Funktionsoptimierung bei Patienten mit schlecht eingestellter/-m COPD oder Asthma
II. Raucherentwöhnung (auch innerhalb von 8 Wochen präoperativ möglich)
III. Selektives Röntgen Thorax und Lungenfunktionstests

Kardiale Funktion: Bei nicht-herzchirurgischen Eingriffen ist perioperativ mit kardialen Ereignissen bei Patienten ohne kardiales Risiko in 2 % der Fälle zu rechnen, bei Patienten mit einer kardialen

Erkrankung in 3,9 % und bei Hochrisikopatienten in 5 % (Devereaux et al. 2005, Landesberg et al. 2009). Postoperative Myokardinfarkte sind mit einer Krankenhausmortalität von 15–25 % vergesellschaftet. Da ältere Patienten ein erhöhtes Risiko tragen für perioperative kardiale Ereignisse, ist es wichtig, die Patienten mit erhöhtem kardialen Risiko zu identifizieren, um das perioperative Management darauf abzustimmen (Davenport et al. 2007). Dazu ist eine ausführliche Anamnese zur Erfassung kardialer Risikofaktoren nötig (Beck et al. 2014).

Der **Revised Cardiac Index** aus den Guidelines der American College of Cardiology/American Heart Association (▶ Übersicht; Lee et al. 1999) ist hierfür gut geeignet und validiert.

Revised Cardiac Index nach Lee et al. 1999

Risikofaktoren

- Koronare Herzkrankheit
- Herzinsuffizienz
- Zerebrovaskuläre Erkrankung
- Diabetes mellitus, insulinbedürftig
- Serumkreatinin > 176,8 µmol/l (2 mg/dl)
- Hochrisikoeingriff

Risiko für kardialen Tod, nicht tödlichen Myokardinfarkt, Lungenödem, Herzstillstand/Kammerflimmern durch AV-Block III°

- 0 Risikofaktoren = 0,4 %
- 1 Risikofaktor = 0,9 %
- 2 Risikofaktoren = 6,6 %
- 3 Risikofaktoren = 11 %

Gefäßchirurgische Eingriffe an der abdominellen Aorta und an Gefäßen der unteren Extremität gehen mit einem hohen Risiko von >5 % einher. Ein mittleres kardiales Risiko von 1–5 % stellen die Laparotomie, intrathorakale Eingriffe, Eingriffe an der Arteria carotis interna, orthopädische Eingriffe, Prostata-Eingriffe und Kopf-/Halseingriffe dar. Endoskopien, oberflächliche Biopsien, Katarakteingriffe, Brusteingriffe und ambulante Operation sind mit einem niedrigem Risiko von <1 % behaftet (Eagle et al. 2002).

8.2 Katabolie und Ernährung

8.2.1 Das besondere Ernährungsrisiko alter Menschen

Das Risiko alter Menschen für Mangelernährung ist erhöht. Die S3-Leitlinie klinische Ernährung der DGEM – Klinische Ernährung in der Geriatrie – definiert die Mangelernährung mit unbeabsichtigtem Gewichtsverlust über 5 % in 3 Monaten oder über 10 % in 6 Monaten oder mit einem BMI von unter 20 kg/m^2 (Volkert et al. 2013). In Pflegeeinrichtungen und Krankenhäusern tragen bis zu Die S3-Leitlinie klinische Ernährung der DGEM – Klinische Ernährung in der Geriatrie – definiert die Mangelernährung mit unbeabsichtigtem Gewichtsverlust über 5 % in 3 Monaten oder über 10 % in 6 Monaten oder mit einem BMI von unter 20 kg/m^2 (Volkert et al. 2013). In Pflegeeinrichtungen und Krankenhäusern tragen bis zu 2/3 der Patienten dieses Risiko.

Bei älteren Patienten findet sich eine Malnutrition in 5,8 % der Fälle, in 18,8 % in Alten- und Pflegeheimen und in 38,7 % in Krankenhäusern, sowie in 50,5 % in Rehabilitationszentren (Kaiser et al. 2010). Ein schlechter Ernährungszustand geht mit einer erhöhten postoperativen Komplikationsrate für Pneumonien, Harnwegsinfekte, Wundinfektionen und Anastomoseninsuffizienzen bei elektiven viszeralchirurgischen Eingriffen einher (Schiesser et al. 2009).

Die Ursachen für Mangelernährung im Alter sind vielfältig und häufig vorkommend. Ein Großteil der betagten Patienten hat eine Geriatrie-typische Multimorbidität und Einschränkungen in der selbstständigen Alltagsbewältigung. Neben den Auswirkungen der chirurgisch zu behandelnden Erkrankung und der Operationen inklusive vorbereitender Diagnostik und damit verbundenen Nahrungskarenzen spielen die folgenden Faktoren eine Rolle für die Entstehung einer Malnutrition (Volkert et al. 2013; Martone et al. 2013):

Faktoren für die Entstehung einer Malnutrition

- Altersanorexie
  - Vermindertes Ansprechen auf Hunger-Hormone wie Ghrelin und Cholecystokinin
  - Veränderungen von Geschmacks- und Geruchssinn
  - Verzögerte Magenentleerung
  - spontaner gastro-ösophagealer Reflux
  - Verminderung der Magen- und exokrinen Pankreassekretion
  - niedrigere Testosteronspiegel bei älteren Männern
- Kau- und Schluckprobleme (z. B. schlechter Gebiss-Status, neurologische Ausfälle)
- Beeinträchtigungen im Gebrauch der oberen Extremitäten (z. B. nach Trauma, Lähmungen)
- Eingeschränkte Mobilität
- Geistige Beeinträchtigungen (z. B. Demenz, Bewusstseinsstörungen, Beeinträchtigung der Vigilanz)
- Depression
- Einsamkeit/Isolation
- Gastrointestinale Erkrankungen und Beschwerden (auch unabhängig von einer Operationsindikation, z. B. postprandiale Schmerzen, Übelkeit, Erbrechen)
- Chronische und akute Schmerzen
- Erniedrigte Serumspiegel von Vitamin D
- Medikamentennebenwirkungen (z. B. Medikamente mit sedierenden Nebeneffekten, Förderung von Magen-Darm-Atonie, Übelkeit)
- Restriktive Diäten (z. B. es schmeckt nicht, Suppen aus der Krankenhausküche)
- Lange Dauer einer Mahlzeit (für die im Krankenhaus und im Pflegeheim keine Zeit ist)

Beim alten Menschen führen eine Mangelernährung und katabole Erkrankungen schneller als beim jüngeren zu Muskelabbau und Gewichtsverlust. Zusätzlich verläuft der Wiederaufbau langsamer. Von einer katabolen Stoffwechsellage ist u. a. nach allen großen operativen Eingriffen, bei Sepsis, aber auch bei Verbrennungen und schwerem Trauma auszugehen. Diese katabole Stoffwechsellage findet sich auch beim jüngeren Patienten, beim alten Menschen aber führt sie rasch zu Funktionsdefiziten und damit auch zu einer eingeschränkten Lebensqualität. Beim onkologischen Patienten kommt vielfach noch eine vorbestehende Mangelernährung hinzu und verschärft das Problem. Die Mangelernährung führt nicht nur zu einer verzögerten Erholung vom operativen Eingriff, sondern auch zur Erhöhung der Komplikationsraten (allgemeine und chirurgische Komplikationen betreffend) und zur Erhöhung der Mortalität (Volkert et al. 2013). Zudem kann auch die viszeralchirurgische Operation, postoperativer Schmerz und die postoperativ erforderliche Schmerztherapie (insbesondere Opioide) zu einer Magen-Darm-Atonie beitragen. Der Berücksichtigung der ERAS (Enhanced-Recovery-After-Surgery)-Programme in der perioperativen Behandlung kommt hier besondere Bedeutung zu (www.erassociety.org).

Ungenügende Nahrungsaufnahme ist ein Schlüsselfaktor für die Entstehung von Gebrechlichkeit (frailty) im Alter; **ausreichende Ernährung und körperliches Training** sind die wichtigsten Gegenmaßnahmen. Das gilt auch im klinischen Setting und ganz besonders in der perioperativen Intensivtherapie (Landi 2003; Martone 2013).

8.2.2 Erfassung von Ernährungsrisiko und Malnutrition

Um dem Rechnung zu tragen ist die Erfassung von Malnutrition und Ernährungsrisiko bedeutsam (http://www.mna-elderly.com/forms/mini/mna_mini_german.pdf). Geeignet ist der Mini Nutritional Assessment-Bogen, mit dem sich aus der Anamnese das Risiko und das Vorhandensein einer Mangelernährung leicht und ohne besonderen Aufwand ermitteln lassen (Abb. 8.1). Erfragt werden hier das Ausmaß von Verminderung der Nahrungsaufnahme, Gewichtsverlust und akute Krankheit/psychischer

Mini Nutritional Assessment

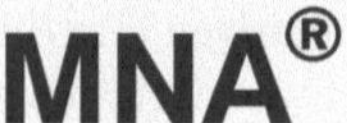

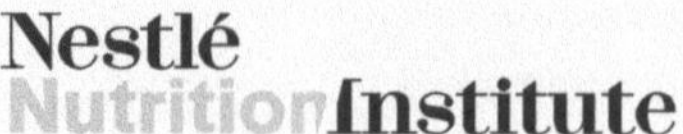

Name: ☐ Vorname: ☐

Geschlecht: ☐ Alter (Jahre): ☐ Gewicht (kg): ☐ Größe (cm): ☐ Datum: ☐

Füllen Sie den Bogen aus, indem Sie die zutreffenden Zahlen in die Kästchen eintragen. Addieren Sie die Zahlen, um das Ergebnis des Screenings zu erhalten.

Screening

A Hat der Patient während der letzten 3 Monate wegen Appetitverlust, Verdauungsproblemen, Schwierigkeiten beim Kauen oder Schlucken weniger gegessen?
0 = starke Abnahme der Nahrungsaufnahme
1 = leichte Abnahme der Nahrungsaufnahme
2 = keine Abnahme der Nahrungsaufnahme ☐

B Gewichtsverlust in den letzten 3 Monaten
0 = Gewichtsverlust > 3 kg
1 = nicht bekannt
2 = Gewichtsverlust zwischen 1 und 3 kg
3 = kein Gewichtsverlust ☐

C Mobilität
0 = bettlägerig oder in einem Stuhl mobilisiert
1 = in der Lage, sich in der Wohnung zu bewegen
2 = verlässt die Wohnung ☐

D Akute Krankheit oder psychischer Stress während der letzten 3 Monate?
0 = ja 2 = nein ☐

E Neuropsychologische Probleme
0 = schwere Demenz oder Depression
1 = leichte Demenz
2 = keine psychologischen Probleme ☐

F1 Body Mass Index (BMI): Körpergewicht in kg / (Körpergröße in m)^2 ☐
0 = BMI < 19
1 = 19 ≤ BMI < 21
2 = 21 ≤ BMI < 23
3 = BMI ≥ 23 ☐

WENN KEIN BMI-WERT VORLIEGT, BITTE FRAGE F1 MIT FRAGE F2 ERSETZEN.
WENN FRAGE F1 BEREITS BEANTWORTET WURDE, FRAGE F2 BITTE ÜBERSPRINGEN.

F2 Wadenumfang (WU in cm)
0 = WU < 31
3 = WU ≥ 31 ☐

Ergebnis des Screenings
(max. 14 Punkte) ☐☐

12-14 Punkte: ☐ Normaler Ernährungszustand
8-11 Punkte: ☐ Risiko für Mangelernährung
0-7 Punkte: ☐ Mangelernährung

Speichern
Drucken
Rücksetzen

Für ein tiefergehendes Assessment (≤ 11 Punkte), bitte die vollständige Version des MNA® ausfüllen, die unter www.mna-elderly.com zu finden ist.
Wurde das Screening mit Beantwortung der Frage F2 (Wadenumfang) durchgeführt, ist die MNA® - Long Form für ein tiefer gehendes Assessment nicht geeignet, bei Bedarf ein anderes Assessment (z.B. PEMU) durchführen.

Ref. Vellas B, Villars H, Abellan G, et al. *Overview of the MNA® - Its History and Challenges.* J Nutr Health Aging 2006;10:456-465.
Rubenstein LZ, Harker JO, Salva A, Guigoz Y, Vellas B. *Screening for Undernutrition in Geriatric Practice: Developing the Short-Form Mini Nutritional Assessment (MNA-SF).* J. Geront 2001;56A: M366-377.
Guigoz Y. *The Mini-Nutritional Assessment (MNA®) Review of the Literature - What does it tell us?* J Nutr Health Aging 2006; 10:466-487.
Kaiser MJ, Bauer JM, Ramsch C, et al. *Validation of the Mini Nutritional Assessment Short-Form (MNA®-SF): A practical tool for identification of nutritional status.* J Nutr Health Aging 2009; 13:782-788.

Mehr Informationen unter: www.mna-elderly.com

Abb. 8.1 Mini Nutritional Assessment-Bogen. Nach Fa. Nestlé

Stress in den letzten 3 Monaten, der BMI und Demenz oder Depression.

Ein guter Marker für die Feststellung einer Mangelernährung ist auch ein Serum-Albumin von unter 30 g/L, sofern eine Nieren- und Leberfunktionsstörung ausgeschlossen sind.

8.2.3 Konsequenzen von erhöhtem Ernährungsrisiko und von Malnutrition für die Ernährung postoperativ

Die Empfehlungen gehen dahin, schon bei bestehendem Risiko für eine Mangelernährung Maßnahmen zu ergreifen um eine manifeste Mangelernährung zu vermeiden, bzw. eine bestehende Mangelernährung so früh wie möglich zu behandeln.

Dazu muss ein **Ernährungsziel** bezüglich Kalorien- und Eiweiß-/Aminosäurenzufuhr und Flüssigkeitszufuhr für den individuellen Patienten definiert werden. Die tatsächliche Nahrungszufuhr sollte kontrolliert und gemessen werden, ebenso wie die Flüssigkeitszufuhr. Die Leitlinien der DGEM klinische Ernährung in der Chirurgie (Weimann et al. 2013) gelten auch für den alten chirurgischen Patienten.

> **Es gibt keine Evidenz dafür, dass sich Ernährungsmaßnahmen bei älteren Patienten mit großen chirurgischen Eingriffen von denen jüngerer unterscheiden sollten (Volker et al. 2013).**

Die enterale Ernährung sollte so früh wie möglich aufgebaut werden. Unter einer frühen enteralen Ernährung wird der Beginn innerhalb der ersten 24 h postoperativ verstanden. Realisieren lässt sich dies nur im Rahmen eines Gesamtkonzeptes, das u. a. eine Darmatonie vermeidende Schmerztherapie beinhaltet, frühzeitige Mobilisierung und Physiotherapie, frühzeitige Reaktion auf gastrointestinale Probleme (www.erassociety.com). Sofern der Energie- und Substratbedarf durch eine orale und/oder enterale Ernährung allein (<60 % des Energiebedarfs) gedeckt werden kann, kann die Kombination von enteraler und parenteraler Ernährung im Sinne einer supplementierenden parenteralen Ernährung begonnen werden (Empfehlungsgrad C, starker Konsens; Weimann et al. 2013).

Standardisierte Handlungsanleitungen für die Ernährungsversorgung sollten etabliert und die Verantwortlichkeiten klar geregelt sein. Bewährt sind standardisierte Ernährungskonzepte für häufige und hochstandardisierte viszeralchirurgische Eingriffe. In diesen sollte festgelegt sein, bei welcher Operation der Patient ab wann welche Ernährung in welcher Dosierung erhält und über welchen Ernährungszugang, einschließlich der erforderlichen Qualitätskontrollen. Das Ernährungsprogramm für den individuellen Patienten sollte im Rahmen solcher Ernährungskonzepte an den Ernährungs- und Stoffwechselstatus und etwaige Organversagen des Patienten angepasst werden können.

Ältere Menschen sollten täglich eine Energiezufuhr von 30 kcal/kgKG und 30 ml Flüssigkeit/kgKG bekommen. Die Proteinzufuhr sollte mindestens 0,8–1,2 g/kgKG betragen, wobei die Evidenz für diese Empfehlung gering ist. Gesichert ist ein höherer Proteinbedarf in katabolen Zuständen wie nach großen operativen Eingriffen, bei Sepsis und schwerem Trauma. Diese Werte sollten je nach Ernährungszustand, Aktivität, Stoffwechselsituation und Toleranz individuell angepasst werden (Volkert et al. 2013; Empfehlungsgrad B, starker Konsens). Im Stress-Stoffwechsel in den ersten Tagen nach großen Eingriffen ist aufgrund der bestehenden Glukoseverwertungsstörung eine kalorienreduzierte Ernährung indiziert. Für die enterale Ernährung sollten im Regelfall ballaststoffhaltige Produkte verwendet werden.

> **Für alle Patienten gilt: Orale Ernährung geht vor künstliche enterale Ernährung und Sondenernährung geht vor parenterale Ernährung.**

Bei betagten Patienten und oraler Ernährung sind Kau- und Schluckprobleme zu beachten und die Konsistenz der Nahrung ist darauf abzustellen. Bei Einschränkung der Mobilität und der Gebrauchsfähigkeit der oberen Extremitäten muss Hilfestellung bei der Nahrungsaufnahme gewährleistet werden und ausreichend Zeit dafür eingeplant werden. Personalmangel ist keine Indikation für eine künstliche Ernährung.

8.2.4 Spezielle Empfehlungen für ältere Patienten

> „Ältere Menschen mit Risiko für Mangelernährung sollen Trinknahrung erhalten, um die Nahrungsaufnahme zu verbessern, den Ernährungszustand zu erhalten und das Komplikationsrisiko zu reduzieren. Ältere Menschen mit Mangelernährung sollen Trinknahrung erhalten, um die Nahrungsaufnahme und den Ernährungszustand zu verbessern und das Komplikations- und Mortalitätsrisiko zu reduzieren" (Volkert et al. 2013; **Empfehlungsgrad A, starker Konsens**).

Diese Empfehlung beruht auf 60 randomisierten kontrollierten Studien aus den letzten 25 Jahren, die in mehrere Metaanalysen eingingen und in denen die Effekte von Trinknahrung bei älteren Menschen untersucht wurden.

In der Leitlinie (Volkert et al. 2013) wird empfohlen, falls die Nahrungsaufnahme durch normale Lebensmittel nicht ausreicht, eine Anreicherung der Nahrung vorzunehmen z. B. durch zusätzliche Trinknahrung oder durch Beimischung von Öl, Sahne und Butter (**Empfehlungsgrad A, starker Konsens**).

Wenn eine orale und enterale Nahrungszufuhr voraussichtlich länger als 3 Tage unmöglich ist oder länger als 10 Tage unzureichend ist (= weniger als 50 % des Bedarfs), sollte eine Sondenernährung initiiert werden und es kann – bei insgesamt positiver Verlaufsprognose – (zusätzlich oder gegebenenfalls auch total) parenteral ernährt werden, allerdings nicht in terminalen Krankheitsstadien.

Bei älteren Patienten mit Diabetes mellitus sollte aufgrund des hohen Ernährungsrisikos der Patienten auf strenge Diätvorschriften verzichtet werden (Volkert et al. 2013; Empfehlungsgrad C).

8.3 Mentale Einschränkungen

Demenz und postoperatives Delir finden sich bei alten Patienten in hoher Inzidenz. Davon zu unterscheiden ist die postoperative kognitive Dysfunktion. Wichtig ist zudem die differenzialdiagnostische Abgrenzung von Medikamentennebenwirkungen und von neurologischen Krankheitsbildern wie z. B. dem Morbus Parkinson und dem zentral anticholinergen Syndrom.

8.3.1 Definitionen

Die WHO definiert ein **Delir** durch die Symptome

- Störung von Bewusstsein und Aufmerksamkeit,
- Störung der Wahrnehmung (Gedächtnis/Orientierung),
- Psychomotorische Störungen (z. B. verwaschene Sprache oder Wortfindungsstörungen),
- Schlafstörungen

und durch den akuten Beginn, den fluktuierenden Verlauf, sowie den Nachweis einer organischen Grundlage.

Delir ist eine Störung der Erkennung und initialen Informationsverarbeitung. Im Gegensatz dazu entwickelt sich eine **Demenz** progredient und hier stehen die Beeinträchtigung von Erinnerung und Erkennung im Vordergrund. Bei der **postoperativen kognitiven Dysfunktion** ist die Störung der kognitiven Leistung das führende Symptom. Die ursächliche Diskriminierung von septischer Enzephalopathie, medikamenteninduziertem Delir und Folgen passagerer zerebraler Hypoperfusion ist manchmal schwierig.

Es gibt verschiedene Formen von Delir:

- die hyperaktive Form (Patient agitiert, desorientiert, unkooperativ),
- die hypoaktive Form (Patient ruhig, lethargisch bis schläfrig mit Aufmerksamkeitsdefizit) und
- Mischformen (fluktuierender Verlauf).

8.3.2 Inzidenz von Delir und Demenz und die Folgen

Ein Delir entwickeln 60–80 % aller beatmeten Patienten auf einer Intensivstation (Pun und Ely 2007) und bis zu 48 % der nichtbeatmeten Patienten unabhängig vom Alter (Thomason et al. 2005). Das Delir führt zur Verlängerung der Krankenhausverweildauer, Verlängerung der Beatmungszeit, zu häufigerer Reintubation auf der Intensivstation und die Mortalität steigt, wenn es nicht zeitnah erkannt und behandelt wird.

Die Häufigkeit von Demenzerkrankungen nimmt mit dem Alter zu. Sie liegt in Deutschland – je nach betrachteter Studie und Geschlecht – bei den 65 bis 69-Jährigen zwischen 1,0 und 1,6 %, bei den 70- bis 79-Jährigen zwischen 2,8 und 7,3 %, bei dem 80- bis 84-Jährigen zwischen 11 und 13 %, bei den 85- bis 89-Jährigen zwischen 12,8 und 22,2 % und bei den über 90-Jährigen noch höher. Zwei Drittel der Demenzkranken haben Alzheimer, am zweithäufigsten sind vaskuläre Demenzen. In ca. 70 % sind Frauen betroffen, die eine längere Lebenserwartung haben und auch mit einer Demenz länger zu überleben scheinen (Robert-Koch-Institut 2005).

8.3.3 Prädisponierende und begünstigende Faktoren für Delir

Zu den prädisponierenden Faktoren für ein Delir gehören neben dem Alter über 65 Jahre, Demenz, Depression, visuelle Einschränkungen – sämtlich im Alter vermehrt auftretend – aber auch große chirurgische Eingriffe, ausschließliche parenterale Ernährung, Alkohol- und Medikamentenabusus, Intubation und Dauer des Intensivaufenthalts sowie mechanische Fixierung (Van Rompaey 2009).

Es gibt eine große Zahl von auslösenden oder begünstigenden Faktoren, auf deren Ausschaltung in der postoperativen Behandlung (nicht nur) alter Patienten großes Gewicht gelegt werden muss. (Tab. 8.2)

Tab. 8.2 Auslösende/begünstigende Faktoren von Delir

Begünstigende Faktoren	Faktoren vermeidbar?	Begünstigende Medikamente für Delir
Elektrolytverschiebungen(Na!)	Ja	Antihistaminika
Azidose/Alkalose	Ja	Digitalis
Schlafentzug	z. T.	Antihypertensiva
Dehydratation	Ja	Antibiotika (Penillin, Cephalosporine)
Hypoxämie	Ja	Sympathomimetika
Hyperthermie	Ja	Sedativa (v.a. Benzodiazepine)
Akute Sepsis/ Infektion	z. T.	
Große chirurgische Eingriffe und Hüft-TEP	Nein	
Fehlende Seh- + Hörhilfen	Ja	
Immobilität	z. T.	
Fehlende Orientierung (Uhr, Kalender, Fotos, Nachrichten)	Ja	
Umgebung reizarm/reizüberflutet	z. T.	
Abwesenheit vertrauter Personen	Ja	
Hohe Anzahl an Medikamenten	Nein	

8.3.4 Diagnosestellung – Scoring für Delir, Schmerz und Sedierung

In der Intensivmedizin in Deutschland gehört das tägliche Scoring für Schmerz, Sedierung und Delir zu den Qualitätsindikatoren für das Peer-Review-Verfahren in der Intensivmedizin (www.divi.de). Zur Diagnose eine Delirs geeignet ist auf der Intensivstation die Confusion Assessment Method for Intensive Care Units (CAM-ICU; Ely et al. 2001) und die Intensive Care Delirium Screening Checklist (ICDSC; Bergeron et al. 2001).

Die Leitlinien des American College of Critical Care Medicine (ACCM) und der Society of Critical Care Medicine (SCCM; Barr J et al 2013) halten fest, dass Delir mit einer erhöhten Mortalität auf der Intensivstation bei erwachsenen Intensivpatienten, und mit verlängerter Liegedauer auf der Intensivstation assoziiert ist (sehr hohe Evidenz, Grad A). Sie empfehlen ein Routinemonitoring des Delirs bei erwachsenen Intensivpatienten (Grad +Ib) und die Anwendung des CAM-ICU oder ICDSC als diagnostische Instrumente hierfür (Grad A).

Durch tägliches Screening (am besten in jeder Schicht) lässt sich die Diagnose schnell und einfach stellen und die Therapie kann eingeleitet werden.

Patienten mit Risiko oder Vorhandensein von Delir und Demenz benötigen mehr Aufmerksamkeit, einen höheren Aufwand in der Behandlung und mehr Zuwendung durch geschultes Personal. Delir und Demenz sollten bei der DRG-Kodierung als Diagnosen nicht vergessen werden, denn der erhöhte Aufwand für diese Patienten wird auch im DRG-System abgebildet durch sich ergebende erhöhte PCCL-Werte und gegebenenfalls entsprechende Erlöse.

8.3.5 Delir-Vermeidung

Großes Gewicht sollte auf **Vermeidungsstrategien** gelegt werden: Als effektiv erwiesen haben sich eine ausreichende Flüssigkeitsbilanz, das Ermöglichen eines Tag-Nacht-Rhythmus (Türen schließen, Licht aus), das Sorgen für ausreichenden Schlaf (Ruhe, Ohrstöpsel, möglichst keine Anwendung von Benzodiazepinen als Schlafmittel), Bereitstellung von Hör- und Sehhilfen und Orientierungshilfen (Uhr, Bilder, Kalender), die Einbindung vertrauter Personen in die Pflege und großzügige Besuchszeiten, frühzeitige Mobilisation und frühzeitige orale Ernährung. In einer jüngst veröffentlichten Interventionsstudie konnte auf einer Intensivstation (Kratz et al. 2015) bei über 70-Jährigen ohne Demenz und ohne klinische Zeichen eines Delirs durch den Einsatz einer speziell geschulten geronto-psychiatrischen Pflegekraft (Delir-Pfleger) das Auftreten von Delir von 20,8 % (95 %-KI: 11,3-32,1) in der Patientengruppe ohne Intervention auf 4,9 % (95 %-KI: 0,0-11,5) in der Gruppe mit Intervention reduziert werden. Die Interventionen bestanden in dieser Studie aus Frühmobilisation, Verbesserung der Sensorik, Verbesserung der Nahrungs- und Flüssigkeitsaufnahme, nichtmedikamentöse Schlafverbesserung und kognitiver Aktivierung durch den Delir-Pfleger.

In eine Meta-Analyse 2015 (Hshieh et al. 2015) gingen 14 Interventionsstudien mit nichtpharmakologischen Interventionen zur Delirvermeidung und Therapie bei Risikopatienten ein. In 11 Studien konnten z. T. beeindruckend hohe Reduktionen der Delirinzidenz gezeigt werden, aber auch insgesamt ein Trend zu weniger Komplikationen im Verlauf der Krankenhausbehandlung, zu geringerer Liegedauer und zu weniger Heimunterbringungen.

8.4 Funktioneller Status, Mobilität und Fallneigung

In einer prospektiven Studie mit älteren chirurgischen Patienten, die eine postoperative Intensivüberwachung benötigten, waren eine körperliche Behinderung und Unterstützungsbedürftigkeit bei täglichen Verrichtungen der stärkste Prädiktor für die Mortalität nach 6 Monaten (Robinson et al. 2009). Hamel et al. beschrieb in seiner Studie mit über 80-Jährigen, dass die 30-Tagesmortalität mehr durch den funktionellen Status als durch das Alter prädiziert wird (Hamel et al. 2005). Ferner prognostiziert ein unabhängigerer funktioneller Status eine bessere postoperative Funktion (Activity of Daily Living = ADL) und kürzere Rekonvaleszenzzeiten nach großen abdominellen Eingriffen (Lawrence et al. 2004). Deshalb sollten alle geriatrischen Patienten einem Funktionstest zur Beurteilung der täglichen Selbstversorgung unterzogen werden. In der ▶ Übersicht ist ein kurzer, einfacher Screening-Test aufgeführt. Sollte die Antwort auf eine der Fragen „nein" lauten, sollten detaillierte Screening-Tests wie ADL oder instrumental ADL in Betracht gezogen werden.

Screening Test für die funktionelle Einschätzung zur täglichen Selbstversorgung (nach Chow et al. 2012)

Fragen:

1. Können Sie ohne Hilfestellung aus dem Bett oder vom Stuhl aufstehen
2. Können Sie sich selber waschen und ankleiden?
3. Können Sie sich Ihre Mahlzeiten selber zubereiten?
4. Können sie Ihre Einkäufe selbst erledigen?

Wenn „nein" die Antwort auf mindestens eine dieser Fragen ist, sollte eine detaillierte Evaluation mit Erhebung der activity of daily living und instrumental activities of daily living folgen. Defizite sollten dokumentiert werden und zu weiteren Interventionen wie z. B. Physio- und Ergotherapie sowie frühzeitige Entlassungsplanung mit Anschlussheilbehandlung, geriatrischer Rehabilitationstherapie usw. führen.

Tab. 8.3 Frailty Score (nach Makary et al. 2010)

Kriterien	Definition
Gewichtsverlust	≥10 % im letzten Jahr
Schwäche	Verminderte Greifkraft
Erschöpfung	Antriebsverminderung und vermindertes Durchhaltevermögen (Selbsteinschätzung)
Geringe Aktivität	Verminderter wöchentlicher Energieverbrauch
Langsamkeit	Langsames Gehen
1 Punkt pro Kriterium: 0–1 nicht gebrechlich, 2–3 Prä-gebrechlich (pre-frail), 4–5 gebrechlich	

Funktionelle Limitationen sollten dokumentiert werden und zu weiteren Schritten wie Verordnung von Physio- und Ergotherapie sowie proaktiver Entlassplanung Anlass geben. Alle Patienten sollten nach einer bekannten Fallneigung gefragt werden. Zusätzlich lässt sich der Timed-Up-and-Go-Test (TUGT)[2] schnell erheben. Jeder Patient, der länger als 15 Sekunden braucht, hat ein hohes Risiko zu fallen. Der Frailty-Score, (Frailty – Gebrechlichkeit) soll geriatrische Patienten nach ihrer Reservekapazität für verschiedene Funktionen stratefizieren. Durch die Einschränkung können sie nur begrenzt auf den operativen Stress reagieren (Fried et al. 2001). Der Frailty-Score wurde in verschiedenen Studien zur Risikoprädiktion verwandt (Makary et al. 2010). Bei einem elektiv chirurgischen Kollektiv mit einem Durchschnittsalter von 75 Jahren wurde ein signifikanter Unterschied der postoperativen Komplikationen zwischen den Patienten mit ‚Frailty' und ohne ‚Frailty' gezeigt. Der Score wird wie in Tab. 8.3 erhoben.

2 TUGT: Patienten sitzen in einem Standardstuhl mit Lehne mit einer Linie 3 Meter von dem Stuhl entfernt und müssen dann Aufstehen, bis zur Linie gehen, sich umdrehen und zum Stuhl zurückkehren und sich hinsetzen. Die Zeit wird gestoppt.

8.5 Risikoscores-Limitationen bei geriatrischen Patienten

Viele Risikoscores basieren auf dem Zusammenhang von einzelnen Risikofaktoren und der Mortalität. Geriatrisch wichtige Outcome-Parameter wie Funktionalität, Mobilität oder Eigenständigkeit im Alltag werden nur wenig berücksichtigt. Zudem werden Risikoscores meist für bestimmte Erkrankungen in spezifischer Umgebung validiert. Daraus resultiert eine erhebliche Limitation für den einzelnen Patienten. Einen Goldstandard zur Risikostratifizierung gibt es demnach nicht. Insbesondere älteren, oft mehrdimensional eingeschränkten Patienten werden die eindimensionalen Instrumente nicht gerecht. Daher wurden geriatrische Assessmentinstrumente (z. B. der Frailty-Score) zur Beurteilung der körperlichen Verfassung implementiert und haben mittlerweile Einzug in wichtige Leitlinien gefunden (Chow et al. 2012). Insgesamt sind sie aber noch ungenügend validiert und können aktuell als Ergänzung zur Risikostratifizierung angesehen werden.

Die Grundlage jeder Risikostratifizierung bildet die vollständig erhobene Anamnese und klinische Untersuchung. Eine organ- und eingriffsorientierte Risikostratifizierung ist wichtig. Der Frailty-Score kann die Einschätzung erweitern und ergänzen

Als Fazit sollten die oben genannten perioperativen Risikostratifizierungen zu einer Therapieveränderung im perioperativen Setting führen. Insbesondere im Hinblick auf Bedarf, Art und Umfang der perioperativen Intensivüberwachung und -therapie können diese Instrumente zur besseren Einschätzung älteren Patienten dienen.

Webseiten zum Thema

www.rki.de	Robert Koch-Institut, Einrichtung der Bundesregierung (u.a. zuständig für die Gesundheitsberichterstattung des Bundes – GBE)
www.dgem.de	Deutsche Gesellschaft für Ernährungsmedizin e.V.

www.erassociety.com	Enhanced Recovery After Surgery®-Society
www.divi.de	Deutsche Interdisziplinäre Vereinigung für Intensiv- und Notfallmedizin
www.awmf.de	Arbeitsgemeinschaft wissenschaftlicher medizinischer Fachgesellschaften

Literatur

Arozullah AM, Khuri SF, Henderson WG, Daley J, Participants in the National Veterans Affairs Surgical Quality Improvement (2001). Development and validation of a multifactorial risk index for predicting postoperative pneumonia after major noncardiac surgery. Ann Intern Med 135(10): 847–857

Barr J, Faser GL, Puntillo K et al (2013) Clinical Practice guidelines for the management of pain, agitation and delirium in adult patients in the intensive care unit. Crit Care Med 2013, 41,1:263–306

Beck S, Buchi C, Lauber P, Grob D, Meier C (2014)[Perioperative risk assessment of geriatric patients undergoing noncardiac surgery]. Z Gerontol Geriatr 47(2):90–94

Bergeron N et al (2001) Intensive Care Delirium screening checklist: evaluation of a new screening tool. Int Care Med 27,5:859–864

Chow W B, Rosenthal RA, Merkow RP, Ko CY, Esnaola NF, P. American College of Surgeons National Surgical Quality Improvement and S. American Geriatrics (2012) Optimal preoperative assessment of the geriatric surgical patient: a best practices guideline from the American College of Surgeons National Surgical Quality Improvement Program and the American Geriatrics Society. J Am Coll Surg 215(4):453–466

Davenport D L, Ferraris VA, Hosokawa P, Henderson WG, Khuri SF, Mentzer RM Jr. (2007) Multivariable predictors of postoperative cardiac adverse events after general and vascular surgery: results from the patient safety in surgery study. J Am Coll Surg 204(6):1199–1210

Devereaux PJ, Goldman L, Cook DJ, Gilbert K, Leslie K, Guyatt GH (2005) Perioperative cardiac events in patients undergoing noncardiac surgery: a review of the magnitude of the problem, the pathophysiology of the events and methods to estimate and communicate risk. CMAJ 173(6):627–634

Eagle, K A, Berger PB, Calkins H, Chaitman BR, Ewy GA et al, American College of Cardiology/American Heart Association Task Force on Practice (2002) ACC/AHA guideline update for perioperative cardiovascular evaluation for noncardiac surgery – executive summary a report of the American College of Cardiology/American Heart Association Task Force on Practice Guidelines (Committee to Update the 1996 Guidelines on Perioperative Cardiovascular Evaluation for Noncardiac Surgery). Circulation 105(10):1257–1267

Ely EW et al (2001) Delirium in mechanically ventilated patients: vailidity and reliability of the confusion assessment method for the intensive care unit (CAM-ICU). JAMA 286.21:2703–2710

Fried LP, Tangen CM, Walston J, Newman AB, Hirsch C et al, Cardiovascular Health Study Collaborative Research (2001) Frailty in older adults: evidence for a phenotype. J Gerontol A Biol Sci Med Sci 56(3):M146–156

Hamel, MB, Henderson WG, Khuri SF and Daley J (2005) Surgical outcomes for patients aged 80 and older: morbidity and mortality from major noncardiac surgery. J Am Geriatr Soc 53(3):424–429

Hshieh TT, Yue J, Oh vE et al (2015) Effectiveness of multicomponent Nonpharmacological Delirium interventions – A meta-analysis. JAMA Intern Med. 2015, published online February 2 2015. Doi: 10.1001/jamainternmed.2014.7779

Hinkin C H, Castellon SA, Dickson-Fuhrman E, Daum G, Jaffe J, Jarvik L (2001) Screening for drug and alcohol abuse among older adults using a modified version of the CAGE. Am J Addict 10(4):319–326

Kaiser MJ, Bauer JM, Ramsch C, Uter W, Guigoz Y et al, Mini Nutritional Assessment International (2010) Frequency of malnutrition in older adults: a multinational perspective using the mini nutritional assessment. J Am Geriatr Soc 58(9):1734–1738

Kratz Th, Heinrich M, Schlauß E, Diefenbacher A (2015) Prävention des postoperativen Delirs. Dtsch Ärztebl 2015, 112,17:289–296

Landesberg G, Beattie WS, Mosseri M, Jaffe AS, Alpert JS (2009) Perioperative myocardial infarction. Circulation 119(22):2936–2944

Landi F, Abbacetola AM, Provinciali M et al (2010) Moving against frailty: does physical activity matter? Biogerontology 11:537–545

Lawrence VA, Dhanda R, Hilsenbeck SG, Page CP (1996) Risk of pulmonary complications after elective abdominal surgery. Chest 110(3):744–750

Lawrence VA, Hazuda HP, Cornell JE, Pederson T, Bradshaw PT et al (2004) Functional independence after major abdominal surgery in the elderly. J Am Coll Surg 199(5):762–772

Lee TH, Marcantonio ER, Mangione CM, Thomas EJ, Polanczyk CA et al (1999) Derivation and prospective validation of a simple index for prediction of cardiac risk of major noncardiac surgery. Circulation 100(10):1043–1049

Makary MA, Segev DL, Pronovost PJ, Syin D, Bandeen-Roche K et al (2010) Frailty as a predictor of surgical outcomes in older patients. J Am Coll Surg 210(6): 901–908

Martone AM, Onder G, Vetrano DL et al (2013) Anorexia of ageing: A modifiable risk factor of fraily. Nutrients 5:4126–4133

Morrell MT, Dunnill MS (1968) The post-mortem incidence of pulmonary embolism in a hospital population. Br J Surg 55(5):347–352

Pun B, Ely W (2007) The importance of diagnosing and managing ICU delirium. Chest 132:624–636

Rasmussen MS (2002) Preventing thromboembolic complications in cancer patients after surgery: a role for prolonged thromboprophylaxis. Cancer Treat Rev 28(3):141–144

Robert Koch-Institut (2005) Alterdemenz. Gesundheitsberichterstattung des Bundes, Themenheft 28, RKI, Berlin

Robinson TN, Eiseman B, Wallace JI, Church SD, McFann KK et al (2009) Redefining geriatric preoperative assessment using frailty, disability and co-morbidity. Ann Surg 250(3):449–455

Schiesser M, Kirchhoff P, Muller MK, Schafer M, Clavien PA (2009) The correlation of nutrition risk index, nutrition risk score, and bioimpedance analysis with postoperative complications in patients undergoing gastrointestinal surgery. Surgery 145(5):519–526

Smetana GW, Lawrence VA, Cornell JE, American College of Physicians (2006) Preoperative pulmonary risk stratification for non cardiothoracic surgery: systematic review for the American College of Physicians. Ann Intern Med 144(8):581–595

Thomason JW et al (2005) intensive care unit delirium is an independant predictor of longer hospital stay a prospective analysis of 261 non-ventilated patients. Crit Care 9(4):R375–381

Van Rompaey B et al (2009) Risk factors for delirium in intensive care patients. A prospective cohort study. Crit Care 13,3:R 55

Volkert D, Bauer JM, Frühwald T et al (2013) Leitlinie der Deutschen Gesellschaft für Ernährungsmedizin (DGEM) in Zusammenarbeit mit der GESKES, der AKE und der DGG, Klinische Ernährung in der Geriatrie, Teil des laufenden S3-Leitlinienprojekts Klinische Ernährung. Aktuel Ernährungsmed 38:e1–48

Weimann A, Breitenstein S, Breuer JP et al (2013) Klinische Ernährung in der Chirurgie. S3-Leitlinie der Deutschen Gesellschaft für Ernährungsmedizin (DGEM) in Zusammenarbeit mit der GESKES, der AKE, der DGCh, der DGAI und der DGAV. Aktuel Ernährungsmed 38:e 155–197

Minimalinvasive Chirurgie beim alten Patienten

C. Benecke, M. Strik

T. Keck, U.T. Hopt (Hrsg.), *Onkologische Chirurgie bei alten Patienten*,
DOI 10.1007/978-3-662-48712-9_9

Die besonderen physiologischen Anforderungen im Rahmen laparoskopischer Operationen wurden lange für den Ausschluss des Einsatzes beim älteren Patienten gehalten. Mittlerweile hat sich in der chirurgischen Therapie gutartiger Erkrankungen bewiesen, dass gerade der ältere Patient von den Vorteilen geringeren intraoperativen Blutverlustes, weniger Wundkomplikationen und kürzerer postoperativer Paralyse durch eine Reduktion des Zugangstraumas profitiert. Dieser Vorteil ist umso eindrucksvoller bei Eingriffen, deren Zielorgan klein und das konventionelle Zugangstrauma in Relation groß ist (Goldstandard laparoskopische Cholezystektomie). Die Indikation zum laparoskopischen Vorgehen in der onkologischen Chirurgie des älteren Patienten ist abhängig von dieser Relation, der Komorbidität des Patienten, der onkologischen Sicherheit und der laparoskopischen Expertise des ausführenden Operateurs.

9.1 Patienten- und Organspezifische Aspekte

9.1.1 Patientenspezifische Aspekte

Patienten aufgrund ihres hohen Alters von einer laparoskopischen Vorgehensweise auszuschließen ist insbesondere in Anbetracht der frühpostoperativen, nachgewiesenen Verfahrensvorteile nicht gerechtfertigt (Ballesta et al. 2003). Frasson et al. (2008) fanden, dass die über alle Altersgruppen beschriebene Verbesserung der 30-Tage-Morbidität im minimalinvasiv behandelten Patientengut der über 75-Jährigen noch klarer hervortritt. Eine große, retrospektive nationale Datenbankanalyse in England zeigte an über 28.000 Kolorektalkarzinompatienten über 75 Jahren eine 30-Tage-Mortalität von 3,1 % im Kollektiv der laparoskopisch Operierten im Vergleich zu einer 5,4 % Mortalität der konventionell Operierten (Faiz et al. 2011).

Die mit höherem Lebensalter wahrscheinlichere Komorbidität eines Patienten limitiert jedoch möglicherweise die Indikation zur minimalinvasiven Operation. Die Anlage des CO_2 Pneumoperitoneums kann zur Veränderung der Blutgase, sowie Beeinträchtigung der pulmonalen und kardiovaskulären Funktionen führen. Patienten mit einer primär eingeschränkten kardiopulmonalen Reserve sind daher einer sehr kritischen Evaluation zu unterziehen. Am Schweinemodell wurde gezeigt, dass die peritoneale CO_2-Absorption nach CO_2 Insufflation zur Hyperkapnie führt (Demyttenacre et al. 2006). Diese kann beim kardiopulmonal kompromittierten Patienten exazerbieren und eine signifikante Azidose hervorrufen. Ein erhöhter intraabdomineller Druck führt zur Einschränkung der diaphragmalen Beweglichkeit mit konsekutiv ansteigendem intrapulmonalem Druck und einer Verringerung von Compliance und Vitalkapazität. Diese Mechanismen werden durch gegebenenfalls notwendige Lagerungsmanöver (Trendelenburg) noch verstärkt.

Der intraabdominelle Druck reduziert zusätzlich den venösen Rückstrom zum Herzen mit reaktiver Tachykardie. Eine Limitierung des peritonealen Drucks auf 15 mmHg hat sich daher zur Eingrenzung hämodynamischer Beeinträchtigungen als notwendig erwiesen (Harris et al. 1996).

Nicht außer Acht zu lassen ist aber, dass diese Patienten, die durch ein möglicherweise kompromittierendes Pneumoperitoneum vom laparoskopischen Vorgehen ausgeschlossen werden müssen, häufig diejenigen sind, für die ohnehin eine onkologisch-chirurgische Indikation kritisch evaluiert werden muss.

2030 wird in Deutschland mit einer Wahrscheinlichkeit einer COPD von 9 % in der älteren Bevölkerung zu rechnen sein. Den Gesundheitsdaten des Robert Koch Institutes zufolge lag 2011 die Inzidenz einer KHK in der Bevölkerungsgruppe der 70- bis 80-Jährigen bei 22,3 %, gefolgt von Angina Pectoris mit 20 % und Herzinfarkt von 10 %. Diese Daten zeigen eindrücklich, dass es einen nicht unerheblichen Anteil von älteren Patienten gibt und geben wird, deren Komorbidität sie von einem laparoskopischen Vorgehen ausschließen kann.

Unter den 70- bis 80-Jährigen gibt es nur noch 18 % Normgewichtige, 61 % sind übergewichtig, 21 % adipös. Patienten mit erhöhtem BMI profitieren erheblich vom videoendoskopischen Vorgehen, jedoch ist die Vergesellschaftung mit einem übermäßigen viszeralen Fettanteil häufig, so dass der technische Anspruch der Operation erheblich steigt. Häufig lässt der massiv ausgefüllte Binnenraum dann eine ausreichende Visualisierung unter den Bedingungen eines 15 mmHg Drucklimits nicht mehr zu (Nemoto et al. 2014).

Die Wahrscheinlichkeit einer bereits erfolgten abdominellen Operation steigt mit dem Lebensalter. Vorangegangene abdominelle Operationen stellen heute keine apodiktische Kontraindikation zum laparoskopischen Vorgehen mehr dar. Hier muss im Einzelfall oder zu Beginn des Eingriffs diagnostisch-laparoskopisch die Möglichkeit einer Adhäsiolyse abgeschätzt werden. Der offene Trokarzugang unterhalb des linken Rippenbogens in der Medioklavikularlinie bietet sich in diesen Fällen primär an.

Besonderheiten des minimalinvasiven Vorgehens im Bereich des Thorax werden in den entsprechenden Kapiteln behandelt; dass der Verzicht auf eine Thorakotomie in der postoperativen Phase erhebliche Vorteile bietet, erschließt sich.

9.1.2 Organspezifische Aspekte

Die Stratifizierung nach Schwierigkeitsgrad und Sinnhaftigkeit eines minimalinvasiven Vorgehens richtet sich nach Tumorgröße, -lage und einer notwendigen Rekonstruktion.

Je mehr sich die Größe des zu erwartenden Bergeschnittes im frei zugänglichen (Bauch)Raum der Inzisionsgröße des konventionellen Vorgehens nähert, umso eher profitiert insbesondere der alte Patient von einer kürzeren Operationsdauer. Die Entscheidung hierüber ist im Vorfeld in der Regel über die vorhandene Bildgebung möglich. In palliativer Absicht ist ein minimalinvasives Vorgehen bei bekannter Infiltration von Nachbarorganen oder gleichzeitig bestehender Peritonealkarzinose berechtigt. In diesem Zusammenhang sei darauf verwiesen, dass der Stellenwert der Laparoskopie zum Ausschluss oder Nachweis einer Peritonealkarzinose unbestritten ist.

Die Kombination aus einem aufwendigen konventionellen Zugangsweg zu einem kleinen Tumor und der fehlenden Notwendigkeit zu einer Rekonstruktion, stellt unter technischen Gesichtspunkten eine ideale Nutzung der minimalinvasiven Verfahrensvorteile dar (Pankreasschwanz, Nebenniere).

Bei konventionell erschwert zugänglichen Lokalisationen wie dem tiefen Rektum und dem ösophagogastralen Übergang bietet das laparoskopische Vorgehen erhebliche Visualisierungs- und Präparationsvorteile, die sich in den histologischen Ergebnissen widerspiegeln sollten. Gleichzeitig ermöglicht die videoendoskopische Vergrößerung insbesondere im kleinen Becken technisch bessere Voraussetzungen, die zu schonendenden Umgebungsstrukturen darzustellen. Im Bereich des Rektums erfolgt die Rekonstruktion in Analogie zum konventionellen Vorgehen. Die zunehmende Verbreitung entsprechend konfektionierter Staplerinstrumente für die laparoskopische Anwendung am oberen Gastrointestinaltrakt ermöglicht mittlerweile auch hier eine technisch einfache Wiederherstellung der Passage.

9.1.3 Konsequenzen für die Indikationsstellung

Insbesondere der ältere Patient profitiert vom laparoskopischen Vorgehen bei etablierten Indikationen direkt postoperativ bei entsprechender Expertise des Operateurs.

9.2 Studienlage zur minimalinvasiven onkologischen Chirurgie beim alten Patienten

9.2.1 Ösophagus

Seit der Erstbeschreibung durch Cuschieri et al. (1992) erscheint der minimalinvasive Zugang bei der Ösophagektomie gedanklich bestechend durch die Vermeidung einer ausgedehnten Thorakotomie und die bessere Visualisierung der Strukturen im Mediastinum. Im Gefolge der ersten vielversprechenden, retrospektiven Daten unterstützte das National Institute of Health des Vereinigten Königreichs die Durchführung der minimalinvasiven Ösophagektomie. In einer Auswertung der administrativen nationalen Datenbank untersuchten Lazzarino et al. (2010) die Ergebnisse der Jahre 1996–2008. Alle Verfahren, die minimalinvasiv durchgeführt wurden, gingen in diese Betrachtung ein, ein Binnenvergleich der unterschiedlichen minimalinvasiven Verfahren zur Ösophagektomie wurde allerdings nicht durchgeführt. Insgesamt wurden von 18.673 Ösophagektomien in diesem Zeitraum 699 durch minimalinvasiven Zugang operiert. In der konventionellen und der minimalinvasiven Gruppe waren gut 14 % aller Patienten jeweils älter als 75 Jahre, diese hatten insgesamt eine 6,5mal höhere 30-Tage- und eine 2,2 mal höhere 1-Jahres-Mortalität im Vergleich zu den unter 50-Jährigen. Über alle Altersgruppenbeobachtet lag die 30-Tage-Mortalität bei 6,9 % versus 4,4 % im Vergleich offen zu minimalinvasiv, die 1-Jahres-Mortalität bei 29 % versus 20 %. Diese in der univariaten Analyse primär in den Signifikanzbereich reichenden Unterschiede verloren alle unter Einbeziehung der bekannten Einflussfaktoren in der multivariaten Auswertung ihre Aussagekraft. Eine direkte Aussage zum Effekt des minimalinvasiven Vorgehens auf den alten Patienten lässt sich aus dieser Veröffentlichung nicht ableiten.

Jingpei Li et al. (2015) führten anhand der eigenen Klinikdaten von 2005–2013 eine retrospektive matched-pair-Analyse von jeweils 58 offen und 58 minimalinvasiv ösophagektomierten Patienten im Alter von über 70 Jahren durch. Interessanterweise wurde ein negativer Trend der absoluten Anzahl von Anastomoseninsuffizienzen in der minimalinvasiven Gruppe detektiert. Sowohl die absolute Gesamtmorbidität als auch pulmonale Komplikationen zeigten einen deutlichen Trend zu besseren Ergebnissen für das minimalinvasive Vorgehen. Auffällig war jedoch, dass keines der 18 Zielkriterien eine Signifikanz erreichte. Für das Ösophaguskarzinom und seine Behandlungserfolge ist ein Zusammenhang zum sozioökonomischen Status (Carstairs Index) beschrieben. Das Gesundheitssystem in China weist eine Organisationsstruktur auf, die den Zugang zu minimalinvasiven Verfahren aus ökonomischen Gründen eher Patienten mit höherem Einkommen ermöglicht, so dass die beschriebenen Unterschiede in sozioökonomisch gleichverteilten Kollektiven eher noch kleiner ausfallen könnten.

Aus der Metaanalyse über 12 Studien von Nagpal et al. (2010) und der 2012 erschienenen multizentrischen, randomisiert kontrollierten Studie von Biere et al. (2012) erscheint eine geringere pulmonale Komplikationsrate für das minimalinvasive Vorgehen über alle Altersgruppen gesichert. Der ASCO 2015 online Abstract des multizentrischen MIRO Trials (Mariette et al. 2015) zeigt einen erheblichen Vorteil für die Ivor-Luis-Hybridtechnik mit fast 30 % geringerer postoperativer 30-Tage-Morbidität, sowie 12 % weniger pulmonalen Komplikationen bei gleicher postoperativer Mortalität. Ob aus dieser Studie Daten zu onkologischen Ergebnissen zu erwarten sind, ist nicht ersichtlich. Aus keiner der genannten Studien lässt sich bisher eine Aussage zur onkologischen Wertigkeit der minimalinvasiven Ösophagektomien ableiten.

> **In spezialisierten High Volume Zentren lassen sich Vorteile für die minimalinvasive Ösophagektomie sichern. Dies gilt auch und besonders für den alten Patienten. Bislang wurden Vorteile bei der postoperativen Morbidität ohne Einfluss auf die Mortalität gezeigt. Die onkologische Gleichwertigkeit des Verfahrens ist bislang nicht bewiesen.**

9.2.2 Magen

Die Machbarkeit distaler Magenresektionen wurde in den Neunzigerjahren beschrieben. In einer prospektiv randomisierten Studie konnten von Huscher et al. (2005) weder früh-postoperativ noch nach 5 Jahren signifikante Unterschiede in der Ergebnisqualität abgebildet werden. Lange Operationszeiten und bisher nicht gesicherte onkologische Qualität haben dieses Verfahren beim Magenkarzinom in Deutschland nicht zur Verbreitung geführt. Drei Veröffentlichungen zur minimalinvasiven Gastrektomie aus dem asiatischen Raum befassen sich mit dem alten Patienten. Die jüngste Arbeit von 2015 von In Gyu Kwon (Kwon et al. 2015) ist eine retrospektive Vergleichsanalyse konsekutiv operierter, nicht randomisierter Patienten über 80 Jahre von 2005 bis 2010. Hier werden 19 laparoskopisch und 11 robotisch operierte, 69 konventionell operierten über 80-Jährigen gegenübergestellt. Es liegt eine inverse Verteilung der Tumorstadien über die unterschiedlichen Verfahren, mit 43 % T1 und 6,7 % T4 Karzinomen in der minimalinvasiven Gruppe, hingegen 18 % und 35 % in der konventionellen Gruppe, vor. Zu 13 % erfolgte in der minimalinvasiven, zu 33,3 % in der konventionellen Gruppe eine totale Gastrektomie mit Lymphadenektomie, hierbei fanden sich im Durchschnitt 15 Lymphknoten weniger in den Präparaten der minimalinvasiven Gruppe. Die Operationszeiten wurden als nicht signifikant unterschiedlich angegeben. Schwerwiegende postoperative

Komplikationen waren trotz der unterschiedlichen Resektionsausmaße mit 13,3 % und 15,9 % fast gleich häufig. Es verwundert die Angabe einer gleich hohen 5-Jahres-Überlebenszeit von über 75 % in beiden Gruppen. Abschließend verbleibt der Eindruck der Machbarkeit der laparoskopischen Magenchirurgie bei kleinen oder nicht onkologisch zu behandelnden Tumoren.

Die laparoskopische kurative Resektion des Magenkarzinoms jenseits des Magenfrühkarzinoms kann auch beim alten Patienten derzeit nicht generell empfohlen werden.

9.2.3 Pankreas

Die laparoskopische Pankreaslinksresektion hat sich seit der Erstbeschreibung 1996 (Gagner et al. 1996) zunehmend für viele benigne und niedrig maligne Erkrankungen durchgesetzt. Weitreichende Studien zu den Verfahrenseffekten der laparoskopischen Pankreaslinksresektion beim onkologischen Patienten in fortgeschrittenem Lebensalter gibt es nicht. Nach Mehta et al. (2006) wäre unter dem Gesichtspunkt eines Milzerhalts das laparoskopische Vorgehen zu favorisieren. Der Milzverlust erhöht insbesondere beim älteren Patienten die Morbidität erheblich.

Limongelli et al. (2012) errechneten in einer Kostenbetrachtung, dass die höheren intraoperativen Kosten des Instrumentariums im Falle einer 2 Tage verkürzten Liegezeit kompensiert werden könnten. Mehrabi et al. (2015) resümieren in einer großen Metaanalyse, dass die vorliegenden 5 systematischen Reviews keine Aussagen über die onkologische Wertigkeit des Verfahrens zulassen, in allen Studien die perioperative Morbidität bei gleichen Mortalitätsraten in der laparoskopischen Gruppe niedriger ist, wobei jedoch Konversionsraten von bis zu 30 % beschrieben werden. Spezifische Daten zu älteren Patietnen existieren nicht, die Datenlage sollte durch die Teilnahme an Studien verbessert werden.

Bei der Indikation zur Pankreaslinksresektion mit Milzerhalt erscheint das laparoskopische Vorgehen vorteilhaft.

9.2.4 Kolon/Rektum

Die minimalinvasive onkologische Kolorektalchirurgie hat eine 25-jährige Tradition. Es liegen zahlreiche große randomisierte Studien (COLOR, COST, CLASSIC) zu Kurz- und Langzeitergebnissen sowie der onkologischen Gleichwertigkeit vor. Zur Beurteilung der Wertigkeit beim alten Patienten mit kolorektalem Karzinom sind die bekannten Studien nicht hilfreich, hier liegen die Altersdurchschnitte der Studienpatienten um 65 Jahre, der ASA-Score zu 80 % bei I–II, der BMI im Mittel bei 25.

Mehrere Studien zu Hochbetagten zeigen, dass die alterskorrigierte tumorfreie Überlebenszeit vergleichbar mit derjenigen jüngerer Patienten ist. Ptok et al. (2013) konnten sogar bei den über 80-jährigen Patienten mit Kolonkarzinom das beste tumorfreie 5-Jahres-Überleben registrieren. Dies zeigt, dass der alte Patient grundsätzlich von einer onkologischen chirurgischen Therapie profitiert.

Auf Initiative der Laparoscopic Colorectal Surgery Study Group konnte bereits 2004 in einer observativen 10-Jahres-Multicenterstudie gezeigt werden, dass im Patientengut der über 75-Jährigen ein disproportional höherer Anteil an Malignom-bedingten Indikationen zu verzeichnen ist. Die Analyse der **intraoperativen** Komplikationen der laparoskopisch operierten Patienten mit kolorektalem Karzinom über und unter 75 Jahren erbrachte weder in der Gesamtzahl noch in Subgruppenanalysen einen statistisch signifikanten Unterschied zu jüngeren Vergleichspatienten.

Die **postoperative** Mortalität und Morbidität waren jedoch sowohl in der Gesamtheit als auch in den Einzelanalysen in der Gruppe der über 75-Jährigen als Ausdruck vorbestehender Komorbiditäten signifikant erhöht für die Komplikationen Anastomoseninsuffizienz, kardiale Komplikationen, Pneumonie und Harnwegsinfektionen.

Im Gegensatz hierzu fanden sich in den **operationsspezifischen** Komplikationen postoperativer Ileus und Blutung keine Unterschiede zwischen den Altersgruppen. (Scheidbach et al. 2005)

Die Qualitätsindikatoren „intraoperative Komplikationen" und „operationsspezifische Komplikationen Ileus und Blutung" unterscheiden sich beim laparoskopischen Vorgehen zwischen den Altersgruppen nicht.

Es finden sich jedoch auch große Datenerhebungen über die laparoskopische Therapie beim kolorektalen Karzinom explizit beim alten Patienten. Eine Metaanalyse von 30 ausgewählten Studien der aktuellen Literatur (Seishima et al. 2015) mit insgesamt 70.946 analysierten geriatrischen Patientendaten zum Vergleich zwischen offener und laparoskopischer onkologischer Kolorektalchirurgie, wies sowohl eine geringere Odds Ratio von 0,55 an perioperativen Komplikationen als auch einen signifikanten Zusammenhang zwischen laparoskopischem Vorgehen und geringerer postoperativer Mortalität nach. Das Langzeitüberleben blieb verfahrensunabhängig.

Es konnten im Einzelnen signifikant weniger Wundinfekte, weniger kardiovaskuläre Komplikationen, weniger Pneumonien und ein kürzerer stationärer Aufenthalt nachgewiesen werden. Die Komplikation einer Anastomoseninsuffizienz trat mit einer Odds Ratio von 0,77 nicht signifikant seltener auf. In die Betrachtung dieser Metaanalyse eingeschlossen wurden die 3 vorliegenden randomisierten Studien zum Vergleich zwischen konventionellem und minimalinvasivem Vorgehen beim kolorektalen Karzinom des geriatrischen Patienten.

Sowohl in den großen Studien zum Kolonkarzinom als auch in den hier abgebildeten Studien zu alten Patienten findet eine Betrachtung der rechtsseitigen und linksseitigen Kolonkarzinome statt. Für das Transversumkarzinom steht über alle Altersgruppen der Beweis einer Sinnhaftigkeit laparoskopischen Vorgehens aus. Der technische Anspruch sowohl im Hinblick auf die onkologische Resektion im Bereich der zentralen Mediaachse als auch eine potenziell schwierige Rekonstruktion bei gleichzeitig seltenem Vorkommen lässt diese Entität mangels ausreichender Daten weiterhin außerhalb einer Beurteilung.

Der gezielten Untersuchung der laparoskopischen Ergebnisse beim Rektumkarzinom des alten Patienten im Vergleich zum offenen Vorgehen und gleichzeitig im Vergleich zum laparoskopischen Vorgehen beim Patienten unter 75 Jahren widmet sich die Studie von Takashi et al. (2009). Hier wurde neben den bereits genannten frühpostoperativen Vorteilen gegenüber der offenen Gruppe eine altersunabhängig deutlich längere mittlere Operationszeit für die beiden laparoskopischen Gruppen beschrieben. Das Ausmaß von im Durchschnitt 60 min mehr bildet nachvollziehbar den Beginn der Lernkurve dieser anspruchsvollen Technik ab und erklärt die Vorbehalte gegen die Einführung der Laparoskopie in der Rektumchirugie. In der Arbeit von Wei-gen Zeng et al. (2014) hingegen, die ebenfalls das Rektumkarzinom beim alten Patienten adressiert, liegt die mittlere längere Operationsdauer nur noch bei 20 min. Beide Arbeiten zeigen eindrücklich signifikante Herabsetzungen der postoperativen Komplikationsraten von über 10 % gegenüber dem altersäquivalenten geriatrischen offenen Vergleichskollektiv.

Die Datenlage spricht für ein minimalinvasives Vorgehen bei alten Patienten beim kolorektalen Karzinom.

9.3 Fazit

Die minimalinvasive Technik hat in vielen Facetten der Chirurgie beeindruckende Verbesserungen erbracht. In letzter Konsequenz jedoch hängen chirurgische Ergebnisse noch immer von einer guten Indikationsstellung – und hier gilt insbesondere für den betagten Patienten: „Es interessiert der Patient, der die Krankheit trägt nicht die Krankheit, die der Patient trägt" – und der Expertise dessen ab, der sich dieser Technik bedient.

Die Übersicht in diesem Abschnitt zeigt, dass bislang in wenigen onkologischen Gebieten Klarheit über die durch die minimalinvasive Technik erzielbaren verbesserten Behandlungserfolge besteht. Die Einführung von Robotersystemen möchte den Eindruck einer weiter perfektionierten erleichternden Technik vermitteln. Sowohl in der laparoskopischen Chirurgie als auch durch diese Technik werden sich nur zusätzliche nachhaltige Behandlungserfolge herausarbeiten lassen, wenn sich die zukünftigen Chirurgen ihrer Chance bewusst sind und der Herausforderung stellen, die Lernkurven dieser Technik außerhalb des Operationssaales verkürzen zu können.

Literatur

Ballesta LC, Cid JA, Poves I, Bettonica C, Villegas L, Memon MA (2003) Laparoscopic surgery in the elderly patient. Surg Endosc 17 (2):333–337

Biere SS, van Berge Henegouwen MI, Maas KW et al (2012) Minimally invasive versus open oesophagectomy for patients with oesophageal cancer: a multicentre, open-label, randomised controlled trial. Lancet 379:1887–1892

Cuschieri A, Shimi S, Banting S (1992) Endoscopic oesophagectomy through a right thoracoscopic approach. J R Coll Surg Edinb Feb; 37(1):7–11

Demyttenacre SV, Feldman IS, Bergman S (2006) Does aggressive hydration reverse the effects of pneumoperitoneum on renal perfusion? Surg Endosc 20:274–280

Faiz O, Haji A, Bottle A et al (2011) Elective colonic surgery for cancer in the elderly: an investigation into postoperative mortality in English NHS hospitals between 1996 and 2007. Colorectal Dis 13:779–785

Frasson M, Braga M, Vignali A, Zuliani W, Di Carlo V (2008) Benefits of laparoscopic colorectal resection are more pronounced in elderly patients. Dis Colon Rectum 51:296–300

Gagner M, Pomp A, Herrera MF (1996) Early experience with laparoscopic resections of islet cell tumors. Surgery 120:1051e1054

Harris SN, Ballantyne GH, Luther MA, Perrina AC Jr (1996) Alterations of cardiovascular performance during laparoscopic colectomy: a combined hemodynamic and echocardiographic analysis. Anaesth Analg 83:482–487

Huscher CG, Mingoli A, Sgarzini G, Sansonetti A, Di Paola M et al (2005) Laparoscopic versus open subtotal gastrectomy for distal gastric cancer: five-year results of a randomized prospective trial. Ann Surg 241:232–237

Kwon IG, Cho I, Kim HI, Noh SH, Hyun WJ (2015) Minimally invasive surgery as a treatment option for gastric cancer in the elderly: comparison with open surgery for patients 80 years and older. Surg Endosc 29 (8) 2321–2330

Lazzarino AI, Nagpal K, Bottle A, Faiz O, Morthy K, Aylin P (2010) Oper versus minimally invasive esophagectomy. Trends of utilization and associated outcomes in England. Ann Surg 252 (2):292–298

Li J, Shen Y, Tan L, Feng M, Wang H, Xi Y (2015) Is minimally invasive esophagectomy beneficial to elderly patients with esophageal cancer? Surg Endosc 29: 925–930

Limongelli P et al (2012) Laparoscopic and open surgical treatment of left-sided pancreatic lesions: clinical outcomes and cost-effectiveness analysis. Surg Endosc 26 (7)1830–1836

Mariette C, Meunier B, Pezet D, Dalban C, Collet D et al (2015) Gastrointestinal Cancers Symposium: Hybrid minimally invasive versus open oesophagectomy for patients with oesophageal cancer. A multicenter, open label, randomized phase III trial, the MIRO trial. J Clin Oncol 33 (suppl 3; abstr 5)

Mehrabi A, Hafezi M, Arvin J et al (2015) A systematic review and meta-analysis of laparoscopic versus open distal pancreatectomy for benign and malignant lesions of the pancreas: It's time to randomize. J Surgery 157 (1) 45–55

Metha SS, Doumane G, Mura T et al (2006) Laparoscopic versus open distal pancreatectomy: a single –institution case control study. Surg Endosc 26:402–407

Nagpal K, Ahmed K, Vats A et al (2010) Is minimally invasive surgery beneficial in the management of esophageal cancer?: a meta-analysis. Surg Endosc 24:1621–1629

Nemoto M, Yeernuer T, Msutani Y (2014) Development of automatic visceral fat volume calculation software for CT volume data. J Obes Article ID 495084

Ptok H, Gastinger I, Meyer F et al (2013) Kolorektale Chirurgie beim Hochbetagten. Der Chirurg 84 (4) 296–304

Scheidbach H, Schneider C, Hügel O et al (2005) Laproscopic surgery in the old patient: do indications and outcomes differ? Langenbecks Arch Surg 390:328– 332

Seishima R, Okabayashi K, Hasegawa H et al (2015) Is laparoscopic colorectal surgery beneficial for elderly patients? A systematic review and meta-analysis. J Gastrointest Surg 19:756–765

Takashi A, Kuroyanagi H, Oya M et al (2009) Short-term outcomes of laparoscopic rectal surgery for primary rectal cancer in elderly patients: is it safe and beneficial? J Gastrointest Surg 13:1614–1618

Zeng WG, Zhou ZX, Hou HR et al (2014) Outcome of laparoscopic versus open resection for rectal cancer in elderly patients. J Surg Res 2014 dx.doi.org/ 10.1016/ j.jss.2014.08.012

Besonderheiten in der neoadjuvanten und adjuvanten Therapie geriatrisch-onkologischer Patienten

T. Bartscht, D. Rades

T. Keck, U.T. Hopt (Hrsg.), *Onkologische Chirurgie bei alten Patienten*,
DOI 10.1007/978-3-662-48712-9_10

In der modernen Krebstherapie wird häufig die chirurgische Maßnahme durch multimodale Therapiekonzepte komplettiert. Es wird das Ziel verfolgt, die Tumorkontrolle und damit verbunden das Gesamtüberleben des Patienten durch geeignete Maßnahmen zu verbessern. In der Vergangenheit konnten sich mehrere Ansätze etablieren. Dabei sind nach wie vor die klassischen Disziplinen wie Strahlentherapie und Chemotherapie vertreten. Das rasant steigende Verständnis onkologischer Erkrankungen und insbesondere die Entwicklung neuer Substanzen, aber auch die Etablierung prognostischer Marker erhöhen die Komplexizität der aktuellen Therapie, aber auch im gleichen Atemzug die Effektivität.

Häufig spiegeln klinische Studien nicht das tägliche Patientengut wieder und so erscheint es schwierig, modere Therapiestrategien speziell dem älteren Patienten zukommen zulassen. Der Therapeut ist täglich gefordert, durch Entscheidungen über Verträglichkeit und möglichen Nutzen der Therapie gegenüber dem zunehmenden Alter der Patienten, dem zunehmenden Komorbiditäten im Alter, aber auch dem Anspruch der Patienten gerecht zu werden.

10.1 Begriffserläuterungen

10.1.1 Adjuvante Therapiekonzepte

Die adjuvante Therapie verfolgt das Ziel, nach einer gelungenen Operation durch eine geeignete Maßnahme das Rezidiv bestenfalls zu verhindern, zumindest hinauszuzögern. Dies spiegelt sich im Gesamtüberleben des Patienten wieder.

Klassische Beispiele sind hier kolorektale Tumoren, das Pankreaskarzinom, Bronchialkarzinome, aber auch im Bereich der gynäkologischen Tumoren hat sich das Prinzip etabliert. Letztendlich gibt es nur noch wenige Tumorentitäten, die in modernen Zeiten nicht multimodal therapiert werden können. Diese multimodalen Therapien konnten ihre Berechtigung im Rahmen von vielen klinischen Studien etablieren. Hierbei wird nicht nur die klassische Chemotherapie eingesetzt, moderne Medikamente, aber auch physikalische Verfahren wie die Strahlentherapie erweitern das Portfolio. Als klassisches Beispiel ist hier die adjuvante Therapie des Kolonkarzinoms oder die neoadjuvant und adjuvante Therapie des Rektumkarzinoms zu nennen.

10.1.2 Additive Chemotherapie

Dieser neue Begriff wurde für die Situation der R1-Resektion eingeführt. Nach einer R1-Resektion kann eine Therapie, in diesem Fall eine Chemotherapie, im Sinne einer adjuvanten Therapie appliziert werden. Da es sich jedoch um eine R1-Resektion handelt, kann die Therapie nicht „adjuvant“ heißen, da es sich nicht mehr im engeren Sinn um eine kurative Situation handelt, sondern der Begriff „additiv“ wurde geprägt. Der Sinn der additiven Therapie besteht in der Vermeidung einer Progression, aber auch der vollständigen Elimination maligner Zellen. Es wäre vermessen, hier nur an eine Chemotherapie zu denken. Den gleichen Ansatz der additiven Therapie kann selbstverständlich auch die Strahlentherapie oder eine andere Disziplinen verfolgen. Letztendlich soll durch den Begriff der additiven Therapie eine klare Abgrenzung zur adjuvanten Therapie mit kurativem Ansatz erfolgen.

10.1.3 Neoadjuvante Therapiekonzepte/Downstaging

Die Begrifflichkeiten der neoadjuvanten Therapie und der Therapie zum „Downstaging“ oder „Downsizing“ werden in der Literatur häufig nicht scharf von einander abgegrenzt. Die neoadjuvante Therapie meint, dass ein Patient, der formal operabel erscheint, eine vorgeschaltete Therapie bekommt. Gründe können eine hieraus resultierende bessere Operabilität, aber auch eine Steigerung der Effektivität der Operation sein, da durch die vorgeschaltete Therapie das Gesamtüberleben günstig beeinflusst werden kann. Ein klassisches Beispiel hierfür ist die fest etablierte neoadjuvante Radio-/Chemotherapie beim Rektumkarzinom.

Das Downstaging, oder Downsizing bezeichnet eine Situation, in der der Patient formal nicht operabel ist, aber durch eine vorgeschaltete Therapie eine Remission erfährt und somit einer Operation zugänglich wird. Diese Therapieansätze beinhalten häufig Strategien, die mehrere wirksame Substanzen und/oder Verfahren kombinieren, um ein maximales Ansprechen zu erzwingen.

Tipp

Gerade beim Studium neuer Publikationen sucht man häufig vergebens scharfe Abgrenzungen beider Begriffe, so dass die Interpretation der Ergebnisse erschwert wird. Hier gilt die Regel, dass reine neoadjuvante Therapiestudien eher selten sind.

10.1.4 „Sandwich-Verfahren"

Unter diesem Begriff versteht man die Kombination aus einer neoadjuvanten Therapie, gefolgt von einer Lokaltherapie und einer adjuvanten Therapie. Hier wird folglich das gesamte Spektrum der multimodalen Therapie ausgeschöpft um den Patienten optimal zu behandeln. Ein klassisches Beispiel ist die Sarkomtherapie.

Berücksichtigt man jede einzelne genannte Modalität, so wird sehr schnell klar, je komplexer die Therapie des Tumors ist desto belastender wird die Therapie für den Patienten sein. Der ältere Patient stößt sehr schnell an die Grenzen des durchführbaren. So wird häufig eine schlechtere Therapie aufgrund der besseren Verträglichkeit durchgeführt und einige Therapiekonzepte bleiben ausschließlich jungen, fitten Patienten vorbehalten. Ein möglicher Kompensationsmechanismus ist in dieser Situation eine Erhaltungstherapie. Durch eine kontinuierliche Gabe wird ein permanenter Druck auf den Tumor ausgeübt, mit erträglichen Nebenwirkungen.

Zusammenfassung

- Adjuvant: Therapie nach einer R0-Resektion
- Neoadjuvant: Therapie vor einer Operation bei einem operablen Tumor
- Downsizing: Therapie vor einer Operation bei einem **nicht** operablen Tumor
- „Sandwich-Verfahren": Therapie vor und nach einer Operation
- Additiv: Therapie nach einer R1-Resektion

Die multimodale Therapie stellt eine äußerst wirksame Therapie dar, ist jedoch aufgrund der Nebenwirkungen nicht jedem Patienten zugänglich. Eine Risiko-Nutzen-Abschätzung durch erfahrene Therapeuten ist zwingend notwendig.

Tipp

Eine Unterbrechung der Therapie, „on-off-Situation", oder ähnliche Pausen sind nahezu bei allen soliden Tumoren zu vermeiden. Die schlechtere Prognose, die hieraus resultiert, ist in vielen klinischen Studien belegt.

10.2 Beispiele aus der Praxis

10.2.1 Kolonkarzinom

Neben der Chirurgie ist die adjuvante Chemotherapie beim nicht metastasierten Kolonkarzinom etabliert. Nach einer vollständigen Resektion eines Kolonkarzinoms im Stadium UICC III ist die adjuvante Chemotherapie nach Leitlinien indiziert. Aktuell wird eine Therapie mit 5-Fluorouracil und dem Platinderivat Oxaliplatin in den S3-Leitlinien empfohlen. Historisch gesehen war über Jahrzehnte eine Monotherapie mit 5-Fluorouracil die Standardtherapie, zunächst in Form einer Bolusapplikation nach dem Mayo-Schema, dann in Form einer oralen Therapie mit Capecitabine.

Die MOSAIK-Studie konnte zeigen, dass eine Kombinationstherapie aus 5-Fluorouracil und Oxaliplatin (FolFox4 Protokoll) der Standardtherapie überlegen ist. FolFox4 wurde zum „Goldstandard" in der adjuvanten Therapie des Kolonkarzinoms (André et al. 2004).

Durch die Kombination mit Oxaliplatin hat sich im Vergleich zu einer 5-Fluorouracil Monotherapie das Nebenwirkungsspektrum erheblich erweitert. Neben der Myelosuppression, der verzögerten Emesis und starken Fatigue, kam auch eine spezielle Nebenwirkung, die periphere Polyneuropathie hinzu. Diese ist schon nach wenigen Applikationen klinisch manifest und kann im weiteren Verlauf zum Abbruch der Therapie führen. Immerhin konnte die

MOSAIC-Studie einen signifikanten Überlebensvorteil für die Kombinationstherapie zeigen (Risikoreduktion eines Rezidivs im Stadium UICC III = 24 %), der letztendlich die Kombinationstherapie zum Goldstandard werden ließ.

Erwähnenswert ist, dass das Durchschnittsalter der Patienten in beiden Armen der Studie mit jeweils 60, bzw. 61 Jahren eher jung war und somit das reale Patientengut nicht widerspiegelt. Dieser Umstand ist nicht als Manko anzusehen, da die Studie unbestritten die adjuvante Chemotherapie verbessert hat. Dennoch ist die Toxizität so einzuschätzen, dass nur eine bestimmte Gruppe und eben nicht der alte multimorbide Patient diese Therapie adäquat vertragen. Diese Problematik wurde kontrovers diskutiert und führte zeitweise dazu, dass in den S3-Leitlinien die Kombinationstherapie bei Patienten über 70 Jahren nicht empfohlen wurde. Diese Aussage ist zu Recht revidiert worden, da die Durchführbarkeit einer Therapie nicht durch das Alter des Patienten entschieden wird, sondern anhand der Komorbiditäten und des ECOG. Die Entscheidung liegt folglich heute in der Hand des behandelnden Arztes. Hierfür ist eine ausreichende Erfahrung und Geschick im Management von Nebenwirkungen gefragt. Score-Systeme, insbesondere aus dem geriatrischen Bereich, helfen. Wichtig ist ein rechtzeitiges Agieren bei Auftreten von Nebenwirkungen. Dieses darf nicht zum Abbruch der Therapie, sondern sollte zu einer Deeskalation führen. Unklar ist, ob eine Dosisreduktion der Kombinationstherapie auch weiterhin der Monotherapie überlegen ist.

Tipp

Eine Dosisreduktion der Kombinationschemotherapie erbringt in der Regel keine Linderung der Polyneuropathie, die durch Oxaliplatin induziert wird. Der Wechsel auf eine Monotherapie sichert häufiger die regelhafte Beendigung der adjuvanten Therapie.

Nicht das Lebensalter des Patienten entscheidet über die Durchführbarkeit einer Therapie, die Komorbiditäten und der Allgemeinzustand (ECOG, Karnofsky-Index) limitieren Therapiemodalitäten.

10.2.2 Pankreaskarzinom

In der Therapie des Pankreaskarzinoms hat sich die adjuvante Therapie im Stadium UICC I-III etabliert und ist fest in den S3-Leitlinien verankert. Der Standard ist eine Monotherapie mit Gemcitabine für 6 Kurse, entsprechend 24 Wochen Therapiezeit. Die Ergebnisse konnten einen signifikanten Vorteil gegenüber unbehandelten Pankreaskarzinomen zeigen. Glücklicherweise ist das Nebenwirkungsprofil von Gemcitabine sehr günstig, so dass sich die Frage, ob ein Patient, insbesondere ein älterer Patient mit Komorbiditäten, diese Therapie verträgt nicht stellt. Auch ist die Therapie bei einem schlechten ECOG häufig gut verträglich.

Tipp

Die Infusionszeit von Gemcitabine sollte bei 45 min, maximal 60 min liegen. Wird diese überschritten, drohen erhebliche und prolongierte Zytopenien sowie weitere Unverträglichkeiten.

In Analogie zu der Therapie des Kolonkarzinoms gibt es auch hier Bestrebungen, durch eine Kombination das Gesamtüberleben zu steigern. Im Focus ist aktuell die Substanz nab-Paclitaxel, die in Kombination mit Gemicitabine höhere Ansprechraten bewiesen hat. Eine Studie zur Überprüfung der höheren Wirksamkeit im adjuvanten Setting wird aktuell durchgeführt. Die Ergebnisse dürften spannend werden.

Auch hier gilt, dass die Kombination beider Substanzen eine Häufung der Nebenwirkungen bedeutet und die Durchführbarkeit von der Entscheidung des Therapeuten abhängt.

Eine andere Situation stellt der Einsatz der Kombination im Setting des „gerade nicht operablen Pankreaskarzinoms“ dar. Durch Kombinationstherapien konnten in den letzten Jahren respektable Remissionsraten erzielt werden. Herausstechend ist hier die Kombination von 5-Fluorouracil, Irinotecan und Oxaliplatin (FOLFIRINOX). Diese Therapie hat, bemerkenswerterweise unter Aussparung von Gemcitabine, sehr gute

Daten bezüglich Ansprechraten und Gesamtüberleben in der palliativen Therapie gezeigt. Die Kombination ist toxisch und mit einem ungünstigen Nebenwirkungsspektrum behaftet, so dass sie nur einer kleinen Gruppe an Patienten vorbehalten ist (Conroy et al. 2011). Erneut gilt, dass diese Therapie für den alten morbiden Patienten selten eine Therapieoption darstellt. Interessanterweise ist jedoch eine Tendenz zu erkennen, dass nach einer Lernphase des Zentrums im Umgang mit diesem Therapieprotokoll, der Einsatz auch bei älteren und morbideren Patienten immer häufiger durchgeführt wird. Der Stellenwert dieser hoch effektiven Therapie, bezogen auf die adjuvante und neoadjuvante Situation, wird im Rahmen von klinischen Studien überprüft. Gerade in der neoadjuvanten Situation ist eine hohe Ansprechrate gefragt.

Die Kombination aus nab-Paclitaxel und Gemcitabine nimmt einen Platz zwischen Folfirinox und Gemcitabine ein, bezogen auf das Nebenwirkungsprofil. Dabei hat diese Kombination in der palliativen Situation ihre Wirksamkeit bewiesen, was zur Zulassung führte (von Hoff et al. 2013). Neuere klinische Studien befassen sich mit dieser Kombinationschemotherapie gerade im neoadjvanten Setting, aber auch im Bereich des Downstagings.

Neben der Strahlentherapie entwickelt sich die medikamentöse Therapie des Pankreaskarzinoms rasant weiter und durch den Einsatz neuer Substanzen und Kombinationen erweitert sich das Portfolio des Therapeuten. Aufgrund der unterschiedlichen Nebenwirkungsprofile kann recht individuell die Therapie (aktuell in klinischen Studien) gewählt werden.

Tipp

Indem die Ziele des Patienten gemeinsam herausgearbeitet werden, wird häufig die Therapiemodalität/-sequenz entschieden. In einer ausweglosen Situation können gemeinsam mit einem aufgeklärten älteren Patienten auch Wege außerhalb der Leitlinien beschritten werden. Hierbei muss selbstverständlich eine realistische Chance bestehen.

10.2.3 Magenkarzinom/Karzinom des gastro-ösophagealen Überganges

Das Magenkarzinom, sowie das Karzinom des gastro-ösophagealen Überganges haben sich in den letzten Jahren als Paradebeispiel der multimodalen Therapie herausgestellt. Beide Therapieansätze, adjuvant und neoadjuvant, werden mit einer Operation kombiniert. Dieses Sandwichverfahren zeigt in den klinischen Studien eine hohe Effektivität und eine signifikante Verlängerung des Gesamtüberlebens. Neben der reinen Chemotherapie haben sich auch Ansätze mit integrierter Strahlentherapie in der Studienlandschaft etabliert. Überwiegend kommen die neoadjuvanten Prinzipien bei lokal fortgeschrittenen Tumoren zum Einsatz. Die Effektivität der Therapie wird nicht nur Anhand von Staginguntersuchungen erhoben, sondern auch am Resektionspräparat durch Bestimmung des Regressionsgrades erhoben. Allen Therapieprinzipien ist gemeinsam, dass eine toxische Therapie eingesetzt wird. Bei der Chemotherapie kommen Kombinationen aus 3–4 Substanzen zum Einsatz. Ein etablierter Ansatz ist zum Beispiel die Chemotherapie nach dem FLOT-Schema (5-Fluorouracil, Leukovorinsäure, Oxaliplatin und Docetaxel; Al Batran et al. 2008). Sehr schnell wird klar, dass auch hier die Therapielimitation durch die Komorbiditäten und den Allgemeinzustand des Patienten definiert werden. Da die multimodalen Therapieansätze nahezu ausnahmslos im Rahmen von Therapiestudien erfolgen, werden zukünftige Daten generieren, inwieweit diese Therapiestrategien auch für ältere Patienten durchführbar sind.

Gerade auf dem Gebiet des Magenkarzinoms drängen neue Substanzen auf den Markt. Moderne Antikörpertherapien zeigen ein günstiges Nebenwirkungsprofil bei nachweislicher Effektivität und können so die Standardtherapie bei älteren Patienten entschärfen.

Tipp

Eine genaue Abwägung der einzusetzenden Modalitäten ist extrem wichtig. Möglichst sollte man sich mit multiplen aktiven Substanzen in der Firstline-Therapie zurückhalten, wenn die Chance auf das Erreichen einer Operabilität nur gering ist.

10.3 Praxis einer multimodalen Therapie

An mehreren Beispielen wurde herausgearbeitet, dass die Steigerung der Effektivität mit einer erhöhten Nebenwirkungsrate einhergeht. In der Praxis sind die Patienten in der Regel in einem fortgeschrittenen Lebensalter und Therapien können nicht wie gewohnt angewandt werden. Bei einem erfahrenen Therapeuten kann die Rekrutierung geringgradig höher ausfallen, jedoch kann die Masse nicht vollständig erreicht werden. Demzufolge müssen häufig Therapien modifiziert werden, es müssen schonendere Verfahren angewandt werden, schlimmstenfalls eignet sich der ältere Patient überhaupt nicht für eine Therapie. Das Dilemma ist in diesem Fall, dass zum Beispiel für eine De-Eskalation oder Modifizierung der Therapie keine Daten vorhanden sind. Des Weiteren ist nicht klar, ob eine multimodale Therapie gegenüber der alleinigen Operation nach einer Modifikation noch einen Vorteil bietet. Verschärft wird dieses Problem in der neoadjuvanten Situation. Ein eigentlich operabler Befund wird durch eine modifizierte Therapie behandelt und durch die Modifikation ist nicht die gewünschte Tumorkontrolle eingetreten sondern eine Progression, schlimmstenfalls ist der Befund nun nicht mehr operabel. Klare Evidenzen, Studien oder gar evidenzbasierte Empfehlungen fehlen hier.

Die Fragen, Überlegungen und Planungen sind vor der Einleitung einer Therapie beim älteren onkologischen Patienten genau zu prüfen. Neben der persönlichen Erfahrung des Therapeuten, können interdisziplinäre Konferenzen hilfreich sein. Erfahrungen aus den unterschiedlichen Disziplinen und die interdisziplinäre Einschätzung des biologischen Status des älteren Patienten werden zusammengetragen. Einschätzungen über die Belastbarkeit des Patienten können somit objektiver gefällt werden. Durch das Zusammentragen von Informationen über die einzelnen Therapiemodalitäten kann die Therapie besser auf den Patienten abgestimmt werden. Auch gilt hier das Prinzip der Erfahrung. Je mehr Patienten multimodalen Therapieverfahren zugeführt werden, desto größer ist die Erfahrung im behandelnden Zentrum und hieraus resultiert häufig eine bessere Therapie für den „Problempatienten". Die Lernkurve wird steiler und somit wird die Berechtigung eines Zentrums untermauert.

Tipp

Ein Zentrum gewinnt nicht durch eine Einzelleistung die Stärke, sondern in der Gesamtheit, die entscheidend durch die uneingeschränkte Kommunikation der Einzeldisziplinen untereinander bestimmt wird.

10.4 Neue Substanzen

Betrachtet man die Entwicklung der Therapie, so ist gerade im Bereich der konservativen Tumortherapie eine zunehmende Entwicklung in den letzten Jahren zu verzeichnen. Ein beeindruckendes Beispiel ist die Zulassung neuer Substanzen für das kolorektale Karzinom. Ist seit den 60er-Jahren 5-Fluorouracil der Goldstandard für die Therapie, so sind seit den 90er-Jahren insgesamt 9 neue Substanzen zugelassen worden und haben das Portfolio erheblich erweitert. Wir leben folglich in einer sehr exponierten Zeit und können von der innovativen Forschung profitieren. Die neuen Substanzen bringen gerade in der Kombinationstherapie eine signifikante Steigerung der Effektivität und eben nicht nur eine Erhöhung der Nebenwirkungen. Ein typisches Beispiel ist hier der Einsatz von Oxaliplatin.

Die Einführung der „Biologica" oder „small molecules" zeigt eine erhebliche Erweiterung der Therapie und verglichen zur konventionellen Chemotherapie ein häufig günstigeres Nebenwirkungsprofil. Dabei treten nicht klassische Nebenwirkungen der Chemotherapie, wie zum Beispiel hämatologische Toxizität, Alopezie und Übelkeit auf, sondern der Therapeut sieht sich mit „modernen" Nebenwirkungen konfrontiert. Eine Exazerbation der Hypertonie, gastrointestinale Beschwerden. Kardiale Symptome bis zu erheblichen Lebertoxizität. Subgruppen können identifiziert werden, die von einer Kombination mit klassischer Chemotherapie und moderner Therapie überproportional profitieren. Es beginnt das Zeitalter der individualisierten Therapie.

10.5 Individualisierte Therapie

Es ist schwierig neue Substanzen und die Empfehlungen einfach auf den älteren Patienten unreflektiert zu übertragen. Heute können in der Onkologie aufgrund von Genanalytik und Risikostratifizierung eine genauere Einschätzung der Erkrankung und deren Therapieerfolg erfolgen. Es stehen hochpotente neue Medikamente für die Therapie des Kolonkarzinoms zur Verfügung. Das Nebenwirkungsprofil erscheint bei erster Betrachtung günstig. Sofort wächst auch die Erwartungshaltung des älteren Patienten gerade mit dieser neuen Therapie. Dennoch steht die Erwartungshaltung des modernen Patienten, hier des älteren Patienten, der Durchführbarkeit einer Therapie entgegen. Nebenwirkungen der neuen Substanzen, die eben nicht denen einer klassischen Chemotherapie entsprechen, können bei älteren Patienten rasch zu einer Therapielimitierung führen. So eigenen sich Patienten mit Herz- oder Nierenerkrankungen, Leberveränderungen, thrombembolischen Ereignissen, die bei älteren Patienten häufig kumulieren, rasch nicht mehr für eine derartige Therapie. So entsteht häufig eine Diskrepanz zwischen Erwartungshaltung und tatsächlich durchführbarer Therapie, insbesondere bei gut aufgeklärten älteren Patienten.

Die tägliche Praxis

In der heutigen Zeit ist der Therapeut zwar weiterhin verantwortlich für eine Therapieentscheidung, jedoch nimmt der Arzt eher eine beratende und aufklärende Funktion ein. Nur noch in Ausnahmefällen wird eine Therapie diktiert. In Zusammenarbeit mit dem Patienten werden Ziele definiert, Therapien gegeneinander abgewogen und gegebenenfalls auch eine Therapie modifiziert, zugunsten des Patientenwunsches und zu Lasten der Wirksamkeit.

Das Wissen um Substanzen, Nebenwirkungen und Durchführbarkeit ist zunehmend wichtig. Immer mehr ältere Patienten werden betreut, ebenso nimmt das Ausmaß der Medikamenteneinnahme im Sinne der hausärztlichen Medikation zu. Interaktionen zwischen Medikamenten, Eliminationswege und Organfunktionen bestimmen moderne Therapieplanungen. Die zunehmende Kostenexplosion in der Onkologie zwingt den Arzt zur Wirtschaftlichkeit.

Zusammenfassend betrachtet besteht häufig die Notwendigkeit einer Therapie vor oder nach einer geplanten Operation. In der Regel werden Therapieempfehlungen durch ein Tumorboard bestätigt, jedoch ist die Empfehlung nicht umsetzbar. Die Schwierigkeit liegt dann in der Abschätzung der Prognoseverschlechterung für den einzelnen Patienten. Umso schwerer fällt die Entscheidung, wenn eine z. B. adjuvante Therapie statistisch zu einer erheblichen Verlängerung des Gesamtüberlebens führt. Aber auch in solchen Situationen ist es wichtig, weiterhin an einer gemeinsamen Lösung zu arbeiten und nicht die Therapieentscheidung diktatorisch zu fällen. In jedem Fall sollte der Entscheidungsprozess dokumentiert und gegebenenfalls dem Tumorboard rückgemeldet werden.

Die Tumorkonferenz ist in der modernen onkologischen Therapie die entscheidende Schnittstelle zwischen den Einzeldisziplinen. Neben der Sicherung der Qualität kann hier die „individualisierte" Therapieplanung für den einzelnen Patienten erfolgen, was insbesondere bei Therapieempfehlungen für ältere Patienten essenziell ist. Ein weiterer positiver Effekt ist, dass die Einzeldisziplinen ein wachsendes Verständnis über Vorgehensweisen anderer Disziplinen erhalten, was multimodale Therapiekonzepte verfestigt.

Literatur

Al-Batran SE et al (2008) Biweekly fluorouracil, leucovorin, oxaliplatin, and docetaxel (FLOT) for patients with metastatic adenocarcinoma of the stomach or esophagogastric junction: a phase II trial of the Arbeitsgemeinschaft Internistische Onkologie. Ann Oncol 19(11):1882–1887, doi: 10.1093/annonc/mdn403. Epub 2008 Jul 31

André T et al (2004) Oxaliplatin, fluorouracil and leucovorin as adjuvant treatment for colon cancer (MOSAIC). N Engl J Med 350:2343–2351

Conroy T et al (2011) FOLFIRINOX versus gemcitabine for metastatic pancreatic cancer. N Engl J Med 12; 364(19):1817–1825, doi:10.1056/NEJMoa1011923

Von Hoff DD et al (2013) NEJM (online) 16. Oktober 2013, http://dx.doi.org/10.1056/NEJMoa1304369(3)

Geriatrische Weiterbehandlung

M. Willkomm

T. Keck, U.T. Hopt (Hrsg.), *Onkologische Chirurgie bei alten Patienten,*
DOI 10.1007/978-3-662-48712-9_11

Die geriatrische Versorgung in Deutschland hat sich in den letzten 20 Jahren sprunghaft entwickelt und stellt heute eine nahezu flächendeckende Versorgung für geriatrische Patienten zur Verfügung (Bundesverband Geriartrie 2010). Die stationäre Geriatrie wird in den meisten Bundesländern – Krankenhausplanung ist Landesplanung – vollständig oder überwiegend als Akutabteilung nach § 109 SGB V organisiert. Zu den „rein akutgeriatrischen Ländern" gehören u. a. Hamburg, Schleswig-Holstein, Brandenburg, Sachsen-Anhalt und mit je einer Ausnahme Berlin und Hessen. Ein Vorteil dieser Planung ist die unmittelbare Verlegungsmöglichkeit ohne Antragsverfahren aus anderen klinischen Abteilungen sowie die Direkteinweisung durch niedergelassene Ärzte ebenfalls ohne Antrag bei der zuständigen Krankenkasse. Einige Bundesländer (Niedersachsen, NRW, Bayern) bieten sowohl die akutgeriatrische Abteilung als auch zumeist dort nachgeschaltete geriatrische Rehabilitationsbetten an. Nur noch in wenigen Bundesländern (Saarland, Rheinland-Pfalz, Baden-Württemberg) überwiegt die geriatrische Rehabilitation.

11.1 Geriatrische Versorgung in Deutschland

Die akutgeriatrischen Abteilungen sind krankenhausplanerisch allen anderen Akutabteilungen gleichgestellt. Im Zuge eines abgestuften Versorgungskonzepts („ambulant vor stationär") ist in vielen Ländergeriatriekonzepten der schwellenfreie Übergang in teilstationäre (geriatrische Tagesklinik, GTK) und ambulante Bausteine (ambulante geriatrische Rehabilitation nach § 40 SGB V oder „Rezeptambulanz") fest verankert. Die Verweildauer in der Akut-Geriatrie beträgt bundesweit im Durchschnitt 15–18 Tage, in der geriatrischen Rehabilitation liegt sie etwas höher. Durch die ambulante und tagesklinische Weiterversorgung ist eine geriatrische Behandlungszeit von 8–10 Wochen insgesamt durchaus möglich. So können die multimorbiden, häufig zunächst sehr geschwächten und mit multiplen klinischen Problemen zur geriatrischen Aufnahme kommenden Patienten mit guten Chancen wieder in das häusliche Umfeld (genauer: selbstbestimmte Umfeld) zurückkehren. Dies stellt auch das wesentliche und geriatrietypisch pragmatische Ziel der Behandlung dar.

11.2 Identifikation geriatrischer Patienten im Akutkrankenhaus

Vor einer Verlegung auf eine geriatrische Station oder in eine geriatrische Klinik ist zunächst zu klären, ob der Patient/die Patientin die Kriterien für eine geriatrische stationäre Behandlung erfüllt:

- Alter >= 65 Jahre und
- geriatrietypische Multimorbidität.

Die geriatrietypische Multimorbidität erfasst die vorhandenen und behandlungsbedürftigen geriatrischen Merkmalskomplexe und stellt nicht die Summe der Diagnosen dar („Diabetes mellitus, Hypertonus, Herzinsuffizienz … "). Sie wird in sogenannte Merkmalskomplexe eingeteilt:

Geriatrische Merkmalskomplexe

1. Mobilitätsstörung
2. Sturzneigung und Schwindel
3. Kognitive Defizite
4. Depression und Angst
5. Verhaltensstörung
6. (Chronischer) Schmerz
7. Fehl- und Mangelernährung
8. Störungen des Flüssigkeits- und Elektrolythaushaltes
9. Inkontinenz
10. Seh- oder Hörstörung
11. Stimm-, Sprech- oder Sprachstörung
12. Multimedikation
13. Sensibilitätsstörung
14. Frailty (Gebrechlichkeit)
15. Dekubitus

Sind mindestens zwei der geriatrischen Merkmalskomplexe akut behandlungsbedürftig, wird bereits von einer Multimorbidität gesprochen. Zumeist bestehen jedoch bei geriatrischen Patienten multiple Problembereiche.

Wenn die Identifikation des geriatrischen Patienten geklärt ist, steht die Frage der Weiterversorgung in einem ambulanten, teil- oder vollstationären geriatrischen System im Vordergrund. Nach einem chirurgischen Eingriff wird in der Regel ein stationärer geriatrischer Aufenthalt erforderlich. Für die Aufnahme in eine stationäre Geriatrie wird gefordert, dass der Betroffene die geriatrischen Kriterien erfüllt und weder ambulant noch tagesklinisch das Behandlungsziel erreicht werden kann. Der direkte Übergang aus einer chirurgischen Abteilung in eine geriatrische Tagesklinik stellt eher die Ausnahme dar. Entsprechend der oben formulierten Indikation wird dann gefordert, dass mit ambulanten Mitteln das Behandlungsziel nicht erreicht werden kann. Die Abgrenzung erfolgt also regelhaft zur jeweils niedrigeren Versorgungsstufe.

Ideal ist ein etabliertes geriatrisches Konsiliarsystem in der jeweiligen Abteilung, so dass mindestens einmal, besser mehrfach wöchentlich eine rechtzeitige geriatrische Weiterversorgung durch einen Geriater gemeinsam mit dem zuständigen chirurgischen Kollegen geprüft werden kann. Außerdem steht im geriatrischen Konsil dem vorwiegend operativ tätigen Kollegen die geriatrische Expertise des Konsiliarkollegen zur Verfügung.

In jüngster Zeit wurde durch die Schaffung alterstraumatologischer Zentren sowohl innerhalb mehrerer Klinikabteilungen als auch im Verbund räumlich benachbarter Kliniken dieses System ausgebaut und ein Konzept von der Notaufnahme bzw. Aufnahme auf der unfallchirurgischen Station bis zum Übergang in die geriatrische Weiterversorgung verbindlich etabliert. Der Vorteil dieser Systeme ist die fest vereinbarte Ablaufplanung sowie die „Behandlung auf Augenhöhe“ durch Unfallchirurgen und Geriater. Die Zuständigkeit einschließlich der rechtlichen Zuständigkeit bleibt zu Beginn in Händen des Unfallchirurgen. Mit Verlegung auf die geriatrische Station oder in die geriatrische Klinik ändert sich dann die Zuständigkeit und der Geriater „hat den Hut auf“.

11.3 Geriatrisches Behandlungskonzept

Wird ein geriatrischer Patient z. B. durch eine geriatrische Konsiliarvisite auf der viszeralchirurgischen Station identifiziert und auf die geriatrische Abteilung verlegt, erfolgt zu Beginn zunächst eine umfassende stationäre Aufnahme durch Ärzte, Pflegende und Therapeuten (ärztlicher Anteil: Anamnese und körperliche Allgemeinuntersuchung, geriatrisches Assessment). Bereits hier wird die interdisziplinäre Ausrichtung der Geriatrie deutlich, deren Behandlungsschwerpunkt neben einer fundierten medizinischen Betreuung eine intensive, mehrfach täglich mit jeweils mindestens 30–45 Behandlungsminuten stattfindende und im geriatrischen Team wöchentlich evaluierte Therapie und aktivierende Pflege ist. Die Grundsäulen der geriatrischen Behandlung sind

1. geriatrisches Aufnahme – und Verlaufsassessment,
2. geriatrisches Team,
3. geriatrische Behandlung und
4. Überleitungsmanagement.

Innerhalb der ersten teil- oder vollstationären Tage erfolgt das geriatrische Aufnahmeassessment. Die Ergebnisse werden erfasst und bilden in der ersten geriatrischen Teamkonferenz die Grundlage für die Erstellung des gemeinsamen Nah- und Fernziels. Festgelegt wird damit auch das interdisziplinäre Behandlungskonzept mit verbindlicher Planung der therapeutischen, pflegerischen und ärztlichen Maßnahmen. Dieser Behandlungsplan wird anschließend mindestens wöchentlich evaluiert und an den jeweiligen Behandlungserfolg angepasst. Die Ergebnisse fließen von Beginn an in die Entlassungsplanung ein. Durch dieses in der Geriatrie gut ausgebaute und auch als Überleitungsmanagement bezeichnete Verfahren wird die Grundlage für die Rückkehr in das selbstbestimmte häusliche Umfeld des Patienten gelegt. Die Planung, Durchführung, Evaluation und Anpassung der Abläufe stammt vom Prinzip her aus der langjährig in den Pflegeberufen etablierten Konzeption des „Plan-Do-Check-Act“ (Willkomm 2013).

11.3.1 Geriatrisches Assessment

Als geriatrisches Assessment wird das der konventionellen, zumeist internistisch-neurologisch geprägten ärztlichen Aufnahme folgende, umfassende Erfassen der geriatrischen Ausgangssituation des Patienten bezeichnet. Am geriatrischen Assessment sind alle interdisziplinär mitarbeitenden Berufsgruppen mit beteiligt, nur ein Teil der Assessmentbausteine liegt in ärztlicher Hand. Vom geriatrischen Assessment zu unterscheiden sind die bei Klinikaufnahme in anderen Abteilungen inzwischen weit verbreiteten Screeningverfahren (Callahan et al. 2002). Diese Fragekataloge dienen jedoch eher der Einschätzung einer besonderen geriatrischen Krisensituation (beginnendes Delir) und ersetzen keinesfalls das anschließend bei geriatrischen Patienten grundsätzlich durchgeführte Aufnahmeassessment.

Im geriatrischen Assessment werden die Mobilitätstests zumeist durch Physio- oder Ergotherapeuten, die Abfragen der kognitiven und emotionalen Situation durch Ärzte, nur in seltenen Fällen durch Psychologen, durchgeführt. Der Barthel-Selbsthilfe-Index wird immer, die soziale Situation wird durch die Pflege zumeist initial aufgenommen und im Anschluss durch Ergotherapeuten und Mitarbeiterinnen des Sozialdienstes vervollständigt.

Interdisziplinäre Dokumentation: Idealerweise werden die Ergebnisse in einem allen Mitgliedern des geriatrischen Teams gut zugänglichen Krankenhausinformationssystem dokumentiert. Dort sollten auch die Ergebnisse der Teamkonferenzen, alle Behandlungsinhalte sowie die Gespräche und Planungen im Zuge des Überleitungsmanagements ausreichend abgebildet werden. Die Dokumentation steht so allen Teammitgliedern jederzeit zur Verfügung und bildet zudem die notwendigen Inhalte für die spätere Abrechnung im DRG-System ab.

Bundesweit einheitlich werden innerhalb der ersten Tage der geriatrischen Behandlung fünf verschiedene Ebenen mit standardisierten Verfahren erfasst: Selbsthilfestatus, Kognition, Emotion, Mobilität und Soziale Versorgung. Am Ende der Behandlung erfolgt für zwei der Assessmentinstrumente (Selbsthilfestatus und Mobilitätstest) eine zweite Dokumentation zur Erfassung des Behandlungsverlaufs.

Selbsthilfestatus

Die Bedeutung des Barthel-Index (BI) hat nach seiner Erstveröffentlichung im Jahr 1965 (Mahoney und Barthel 1965) bis heute stetig zugenommen. Der BI ist heute der weltweit mit Abstand am häufigsten angewandte Score zur Erst- und Verlaufseinschätzung der Selbsthilfefähigkeiten. Der in 10 Items aufgeteilte Index hat viele Vorteile: Die Skalierung ist metrisch, so dass der BI sich auch für wissenschaftliche Arbeiten gut eignet. Er kann beliebig häufig wiederholt werden und ist von nahezu jeder Person (Pflege, Arzt, Therapeut, Angehörige) anwendbar. Zu seinen wenigen Nachteilen zählt, dass die Fragen z. T. für heutige Verhältnisse nicht mehr korrekt gewichtet sind und ein Schwerpunkt auf der Körperhygiene liegt. Daher ist der BI in vielen Ländern in leicht überarbeiteter Form nicht mehr deckungsgleich mit dem Ursprungs-BI. Zudem ist die Auslegung der einzelnen Items nicht immer eindeutig, sodass heute dazu Manuals existieren. Nicht oder nur indirekt erfasst wird im BI die kognitive und die emotionale Situation, so dass der auch bei den Kontrollinstanzen der geriatrischen Behandlung beliebte und in der kritischen Prüfung vor allen anderen Testergebnissen hoch gewertete BI bei Weitem nicht das gesamte Bild des geriatrischen Patienten erfasst. Der BI gilt als „normal" bei 95–100 von maximal erreichbaren 100 Punkten. Werte über 65 von 100 geben Hinweise darauf, dass eine vollstationäre Behandlung durch andere Kriterien noch weiter begründet werden muss. Werte von 30–60 gelten als typische Eingangswerte für eine stationäre geriatrische Behandlung. Bei sehr niedrigen Werten wird von den zuständigen Prüfkollegen des MDK nicht selten das rehabilitative Ziel der Behandlung hinterfragt. Dies sollte dann durch weitere Argumente (Verlauf einer Erkrankung, Teilhabe höher gewichtet als reine Selbsthilfefähigkeiten) ggf. abgesichert werden.

> **Aus einem Einzelwert des Barthel-Index (BI) lässt sich eine geriatrische Behandlungsnotwendigkeit nicht ablesen!**

Kognition und Delirerfassung

In Deutschland ist zur Erfassung der kognitiven Situation der Mini Mental Status Test (MMST oder MMSE) sehr verbreitet (Folstein et al. 1975). Aus Sicht der Psychologen ermittelt dieser Test allenfalls andeutungsweise die kognitive Situation. Für eine erste Festlegung auf eine demenzielle Entwicklung ist der Test keineswegs geeignet. Als Grenze für eine auffällige kognitive Situation wird ein Wert von <25 (von 30 erreichbaren Punkten) angesehen. Patienten mit einem zuvor höheren intellektuellen Niveau besitzen allerdings einen etwas höheren Grenzwert als Personen mit einem einfacheren Bildungshorizont. Abzugrenzen ist die Erfassung einer (prä)deliranten Situation. Auch hier fällt ein kognitiver Test pathologisch aus. Nicht ohne Grund ist die Diagnose einer Demenz erst dann zu stellen, wenn die die Demenz begründende Veränderung mindestens 6 Monate besteht, eine umfassende Abklärung möglicher organischer Ursachen erfolgt und außerdem ein Delir oder eine Bewusstseinsstörung sicher ausgeschlossen ist. In der Notaufnahme werden zunehmend z. B. zum präoperativen Ausschluss eines drohenden oder vorhandenen Delirs kurze und einfach durchzuführende Erfassungsinstrumente angewandt, welche auch von Nicht-Geriatern durchgeführt werden können. Viele dieser Kurztests übernehmen Elemente aus dem MMST in einer „abgespeckten Version" (Callahan et al. 2002; Lin et al. 2013).

Emotion

Mit der geriatrischen Depressionsskala GDS (Yesavage et al. 1983) steht ein bundesweit sehr verbreitetes Abfrageinstrument (15 Fragen mit z. T. positiven z. T. negativen Ja-Antworten) zur Verfügung. Die GDS besitzt keinen eindeutigen Grenzwert, bei dessen Überschreitung eine depressive Ausgangslage vorliegt. Zumeist wird eine Zahl zwischen 4 und 6 auffälligen Antworten als hinreichend angesehen, um ein Stimmungstief oder einer depressive Verstimmung zu vermuten. Wie für die kognitiven Assessmentverfahren gilt auch hier, dass die Skala nur einer Ersteinschätzung dient und eine weitergehende Diagnostik erforderlich ist. Zudem ist davor zu warnen, eine solche Skala unkommentiert abzufragen oder gar dem Patienten zum Selbstausfüllen einfach vorzulegen. Alleine das Erfassen der persönlichen Ausgangslage („Fühlen Sie sich hoffnungslos?") kann eine vorliegende depressive Verstimmung deutlich negativ beeinflussen. Gerade dieses Assessmentinstrument zeigt deutlich die Grenzen und Risiken eines einfach anhand einer Liste abgearbeiteten Eingangsassessments auf. Ohne die Möglichkeit einer anschließend durchgeführten professionellen Unterstützung (Gesprächstherapie, psychologische Intervention) sollte eine so sensible Skala nicht angewandt werden.

Mobilität

Der typische Eingangstest für die Beurteilung eines geriatrischen Mobilitätsproblems ist der Timed-Up-And-Go-Test – TUGT (Podsiadlo und Richardson 1991). Dieser einfach durchzuführende Gehtest erfasst das Aufstehen von einem Stuhl, eine 3-m-Gehstrecke mit Wendung sowie das Setzen auf den Ausgangsstuhl. Allerdings erfasst der Test nur die dafür benötigte Zeit für diese Wegstrecke. Inhaltlich wesentlich weiter geht die Erfassung des Aufsteh-, Stand- und Gangverhaltens des Probanden, dies gehört u. a. zum im Ablauf sehr ähnlichen Ursprungstest des TUGT, dem Tinetti-Test. Im TUGT werden jedoch nur die Sekunden gezählt. Werte über 20 sec gelten als sicher pathologisch. Als Eingangstest mag dies für die Erfassung einer Mobilitätsstörung genügen, zu einem Mobilitätsassessment zählen dann jedoch weitergehende Untersuchungen. So wichtige Elemente wie eine Gangabweichung, Änderung der Schrittlänge oder Sturzneigung werden nicht erfasst.

Soziale Situation

Die Aufnahme der sozialen Situation, der ambulanten Ausgangssituation des geriatrischen Patienten wird in kaum einer medizinischen Fachabteilung so umfassend aufgenommen wie in der Geriatrie. Dies liegt sicher auch am pragmatischen Ziel jeder geriatrischen Behandlung sowie am vom Patienten weit überwiegend geäußerten eigenen Behandlungsziel: „Ich möchte wieder nach Hause zurückkehren!"

Das Sozialassessment wird heute weitgehend standardisiert abgefragt. Zudem gibt es einen Pflichtenkatalog an Fragen und Unterpunkten in der geriatrischen Prozedur, welcher bei fehlenden Abfragen auch der Unterpunkte zu einem zumindest drohenden Verlust der Abrechenbarkeit der Gesamtprozedur führen kann. Die häusliche Wohnsituation steht im Mittelpunkt der Abfrage. Sowohl die Lage in einem Gebäude als auch die Erreichbarkeit der Wohnung werden abgefragt. Auch eine Parterrewohnung kann durch Stufen vor der Haustür und an einer hoch zu hebelnden Terrassentür zu unüberwindlichen Hindernissen für einen gangunsicheren oder gehbehinderten Patienten führen. Umgekehrt ist eine Wohnung im achten Stockwerk bei vorhandenem Fahrstuhl deutlich schwellenfreier erreichbar. Zu den weiteren Items gehört die Frage nach An- oder Zugehörigen, wobei deren einfache Existenz noch nichts über den tatsächlichen Grad der Unterstützung aussagt. Erst die erfolgreich beantwortete Frage, ob die jeweils genannte Person „mindestens einmal täglich" nach dem Rechten sieht, bestätigt die positive Aussage. Zu den weiteren Abfragepunkten zählt die rechtliche Ausgangssituation. Hier wird nach Betreuungsverfahren, Vollmachten und einer bestehenden Patientenverfügung gefragt. Auch eine vorhandene Pflegestufe ist verpflichtend zu erfragen. Zu den detaillierten Fragen gehört heute auch, ob ein vorhandenes Hilfsmittel auch regelmäßig genutzt wird. So kann dieser Fragekomplex als „nicht vollständig" angesehen werden, wenn die Frage nach der Nutzung nicht dokumentiert wurde.

11.3.2 Geriatrisches Team

Einen wesentlichen Anteil am Erfolg der geriatrischen Behandlung hat die enge interdisziplinäre Zusammenarbeit im geriatrischen Team. Zu den Teammitgliedern zählen primär alle patientennahen Berufsgruppen. Zur Schaffung einer vertrauensvollen Umgebung sind auch weitere Berufsgruppen wie der Servicebereich oder medizinische Fachangestellte im Labor oder in der Diagnostik mit einzubeziehen. Zum geriatrischen Team im engeren Sinne zählen Ärzte, Pflege, alle therapeutischen Berufsgruppen sowie der Sozialdienst. Optional sind auch weitere Disziplinen wie ErnährungstherapeutInnen und MusiktherapeutInnen im Team vertreten. Ein enger Austausch findet außerdem mit dem Patienten selbst sowie seinen An- oder Zugehörigen bei Einverständnis des Patienten statt. Sowohl der Patient als auch die An- und Zugehörigen werden primär jedoch nicht zum geriatrischen Team gezählt.

Innerhalb der Therapieabteilung stellen die Physiotherapeuten regelhaft rund die Hälfte der Personalstellen, gefolgt von Ergotherapie, Logopädie und Psychologie. Rund um die Uhr versorgen die Pflegenden, deren Ziel im Rahmen der aktivierenden Pflege eine möglichst weitgehende Wiederherstellung der Selbsthilfefähigkeiten des Betroffenen ist. Zu Beginn sowie anschließend in mindestens wöchentlichen Abständen wird nach der Befundaufnahme im geriatrischen Assessment regelmäßig der Behandlungserfolg evaluiert. Nach kurzer gemeinsamer Konsensfindung über die weitere Behandlung wird dann das Nahziel der folgenden Woche festgelegt. In der zweiten Hälfte des Behandlungszeitraums wird die Überleitung in das ambulante Wohnumfeld besprochen und ggf. werden unterstützende Maßnahmen organisiert. Dies findet gemeinsam mit dem Patienten sowie seinen An- und Zugehörigen statt. Alle Besprechungsergebnisse sollten möglichst kurz und aussagefähig in einem allen zugänglichen und damit idealerweise elektronisch erfassten Dokumentationssystem eingegeben werden.

11.3.3 Geriatrische (Komplex) Behandlung

Die geriatrische Komplexbehandlung wird in Deutschland in der Akutgeriatrie seit Einführung des DRG-Systems einheitlich durch eine eigene Prozedur geregelt, die „8-550". Diese Prozedur spielt zwar eine zentrale Rolle in der Wahrnehmung der Geriatrie innerhalb der Krankenhausabteilungen, sie ist jedoch keineswegs eine zwingende Voraussetzung für eine geriatrische Behandlung. So kann im Zuge eines kurzen diagnostischen Aufenthaltes beispielsweise für eine stationär aus Risikogründen geplante Magen-Darmdiagnostik diese Prozedur nicht „greifen", trotzdem handelt es sich aufgrund des Patientenalters und seiner Multimorbidität um eine geriatrische stationäre Behandlung. So triggert die Prozedur nur einen Teil der geriatrischen Behandlungen, da eine Mindestzahl von stationären Behandlungstagen erforderlich ist. Die im Laufe der Weiterentwicklung des DRG-Systems spezifizierte geriatrische Abrechnungsprozedur „8-550" bildet wesentliche Eckdaten der geriatrischen Behandlung ab, sie stellt einen Pflichtkatalog dar. Wird auch nur eine der dort hinterlegten Maßnahmen nicht erfüllt, steht die Gesamtprozedur, welche erhebliche Auswirkungen auf die Höhe der abrechnungsfähigen Fallpauschale hat, auf dem Spiel. Daher ist eine sorgfältige Dokumentation der Inhalte des geriatrischen Alltags nicht nur aus Informationsgründen, sondern mit mindestens gleicher Relevanz aus abrechnungstechnischen Gründen dringend zu empfehlen. Eine wichtige Mindestvoraussetzung ist das Vorhandensein des geriatrischen Teams unter Leitung eines Geriaters, welcher überwiegend oder in Gänze für diese geriatrische Einheit vor Ort präsent und verantwortlich ist. Der sogenannte Wandergeriater, ein Arzt oder eine Ärztin mit geriatrischer Zusatzqualifikation, welcher/welche zwischen mehreren

Geriatrien verkehrt und die Verantwortung nur zeitweise in der einzelnen Geriatrie übernehmen kann, ist damit ausgeschlossen.

Die geriatrisches Prozedur „8-550, geriatrisch-frührehabilitative Komplexbehandlung"

Mindestmerkmale

- Behandlung durch ein geriatrisches Team unter fachärztlicher Behandlungsleitung (Zusatzweiterbildung oder Schwerpunktbezeichnung im Bereich „klinische Geriatrie" erforderlich); die fachärztliche Behandlungsleitung muss überwiegend in der zugehörigen geriatrischen Einheit tätig sein
- Standardisiertes geriatrisches Assessment zu Beginn der Behandlung in mindestens 4 Bereichen (Mobilität, Selbsthilfefähigkeit, Kognition, Emotion) und vor der Entlassung in mindestens 2 Bereichen (Selbsthilfefähigkeit, Mobilität)
- Team besteht mindestens aus Geriater (schwerpunktmäßig in der Abteilung tätig), Pflege, Physiotherapie, Ergotherapie, Logopädie und Sozialdienst
- Standardisiertes geriatrisches Assessment zum Zeitpunkt der Aufnahme und Entlassung einschließlich des Sozialassessments
- Soziales Assessment zum bisherigen Status in mindestens 5 Bereichen (soziales Umfeld, Wohnumfeld, häusliche/außerhäusliche Aktivitäten, Pflege-/Hilfsmittelbedarf, rechtliche Verfügungen)
- Wöchentliche Teambesprechung unter Beteiligung aller Berufsgruppen mit wochenbezogener Dokumentation bisheriger Behandlungsergebnisse und weiterer Behandlungsziele
- Aktivierend-therapeutische Pflege durch besonders geschultes Pflegepersonal
- Teamintegrierter Einsatz von mindestens 2 der folgenden 4 Therapiebereiche: Physiotherapie/Physikalische Therapie, Ergotherapie, Logopädie/fazio-orale Therapie, Psychologie/Neuropsychologie

11.4 Überleitungsmanagement

Eine entscheidende Bedeutung für den Erfolg der geriatrischen Behandlung hat das Überleitungsmanagement. Prinzipiell fängt die Überleitungsphase bereits bei Übernahme des Patienten an. Mit der Aufnahme der geriatrischen Assessmentdaten wird das soziale Umfeld umfassend abgebildet. Bereits zu diesem frühen Zeitpunkt sind die Rahmenbedingungen für die Rückkehr in das vorbestehende Wohnumfeld bekannt. Beispielsweise kann ein allein lebender Patient nach einem Schlaganfall mit schwerwiegenden Ausfällen mit hoher Wahrscheinlichkeit nicht wieder in seine Wohnung zurückkehren. Patienten nach größeren viszeralchirurgischen Eingriffen erholen sich bei gut unterstütztem Heilungs- und Rehabilitationsverlauf in der Regel jedoch wieder weitgehend, so dass gerade für das chirurgische Patientenklientel die häusliche Rückkehr in den meisten Fällen gelingt. Voraussetzung ist, dass frühzeitig An- und Zugehörige mit „ins Boot geholt" werden und die häusliche Versorgung so realistisch wie möglich abgebildet wird. Für die Einschätzung der Chancen für die Rückkehr in das ambulante Umfeld spielen die Selbsthilfefähigkeiten, erfasst u. a. im BI, eine wichtige Rolle. Ein BI von <70 zeigt in der Regel an, dass das selbstständige Wohnen ohne Unterstützung durch An- oder Zugehörige oder professionelle Hilfskräfte noch nicht möglich ist. Dieses Kriterium spielt am Übernahmetag in die stationäre Geriatrie eine wesentliche Rolle, da bei höheren Werten im BI alternativ der direkte Übergang in eine geriatrische ambulante oder teilstationäre Versorgung (Tagesklinik) zu diskutieren ist. Die Verbesserung der BI-Werte stellt umgekehrt ein wichtiges Erfolgskriterium für die geriatrische Behandlung dar. So kann bei einer Veränderung der Selbsthilfefähigkeiten um 30 Punkte von 60/100 auf 90/100 ein in der Eigenversorgung gefährdeter geriatrischer Patient unter Wertung weiterer Umgebungsfaktoren mit großer Wahrscheinlichkeit wieder in sein vormaliges Zuhause zurückkehren. Für die Überleitung werden zusätzliche Hilfen durch den in der Geriatrie regelhaft vorhandenen Sozialdienst organisiert. Dazu gehört die Einrichtung einer Pflegestufe zur finanziellen Absicherung der häuslichen Unterstützung, Informationen über Haushaltshilfen, Speiseversorgungen („Essen auf Rädern") und ambulante

Behandlungsmöglichkeiten. Wichtige geriatrische Bausteine in der Überleitung in den ambulanten Bereich stellen die klinikeigenen Behandlungsangebote dar. Dies kann eine eigene geriatrische Tagesklinik, das Angebot einer AGR (ambulanten geriatrischen Rehabilitation) oder eine an vielen Geriatrien gut ausgebaute Rezeptambulanz sein. Bei kognitiven Problemen kann zudem eine Gedächtnissprechstunde oder eine geriatrische Tagesklinik mit einem besonderen kognitiven Leistungsangebot helfen.

Fallbeispiel

- Viszeralchirurgischer Aufenthalt

Die Aufnahme des 82-jährigen Patienten in der chirurgischen Notaufnahme erfolgte nach mehrtägiger hartnäckiger Obstipation mit Entwicklung eines mechanischen Ileus. Auf Grund des Lebensalters sowie eines auffälligen Screeningtests zum Ausschluss eines Delirs (Callahan et al. 2002) wird der Geriater hinzu gezogen. Gemeinsam mit dem behandelnden Chirurgen wird entschieden, eine den Patienten prä- und postoperativ begleitende Pflegekraft einzusetzen. Umgehend erfolgt der operative Eingriff. Ursächlich findet sich ein lokal wachsender, jedoch bereits obstruierender bösartiger Dickdarmtumor, welcher vollständig mit ausreichendem Sicherheitsabstand entfernt wird. Postoperativ findet wenige Tage später ein weiteres geriatrisches Konsil statt.

- Geriatrische Weiterbehandlung

Bei primärer Wundheilung und unkompliziertem postoperativen Verlauf erfolgt am siebten postoperativen Tag die Verlegung auf die Geriatrie. Der BI bei Aufnahme auf der Geriatrie liegt bei 30/100, die Abhängigkeit von Fremdpflege ist damit noch hoch.

In den ersten Tagen wird das geriatrische Assessment erhoben. Zugleich beginnt die Therapie mit 2 täglichen, jeweils 30 min dauernden Einzeltherapien durch die Physio- und ErgotherapeutInnen. Im sozialen Assessment wird berichtet, dass der Patient gemeinsam mit seiner 5 Jahre jüngeren und noch recht fitten Ehefrau im ersten Obergeschoss eines Mehrfamilienhauses lebt. Im ersten geriatrischen Team berichten die Therapeuten bereits über gute Fortschritte. Das Sitzen auf der Bettkante ist von Beginn an mit wenig Unterstützung, der Transfer von der Bettkante auf den Toilettensitz möglich. Die Pflege berichtet in der gleichen geriatrischen Teamsitzung, dass der Patient sich nach Transfer an das Waschbecken den Oberkörper selbst wäscht und die Zähne selbstständig putzt. Daher wird für die folgende Behandlungswoche als Nahziel festgelegt, die Mobilität auf Zimmerebene vollständig zu erreichen und beim morgendlichen Wasch- und Anziehtraining die Selbstständigkeit auszubauen.

Eine Woche später kann der Patient auf Flurebene bereits 25 m mit Hilfe eines Rollators gehen. Aufgrund seiner noch erheblichen körperlichen Schwäche sowie des erhöhten Sturzrisikos wird noch regelhaft eine Begleitung erforderlich. Der Rollator wird fest verordnet und durch ein Sanitätshaus geliefert. So kann der Patient bereits am eigenen Gerät trainieren und sich an das noch ungewohnte Hilfsmittel gewöhnen.

In der zweiten Woche findet ein ärztlich moderiertes Familiengespräch mit dem Patienten und seiner Ehefrau statt. Der behandelnde Geriater erläutert, dass aufgrund des frühen Tumorstadiums – neben der lokalen Größe war glücklicherweise noch keine tiefere Infiltration oder Metastasierung erfolgt – nach der operativen Therapie neben den Nachsorgeuntersuchungen sonst keine weitere Tumornachbehandlung erforderlich ist.

Gemeinsam mit der Mitarbeiterin des Sozialdienstes wird für die Häuslichkeit eine Haushaltshilfe organisiert. Eine Pflegestufe ist bei inzwischen wieder guter Selbstversorgung – der BI ist auf 65 von 100 möglichen Punkten angestiegen – nicht erforderlich.

Nach dem vorausgehenden 8-tägigen stationären Aufenthalt auf der Viszeralchirurgie und weiteren 18 Tagen auf der geriatrischen Station wird der Patient nach Hause entlassen. Für die Stabilisierung der noch sturzgefährdeten Mobilität ist eine AGR (ambulante geriatrische Rehabilitation) im Anschluss bei der Krankenkasse beantragt und bereits genehmigt worden. Dort wird der Patient noch weitere 15 Behandlungstage das sichere Gehen und Treppensteigen wieder erlernen. Für die Behandlung wird er durch einen von der Klinik organisierten Patiententransportdienst von zu Hause („ab Wohnungstür") abgeholt und im Anschluss wieder nach Hause gebracht.

Literatur

Callahan CM1, Unverzagt FW, Hui SL, Perkins AJ, Hendrie HC (2002). Six-item screener to identify cognitive impairment among potential subjects for clinical research, See comment in PubMed Commons below. Med Care 40(9):771–781

Folstein JF, Folstein FE, McMugh PR (1975) „Mini mental state". A practical method for grading the cognitive state of patients for the clinician. J Psychiatr Res 12; 189–198

Bundesverband Geriatrie e.V. (Hrsg.) (2014) Kodierhandbuch Geriatrie 2014. Schüling

Lin JS, O'Connor E, Rossom RC, Perdue LA, Burda BU et al (Hrsg.) (2013) Screening for Cognitive Impairment in Older Adults: An Evidence Update for the U.S. Preventive Services Task Force [Internet]. Rockville (MD): Agency for Healthcare Research and Quality (US). Report No.: 14-05198-EF-1

Mahoney FI, Barthel DW (1965) Functional evaluation: The Barthel Index; Md StateMed J; 14; 61–65

Podsiadlo D, Richardson S (1991) The timed „Up and Go": A test of basic funcional mobility for frail elderly persons; J Am Geriatr Soc; 39; 142–148

Bundesverband Geriatrie e.V. (Hrsg.) (2010) Weißbuch Geriatrie 2. Aufl.,. Kohlhammer

Willkomm M (Hrsg.). (2013) Praktische Geriatrie, Thieme. Berlin-Stuttgart-New York

Yesavage JA, Brink TL, Rose TL, Lum O, Huang V et al (1983) Development an Validation of a Geriatric Depression Screening Scale: A preliminary report. J Psychiatr Res 17; 37–49

Nachsorge bei geriatrisch-onkologischen Patienten

K. Zirlik, H. Bertz

T. Keck, U.T. Hopt (Hrsg.), *Onkologische Chirurgie bei alten Patienten,*
DOI 10.1007/978-3-662-48712-9_12

In der Tumornachsorge wird der Therapieerfolg durch regelmäßige und standardisierte Untersuchungen kontrolliert. Die Nachsorge erfüllt darüber hinausgehend noch weitere wichtige Aufgaben. Daher gelten regelmäßige Nachsorgeuntersuchungen als für jüngere Patienten genauso wichtig wie für ältere onkologische Patienten. Die Situation älterer Patienten ist im Vergleich zu jungen Patienten mit Krebserkrankungen durch eine Reihe von Besonderheiten geprägt, hierzu zählen u. a. tumorbiologische Unterschiede, somatische Unterschiede (reduzierte Restlebenserwartung, häufigeres Vorliegen von Komorbiditäten mit der Notwendigkeit von Begleittherapien) und Unterschiede im psychosozialen Bereich. Diese Besonderheiten beim geriatrisch-onkologischen Patienten müssen nicht nur in der Primärtherapie sondern auch bei der Nachsorge berücksichtigt werden.

Unter Tumornachsorge versteht man die Phase der Patientennachbetreuung im Anschluss an eine durchgeführte Tumortherapie. Im Gesamtkonzept der Tumorbehandlung der Krebspatienten bekommt die Nachsorge eine zunehmende Bedeutung. Neben einer optimalen, auf dem neuesten Wissensstand basierenden Primärbehandlung des Tumorleidens werden in regelmäßigen und zeitlich vorgegebenen Abständen entsprechende Kontrolluntersuchungen durchgeführt.

Bei den meisten Krebsarten steigt das Risiko mit dem Lebensalter an. Im Januar 2012 waren in Amerika ca. 60 % der Krebsüberlebenden über 65 Jahre. Durch eine steigende Lebenserwartung und eine verbesserte Überlebensrate von Tumorpatienten u. a. durch intensivierte Früherkennungsmaßnahmen und teilweise dramatische Fortschritte in der Tumortherapie, wird erwartet, dass 2020 ungefähr zwei Drittel aller Tumorüberlebenden ein Alter von über 65 Jahren erreichen (Parry, Kent et al. 2011). Im Gegensatz zu dieser epidemiologischen Entwicklung steht der klinische Alltag: ältere onkologische Patienten werden seltener mit einer Therapie behandelt als Patienten jüngeren Alters in vergleichbarer Krankheitssituation. Die Gründe für die Zurückhaltung sind u. a.:

- ältere Patienten sind oft weniger mobil und scheuen einen weiteren Anfahrtsweg in ein onkologisches Zentrum,
- viele Ärzte trauen älteren Patienten eine bestimmte Therapie nicht zu oder
- Angehörige schätzen eventuell die Wünsche des Patienten falsch ein und raten von einer Behandlung ab.

Zudem bestehen bei älteren Patienten häufig Komorbiditäten. Alle diese Gründe haben auch dazu geführt, dass trotz des hohen Anteils älterer Tumorpatienten in der Bevölkerung die Gruppe der über 65- oder über 70-Jährigen in klinischen Studien meist deutlich unterrepräsentiert ist und eine fundierte Datenbasis für die individuelle Therapie- und Nachsorgeentscheidung beim älteren Tumorpatienten fehlt. Aus diesem Grunde stellt die Betreuung der älteren Tumorpatienten in der Behandlung und Nachsorge eine besondere Herausforderung für die onkologische Praxis dar.

12.1 Geriatrisch-onkologisches Assessment

Was bedeutet überhaupt ‚älterer Tumorpatient'? Für die große und sehr heterogene Altersgruppe der ‚älteren Menschen' gibt es eine Reihe von verschiedenen Unterteilungen und Bezeichnungen. Die Weltgesundheitsorganisation (WHO) nimmt folgende Unterteilung vor: 51–60 Jahre: alternde Menschen, 61–75 Jahre: ältere Menschen, 76–90 Jahre: alte Menschen, 91–100 Jahre: sehr alte Menschen. Das chronologische Alter des Patienten hat allerdings im Rahmen der individuellen Therapieplanung und Nachsorge von Tumorerkrankungen kaum eine Bedeutung. Eine chronologisch gleich alte Population alter Patienten ist vonseiten des biologischen Alters sehr heterogen (Pallis et al. 2010). Um diese Heterogenität zu erfassen, wurde für die Betreuung älterer Tumorpatienten ein geriatrisches Assessment etabliert (Monfardini und Balducci 1999; Deschler et al. 2013; Puts et al. 2014). Es dient der Erfassung von im Alter gehäuft auftretenden Krankheiten und Funktionsstörungen, welche für die älteren Patienten von Bedeutung sind und der Erfassung durch die klinische Routineuntersuchung häufig entgehen. Die internationale Gesellschaft für geriatrische Onkologie (SIOG) definiert in ihren Richtlinien das geriatrische Assessment als „einen dynamischen Prozess, der die Reserven und Bedürfnisse eines Patienten identifiziert und hilft, einen individualisierten Behandlungs- und Nachsorgeplan zu erstellen." Besonders geeignet sind Tests zur Objektivierung von Mobilität und Komorbidität (Pallis et al. 2010; Kenis et al. 2013). Instrumente, die im Rahmen des geriatrischen Assessments durchgeführt werden, sind in ▶ der Übersicht zusammengefasst. Die Mehrzahl der Instrumente sind durch nicht-ärztliches Personal erfassbar.

Auswahl an Instrumenten des geriatrischen Assessments

1. Lebensqualität: EORTC-QOL C30 Fragebogen (Cheung et al. 2005)
2. Selbstständigkeit: Barthel-Index: „Aktivitäten des täglichen Lebens" (ADL) (Mahoney und Barthel 1965), „Index der Instrumentellen Aktivitäten des täglichen Lebens" (IADL) (Lawton und Brody 1969)
3. Kognition: Mini-Mental-State-Examination (MMSE) (Crum et al. 1993)
4. Depression: Geriatrische Depressionsskala (GDS) (Yesavage et al. 1982)
5. Mobilität: „up-and-go-Test" (Mathias et al. 1986)
6. Komorbiditäten: (Charlson-Index) (Charlson et al. 1987), Performance Status (Karnofsky-Index, ECOG) (Karnofsky et al. 1948; Oken et al. 1982)

Mit Hilfe des geriatrisch-onkologischen Assessments soll in Zukunft die Zuordnung alter Patienten mit Krebserkrankung unabhängig vom chronologischen Alter zu einer von 3 Gruppen möglich sein:

1. Gruppe der älteren Patienten mit Krebserkrankung, die zwar chronologisch alt sind, biologisch jedoch jünger, bei denen keine oder nur leichte Komorbiditäten vorliegen, die bezüglich ihres funktionellen Status nicht eingeschränkt sind. Für diese Patienten sollte der Therapie- und Nachsorgeplan der Behandlung jüngerer Patienten entsprechen.
2. Gruppe der Patienten, die biologisch und chronologisch älter sind, bei denen Komorbiditäten oder Einschränkungen des funktionellen Status vorliegen, die jedoch kompensiert oder kompensierbar sind. Die Lebenserwartung dieser Patienten ist von der Krebserkrankung bestimmt, oder es liegen Einschränkungen der Lebensqualität durch die Krebserkrankung oder durch sie bedingte Symptome vor. Für diese Patientengruppe bedarf es spezieller Therapieprotokolle, welche der reduzierten Reservekapazität und der dadurch zu erwartenden erhöhten Rate therapiebedingter Morbidität und Mortalität Rechnung tragen.
3. Patienten, die biologisch und chronologisch sehr alt sind, bei denen ausgeprägte Komorbiditäten, die nicht reversibel sind, vorliegen, die eine erhebliche Einschränkung des funktionellen Status aufweisen. Die Belastungen durch eine tumorspezifische Therapie führen voraussichtlich zu einer Dekompensation der Lebensfunktionen. Für diese Patientengruppe werden tumorspezifische Maßnahmen nur sehr zurückhaltend eingesetzt und symptomorientierte, hauptsächlich supportive und palliative Maßnahmen stehen im Vordergrund der Betreuung.

Die Instrumente für ein geriatrisches Assessment stehen zwar zur Verfügung und tragen auch zur Verbesserung der medizinischen Versorgung der geriatrischen Patienten bei, allerdings werden sie derzeit noch nicht konsequent eingesetzt und es liegt derzeit auch keine Level-I-Evidenz vor, dass mit dem Assessment die Prognose der Patienten verbessert werde.

12.2 Aufgaben der Tumornachsorge

Nachsorge heißt nicht allein die Evaluierung von ausschließlich onkologischen Daten, sondern auch, gerade beim älteren Patienten, seine Betreuung bezogen auf seine Lebensqualität mit Blick auf potenzielle operations- oder komplikationsbedingte Funktionseinbußen.

Die Nachsorgeuntersuchungen dienen folgendem Zweck (▣ Abb. 12.1):

- Überwachung kurativ behandelter Patienten, so dass bei einem Neuauftreten des Tumors (Lokalrezidiv oder Metastasierung) weitere therapeutische Maßnahmen veranlasst werden können

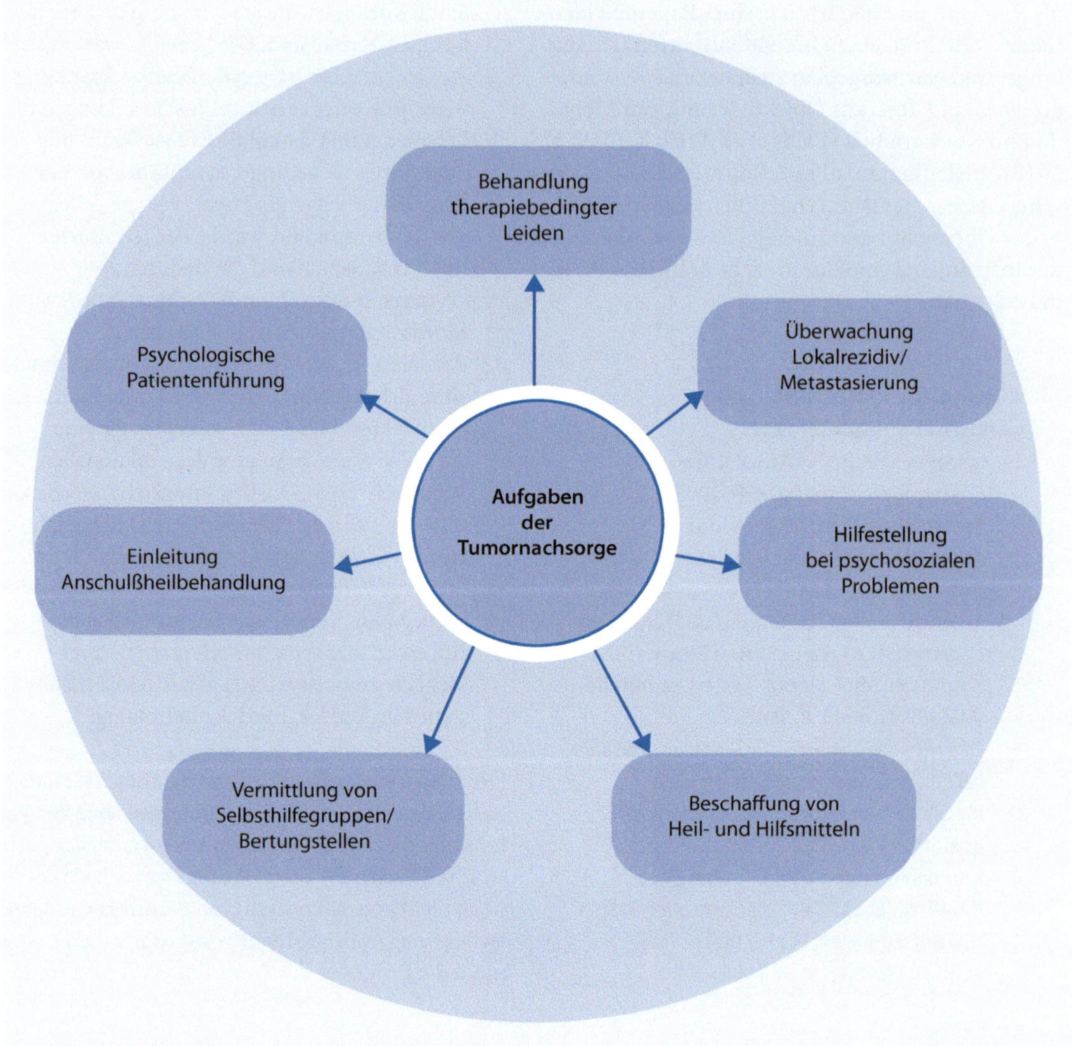

Abb. 12.1 Aufgaben der Tumornachsorge

- Betreuung und Überwachung sowie die eventuelle Weiterführung oder Wiederaufnahme palliativer Maßnahmen bei nicht kurativ behandelten Patienten
- Rechtzeitige Erkennung von therapiebedingten Schäden, so dass gegebenenfalls geeignete Gegenmaßnahmen eingeleitet werden können; neben den therapiebedingten Nebenwirkungen wie Herzerkrankungen, Lungenerkrankungen, Nervenschädigungen (peripher, ZNS), Nierenschäden und Knochenschäden, wie z. B. Osteoporose, zählen dazu auch Fatigue, eingeschränkte Leistungsfähigkeit und psychische Belastungen (Krankheitsverarbeitung, Angst, Depression)
- Psychologische Patientenführung, psychosoziale Betreuung
- Einleitung einer stationären Anschlussheilbehandlung (Rehabilitation) zur Wiederherstellung des körperlichen Gesundheitszustandes nach durchgeführter chirurgischer, strahlen- und/oder chemotherapeutischer Behandlung,

dies spielt insbesondere beim älteren Patienten eine wichtige Rolle, der häufig durch Komorbiditäten beeinträchtigt ist (Keating et al. 2005; Koroukian et al. 2006; Mohile et al. 2009)
- Hilfestellung bei der Beschaffung von Heil- und Hilfsmitteln sowie bei der Einleitung von Zusatztherapien
- Hilfestellung bei der Lösung psychosozialer Probleme infolge der Krebsbehandlung durch Operation, Strahlen- und/oder Chemotherapie
- Vermittlung von Selbsthilfegruppen und von entsprechenden Beratungsstellen

Das Untersuchungsprogramm bei kurativ behandelten Krebspatienten sollte sich bei jüngeren oder älteren Patienten nicht wesentlich unterscheiden. Die häufig vorgetragene Überzeugung, dass Tumoren bei alten Patienten langsamer wachsen, weniger aggressiv seien und in geringerem Umfang Metastasen ausbilden, stimmt so nicht. Es gibt durchaus altersrelevante Unterschiede der Tumorbiologie für einzelne Tumorentitäten. Ein Beispiel für eine altersabhängig günstigere Tumorbiologie ist das Mammakarzinom (Wedding und Hoffken 2000). Das kolorektale Karzinom ist ein Beispiel für einen Tumor, bei dem sich bisher keine altersrelevanten Unterschiede der Tumorbiologie fanden (Wöll 2009).

Tipp

Allgemein gesprochen und unabhängig von der Tumorentität sollte eine Nachsorge in regelmäßigen, 3-monatigen Abständen mindestens 2 Jahre lang durchgeführt werden, anschließend zwischen dem 2.–5. Jahr halbjährlich und nach dem 5. Jahr jährlich.

Es sollte hauptsächlich nur solche Untersuchungen enthalten (technische und Laboruntersuchungen), die zur Rezidiverkennung notwendig sind. Individuelle Anpassungen des Untersuchungsprogramms oder der Untersuchungsintervalle auf Wunsch der Patienten, insbesondere bei Patienten in höherem Lebensalter mit reduzierter Restlebenserwartung, mit eingeschränktem Allgemeinzustand und begleitenden Komorbiditäten, sind selbstredend.

Tipp

Auch beim Thema ‚Nachsorge' ist somit nicht das chronologische Alter des Patienten sondern das biologische Alter für Inhalt und Intervall der Nachsorgeuntersuchung entscheidend.

12.3 Relevanz der Nachsorge

Die in die schematische und engmaschige Nachsorge einiger Tumorerkrankungen gesetzten Hoffnungen konnten nicht alle erfüllt werden. Bei den Tumorerkrankungen bei denen sich aus der Früherkennung von Rezidiven noch potenziell kurative Therapiekonsequenzen ergeben, sollte eine gezielte onkologische Nachsorge erfolgen. Häufig ist das Schicksal von Patienten mit soliden Tumoren und der weitere Verlauf der Erkrankung – trotz unbestreitbarer Fortschritte in der Rezidiverkennung und Therapie – jedoch in erster Linie von Art und Ausmaß des Tumorleidens und der Primärtherapie und weniger von dem Aufwand der Nachsorgeuntersuchungen her bestimmt. Hieraus folgt, dass bei diesen Patienten aufwendige und den Patienten belastende Nachuntersuchungen nicht schematisch durchgeführt, sondern nur entsprechend deren Relevanz individuell angeordnet werden sollten. Dadurch können nicht nur psychische und physische Belastungen, sondern auch überflüssige finanzielle Aufwendungen reduziert werden. Grundsätzlich haben nur solche Nachsorgeuntersuchungsergebnisse eine Relevanz, aus denen therapeutische Konsequenzen zu ziehen sind.

Eine kurative Therapiemöglichkeit, wenn die Rezidive „früh" erkannt werden, ergeben sich insbesondere für Patienten mit Morbus Hodgkin, malignen Hodentumoren und akuten Leukämien. Bei kolorektalen Karzinomen galt bis vor einigen Jahren das Auftreten von Fernmetastasen als nicht heilbare Erkrankung. Werden Zweitkarzinome, Rezidive und Metastasen jedoch rechtzeitig erkannt, können sich hieraus, insbesondere durch Fortschritte in der Chirurgie und in der Anwendung lokaltherapeutischer Verfahren, potenziell kurative Therapiekonsequenzen und eventuell eine Lebenszeitverlängerung ergeben. Daher hat die Nachsorgediagnostik kolorektaler Tumore – auch bei älteren Patienten – einen höheren Stellenwert als bei vielen anderen Tumoren.

Es ist wichtig nochmal darauf hinzuweisen, dass der Aufwand von Nachsorgeuntersuchungen an den therapeutischen Konsequenzen gemessen werden sollte. Wenn der geriatrische Patient aufgrund von Komorbiditäten so beeinträchtigt ist, dass eine Operation, lokaltherapeutische Maßnahmen oder eine Chemotherapie nicht durchgeführt werden können, sollte mit apparativen Untersuchungen zurückhaltend umgegangen werden.

> **Wichtig ist dennoch die Durchführung einer regelmäßigen ‚Nachsorge', um bei Bedarf entsprechende Maßnahmen, die der Verbesserung der Lebensqualität dienen, ergreifen zu können.**

12.4 Inhalte einer Nachsorgeuntersuchung

Zur Nachsorgeuntersuchung gehören:

- eine Zwischenanamnese,
- eine körperliche Untersuchung,
- Laboruntersuchungen (Blutbild, Nierenwerte, Elektrolyte, LDH sowie Tumormarker, die bei bestimmten Tumoren schon frühzeitig auf ein Rezidiv hinweisen können),
- Bildgebung (z. B. Computertomografie, Kernspintomografie, Sonografie, Röntgen, Szintigrafie, Endoskopie) in Abhängigkeit der Tumorerkrankung und bei therapeutischen Konsequenzen,
- bei Bedarf funktionelle Untersuchungen (z. B. Echokardiografie, Lungenfunktion),

Erhöhte Tumormarker können auf einen Tumor oder das Rezidiv eines Tumors hindeuten. Aufgrund fehlender Tumor- und Organspezifität haben die meisten Tumormarker in der Screening-Situation keinen Stellenwert. Sie sind zur Verlaufskontrolle geeignet, d. h. zur Therapieüberwachung unter systemischer Therapie oder in der Nachsorge, wenn bei der Erstdiagnose erhöhte Werte vorlagen. Der Wiederanstieg eines Tumormarkers nach erfolgter Normalisierung nach vermeintlich kurativer Operation ist als dringender Verdacht auf ein Rezidiv oder eine Metastasierung zu werten. Aber auch bei gutartigen Erkrankungen können Tumormarker erhöht nachweisbar sein (▫ Tab. 12.1). Da ältere Patienten häufig an diesen gutartigen Erkrankungen, wie u. a. Lungen- und Nierenerkrankungen oder Diabetes mellitus leiden, muss ein erhöhter Tumormarkerwert bei Älteren nicht zwangsläufig ein Hinweis auf ein Tumorwachstum sein.

12.5 Besonderheiten beim älteren Krebspatienten

12.5.1 Mangelernährung

Ältere Menschen sind rein statistisch häufiger von Mangelernährung betroffen als jüngere. Verschiedene Faktoren können im Alter zu Unter- oder Mangelernährung führen. So nehmen im Alter Hunger- und Durstgefühl sowie der Appetit oft ab, was ein Nachlassen des Geschmackssinns noch verstärkt. Kau- und Schluckstörungen verschlimmern das Problem zusätzlich. Hinzu kommt, dass der Organismus im Alter die Nahrung oft nicht mehr so gut verwerten kann. Vielen älteren Patienten fehlt daher bereits zum Zeitpunkt der Krebsdiagnose eine ausreichende Zufuhr von Nährstoffen, Energie und Flüssigkeit. Durch die Krebserkrankung steigt das Risiko für eine Mangelernährung überdurchschnittlich stark an. Diese Patienten brauchen daher besondere Aufmerksamkeit von den Ärzten und allen, die sie versorgen. Mangelernährung begünstigt Infektionskrankheiten, Stürze und den Verlust kognitiver Fähigkeiten. Studien belegen, dass ein schlechter Ernährungszustand zu zusätzlichen Pflegekosten, längeren Krankenhausaufenthalten und erhöhtem Sterberisiko führt (Loser 2010). Ein standardisierter Test, mit dem sich das Risiko einer Mangelernährung verlässlich ermitteln lässt, ist das 'Nutritional Risk Screening' (NRS), welches auf der Beantwortung einiger weniger, aber wichtiger Fragen beruht und auch in den aktualisierten Leitlinien der Deutschen Gesellschaft für Ernährungsmedizin (DGEM) (Volkert et al. 2013) empfohlen wird. Die Entscheidung für oder gegen unterstützende Maßnahmen sollte individuell getroffen werden, d. h. was sich ein Betroffener wünscht, sollte berücksichtigt werden.

Tab. 12.1 Erkrankungen, die gehäuft zu erhöhten Tumormarkern führen

Tumormarker	Tumorerkrankungen	‚gutartige Erkrankungen'	Bemerkung
Karzinoembryonales Antigen CEA	Kolorektales Karzinom, Mammacarcinom, Lungencarcinom, Pankreaskarzinom, Gallenwegskarzinom, Magenkarzinom, Ösophaguskarzinom, Uteruskarzinom, Ovarialkarzinom	Leberzirrhose, Hämodialyse, Darmpolypen, Hepatitis, Lungenerkrankungen, Hämorrhoiden, Pankreatitis, Nierenerkrankungen (nicht dialysepflichtig), Crohn / Colitis, Ulcus ventriculi / duodeni, Gallensteine	Raucher zeigen in 5 % Werte von 2,5–5; in 3 % 5–10 und in 1 % 10–20 ng/ml
α1-Fetoprotein AFP	primäres Leberzellkarzinom, Keimzelltumoren	Akute Leberzellnekrose, Hepatitis, Leberzirrhose	
Prostataspezifisches Antigen PSA	Prostatakarzinom	Prostatitis, benigne Prostatahyperplasie	Gewebsspezifisch, nicht tumorspezifisch, CAVE: Blutentnahme vor rektaler Untersuchung, TRUS, Koloskopie, Zystoskopie, Ergometrie, Blasenkatheter
Cancer Antigen CA15-3	Mammakarzinom, Ovarialkarzinom, Lungenkarzinom, Pankreaskarzinom, Gallenwegskarzinom	Leberzirrhose, Hepatitis, Adenome des Ovars, Lungenerkrankungen, Nephropathie, Mastopathie, Cholangitis, Endometriose	
Carbohydrate Antigen CA19-9	Pankreaskarzinom, cholangiozelluläres Karzinom, Magenkarzinom, kolorektales Karzinom, Leberzellkarzinom, Ovarialkarzinom, Ösophaguskarzinom, Lungenkarzinom, Mammakarzinom	Cholezystitis, Pankreatitis, Hepatitis, Leberzirrhose, Nephropathie, Diabetes mellitus, Peritonitis, Ulcus ventriculi/duodeni	Marker der 2. Wahl bei kolorektalen Karzinomen
Cancer Antigen CA125	Ovarialkarzinom, Pankreaskarzinom, Gallenwegskarzinom, Mammakarzinom, Hypernephrom, Kolorektales Karzinom, Magenkarzinom Lungenkarzinom	Leberzirrhose, Peritonitis, Endometriose, Pankreatitis, Cholezystitis, Adenome des Ovars, Hepatitis, Kollagenose	Freisetzung durch seröse Häute, hohe Serumwerte bei Aszites, Pleuraerguss, Perikarderguss jeglicher Genese
Neuronenspezifische Enolase NSE	Kleinzelliges Lungenkarzinom, Neuroblastom, Apudom (u. a. Insulinom, Phäochromozytom, Karzinoid), nichtkleinzelliges Lungenkarzinom, Prostatakarzinom	Bronchopneumonie, Lebererkrankungen, Lungenfibrose	
Human Choriongonadotropin HCG	Nicht seminomatöse Keimzelltumoren, testikuläre oder plazentare Choriumkarzinomen, Seminome	Blasenmolen	

Tab. 12.1 Fortsetzung

Tumormarker	Tumorerkrankungen	‚gutartige Erkrankungen'	Bemerkung
Cancer Antigen CA72-4	Magenkarzinom, muzinöses Ovarialkarzinom, Gallenwegskarzinom	Leberzirrhose, Pneumonie, Morbus Crohn, Colitis ulcerosa, Pankreatitis	Bei Magenkarzinom in Kombination mit CEA und CA19-9, Marker der 2. Wahl beim Ovarialkarzinom
Zytokeratin Fragment CYFRA 21-1	Lungenkarzinom HNO-Plattenepithelkarzinom Cholangiozelluläres Karzinom	Lungenerkrankungen (Bronchitis, Lungenentzündung), Erkrankungen des Urogenitalsystems (Nieren-, Harnblasenentzündung, Nierenversagen), Erkrankungen der Leber, Erkrankungen der Bauchspeicheldrüse	Hohe Werte bei Niereninsuffizienz
S100	malignes Melanom	Leber- und Nierenerkrankungen, Nervenerkrankungen	Cave: starke cerebrale Ischämie
PLAP	seminomatöse Keimzelltumoren		Bei Rauchern ist häufig mit erhöhten PLAP Ergebnissen zu rechnen

Um in akuten Phasen Gewicht zuzunehmen können Ärzte hochkalorische Getränke und Speisen verordnen. Reicht dies nicht aus, muss eine additive enterale oder parenterale Nahrungszufuhr diskutiert werden. Wichtig ist eine sorgfältige Nutzen-Risiken Abwägung, insbesondere dann, wenn eine aktive Ernährungstherapie notwendig ist, da ältere Menschen diese unter Umständen auch als Belastung sehen können.

12.5.2 Ermüdung und Antriebslosigkeit

Müdigkeit und Antriebslosigkeit sind deutliche Anzeichen für das sogenannte Fatigue-Syndrom. Es tritt bei älteren Tumorpatienten relativ häufig auf (Deimling et al. 2007). Nicht erkannt bzw. unbehandelt zeigen sich auch schnell körperliche Folgen: Zunächst nimmt die Körperkraft ab, was über kurz oder lang auch zum Verlust der Muskelmasse und damit zur weiteren Verschlechterung führt. Das Fatigue-Syndrom kann durch eine Anämie verstärkt werden. Deshalb sollte das Blutbild regelmäßig kontrolliert werden und bei Hämoglobin-Werten <8 g/dl eine Transfusion erwogen und durchgeführt werden. Ein ausreichendes Nahrungsangebot, einfühlsames Verständnis, Anregung zu und Unterstützung bei körperlicher und geistiger Aktivität trotz der Erschöpfung sowie liebevolle Betreuung können hier hilfreich sein (Brown et al. 2011; Bower et al. 2014). Zudem gestaltet sich neben der Verarbeitung der Diagnose und der Krebsbehandlung die Rückkehr in den „normalen Alltag" für ältere Menschen oft schwierig. Vielleicht ist der Partner nicht mehr da, vielleicht sind schon viele Freunde verstorben, vielleicht hat die Erkrankung Einschränkungen in der selbstständigen Lebensführung zur Folge. Bei Angst, Verzweiflung und Hoffnungslosigkeit helfen eine professionelle psychoonkologische Beratung und die verständnisvolle Begleitung durch Angehörige und Freunde, mit dem Ziel neue Hoffnung und Motivation aufzubauen (Andersen et al. 2014).

12.5.3 Schmerztherapie und Arzneimittelinteraktionen

Die Schmerztherapie älterer Menschen unterscheidet sich grundsätzlich nicht von derjenigen jüngerer Menschen. Es gibt jedoch einige Besonderheiten, die bei der Schmerztherapie älterer Patienten berücksichtigt werden müssen. Bei den nichtsteroidalen Antirheumatika (NSAR) und COX-2 Hemmern, die zu den Stufe-1-Analgetika des WHO-Stufenschemas zählen, ist die Einnahme aufgrund kardiovaskulärer und gastrointestinaler Nebenwirkungen problematisch. Bei den mittelstarken Opioiden wie Codein, Tramadol und Tilidin sind der Ceiling-Effekt (die Wirkung nimmt ab einer bestimmten Dosis nicht weiter zu) sowie die oft starke emetogene Wirkung bei hohen Dosen zu beachten. Anstatt hohe Dosen von Stufe-2-Analgetika zu geben, ist ein Wechsel auf stark wirksame Opioide häufig günstiger für ältere Patienten. Wegen der gesteigerten Empfindlichkeit gegenüber Opioiden sollte mit niedrigen Dosen gestartet und langsam aufdosiert werden. Zudem muss die verminderte hepatische und renale Elimination sowie die Abnahme der Plasmaproteine im Alter beachtet werden. Hydromorphon ist ein stark wirksames Schmerzmittel welches Vorteile besitzt, da es eine geringe Plasmaproteinbindung aufweist und Zytochrom-unabhängig metabolisiert wird. Dies mindert die Gefahr von Wechselwirkungen bei Patienten, die mehrere Arzneimittel einnehmen. Zu beachten ist bei Älteren, dass die schon häufig existierende Obstipation durch Opioide noch deutlich verstärkt wird. Der ältere Patient sollte schon prophylaktisch Abführmittel einnehmen (z. B. Macrogol) bei Beachtung einer ausreichenden Trinkmenge.

Die Arzneimittelinteraktionen sind insbesondere in der Schmerztherapie aufgrund der engen therapeutischen Breite vieler Substanzen und dem hohen Anteil an älteren Patienten mit multiplen Begleiterkrankungen eine häufige Herausforderung für den behandelnden Arzt. Untersuchungen in den USA bei Patienten über 70 Jahren zeigen, dass nur 7 % keine Medikamente einnehmen, 38 % jedoch 1–3, 27 % 4–6 und 28 % mehr als 7 Medikamente. Insbesondere Analgetika, die über Zytochrom-P450-Stoffwechselwege in der Leber metabolisiert werden, weisen im Allgemeinen ein großes Interaktionspotenzial auf. Daher müssen die Medikamente alle aufeinander abgestimmt sein.

Es ist wichtig darauf hinzuweisen, dass eine optimale Schmerztherapie neben der medikamentösen Therapie auch weitere Behandlungsmaßnahmen wie z. B. Bewegung und körperliche Aktivität, Massagen und Kälte- bzw. Wärmetherapien berücksichtigt.

12.5.4 Therapieinduzierte Polyneuropathie

Eine typische Nebenwirkung vieler moderner Zytostatika (Platinderivate, Vincaalkaloide und Taxane) und Biologicals (Tyrosinkinaseinhibitoren wie Sunitinib und Sorafenib, der Proteasomeninhibitor Bortezomib und Thalidomid) ist eine periphere Polyneuropathie. Hierzu zählen Sensibilitätsdefizite, Parästhesien und brennende Schmerzen, sowie im Verlauf auch ein Kraftverlust und motorische Funktionseinbußen, die die Patienten oft schwer belasten können. Die Inzidenz einer Chemotherapie-induzierten Polyneuropathie beträgt zwischen 3 % bei Monotherapien und bis zu 38 % nach Polychemotherapien (Köppen 2009). Das Risiko steigt mit dem Alter der Patienten an, daher stellt die Polyneuropathie in der Nachsorge des onkologischen, älteren Patienten eine häufige Thematik dar.

Das Dilemma besteht darin, dass eine Prophylaxe und Therapie mit Medikamenten bislang wenig vielversprechend ist.

Nach Auswertung einer großen Anzahl an Studien mit medikamentösen Therapien kam die Fachgesellschaft der US-amerikanischen Onkologen (ASCO) zu dem Ergebnis, dass bei einer Behandlung mit zytotoxischen Substanzen zur Prävention der chemotherapie-induzierten Polyneuropathie nur die Reduzierung der Dosis oder der Expositionsdauer empfohlen werden kann.

Im Gegensatz zu medikamentösen Therapien sind aktive Bewegungsprogramme sehr vielversprechend. Kürzlich konnte eine Arbeit aus unserer Abteilung den günstigen Einfluss eines senso-motorischen Trainings belegen (Streckmann et al. 2014). Die Fähigkeit auf einem Bein zu stehen bzw. die Fähigkeit einen Stolperreflex auf einem Bein stehend auszubalancieren, konnte in der Gruppe der Patienten, die während und nach der Chemotherapie ein gezieltes senso-motorisches Training erhalten hatten, zu jeweils 100 % erhalten bleiben. Auf der anderen Seite hatten die Probanden ohne Training beide Fähigkeiten fast vollständig verloren. Diese Daten sind ein wichtiger Hinweis auf die Bedeutung eines frühzeitigen Funktions- und Gleichgewichtstrainings, möglichst noch vor Einleitung einer neurotoxischen Chemotherapie.

Auch für die Therapie der Chemotherapie-induzierten peripheren Neuropathie werden in den ASCO Leitlinien keine klaren Therapieempfehlungen ausgesprochen: „*Die besten verfügbaren Daten unterstützen eine moderate Empfehlung für eine Behandlung mit Duloxetin.*" Bezüglich trizyklischer Antidepressiva wie Nortriptylin, Gabapentin und topischen Gelen, die Baclofen, Amitriptylin HCL und Ketamin enthalten, heißt es in den Leitlinien: „*Angesichts der begrenzten anderen Therapieoptionen können diese Substanzen angeboten werden – auf Basis der Daten, die ihren Nutzen bei anderen neuropathischen Schmerzzuständen unterstützen.*"

Aktuell laufen in unserer Abteilung auch Untersuchungen zur Therapie der Polyneuropathie mit sensomotorischem Training, wobei die ersten Auswertungen auch hier ermutigende Daten zeigen.

12.5.5 Sport- und Bewegungstherapie

Die positiven Effekte körperlicher Aktivität auf kardiovaskuläre Fitness, Muskelkraft, Schlafqualität und Fatigue-Symptomatik sind bei Krebspatienten zwischenzeitlich eindeutig belegt und haben dazu geführt, dass Sport- und Bewegungstherapie einen wichtigen Schwerpunkt im rehabilitativen Therapie-Setting einnimmt (Brown et al. 2011; Winters-Stone et al. 2012; Blair et al. 2014; Gardner et al. 2014).

Ergänzt werden die somatischen Effekte durch eine Vielzahl von positiven psycho-sozialen Auswirkungen durch die körperliche Aktivität. So konnte in Studien auch eine Steigerung der mentalen Fitness und kognitiven Leistungsfähigkeit sowie eine Abnahme von Angst und Depressivität beobachtet werden.

Eine Reihe von Studien weist zudem darauf hin, dass durch körperliche Aktivität auch das Überleben nach Krebs signifikant verbessert werden kann (Lee et al. 2014) sowie Nebenwirkungen von Chemo- und Radiotherapie gemindert werden können.

Diese positiven Effekte von körperlicher Aktivität und Sport haben zwischenzeitlich zu einem Paradigmenwechsel in der Onkologie geführt, statt körperlicher Schonung wird dem Patienten frühzeitig im Krankheitsverlauf – idealerweise bereits während der Akutphase – über die Nachsorge hinaus, eine regelmäßige moderate körperliche Aktivität empfohlen, die im Verlauf gesteigert werden sollte. Das Ziel sollte die Durchführung eines individualisierten Trainings sein unter besonderer Berücksichtigung der individuellen Komorbiditäten, der persönlichen Vorerfahrungen und der individuellen Ziele. Wichtig ist, dass die körperliche Aktivität nicht mit einer ‚schweißtreibenden Anstrengung' verwechselt werden sollte.

12.6 Entitätsspezifische Nachsorgeempfehlungen bei Älteren

Ziel der Karzinomnachsorge ist die frühzeitige Diagnose eines Tumorrezidivs (Lokalrezidiv oder Fernmetastasen) und von metachronen Zweitkarzinomen bzw. Zweitadenomen. Subjektive Ziele der Nachsorge sind auf die Verbesserung der Lebensqualität des Patienten ausgerichtet (Kievit 2002).

Die Nachsorgeuntersuchungen werden überwiegend in Zusammenarbeit zwischen den therapieführenden Kliniken, den niedergelassenen Fachärzten und den Hausärzten durchgeführt. Die jeweiligen Nachsorgeprogramme orientieren sich an den Empfehlungen der Arbeitsgemeinschaften der onkologischen Arbeitskreise sowie der S3 Leitlinien der entsprechenden Tumorentitäten (Leitlinienprogramm Onkologie der Arbeitsgemeinschaft der Wissenschaftlichen Medizinischen Fachgesellschaften e. V. – AWMF, Deutschen Krebsgesellschaft e.V. und Deutschen Krebshilfe e.V.).

Die meisten Leitlinien gehen nicht explizit auf die Besonderheiten beim Älteren Patienten ein. In der S3 Leitlinie des kolorektalen Karzinoms steht zum Thema Alterbegrenzung der Nachsorge:

> » „In kontrollierten Studien zur Nachsorge wurden Patienten bis 87 Jahre eingeschlossen (Kjeldsen et al. 1997; Pietra et al. 1998; Schoemaker et al. 1998; Secco, Fardelli et al. 2002). Aus diesen Studien kann keine Alterbegrenzung abgeleitet werden. Sinnvollerweise sollten jedoch Operabilität, biologisches Alter, Begleiterkrankungen und der Wille, sich gegebenenfalls erneut operieren zu lassen, die Art und Dauer der Nachsorge bestimmen."

Bei Menschen jenseits des 65. Lebensjahres erfolgten nur in 73,6 % der Fälle die empfohlenen Koloskopien und lediglich bei 46,7 % eine Bestimmung des CEA-Wertes, während nicht empfohlene Maßnahmen wie CT und PET-CT bei 48 % bzw. 7 % durchgeführt wurden (Cooper et al. 2008). Aussagen zu Art und Häufigkeit der Nachsorgeuntersuchungen können nicht sicher gemacht werden, da hierzu gute Studien fehlen (Rocklin et al. 1990; Benson et al. 2000; Berman et al. 2000). Eine Nachsorge adaptiert an die UICC-Stadien oder die Auswirkungen eines kompletten Verzichtes auf eine Nachsorge wurden bisher in keiner prospektiven Studie geprüft.

12.7 Persönliche Empfehlungen

Ältere Patienten haben den gleichen Anspruch auf eine optimale Nachsorge wie jüngere Patienten. Nicht allein das numerische Alter, sondern Komorbiditäten und das soziale Umfeld sind entscheidend für den Nutzen einer Nachsorge. Jeder Patient muss individuell und differenziert mittels eines geriatrischen Assessments beurteilt werden. Ein standardisiertes Vorgehen ist empfehlenswert, trotzdem muss es ganzheitlich und individuell abgestimmt sein. Wichtig ist, nach persönlicher Einschätzung, dass alle Patienten nach einer Tumorbehandlung bei einem Arzt angebunden und betreut sind. Insbesondere bei älteren Patienten, für die aufgrund von Komorbiditäten keine erneute tumorspezifische Therapie durchführbar ist, sollte auf apparative Nachsorge-Untersuchungen aufgrund der mangelnden Konsequenz verzichtet werden (so wenig wie möglich – so viel wie nötig), nichtsdestoweniger leistet die Betreuung, wenn sie die in diesem Kapitel aufgeführten Besonderheiten beim älteren Krebspatient berücksichtigt, einen immens wichtigen Beitrag zur Verbesserung der Lebensqualität.

Literatur

Andersen BL, DeRubeis RJ et al (2014) Screening, assessment, and care of anxiety and depressive symptoms in adults with cancer: an American Society of Clinical Oncology guideline adaptation. J Clin Oncol 32(15):1605–1619

Benson AB 3rd, Desch CE et al (2000) 2000 update of American Society of Clinical Oncology colorectal cancer surveillance guidelines. J Clin Oncol 18(20):3586–3588

Berman JM, Cheung RJ et al (2000) Surveillance after colorectal cancer resection. Lancet 355(9201):395–399

Blair CK, Morey MC et al (2014) Light-intensity activity attenuates functional decline in older cancer survivors. Med Sci Sports Exerc 46(7):1375–1383

Bower JE, Bak K et al (2014) Screening, assessment, and management of fatigue in adult survivors of cancer: an American Society of Clinical oncology clinical practice guideline adaptation. J Clin Oncol 32(17): 1840–1850

Brown JC, Huedo-Medina TB et al (2011) Efficacy of exercise interventions in modulating cancer-related fatigue among adult cancer survivors: a meta-analysis. Cancer Epidemiol Biomarkers Prev 20(1):123–133

Charlson ME, Pompei P et al (1987) A new method of classifying prognostic comorbidity in longitudinal studies: development and validation. J Chronic Dis 40(5):373–383

Cheung YB, Goh C et al (2005) Variability and sample size requirements of quality-of-life measures: a randomized study of three major questionnaires. J Clin Oncol 23(22):4936–4944

Cooper GS, Kou TD et al (2008) Receipt of guideline-recommended follow-up in older colorectal cancer survivors : a population-based analysis. Cancer 113(8): 2029–2037

Crum RM, Anthony JC et al (1993) Population-based norms for the mini-mental state examination by age and educational level. JAMA 269(18):2386–2391

Deimling GT, Bowman KF et al (2007) The effects of cancer-related pain and fatigue on functioning of older adult, long-term cancer survivors. Cancer Nurs 30(6):421–433

Deschler B, Ihorst G et al (2013) Parameters detected by geriatric and quality of life assessment in 195 older patients with myelodysplastic syndromes and acute myeloid leukemia are highly predictive for outcome. Haematologica 98(2):208–216

Gardner JR, Livingston PM et al (2014) Effects of exercise on treatment-related adverse effects for patients with prostate cancer receiving androgen-deprivation therapy: a systematic review. J Clin Oncol 32(4):335–346

Karnofsky DA, Abelmann WH et al (1948) The use of the nitrogen mustards in the palliative treatment of carcinoma. With particular reference to bronchogenic carcinoma. Cancer 1:634–656

Keating NL, Norredam M et al (2005) Physical and mental health status of older long-term cancer survivors. J Am Geriatr Soc 53(12):2145–2152

Kenis C, Bron D et al (2013) Relevance of a systematic geriatric screening and assessment in older patients with cancer: results of a prospective multicentric study. Ann Oncol 24(5):1306–1312

Kievit J (2002) Follow-up of patients with colorectal cancer: numbers needed to test and treat. Eur J Cancer 38(7):986–999

Kjeldsen BJ, Kronborg O et al (1997) A prospective randomized study of follow-up after radical surgery for colorectal cancer. Br J Surg 84(5):666–669

Köppen S (2009) Tumortherapie-bedingte Neuropathie. Was ist bei neuen Konzepten zu beachten. Onkologe 15:142–148

Koroukian SM, Murray P et al (2006) Comorbidity, disability, and geriatric syndromes in elderly cancer patients receiving home health care. J Clin Oncol 24(15):2304–2310

Lawton MP, Brody EM (1969) Assessment of older people: self-maintaining and instrumental activities of daily living. Gerontologist 9(3):179–186

Lee IM, Wolin KY et al (2014) Physical activity and survival after cancer diagnosis in men. J Phys Act Health 11(1):85–90

Loser C (2010) Malnutrition in hospital: the clinical and economic implications. Dtsch Arztebl Int 107(51–52):911–917

Mahoney FI, Barthel DW (1965) Functional evaluation: the Barthel index. Md State Med J 14:61–65

Mathias S, Nayak US et al (1986) Balance in elderly patients: the get-up and go test. Arch Phys Med Rehabil 67(6):387–389

Mohile SG, Xian Y et al (2009) Association of a cancer diagnosis with vulnerability and frailty in older Medicare beneficiaries. J Natl Cancer Inst 101(17):1206–1215

Monfardini S, Balducci L (1999) A comprehensive geriatric assessment (CGA) is necessary for the study and the management of cancer in the elderly. Eur J Cancer 35(13):1771–1772

Oken MM, Creech RH et al (1982) Toxicity and response criteria of the Eastern Cooperative Oncology Group. Am J Clin Oncol 5(6):649–655

Pallis AG, Fortpied C et al (2010) EORTC elderly task force position paper: approach to the older cancer patient. Eur J Cancer 46(9):1502–1513

Pallis AG, Wedding U et al (2010) Questionnaires and instruments for a multidimensional assessment of the older cancer patient: what clinicians need to know? Eur J Cancer 46(6):1019–1025

Parry C, Kent EE et al (2011) Cancer survivors: a booming population. Cancer Epidemiol Biomarkers Prev 20(10):1996–2005

Pietra N, Sarli L et al (1998) Role of follow-up in management of local recurrences of colorectal cancer: a prospective, randomized study. Dis Colon Rectum 41(9):1127–1133

Puts MT, Santos B et al (2014) An update on a systematic review of the use of geriatric assessment for older adults in oncology. Ann Oncol 25(2):307–315

Rocklin MS, C A Slomski et al (1990) Postoperative surveillance of patients with carcinoma of the colon and rectum. Am Surg 56(1):22–27

Schoemaker D, R Black et al (1998) Yearly colonoscopy, liver CT, and chest radiography do not influence 5-year survival of colorectal cancer patients. Gastroenterology 114(1):7–14

Secco GB, R Fardelli et al (2002) Efficacy and cost of risk-adapted follow-up in patients after colorectal cancer surgery: a prospective, randomized and controlled trial. Eur J Surg Oncol 28(4):418–423

Streckmann F, S Kneis et al (2014) Exercise program improves therapy-related side-effects and quality of life in lymphoma patients undergoing therapy. Ann Oncol 25(2):493–499

Volkert D, Bauer JM et al (2013) Guideline of the German Society for Nutritional Medicine (DGEM) in cooperation with the GESKES, the AKE and the DGG Clinical Nutrition in Geriatrics – Part of the Running S3-Guideline Project Clinical Nutrition. Aktuel Ernahrungsmed 38:e1–e48

Wedding U, Hoffken K (2000) [Geriatric oncology]. Z Arztl Fortbild Qualitatssich 94(2):107–112

Winters-Stone KM, Leo MC et al (2012) Exercise effects on hip bone mineral density in older, post-menopausal breast cancer survivors are age dependent. Arch Osteoporos 7(1–2):301–306

Wöll E (2009) Das Kolonkarzinom im Alter aus internistischer Sicht. http://www.springermedizin.at/fachbereiche-a-z/i-o/innere-medizin/?full=1729

Yesavage JA, Brink TL et al (1982) Development and validation of a geriatric depression screening scale: a preliminary report. J Psychiatr Res17(1):37–49

Verzicht auf invasive Maßnahmen beim geriatrisch-onkologischen Patienten

S. Wienand, H.-R. Raab

T. Keck, U.T. Hopt (Hrsg.), *Onkologische Chirurgie bei alten Patienten*,
DOI 10.1007/978-3-662-48712-9_13

Der Kern ärztlichen Handelns ist Hilfe für den Kranken. Das ursprüngliche „Primum nil nocere" wurde schon in antiker Zeit elaboriert zum „Salus aegroti suprema lex". Das trifft den Kern therapeutischer Bemühungen besser. Während nämlich im Subtext der ersten Maxime mitschwingt, dass man im Zweifel Handlungen zu unterlassen habe, beinhaltet die zweite Formulierung die Erkenntnis, dass man auch durch Unterlassen schaden kann. Am Wohl des Kranken orientiert, gilt es also, das eine bewusst zu tun und anderes als ebenso bewusste Entscheidung auch zu unterlassen. Therapie in der ursprünglichen Wortbedeutung ist eben auch nicht stets ein aktives Tun. Das altgriechische Wort „therapeia" bedeutete nicht nur Heilung sondern auch Pflege oder einfach Dienst. Der „theràpon" war Diener oder Weggefährte. Aller ärztlicher Dienst am Kranken ist demnach letztlich Therapie.

Es wird zwischen einer speziellen Therapie, die auf besondere Aspekte der Erkrankung eingeht, und einer allgemeinen, die die Gesamtsituation des Patienten verbessert, unterschieden. Weiter lassen sich kurative, palliative, kausale, symptomatische, adaptive, präventive und supportive Therapieformen differenzieren. Daraus ergibt sich, dass es im ärztlichen Handeln keinen sogenannten Therapieverzicht und schon gar keine „austherapierten" Patienten geben kann. Eine an die individuelle Patientensituation durch den behandelnden Arzt angepasste Therapieform muss das Ziel des ärztlichen Handelns sein. Dies kann bedeuten, dass auf invasive Maßnahmen überhaupt oder auch nur auf bestimmte invasive Maßnahmen verzichtet wird, jedoch andere Therapieoptionen bestehen bleiben.

13.1 Einwilligung zu therapeutischen Maßnahmen

Zentrale Bedeutung kommt bei jedem Tun und Unterlassen dem bei klarem Bewusstsein geäußerten, teils auch aus der Vergangenheit schriftlich oder mündlich überlieferten Willen des Patienten zu. Im Falle eines orientierten Patienten ist die Willensbekundung nach sorgfältiger Aufklärung über Erkrankung, Prognose und Therapieoptionen direkt umsetzbar. Der Patient kann konkrete Behandlungswünsche über Art, Umfang und Dauer sowie die Umstände seiner Behandlung in jeder Form äußern. Ärztlicherseits besteht keine unbedingte Verpflichtung, dem Verlangen nach aktiver Behandlung Folge zu leisten, wenn objektiv keine Indikation hierfür (mehr) besteht oder die geäußerten Wünsche den gesetzlichen Rahmen überschreiten, z. B. ein vom Patienten geäußerter Wunsch nach aktiver Sterbehilfe (Bundesärztekammer 2010). Dem bei ungetrübtem Bewusstsein geäußerten oder früher eindeutig verfügten Verlangen nach Unterlassung einer spezifischen Maßnahme ist dagegen stets Folge zu leisten.

Erschwert wird die Entscheidungsfindung bei kognitiv eingeschränkten Patienten, sei es durch eine vorbestehende Demenz oder krankheitsbedingte Einschränkung (z. B. Intubation). Liegt eine Patientenverfügung vor, „hat der Betreuer dem Willen des Betreuten Ausdruck und Geltung zu verschaffen". Sollte keine Patientenverfügung vorliegen:

> „Der mutmaßliche Wille ist aufgrund konkreter Anhaltspunkte zu ermitteln. Zu berücksichtigen sind insbesondere frühere mündliche oder schriftliche Äußerungen, ethische oder religiöse Überzeugungen und sonstige persönliche Wertvorstellungen des Betreuten" (BGB § 191a, Drittes Gesetz zur Änderung des Betreuungsgesetztes vom 29. 7. 2009).

Dabei gelten diese Gesetze unabhängig von der Art und dem Stadium der Erkrankung des Betreuten. Eine Patientenverfügung kann jederzeit formlos widerrufen werden.

In einer empirischen Untersuchung wurden Ärzte und Pflegekräfte zu „Therapieverzicht" und „passiver Sterbehilfe" befragt. Dies wurde mit Angaben aus einer Befragung von Menschen im Alter von über 65 Jahren verglichen. Die Neigung zum „Therapieverzicht" war am größten, wenn die Befragten nicht mit dem Patienten persönlich konfrontiert waren. Die Bereitschaft, bei älteren Patienten auf palliative Maßnahmen umzustellen, war deutlich höher als bei jüngeren. Die Befragung der älteren Menschen ergab, dass diese der modernen wissenschaftlich basierten Medizin überwiegend positiv gegenüberstanden. Bis zum Alter von 80 Jahren gab es keine eindeutig steigende Bereitschaft zum sogenannten Therapieverzicht (Wehkamp 2001).

Der Chirurg befindet sich in einem Spannungsfeld zwischen unterlassener Hilfeleistung nach § 323c StGB beim Nichtoperieren unter zwingender Indikation und der Körperverletzung nach § 223 StGB, wenn er eine Operation ohne wirksame Einwilligung durchführt. Um sich als Arzt gegen nachteilige Folgen zu schützen, ist die exakte Dokumentation und Begründung für das Tun ebenso wie für das Unterlassen von Bedeutung. Dies gilt in besonderem Maße bei vom Regelvorgehen abweichenden Entscheidungen, insbesondere bei Einzelfallentscheidung. Geht es um einen Eingriff bei einer Tumorerkrankung, ist immer eine Abwägung zu treffen zwischen der durch einen Eingriff generierten Heilungschance und deren Wahrscheinlichkeit einerseits und dem Risiko für Komplikationen und Letalität andererseits.

Gerade für ältere Patienten ist es meist leichter, Entscheidungen mit Angehörigen gemeinsam zu treffen. Deshalb sollten bei Anamneseerhebung und Aufklärungsgesprächen so früh wie möglich Angehörige und/oder Vertraute mit einbezogen werden, um einen bestmöglichen „Spiegel der Lebenssituation" des Patienten zu erlangen und hier alle Aspekte des Für und Wider zusammen zu diskutieren.

13.2 Resektabilität versus Operabilität

In der Therapieplanung beim onkologischen Patienten muss stets auch zwischen Resektabilität und Operabilität unterschieden werden. Die Operabilität definiert sich als Eignung des Patienten, das heißt seine Konstitution muss eine Operation zulassen können. Wobei sich die Resektabilität in der strengen Definition auf den lokalen Tumorprozess bezieht ohne den Patienten dabei zu betrachten. Häufig wird hier die Vokabel „lokal resektabel" verwendet. In der Regel ist damit dann R0-resektabel gemeint, also die Tumorentfernung ohne makroskopischen oder mikroskopischen Rest.

Nach der persönlichen Beratung und Untersuchung durch den Chirurgen kann dieser bereits abschätzen, inwieweit der Patient eine ggf. größere Operation überstehen kann. Um die individuelle Operabilität insbesondere beim älteren Patienten bestimmen zu können, wurden unterschiedliche Instrumente zu Unterstützung entwickelt.

Tab. 13.1 Komponenten des PACE (nach Audisi et al. 2005)

Test	Abkürzung
Mini-mental state inventory	MMS
Activities of daily living	ADL
Instrumental activities of daily living	IADL
Geriatric depression scale	GDS
Brief fatigue inventory	BFI
ECOG performance status	PS
American society for anaesthesiologs score	ASA
Satariano´s index of co-morbidities	SIC

Ein sehr umfangreicher dafür aber viele Bereiche abdeckender Test ist der „Preoperative assessment in elderly cancer patients" (PACE), der aus mehreren Untersuchungsinstrumenten zusammengesetzt ist (Tab. 13.1; Audisi et al. 2005).

Eine Untersuchung von Audisio et al. mit onkogeriatrischen Patienten, die ≥70 Jahre waren und sich einer elektiven Operation unterzogen, (n=460; Mammakarzinome 47,2 %, gastrointestinale Karzinome 31,3 % urologische Karzinome 15,4 % und sonstige Karzinome 6,1 %) konnte zeigen, dass einzelne Komponenten des PACE auf unterschiedliche Probleme hinweisen: Die Wahrscheinlichkeit einer postoperativen Komplikation stieg um 50 % bei erniedrigtem „Instrumental activities of daily life" (IADL), auffälligem „ECOG performance status"(PS) und mittlerem bis erhöhtem Wert für „Brief fatigue inventory (BFI). Der „Activities of Daily life" (ADL) korrelierte mit der Länge des Krankenhausaufenthaltes. Interessanterweise konnte bei der 30-Tage-Morbidität kein signifikanter Unterschied in den Altersgruppen gesehen werden (p>0,05), die Höhe des „Satariano´s index of co-morbidities" war nicht assoziiert mit postoperativen Komplikationen. Des Weiteren gab es keinen signifikanten Unterschied in der Länge des Krankenhausaufenthaltes in den unterschiedlichen Altersgruppen (Audisio et al. 2008).

Dies bestätigt eine Grundhaltung, die sich heute schon weithin durchgesetzt hat, dass nämlich Alter allein und auch Nebendiagnosen als Einzelfaktoren nicht therapiebestimmend sein dürfen.

Im Folgenden soll die Problematik anhand zweier typischer Felder, der Therapie bei tumorbedingter Magenausgangsstenose und der Behandlung kolorektaler Karzinome, näher illustriert werden.

13.3 Therapie bei maligner Magenausgangsstenose in höherem Alter

Obwohl die Inzidenz des Magenkarzinoms insgesamt etwas abnimmt, nimmt sie in der Population der älteren Patienten zu, da diese eine immer höhere Lebenserwartung haben. Die Häufigkeit der Pankreaskarzinome nimmt jenseits des 70. Lebensjahres deutlich zu. Patienten mit einem Magenkarzinom oder Pankreaskarzinom haben in 50 % respektive 30–45 % Metastasen zum Zeitpunkt der Diagnosestellung (van Hooft et al. 2007). Vielen Patienten bekommen die ersten Symptome erst bei Entwicklung einer Magenausgangsstenose.

Daten und Analysen zur Behandlung von älteren Patienten mit Magenausgangsstenose sind noch rar. In einer retrospektiven Analyse von Mansoor und Zeb (2015) wurden die Ergebnisse nach Stentimplantation (selbstexpandierender Metallstent) bei Patienten >65 und <65 Jahre verglichen, die unter einer Magenausgangsstenose litten. Verglichen wurden der technische und der klinische Erfolg. Für beide Gruppen war der technische Erfolg gleich gut (100 % bei >65-Jährigen vs. 97 % <65-Jährigen). Der klinische Erfolg, gemessen am GOOSS-Score (Gastric outlet obstruction scoring system score, Tab. 13.2), ergab in beiden Gruppen vergleichbare Werte. Die Komplikationsrate bei der Therapie war ebenfalls ähnlich (27 % bei älteren und 27 % bei den jüngeren Patienten. Die Untersuchung unterstützt insgesamt die Annahme, dass mit der Stentversorgung ein sicheres Verfahren für die älteren Patienten angeboten werden kann.

Es gibt kaum Studien über den Vergleich zwischen endoskopischen Stentimplantationen und chirurgischen Gastro-Jejunostomien beim älteren Patienten. Jedoch ist das mittlere Alter in den meisten

Tab. 13.2 GOOSS-Score „Gastric outlet obstruction scoring system" (nach Adler und Baron 2002)

GOOSS-Score	Wert
Orale Aufnahme	
- Keine orale Nahrungsaufnahme möglich	0
- Nur flüssige Nahrung möglich	1
- Nur weiche Kost möglich	2
- Normalkost möglich	3

Studien um 65 Jahre, so dass die Ergebnisse hier als Anhaltspunkt genommen werden könnten. In einer retrospektiven Studie von Jeurnink et al. (2007a) wurden insgesamt 95 Patienten mit nicht resektablem malignem Karzinom und einer symptomatischen Magenausgangsstenose versorgt. Sie wurden entweder mittels endoskopisch eingebrachtem Duodenalstent oder chirurgisch angelegter Gastro-Jejunostomie versorgt (laparoskopisch mittels Klammernahttechnik oder offen mittels Handnaht, n=10 versus n=32). Der technische Erfolg maß sich an der erfolgreichen Einbringung oder Anlage der Anastomose. Der Stent konnte in 93 % gelegt werden, in 100 % war die Gastro-Jejunostomie möglich. Der klinische Erfolg wurde definiert, wenn wenigstens weiche Nahrung nach der Intervention aufgenommen werden konnte (GOOSS 2). Die Essensaufnahme war nach einer Stentimplantation schneller möglich als nach der Gastro-Jejunostomie (3,6±1,9 Tage versus 10,1±4,8). Nach 20 Tagen gab es keinen Unterschied mehr im GOOSS.

Bezüglich der Anzahl der schweren Frühkomplikationen (innerhalb von 7 Tagen) gab es keine Unterschiede. Bei den Stentkomplikationen handelte es sich um insuffiziente Stentexpansion oder Stentmigration, bei den Gastro-Jejunostomien um Blutungen, starke Schmerzen und respiratorische Insuffizienz (p=0,60). Bei den Spätkomplikationen war die Gruppe der Stentimplantationen größer und signifikant kürzer als bei der der Gastro-Jejunostomie (147 versus 513 Tage, p=0,004). Die Spätkomplikationen bei der Stentimplantation umfassten Okklusionen durch Essensbolus, Tumoreinbruch in den Stent, Stentmigration, Duodenalperforation und starke Schmerzen. Bei den Gastro-Jejunostomien waren dies ebenfalls starke Schmerzen, totale Anastomosenstenosen und Ikterus durch Verschluss des DHC (ductus hepaticus communis). In den 3 Monatskontrollen zeigte sich, dass in der Stentgruppe mehr Re-Interventionen nötig waren als in der Gastro-Jejunostomiegruppe.

Zu ähnlichen Ergebnissen kommen Khashab et al. (2013). Hier zeigte sich jedoch, dass die Gesamtkomplikationsrate bei den Stentimplantationen deutlich niedriger war (12 % versus 22 %, p=0,02). Die Re-Interventionsrate bei den Stentimplantationen war ebenfalls signifikant höher aber ohne zeitlichen Unterschied. Es wurde deutlich, dass die Länge des Krankenhausaufenthaltes für die Stentimplantationen geringer war als für Gastro-Jejunostomien, insbesondere die Länge des postinterventionellen Aufenthaltes war kürzer (5 versus 10 Tage, p=0,0001). Die Kosten inklusive der Re-Interventionen waren aber für die Stentimplantationen höher (p=0,3). Kritisch sehen die Autoren, dass in ihrer Studie die Patienten in der Stentgruppe gemäß dem Charlston comorbidity score (CCI) signifikant kränker sind. Es wird postuliert, dass gegebenenfalls mehr kränkere Patienten einen Stent bekommen haben, da die Gastro-Enterostomie als zu invasiv gesehen wurde. Abgesehen davon, dass es sich nicht um eine randomisierte Studie handelte, wird die Vergleichbarkeit durch einen solchen Bias weiter eingeschränkt, insbesondere bei der Beurteilung der Mortalität.

Es wird diskutiert, ob eine Peritonealkarzinose ein Ausschlusskriterium für eine Stentimplantation ist. Baron und Harewood (2003) beschreiben ein höheres Risiko von multiplen Engstellen bei Peritonealkarzinose, welche durch eine „einfache" Stentimplantation nicht therapiert werden würden. In einer weiteren Studie von Mendelsohn et al. (2011) konnte allerdings gezeigt werden, dass Peritonealkarzinose kein unabhängiger Faktor bei einer notwendigen Re-Intervention ist.

Ein großes systematisches Review mit insgesamt 1046 Patienten, die eine Stentimplantation und 297, die eine Gastro-Jejunostomie bekamen, gab zusätzliche Hinweise bezüglich der Lebenserwartung (Jeurnink et al. 2007b). In der Analyse war der Krankenhausaufenthalt für Gastro-Jejunostomien ebenfalls länger als für die Stentimplantationen (13 versus 7 Tage). Das mittlere Überleben nach der Intervention betrug für die Gastro-Jejunostomien 164 Tage und bei den Stentimplantationen 105 Tage. Die Autoren kommen unter anderem zu dem Schluss, dass bei sehr kurzer Lebenserwartung eher die Stentimplantation favorisiert werden sollte. Kritisch sehen die Autoren, dass es in der Auswertung sehr starke Variationen in der Angabe der Komplikationen gibt. Des Weiteren gibt es nur sehr selten in den Studien weitere Aufschlüsselungen nach der zugrunde liegenden malignen Erkrankung, so dass Entitäten unterschiedlicher Aggressivität miteinander verglichen werden. Außerdem ist durch die Verwendung unterschiedlicher Stents und Operationsmethoden (offen, laparoskopisch, ante- oder retrokolisch, Klammer- oder Handnaht) ein Vergleich erschwert.

In einer vergleichenden Studie von 2010 geben die Ergebnisse Hinweise darauf, dass Patienten mit einer Lebenserwartung über 2 Monaten von einer Gastro-Jejunostomie im Gegensatz zu einer Stentimplantation profitieren (Jeurnink et al. 2010).

Keränen et al. (2013) verglichen 3 palliative Therapiemethoden bei der Magenausgangsstenose. Nicht nur Stentimplantationen und Gastro-Jejunostomien wurden verglichen sondern zusätzlich auch noch palliative Gastrektomien. Insgesamt wurden 97 Patienten retrospektiv analysiert: 50 Patienten erhielten einen Stent, 26 eine palliative Gastrektomie und 21 eine Gastro-Jejunostomie. Die mit einem Stent versorgten Patienten konnten signifikant schneller wieder flüssige Kost zu sich nehmen und ihr Krankenhausaufenthalt war ebenfalls signifikant kürzer (p<0,001). Zwischen den Gruppen gab es keine signifikanten Unterschiede bezüglich Krankenhauswiederaufnahmen oder Komplikationen. Die Patienten nach palliativer Gastrektomie erhielten häufiger eine Chemotherapie, dies war jedoch nicht statistisch signifikant. Das symptomfreie Intervall sowie das Gesamtüberleben war für die Gruppe der palliativen Gastrektomien am höchsten (p=0,004, p=0,003).

Trotz der kleinen Fallzahl, gibt die Studie einen wichtigen Hinweis darauf, dass eventuell eine palliative Resektion angeboten werden sollte, mit der erhöhten Wahrscheinlichkeit, dass im Anschluss eine Chemotherapie durchgeführt werden kann.

Obwohl die angeführten Studien retrospektiv sind oder bei der Review-Untersuchung nur zu einem geringen Anteil prospektive Studien enthalten, nicht speziell an älteren Patienten durchgeführt wurden, eine Vielzahl von unterschiedlichen Krebsentitäten vorliegen und sie sehr schwer vergleichbar sind, illustrieren sie doch die unterschiedlichen möglichen Therapieansätze. Gelingt hier die individuell auf den Patienten abgestimmte Therapie, kann ein Verzicht auf invasive Chirurgie im Einzelfall segensreich sein.

13.4 Therapie bei kolorektaler Tumorstenose in höherem Alter

13.4.1 Stentimplantation

Bei älteren Menschen kommt es bei kolorektalen Karzinomen weit häufiger zu einem akuten mechanischen Ileus mit konsekutiven Komplikationen wie Perforation, Sepsis bis hin zum Tode als bei jüngeren. In der Literatur werden bis zu 30 % Darmverschlüsse in dieser Patientengruppe angegeben (Phillips et al. 1985; Stower und Hardcastle 1985; Carraro et al. 2001). Angesichts der bei kolorektalen Karzinomen auch in fortgeschrittenen Stadien noch vergleichsweise guten Überlebensdaten ist bei allen allgemein operablen Patienten grundsätzlich eine Resektion indiziert. Der Verzicht auf eine solche Maßnahme muss gerade beim kolorektalen Karzinom besonders gut überlegt sein. Dabei gilt: Es gibt keine technische Irresektabilität beim kolorektalen Karzinom. Es gibt sehr wenige allgemein nicht operable Patienten. Aber es gibt gelegentlich Patienten, die, in der Regel wegen einer diffusen Metastasierung, nicht in kurativer Intention behandelt werden können. Auch in diesen Fällen wird man normalerweise operieren, um den sekundären Tumorkomplikationen vorzubeugen, insbesondere der Blutung.

Seit einigen Jahren werden auch am unteren Intestinaltrakt endoskopische Stentimplantationen (vor allem mit selbstexpandierenden Metallstents) vorgenommen. Dies geschieht allerdings auf der Basis einer noch schlechteren Datenlage als am oberen Intestinaltrakt. Es gibt keine Studien, die in methodisch einwandfreier Weise eine Operation bei technisch resektablen kolorektalen Karzinomen mit palliativen Stentimplantationen beim älteren Menschen vergleichen. Die Stentimplantation am unteren Intestinaltrakt ist außerdem belastet durch häufige Fälle von Stentobstruktion, weil die Peristaltik oral eines Stents ja immerhin ausreichen muss, um den unbeweglichen und unflexiblen Bereich des Stents selbst zu überwinden.

Guo et al. (2011) untersuchten retrospektiv die Risikofaktoren bei älteren Patienten mit kolorektaler Obstruktion. Das Patientenkollektiv hatte ein medianes Alter von 78 Jahren (70–95 Jahre), alle wurde notfallmäßig mit akutem Ileus eingewiesen und es lag jeweils ein histologisch gesichertes Adenokarzinom vor (n=233). Patienten mit Metastasen wurden nicht eingeschlossen. Nach initialer Stabilisierung (inklusive Magensonde und intravenöser Volumensubstitution) wurden dann, sobald es der Gesamtzustand des Patienten erlaubte, die Interventionen durchgeführt. Bei 70 % der Patienten war eine Nebenerkrankung, bei 10 % waren zwei oder mehrere bekannt. Der Verschluss trat in 34 % im rechten und in 64 % im linken Hemikolon auf. Bei den rechtsseitigen Verschlüssen wurde in 84 % eine Hemikolektomie rechts, in 6 % eine Bypass-Operation als Ileosigmoidostomie durchgeführt, in 10 % wurde ein doppelläufiges Stoma angelegt. Bei 40 der insgesamt 154 linksseitigen Karzinome wurde eine Stentimplantation durchgeführt, 113 wurden direkt nach der Stabilisierung operiert. Eine Tumorresektion mit primärer Anastomose wurde in 43 %, eine Tumorresektion und Stomaanlage in 39 % und ein palliatives Kolostoma in 18 % angelegt. Als Risikofaktoren für ein signifikant schlechteres Ergebnis zeigten sich in der Studie eine hohe ASA-Klassifizierung (American Society of Anaesthesiologists Grading) und ein höheres Tumorstadium.

Der Faktor „Zeit vom Beginn der Symptome bis zur Operation“ wurde außerdem untersucht. Es wurden 2 Gruppen gebildet <72 h und ≥72 h. Die Mortalität in der Gruppe der ≥ 72 h war signifikant höher als in der Gruppe derer, die ein kürzeres Intervall hatten. Als unabhängiger Faktor für ein schlechteres Resultat, stellte sich das klinische Bild einer Peritonitis heraus (◘ Tab. 13.3).

Das Augenmerk gilt hier der Subgruppenanalyse der Patienten mit linksseitiger kolorektaler Obstruktion. In dieser Studie lag die Gesamtmortalität (n=233) bei 24,5 %. Bei den linksseitigen Obstruktionen gab es einen signifikanten Unterschied mit

Tab. 13.3 Auszug aus der Tabelle: Univariante Analyse der 30-Tage-Mortalität bei älteren Patienten mit kolorektaler Obstruktion (nach Guo et al. 2011)

Variabel	Verstorbene/ Patientenanzahl (%)	P-Wert
Mortalität	57/233 (24,59)	
ASA		<0,01
- I–II	5/107 (4,7)	
- III	15/60 (25)	
- IV	32/61 (52,5)	
- V	5/5 (100)	
Intraoperativer Befund		
- Peritonitis	23/46 (54,3)	<0,01
- Perforation	14/21 (66,7)	<0,01
Tumorstadium		<0,01
- Dukes A und B	5/49 (10,2)	
- Dukes C	31/131 (23,7)	
- Dukes D	21/53 (39,6)	

deutlich geringer Mortalität in der „Stentgruppe" als in der „Operationsgruppe" (7,5 % versus 28 %, p<0,01). Die Autoren kamen zu dem Schluss, dass nach initialer Stabilisierung bei Patienten, deren Allgemeinzustand eine Operation zulässt, diese ohne Verzögerung durchgeführt werden sollte.

Stentimplantationen sind insgesamt am unteren Intestinaltrakt nur von höchst fraglichem Nutzen und allenfalls gerechtfertigt als individuelle Therapieoption bei drohendem Darmverschluss absolut kritisch kranker Patienten. Im weiteren Verlauf muss dann aber auch bei solchen Patienten geprüft werden, ob der Allgemeinzustand sich soweit verbessert hat, dass doch noch eine Operation möglich ist.

13.4.2 Stomaanlage

Neben Bypassoperationen als Umgehung einer Stenose bietet eine Stomaanlage ebenfalls die Möglichkeit, eine Stenose bzw. einen Tumor auszuschalten. Zu der Fragestellung „palliatives Stoma bei alten Patienten" gibt es leider ebenfalls nur wenige Studien, darunter keine randomisierten. Wong et al. führten 2013 eine deskriptive retrospektive Studie mit der Frage des Einflusses des Alters auf die Lebensqualität nach Stomaanlage durch. Obwohl es keine statistische Signifikanz gab, war die Lebensqualität nach Stomaanlage in der älteren Gruppe (>65) trotz vermehrter Nebenerkrankungen in dieser Gruppe höher. Dasselbe galt für die Selbstsicherheit der Patienten nach einer Stomaanlage, die ebenfalls bei den älteren Patienten besser war. Die Aussagekraft dieser Untersuchung ist bei niedriger Fallzahl sehr eingeschränkt. Sie gibt aber erneut Hinweise, dass die chirurgische Intervention am unteren Intestinaltrakt der Stentimplantation im Zweifel vorgezogen werden sollte (Wong et al. 2013).

In einer weiteren retrospektiven Studie mit Patienten nach Ileostomaanlage konnten ähnliche Ergebnisse gezeigt werden (Scarpa et al. 2004). Untersucht wurden 3 Altersgruppen: <50 Jahre, 50–70, und >70 Jahre. Obwohl die älteren Patienten mehr Unterstützung bei der Stomaversorgung brauchten, spiegelte sich dies nicht in einer geringeren Lebensqualität wider. Hierfür könnte es unterschiedliche Gründe geben: Da eine Stomaanlage die körperliche Erscheinung stark verändert, ist das eigene Körperbild der Patienten maßgeblich an der späteren Lebensqualität beteiligt. Das persönliche Körperbild beeinflusst ebenfalls die gefühlte eigene sexuelle Attraktivität und das soziale Miteinander. Ältere Patienten sind mit ihrem Körper im Mittel zufriedener als jüngere. Des Weiteren machen sie sich durchschnittlich weniger Gedanken um ihre sexuelle Attraktivität und pflegen häufiger eine positive Beziehung zu Partnern, Familie und Freunden (Sideris et al. 2005; Mandelsohn 2005).

Die sogenannte Montreux-Studie (Marquis et al. 2003) untersuchte die Lebensqualität von Patienten nach Stomaanlage (n=4739). Die Mehrheit erhielt ein Kolostoma (66,5 %), 16,4 % ein Ileostoma und 16,5 % ein Urostoma. In 70 % war die zugrunde liegende Krankheit eine Krebsdiagnose (Morbus Crohn 4 %, Kolitis Ulcerosa 7,9 %, restliche mit 18,1 %). Obwohl hier nicht nach älteren und jüngeren Patienten unterschieden wurde kamen die Autoren zu interessanten Ergebnissen: Mittels eines Stoma-Quality-of-Life-Index (SQLI) wurden die Patienten direkt postoperativ, 3, 6 und 12 Monate später befragt. Im SQLI werden Fragen nach dem psychologischen und körperlichen Befinden, dem eigenen Körperbild, Schmerzen, sexueller Aktivität, Zufriedenheit im Alltag und mit der medizinischen Behandlung sowie nach dem Gefühl der Selbstsicherheit gestellt.

Das mediane Alter der Patienten betrug 61,6 Jahre. Der SQLI war statistisch signifikant höher bei denjenigen Patienten, die mit ihrer Stomabetreuung (Stomaversorgung) zufrieden waren und ein gutes persönliches Verhältnis zu ihrem Stomatherapeuten hatten. Der durchschnittliche SQLI stieg nach 3 Monaten signifikant an. Im weiteren Verlauf gab es eine kontinuierliche Verbesserung, die jedoch nicht mehr signifikant war. Diese Ergebnisse können besonders für den alten Patienten umgesetzt werden: Besonders in der ersten postoperativen Phase muss eine bestmögliche Stomaversorgung seitens der chirurgischen Abteilung für den Patienten organisiert werden (z. B. Zusatzausbildung in der Stomatherapie, ambulanter Pflegedienst).

13.5 Schmerztherapie

In einer großen europäischen Studie mit über 5000 Krebspatienten aus 12 Ländern konnte gezeigt werden, dass über die Hälfte aller Patienten (57 %) täglich unter Schmerzen litten. 80 % gaben an, in den letzten Monaten Schmerzen gehabt zu haben. Nach der Schmerzstärke gemäß der numerischen Skala von 0 (=kein Schmerz) bis 10 (=maximal vorstellbarer Schmerz) erlitten 94 % der Patienten in den letzten Monaten Schmerzen einer Stärke ≥ 5 (European Association of Palliative Care 2007). Ältere Patienten geben häufig weniger Schmerzen an, als sie empfinden. Dies hat zur Folge, dass sie eher untertherapiert werden (WHO 2004). Die Ursache scheint in altersabhängigen Veränderungen in der Wahrnehmung und im Verhalten zu liegen. Die Wahrnehmung von geringen bis mittleren Schmerzen ist in vielen Fällen deutlich vermindert, jedoch bei starken Schmerzen vermehrt (Auret und Schug 2005). Die Veränderungsprozesse sind nicht ganz geklärt. Die Verringerung der Dichte von myelinisierten und nicht-myelinisierten Nervenfasern, zunehmende neuronale Schädigungen sowie deren Rückgang führt zu strukturellen, biochemischen und funktionellen Veränderungen des peripheren Nervensystems. Der Prozentsatz sowie Umsatz der Neurotransmitter sind ebenfalls reduziert und haben einen Einfluss auf die Nozizeption (Clark et al. 2004). Viele alte Patienten leiden unter Wahrnehmungsstörungen, Verwirrungszuständen Gedächtnisstörungen, einige haben zusätzlich Seh- und Höreinschränkungen. Dies kann zu Complianceproblemen und zu ungenauen Beschreibungen der Beschwerden führen, die wiederum die adäquate Therapie erschweren (Closs 2005). Demenz und Wahrnehmungsstörungen können Verhalten und Reaktionen zusätzlich in nicht klar vorhersagbarer Weise beeinträchtigen (Ward et al. 1993).

Der WHO-Stufenplan zur Schmerztherapie sieht bei Stufe 3 zentralwirkende Opioide vor. Durch die physiologischen Veränderungen im Alter können die pharmakologischen Parameter von Opioiden wie Aufnahme, Wirkungsbeginn, Eliminationsrate und Halbwertszeit verändert werden. Besonders zu beachten sind hier die Leber- und Niereninsuffizienzen. Bei Lebereinschränkungen verringert sich der Anteil der Monooxygenasen und der Zytochrome (insbesondere Zytochrom P450). Dadurch kann sich die Eliminationsleistung der Leber um 30–40 % reduzieren und alle Medikamente mit einem hohen sogenannten „First-Pass-Effect" sind im Serum deutlich erhöht (Flacker und Lipsitz, 1999). Im Rahmen der Niereninsuffizienz kommt es zu einer geringeren glomerulären Filtrationsrate, die den Anteil der renal zu eliminierenden Substanzen erhöht. Des Weiteren spielen Komorbiditäten eine Rolle, zusätzlich müssen hier ebenfalls die dafür bereits verschriebenen Medikamente beachtet werden.

In einem Konsensusbericht über Opioide und das Management von chronischen starken Schmerzen von Pergolizzi et al. (2008) wurden Studien über unterschiedliche Opioide analysiert. Untersucht wurden: Morphin, Oxycodon, Hydromorphon, Fentanyl, Buprenorphin und Methadon in unterschiedlichen Darreichungsformen. Die untersuchten Opioide waren alle wirksam in der Schmerztherapie. Hervorgehoben wurden Fentanyl und Buprenorphin, welche in transdermaler Form vorliegen und eine geringere Toxizität und bessere Verträglichkeit aufweisen.

Unerwünschte Nebenwirkungen, die bei jüngeren Patienten geringere Auswirkungen haben, sind beim älteren zum Teil deutlich stärker ausgeprägt. Insbesondere zentrale Wirkungen wie Schwindel und Verwirrung können die bei dieser Patientengruppe ohnehin schon erhöhte Sturz- und Verletzungsgefahr verstärken. Des Weiteren gilt es, die typischen Nebenwirkungen der Opioide zu beachten:

- Obstipation
- Nausea
- zentrale und psychiatrische Störungen (Schwindel, Kopfschmerzen, Müdigkeit, Angst)
- Atemdepression
- Hypotonie, Bradykardie
- Toleranzentwicklung

Eine weitere Herausforderung besteht in möglichen Wechselwirkungen mit anderen Medikamenten.

Um bestmöglich unerwünschte Nebenwirkungen durch die Opioidgabe zu verhindern, hat die American Geriatric Society eine Empfehlung herausgegeben:

1. Zur Applikation sollte der am wenigsten invasive Weg genommen werden.
2. Es sollten möglichst Medikamente in Retard-Form verabreicht werden.
3. Der Therapieplan sollte immer nur durch ein Medikament zur selben Zeit erweitert werden. Dies sollte in niedriger Dosierung und langsamem Titrieren erfolgen.
4. Ausreichend Zeit sollte zwischen der Einführung des Medikaments und der Bewertung der Wirksamkeit gegeben werden.
5. Um Nebenwirkungen zu minimieren und die Wirksamkeit zu überprüfen, muss der Patient überwacht werden.
6. Gegebenenfalls sollte auf ein anderes Opioid gewechselt werden.

(American Geriatric Society 2002)

Für eine bestmögliche Analgesie ist der ärztliche Dialog mit dem Patienten von entscheidender Bedeutung, der aber beim älteren deutlich erschwert sein kann, so dass es hier besonders wichtig ist, die Angehörigen und Pflegekräfte mit ihren Beobachtungen einzubeziehen.

13.6 Fazit

Jede Therapie hat im wohlverstandenen Interesse des individuellen Patienten zu erfolgen. Der Verzicht auf invasive Maßnahmen ist dabei möglich, speziell bei potenziell kurativ behandelbarer Situation aber mit besonderer Sorgfalt und grundsätzlicher Zurückhaltung zu erwägen. In erkennbar palliativen Situationen wiederum muss man sich vor einer Übertherapie im Sinne eines therapeutischen Aktionismus hüten. Die rechte Einschätzung erfordert Erfahrung und Augenmaß. Der Patientenwille ist dabei bestmöglich zu berücksichtigen. Das wiederum geht nur, wenn man den Patienten kennt und so viel wie möglich über ihn und seine Lebenseinstellung weiß. Tumorkonferenzen können dies naturgemäß nicht leisten, da dort Empfehlungen in aller Regel nach Aktenlage und dem Bericht behandelnder Ärzte empfohlen wird. Eine Therapie als Begleitung des Kranken, gegebenenfalls bis ans Lebensende, bleibt also Gegenstand der individuellen Arzt-Patient-Beziehung.

Literatur

Adler DG, Baron TH (2002) Endoscopic palliation of malignant gastric outlet obstruction using self-expanding metal stents: experience in 36 patients. Am J Gastroenterol 97:72–78

American Geriatric Society (2002) The management of persistent pain in older persons. J Am Geriatr Soc 50:S205–S224

Audisi RA, Ramesh H, Longo WE, Zbar AP, Pope D (2005) Preoperative assessment of surgical risk in oncogeriatric patients. Oncologist 10:262–268

Audisio RA. et al (2008) Shall we operate? Preoperative assessment in elderly cancer patients (PACE) can help A SIIOG surgical task force prospective study. Crit Rev Oncol Hematol 65:156–63. Epub 2007 Dec 21

Auret K, Schug SA (2005) Underutilisation of opioids in elderly patients with chronic pain: aproaches to correcting this problem. Drug Aging 22:641–654

Baron, TH; Harewood, GC (2003) Enteral self-expendable Stents. Gastrointest Endosc 58:421–433

Bundesärztekammer (2010) Empfehlung der Bundesärztekammer und der Zentralen Ethikkommission bei der Bundesärztekammer zum Umgang mit Vorsorgevollmacht und Patientenverfügung in der ärztlichen Praxis. Dt Ärztebl 170: (18)A877–882,

Carraro PG, Segala M, Cesana BM, Tiberio G (2001) Obstructing colonic cancer: failure and survival patterns over a ten-year follow-up after one-stage curative surgery. Dis Colon Rectum 44:243–250

Clark AJ, Ahmedzai SH, Allan LG, et al (2004) Efficacy and safety of transdermal fentanyl and sustained-released oral morphine in patients with cancer and chronic non-cancer pain. Curr Med Res Opin 20:1419–1428

Closs S (2005) Assessment of pian in older people – the key to effective management. Anaesth Crit Care 16:40–45

Davies E, Higginson J (Hrsg) (2004) Better palliative care for older people. Booklet. World Health Organization, Regional Office for Europe

European Pain in Cancer Survey, European Association of Palliative Care (2007) Half of European cancer patients have moderate to severe pain: one in five patients does not receive treatment. J Pain Palliat Care Pharmacother 21:51–53

Flacker JM, Lipsitz LA (1999) Neural mechanisms of delirium: current hypotheses and evolving concepts. J Gerontol A Biol Sci Med Sci 54:B239–B246

Guo MG, Feng Y, Zheng Q, Di JZ, Wang Y et al (2011) Comparison of self-expanding metal stents and urgent surgery for left-sided malignant colonic obstruction in elderly patients. Dig Dis Sci 56:2706–2710

van Hooft J, Mutignani M, Pepici A, Messmann H, Neuhaus H (2007) First data on the palliative treatment of patients with malignant gastric outlet obstruction using the WallFlex enteral stent: a retrospective multicenter study. Endoscopy 39:434–439

Jeurnink SM; Steyerberg EW, Van 'T Hoft G, Van Eijck CHJ, Kuipers EJ, Siersema PD (2007a) Gastrojejunostomy versus Stent Impantation in Patients with malignant gastric Outlet Obstruction: A comparison in 95 Patients. J Surg Oncol 96:389–396

Jeurnink SM, Van Eijck CHJ, Steyerberg EW, Kuipers EJ, Siersma PD (2007b) Stent versus Gastrojejunostomy for the palliation of gastric outlet obstruction. A systematic review. BMC Gastroenterology 7:18; doi:10.1186/1471-230X-7-18

Jeurnink SM, Styerberg EW, Van Hoft JE et al (2010) Surgical Gastrojejunostomie or endoscopic stent placement for the palliation of malignant gastric outlet obstruction (SUSTENTstudy): A multicenter randomized trial. Gastrointest Endosc 71:490–499

Keränen I, Kylänpää L, Udd M, Louhimo J, Lepistö A, Halttunen J, Kokkola A (2013) Gastic Outlet Obstruction in Gastric Cancer: A Comparision of three palliative Methodes, J Surg Oncol 108:537–541

Khashab M, Alawad AS, Shin EJ, Kim K, Bourdel N et al (2013) Enteral stenting versus gastrojejunostomy for palliation of malignant gastric outlet obstruction. Surg Endosc 27:2068–2075

Manderson L (2005) Boundary breaches: the body, sex and sexuality after stoma surgery. Soc Sci Med 61:405–415

Mansoor H, Zeb F (2015) Enteral stents are safe and effective to relieve malignant gastric outlet obstruction in the elderly. J Gastrointest Canc 46:42–47

Marquis P, Marrel A, Jambon B (2003) Quality of Life in Patients with Stomas: The Montreux Study. Osteomy Wound Manage 49; 48–55

Mendelsohn RB, Gerdes H, Markowitz AJ, DiMaio CJ, Schattner MA (2011) Carcinomatosis is not a contraindication to enteral stenting in selected patients with malignant gastric outlet obstruction. Gastrointest Endosc 73(6): 1135–1140

Pergolizzi J, Böger RH, Budd K, Dahan A, Erdine S et al (2008) Opioids and the Management of Chronic Severe Pain in the Elderly: consensus Statement of an International Expert Panel with Focus on the Six Clinically Most Often Used World Health Organization step III Opioids (Buprenorphine, Fentanyl, Hydromorphone, Methadone, Morphine, Oxycodone. World Institute of Pain, Pain Prac Vol.8(4): 287–313

Phillips RK, Hittinger R, Fry JS, Fielding LP (1985) Malignant large bowel obstruction. Br J Surg 72:296–302

Stower MJ, Hardcastle JD (1985) The results of 1115 patients with colorectal cancer treated over an 8-year period in a single hospital. Eur J Surg Oncol 11:119–123

Scarpa M, Barollo M, Polese L, Keighly MR (2004) Quality of Life in Patients with ileostomy, A decriptive survey Study on the Effect of Age on Quality of Life following Stoma Surgery. Minerva Chir 59 :23–29

Satariano WA, Ragland DR (1994) The effect of comorbidity on 3-year survival of women with primary breast cancer. An Int Med 120:104–110

Sharp L, Patel D, Clarke S (2011) The relationship between body image disturbance and distress in colorectal cancer patients with and without stomas. J Psychosom Res 70:395–402

Sideris L, Zenasni F, Vernerey D, Dauchy S, Lasser P et al (2005) Quality of life of patients operated on for low rectal cancer: impact of the type of surgery and patients' characteristics. Dis Colon Rectum 48:2180–2191

Stower MJ, Hardcastle JD (1985) The results of 1115 patients with colorectal cancer treated over an 8-year period in a single hospital. Eur J Surg Oncol 11:119–123

Ward SE, Goldberg N, Miller-McCauley V et al (1993) Patient–related barriers to management of cancer pain. Pain 52:319–324

Wehkamp K-H (2001) Das Alterskriterium beim Therapieverzicht – Empirie, Theorie undEthik, Die Kunst des Alterns. Medizinethische Diskurse über den Alterungsprozess in exogener Einflussnahme Peter Lang – Europäischer Verlag der Wissenschaften S. 221–228

Wong SK, Pang Y, Widder S, Khadaroo RG (2013) A Descriptive Survey Study on the Effect of Age on Quality of Life Following Stoma Surgery; Osteomy Wound Manage 59:16–23

Spezieller Teil

Chirurgie von Karzinomen des Ösophagus und des gastro-ösophagealen Übergangs bei alten Patienten

J. Theisen

T. Keck, U.T. Hopt (Hrsg.), *Onkologische Chirurgie bei alten Patienten*,
DOI 10.1007/978-3-662-48712-9_14

Aufgrund deutlicher epidemiologischer, pathophysiologischer und therapeutisch-prognostischer Unterschiede sind die Plattenepithelkarzinome der Speiseröhre klar von den Adenokarzinomen des gastro-ösophagealen Übergangs zu unterscheiden und sollen deshalb in diesem Kapitel auch getrennt betrachtet werden.

14.1 Ösophagus-Plattenepithelkarzinom

14.1.1 Epidemiologie und Prognose

Plattenepithelkarzinome der Speiseröhre sind eine in Deutschland relativ seltene Tumorerkrankung mit ca. 4000 Neudiagnosen pro Jahr. Dies entspricht einem Anteil von ca. 2 % aller bösartigen Tumorerkrankungen. Diese Karzinome treten zirka 4-fach häufiger bei Männern als bei Frauen auf. Das durchschnittliche Erkrankungsalter beträgt bei Männern 65 Jahre, während Frauen im Durchschnitt mit 70 Jahren erkranken. Im Gegensatz zur niedrigen Inzidenzrate liegt der Anteil an tumorbedingter Mortalität in etwa doppelt so hoch. Der Hauptgrund für die hohe Mortalitätsrate ist, dass Ösophaguskarzinome nach wie vor in über 70 % der Fälle in den fortgeschrittenen Stadien UICC III und IV diagnostiziert werden. Frühkarzinome der Speiseröhre sind in der Regel Zufallsbefunde und werden selten diagnostiziert. Größere Screening Untersuchungen in asiatischen Ländern konnten eine höhere Detektion von Frühbefunden zeigen. Die 5-Jahres-Überlebensrate für die Gesamtheit der Ösophaguskarzinompatienten liegt zwischen 5 und 10 %.

Weiterhin weist das Plattenepithelkarzinom des Ösophagus deutliche regionale Unterschiede auf. Regionen mit sehr hohen Inzidenzraten liegen unter anderem im Iran, Zentralchina und Südafrika. Innerhalb Europas treten diese Karzinome gehäuft in Nord-West Frankreich sowie in Norditalien auf.

14.1.2 Risikofaktoren

Klassische Risikofaktoren für die Entstehung des ösophagealen Plattenepithelkarzinoms sind hochprozentiger Alkohol- und Nikotinabusus. Die Kombination beider Noxen zeigt dabei einen synergistischen Effekt. Mangelernährung sowie die fehlende Aufnahme von Obst und Gemüse scheinen das Risiko zusätzlich zu erhöhen, ebenso die Einnahme heißer Getränke (Islami et al. 2009). Gehäuftes Auftreten wird auch bei Patienten mit Plummer-Vinson-Syndrom, Zöliakie, Sklerodermie, perniziöse Anämie, in Ösophagusdivertikeln und nach vorausgegangener Verätzung der Speiseröhre beobachtet.

14.1.3 Prognostische und prädiktive Faktoren

Der wichtigste Prognosefaktor für das Plattenepithelkarzinom des Ösophagus ist das Tumorstadium. Die 5-Jahres-Überlebensraten in Abhängigkeit vom Tumorstadium betragen zirka 42 % im Stadium I, 29 % im Stadium II, 15 % Stadium III und ca. 3–5 % im Stadium IV. Als weiterer, gesicherter Prognosefaktor gilt der Residualtumorstatus (R0). Neben diesen Faktoren gilt der Nachweis von Blut- und Lymphgefäßinvasionen als prognostisch relevant. Eine exakte Erfassung der oben genannten, relevanten Prognosefaktoren ist jedoch erst postoperativ möglich. Die präoperativen Staginguntersuchungen sind derzeit noch nicht in der Lage, präzise Lymph- und Blutinvasionen festzustellen. Lediglich das T-Stadium bzw. die Fernmetastasierung, z. B. mittels PET-CT lässt sich relativ genau prätherapeutisch bestimmen.

14.1.4 Patienten- und organspezifische Limitierungen

Grundvoraussetzung für jede Therapieplanung beim Ösophaguskarzinom ist ein möglichst exaktes Tumorstaging. Um diese Planung gerade beim älteren Patienten individuell anzupassen, ist die objektive Erhebung patientenspezifischer Risikofaktoren unbedingt erforderlich. Hierbei spielt das numerische Alter nur eine untergeordnete Rolle, vielmehr ist hier das organbezogene biologische Alter von Bedeutung. Die anamnestische Abklärung des Suchtverhaltens (ein florider Alkoholabusus und eine gestörte Compliance verbieten in der Regel ein aggressives Therapieverfahren) sowie die Klärung der pulmonalen, kardialen, hepatischen und renalen Funktionen sind essenziell für die Therapieplanung. Ebenso muss der Allgemein- und Ernährungszustand des Patienten (ein Karnofsky Index <70 ist eine Kontraindikation für eine Ösophagektomie) sowie die Knochenmarksfunktion (insbesondere nach neoadjuvanter Therapie) berücksichtigt werden. Für eine geplante transthorakale Ösophagektomie ist als Mindestwert eine FEV1 von 70 % der altersentsprechenden Norm und eine Normoxämie und Normokapnie unter Raumluft erforderlich. Während die pulmonale Funktion vor allem bei obstruktiver Lungenerkrankung nicht selten präoperativ verbessert werden kann, ist das Vorliegen einer Leberzirrhose eine definitive Kontraindikation für eine Ösophagusresektion. Das Mortalitätsrisiko bei manifester Leberzirrhose sowie ausgeprägter pulmonaler Komorbidität liegt nach einer Ösophagektomie bei nahezu 50 %. Diese medizinische Risikoabschätzung lässt sich in einem Risiko-score zusammenfassen. Hierbei werden 3 Gruppen mit signifikanten Unterschieden in der 30-Tage-Mortalität verwendet. Zirka

- 3 % in der Gruppe 1 (11–15 Punkte),
- 8–10 % in der Gruppe 2 (16–21 Punkte) und
- 28–30 % in Hochrisikogruppe 3 (22–33 Punkte).

Diese objektiven Kriterien helfen insbesondere beim älteren Patienten zur therapeutischen Entscheidungsfindung (Bartels et al. 1989).

Eine große Bedeutung kommt dem Ernährungszustand gerade des älteren Patienten zu, der für eine Ösophagektomie in Frage kommt. Eine Untersuchung der Kollegen Scarpa et al., die verschiedene Scores bzw. Indices bei älteren Patienten mit einer Ösophagektomie verglichen, konnte aufzeigen, dass ein verwendeter, spezifischer Ernährungsindex im Gegensatz zu anderen Scores die beste prognostische Diskriminierung erlaubte (Scarpa et al. 2015).

14.1.5 Studienlage zu älteren Patienten

Prinzipiell kommen endoskopische Verfahren beim Frühkarzinom im Sinne einer Mukosa- oder Submukosaresektion zur Anwendung sowie die Radiochemotherapie allein oder im Rahmen multimodaler Behandlung als neoadjuvante Therapie gefolgt von der abdomino-thorakalen Ösophagusresektion beim lokal fortgeschrittenen Tumor. Sowohl die definitive, alleinige Radiochemotherapie als auch die neoadjuvante Radiochemotherapie haben grundsätzlich einen kurativen Ansatz (Bedenne et al. 2007). In Bezug auf den älteren Menschen konnte eine japanische Arbeitsgruppe zeigen, dass das Überleben bei Patienten >80 Jahren nach Ösophagektomie signifikant kürzer war, als in der Vergleichsgruppe der Patienten <80 Jahren. Die Autoren führten dies auf die geringere Rate an neoadjuvanten Therapien sowie die wenig extensiv durchgeführte Lymphadenektomie zurück. Die ältere Patientengruppe zeigte eine erhöhte Anzahl pulmonaler und kardialer Komplikationen postoperativ, jedoch keine erhöhte postoperative Mortalität. Als signifikante Risikofaktoren ergaben sich ein Alter >80, niedriger BMI, postoperative Komplikationen und das patho-histologische Tumorstadium (Miyata et al. 2015).

Mehrere randomisierte Studien konnten zeigen, dass die definitive Radiochemotherapie hinsichtlich des Überlebens im Vergleich zur Resektion ähnliche Ergebnisse liefert (Bedenne et al. 2007; Chiu et al. 2005). Hier sollte gerade beim älteren Patienten sorgfältig zwischen der operativ bedingten Morbidität und Mortalität und den Nebenwirkungen einer definitiven Radiochemotherapie im Einzelfall abgewogen werden. Bei etwas erhöhter Morbidität und Mortalität durch die Ösophagektomie im Vergleich zur definitiven Radiochemotherapie zeigt die Strahlentherapie jedoch eine schlechtere lokale Tumorkontrolle mit häufig auftretendem lokalem Progress und interventionsbedürftigen Stenosen, welche ebenfalls eine Einschränkung der Lebensqualität nach sich ziehen können. Des Weiteren gilt es zu bedenken, dass Patienten nach einer Ösophagektomie eine enge hausärztliche postoperative Betreuung benötigen. Die ernährungsbedingten Anpassungsstörungen, die durch den Magenhochzug oder das Koloninterponat bedingt sind, erfordern eine Adaptation der Ernährungsgewohnheiten, die unter Umständen bis zu 6 Monate dauern können. Mehrere kleinere Mahlzeiten, über den Tag verteilt, mit entsprechendem Kaloriengehalt sind erforderlich um die postoperative Gewichtsabnahme in Grenzen zu halten.

Gerade in der Therapieplanung beim älteren Patienten sind die systematische Abklärung der funktionellen Operabilität sowie der Ausschluss von Kontraindikationen vor einer möglichen Operation unabdingbar.

14.1.6 Chirurgisch-technische Modifikationen

Die radikale en-bloc-Resektion der Speisröhre mit systematischer Lymphadenektomie bietet den Patienten eine realistische Aussicht auf dauerhafte, rezidivfreie Heilung. Voraussetzung und entscheidender prognostischer Faktor ist die komplette chirurgische Tumorresektion (R0) sowohl im Bereich des Primärtumors als auch im lokoregionären Lymphabflussgebiet. Insbesondere beim älteren Patienten sind die gezielte und sorgfältige Selektion unter Berücksichtigung der Prognose zusammen mit standardisierten Operationstechniken in Resektion und Rekonstruktion sowie eine erfahrene postoperative intensivmedizinische Betreuung Grundvoraussetzung für eine niedrige (<5 %) postoperative Mortalität.

Prospektive randomisierte Studien, die den Stellenwert der minimal-invasiven Ösophagektomie beim älteren Patienten untersuchen, liegen derzeit nicht vor. Retrospektive Untersuchungen zeigten eine signifikant geringere Inzidenz an postoperativen, pulmonalen Komplikationen sowie einen kürzeren Krankenhausaufenthalt. Die Mortalität schien hiervon nicht beeinflusst zu sein (Li et al. 2015; Puntambekar et al. 2013). So lässt sich derzeit die Frage nicht abschließend beantworten, ob die minimalinvasiven Verfahren im Rahmen der Ösophagusresektion für den älteren Patienten wirkliche Vorteile bieten.

14.2 Karzinome des gastroösophagealen Übergangs

14.2.1 Epidemiologie und Prognose

Die Behandlung der Adenokarzinome des ösophagogastralen Übergangs (AEG) als eine eigene Entität hat sich in der Vergangenheit bewährt. Dies zeigt auch die zunehmende, insbesondere internationale Verwendung der AEG-Klassifikation. Prinzipiell müssen die AEG sowohl vom Plattenepithelkarzinom des Ösophagus jeder Lokalisation als auch vom typischen Magenkarzinom im mittleren und distalen Drittel deutlich unterschieden werden. Innerhalb der Gruppe der AEG werden drei Subtypen differenziert, die sich im Hinblick auf die Tumorbiologie, die Prognose sowie die Therapiestrategien voneinander unterscheiden. Dieser Klassifikation wurde im Rahmen einer internationalen Konsensus-Konferenz Rechnung getragen. Entsprechend dieser Übereinkunft werden alle Tumoren 5 cm oral bis 5 cm aboral der anatomischen Kardia unter dem Begriff AEG subsummiert. Der Begriff Kardia bezieht sich in diesem Zusammenhang auf den muskulären Übergang der zweischichtigen Muskulatur der Ösophaguswand zur dreischichtigen Muskulatur der Magenwand. Diese anatomische Struktur ist jedoch klinisch nicht identifizierbar und nur eindeutig am Operationspräparat als Übergang des serosabedeckten Magens zur tubulären, nicht serosabedeckten Speiseröhre festzulegen. Eine Unterteilung anhand der Z-Linie ist ungeeignet, da sich die Z-Linie als Grenze zwischen Plattenepithel zu Zylinderepithel im Laufe des Lebens, z. B. bei Refluxpatienten, oralwärts verschieben kann. Endoskopisch lässt sich der Übergang vom Ösophagus zum Magen am ehesten am proximalen Rand der Magenfalten erkennen. Auf dem Boden dieser endoskopischen Definition erfolgt die **Einteilung der AEG** an der Lokalisation der Haupttumormasse.

- AEG I: Das Tumorzentrum liegt oral der Kardia bis zu 5 cm.
- AEG II: Das Tumorzentrum liegt direkt im Bereich der Kardia.
- AEG III: Das Tumorzentrum liegt eindeutig unterhalb der Kardia bis zu 5 cm.

Gelingt es bei großen Tumoren nicht, das Tumorzentrum zu identifizieren, so erfolgt die Einteilung anhand der Lokalisation der Haupttumormasse (Siewert et al. 2006).

Die Inzidenz der Karzinome des ösophagogastralen Übergangs ist höher beim Kaukasier, bei Männern höher als bei Frauen und tritt häufiger beim älteren Menschen auf. Während der zweiten Hälfte des 20. Jahrhunderts zeigte sich ein dramatischer Anstieg der Inzidenz der AEG. Diese Zunahmerate übertrifft die aller anderen epithelialen Tumorentitäten.

14.2.2 Prognosefaktoren

Der wesentliche unabhängige Prognosefaktor ist, wie auch beim Plattenepithelkarzinom der Speiseröhre, die komplette mikroskopische und makroskopische Resektion des Tumors (R0-Resektion). Dies gilt in gleichem Maße für alle 3 Typen des AEG. In der Gruppe der R0-resezierten Patienten sind der Lymphknotenstatus und die T-Kategorie unabhängige Prognosefaktoren. Des Weiteren hat sich das Vorhandensein von postoperativen Komplikationen als wichtiger Prognoseparameter herausgestellt. Auf der molekularen Ebene gibt es bisher keine definitiven Prognoseprädiktoren. p53-Mutationen zeigten eine Assoziation mit einer schlechteren Prognose sowohl für die AEG-I-Tumoren als auch für die AEG-II- und AEG-III-Tumoren. Die Korrelation von einer erhöhten COX-2-Expression mit einem verminderten Überleben konnte lediglich für das AEG I nachgewiesen werden, jedoch nicht für die Typen II und III.

14.2.3 Chirurgisch-technische Modifikationen

Auch beim AEG orientiert sich die Therapie an Prognosefaktoren, am Allgemeinzustand des Patienten und an der Möglichkeit der R0-Resektion. Entscheidend für die Beurteilung der Resektabilität ist das T-Stadium. Beim T3-Stadium ist in der Regel immer eine R0-Resektion möglich. Erst beim Vorliegen eines T4-Stadiums kann mittels primärer Resektion eine R0-Situation nicht erreicht werden.

Eine neoadjuvante Therapie kann die lokale Resektabilität verbessern. Dies konnte in einigen Studien entweder mit einer ergänzenden Strahlentherapie oder nur mit einer präoperativen Chemotherapie gezeigt werden (Shapiro et al. 2015). Das hat dazu geführt, dass mittlerweile alle Patienten mit einem lokal fortgeschrittenen Tumorstadium (uT3, N0/+) einem multimodalen Therapiekonzept unterzogen werden. Tumoren im Stadium T2 werden derzeit primär einer operativen Therapie zugeführt. Kontrovers ist nach wie vor die Therapiestrategie bei den Frühkarzinomen. Durch die sehr gute endoskopische, mittlerweile auch En-bloc-Resektion (R0) von Frühbefunden ist beim histologischen Befund einer Infiltration nur der Mukosa (pTm/pT1a) wahrscheinlich keine weitere chirurgische Therapie erforderlich, da die Lymphknotenmetastasierung in diesem Stadium sehr unwahrscheinlich ist. Eine möglicherweise begleitende Barrett-Mukosa sollte zur Rezidivprophylaxe zumindest abladiert werden. Somit sind die heutigen endoskopischen Verfahren nicht mehr nur rein diagnostisch zu werten, sondern bei strenger Indikationsstellung durchaus auch in definitiver, kurativer Intention anwendbar. Dies trifft insbesondere auf den älteren Patienten zu mit entsprechenden kardialen und pulmonalen Komorbiditäten. Daher sollte immer die Möglichkeit einer endoskopischen Resektion bei diesen Patienten in Betracht gezogen werden.

Die chirurgischen Therapieoptionen orientieren sich zum einen am Typ des AEG (Typ I, II oder III) zum anderen am jeweiligen Tumorstadium und einer entsprechenden Risikoabklärung (von Rahden et al. 2006).

Beim Typ I im Stadium T1b, T2 oder T3 nach Vorbehandlung ist die chirurgische Therapie der Wahl die subtotale Ösophagektomie mit proximaler Magenresektion mit radikaler Lymphadenektomie. Bevorzugt wird eine abdomino-thorakale Ösophagektomie mit mediastinaler Lymphadenektomie. Dies wird über einen kombiniert abdomino-thorakalen Zugang entweder offen oder auch in einigen Zentren laparoskopisch-thorakoskopisch durchgeführt. Zur Rekonstruktion wird eine Schlauchmagenbildung mit intrathorakaler Anastomose verwendet. Alternativ kann auch das Kolon als Interponat herangezogen werden. Diese Operation hat eine niedrige Komplikationsrate bei einer guten postoperativen Schluckfunktion.

Für die AEG II und III stellt die transhiatal erweiterte Gastrektomie mit Lymphadenektomie das Standardtherapieverfahren dar. Die Rekonstruktion erfolgt mittels Roux-Y-Ösophago-Jejunostomie. Das Ausmaß der transhiatalen distalen Ösophagusresektion richtet sich nach der proximalen onkologischen Ausdehnung des Tumors. Gelegentlich kann es aufgrund eines ausgedehnten bidirektionalen Wachstums beim Typ II notwendig sein, auch abdominothorakal vorzugehen.

Hierbei sollte gerade beim älteren Patienten mit eventuell erhöhtem pulmonalem und kardialem Risikoprofil die Operation vom Abdomen her angestrebt werden, um die belastende Thorakotomie zu vermeiden. Klare Studien beim älteren Patienten liegen hierzu derzeit allerdings nicht vor, so dass diese Empfehlungen auf der Erfahrung in einem Zentrum beruhen.

Zur Behandlung der Frühkarzinome des ösophago-gastralen Übergangs steht auch die transabdominelle limitierte Resektion des distalen Ösophagus und proximaler Magenanteile als sinnvolle onkologische Alternative zur Verfügung. Neben der radikalen Tumorentfernung besteht dabei auch die Möglichkeit einer lokalen Lymphadenektomie. So kann an diesem Operationspräparat ein vollständiges Tumor-Staging durch den Pathologen erfolgen. Zur Vermeidung einer postoperativen Refluxproblematik erfolgt die Rekonstruktion mit einem gestielten Dünndarminterponat (modifizierte Merendino-Operation).

14.3 Persönliche Empfehlung

Die Therapie des **Plattenepithelkarzinoms** der Speiseröhre erfolgt stadienabhängig; Frühstadien können endoskopisch therapiert werden. Beim älteren Patienten muss obligat eine objektive Risikoabklärung erfolgen. Im fortgeschrittenen Stadium sind die Langzeitüberlebensergebnisse bei der definitiven Radiochemotherapie und der Resektion bzw. multimodalen Therapie vergleichbar, große Erfahrung in der Patientenselektion sowie standardisierte OP-Verfahren und postoperatives Management sind erforderlich (Zentrumschirurgie).

Ein klarer Vorteil für die minimal-invasive Therapie konnte bislang beim älteren Patienten nicht gezeigt werden; tendenziell scheint eine geringere postoperative Inzidenzrate für pulmonale Komplikationen vorzuliegen. Klare Therapieempfehlungen beim älteren Patienten bestehen nicht, vielmehr handelt es sich hierbei um individuelle Entscheidungen

Auch bei den Tumoren des **gastro-ösopahgealen Übergangs** sind die oben beschriebenen Patienten-spezifischen Aspekte sowie das biologische Alter des Patienten von entscheidender Bedeutung in der Auswahl des Therapieverfahrens. Allerdings zeigen die Ergebnisse der alleinigen Radiochemotherapie bzw. Chemotherapie keine vergleichbaren Überlebenszeiten im Vergleich zur Resektion oder multimodalen Therapie. Daher steht diese Alternative den älteren Patienten nicht zur Verfügung, im Gegensatz zum ösophagealen Platenepithelkarzinom. Nach Abwägung des individuellen Risikos ist hier auch beim älteren Menschen die Resektion bevorzugt von abdominell her anzustreben.

Literatur

Bartels H, Stein H, Siewert JR (1998) Preoperative risk analysis and postoperative mortality of esophagectomy for resectable esophageal cancer. Br J Surg 85:840–844

Bedenne L, Michel P, Bouche O et al (2007) Chemoradiation followed by surgery compared with cheoradiation alone in squamous cell cancer of the esophagus. J Clin Oncol 25:1160–1168

Chiu PW, Chan AC, Leung SF et al (2005) Multicenter prospective randomized trial comparing standard esophagectomy with chemoradiotherapy for treatment of squamous esophageal cancer: early results from the Chinese University Research Group for Esophageal Cancer (CURE). J Gastrointest Surg 9(6):794–802

Islami F, Boffetta P, Ren JS et al (2009) High temperature beverages and foods and esophageal cancer risk-a systematic review. Int J Cancer 125: 491–524

Li J, Shen Y, Tan L et al (2015) Is minimally invasive esophagectomy beneficial to elderly patients with esophageal cancer? Surg Endosc 29:925–930

Miyata H, Yamasaki M, Makino T (2015) Clinical outcome of esophagectomy in elderly patients with and without neoadjuvant therapy for thoracic esophageal cancer. Ann Surg Oncol 22(3):794–801

Puntambekar S, Kenawadekar R, Pandit A (2013) Minimally invasive esophagectomy in the elderly. Indian J Surg Oncol 4:326–331

Scarpa M, Filip B, Cavallin F et al (2015) Esophagectomy in elderly patients: which ist the best prognostic score? Dis Esophagus Apr 15, doi: 10.1111/dote.12358 [Epub ahead of print]

Shapiro J, van Lanschot JJ, Hulshof MC (2015) Neoadjuvant chemoradiotherapy plus surgery versus surgery alone for esophageal or junctional cancer (CROSS): long term results of a randomised controled trial. Lancet Oncol 16(9):1090–1098

Siewert JR, Stein H, Feith M (2006) Adenocarcinoma of the esophago-gastric junction. Scand J Surg 95: 260–269

von Rahden B, Stein H, Siewert JR (2006) Surgical management of esophagogastric junction tumors. World J Gastroenterol 12: 6608–6613

Chirurgie des Magenkarzinoms bei alten Patienten

J. Höppner, T. Glatz

T. Keck, U.T. Hopt (Hrsg.), *Onkologische Chirurgie bei alten Patienten*,
DOI 10.1007/978-3-662-48712-9_15

Das Magenkarzinom des älteren Patienten stellt eine Entität mit vielen Übereinstimmungen, aber auch mit Unterschieden im Vergleich zum Magenkarzinom des jüngeren und mittelalten Patienten dar. Die onkologische totale oder subtotale Gastrektomie inklusive radikaler Lymphadenektomie ist heutzutage in der Regel flankiert von den perioperativen chemotherapeutischen Therapieprotokollen. Sie stellt die einzige kurative Therapieoption dar, obwohl die Therapie bei älteren Patienten insgesamt mit erhöhten Raten postoperativer Morbidität und Mortalität behaftet ist. Vor dem Hintergrund der aktuellen Datenlage ist nichtsdestoweniger anzunehmen, dass auch alte Patienten mit Magenkarzinom ganz eindeutig in ihrer Lebensqualität und Lebenserwartung von der kurativen Therapie profitieren.

15.1 Epidemiologie

Die Inzidenz des klassischen Magenkarzinoms in Deutschland ist insgesamt seit über 30 Jahren rückläufig. Aktuell wird für das Magenkarzinom in Deutschland eine Inzidenz von 14:100.000 (Männer) bzw. 7:100.000 (Frauen) angegeben. Damit muss eine von 74 Frauen und einer von 52 Männern damit rechnen, im Laufe des Lebens an Magenkrebs zu erkranken (Robert Koch-Institut und Gesellschaft der epidemiologischen Krebsregister in Deutschland e. V. 2014). Da das mittlere Erkrankungsalter mit 71 Jahren bei Männern und 75 Jahren bei Frauen vergleichsweise hoch ist, sind alte Patienten in der Magenkarzinomchirurgie eher die Regel als die Ausnahme. Als Risikofaktoren für die Entstehung des Magenkarzinoms gelten allgemein die chronische Besiedlung mit Helicobacter Pylori, Nikotin- und Alkoholabusus, übermäßiger Fleischkonsum und Adipositas. Die Rolle genetischer und familiärer Faktoren bleibt unsicher.

In der Literatur existiert keine einheitliche Definition für „den älteren Patienten" im Kollektiv der am Magenkarzinom erkrankten Bevölkerung. Verwendet wird die Bezeichnung „älter" uneinheitlich für Patienten die das 65., 70., 75. oder 80. Lebensjahr überschritten haben.

Das Magenkarzinom bleibt in der Regel lange asymptomatisch. Oberbauchschmerzen, Teerstuhl, mikrozytäre Anämie und Bluterbrechen sind häufig das erste Symptom auch bei älteren Patienten.

15.2 Prognose

Das 5-Jahres-Gesamtüberleben von Patienten mit Magenkrebs wird aktuell mit 33 % angegeben und hat sich damit in den letzten Jahren verbessert. Im Vergleich mit anderen Krebserkrankungen haben Patienten mit Magenkarzinom weiterhin eine eher ungünstige Prognose (Robert Koch-Institut und Gesellschaft der epidemiologischen Krebsregister in Deutschland e. V. 2014). Das 5-Jahres-Gesamtüberleben für die kurative Behandlung wird Stadien-abhängig mit bis zu 75 % bei Frühstadien und 40–50 % bei multimodal therapierten lokal fortgeschrittenen Tumoren angegeben. Im Kollektiv der lokal resektablen Tumoren gelten neben dem UICC-Stadium nur R0-Resektion und Durchführung eines multimodalen Therapiekonzeptes als unabhängige Prognosefaktoren für das Langzeitüberleben (Tran et al. 2015).

Eine aktuelle amerikanische Untersuchung an 953 Patienten zeigt im Vergleich zwischen Patienten älter und jünger als 80 Jahren ein vergleichbares krankheitsspezifisches 5-Jahres-Überleben in allen Stadien (◘ Abb. 15.1), während das 5-Jahres-Gesamtüberleben deutlich geringer ausfällt. Alter allein kann daher nicht als prognostischer Faktor gewertet werden.

15.3 Klinische und pathologische Charakteristika beim alten Patienten

Bei alten Patienten gibt es für das Magenkarzinom einige charakteristische klinische und pathologische Besonderheiten (◘ Tab. 15.1). In der Literatur gibt es keine Standarddefinition des Terminus „älterer Patient". Wenn wir vom älteren Patienten sprechen, sprechen wir in der hier vorliegenden Datenübersicht über Patienten, welche das 75. Lebensjahr erreicht oder überschritten haben.

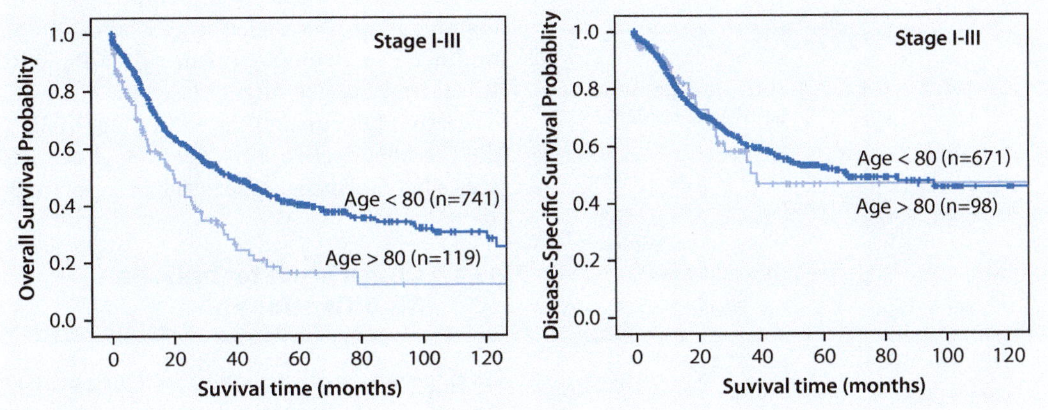

Abb. 15.1 Überlebenskurven von Patienten mit Magenkarzinom (UICC Stadium I-III) über und unter 80 Jahren; **a** Gesamtüberleben (p>0.001); **b** Krankheitsspezifisches Überleben (p=0,676). Aus: Tran et al. 2015

15.3.1 Familiäre Disposition

Obwohl es hierzu keine belastbaren Daten gibt, wird bezüglich der familiären Disposition zur Ausbildung eines Magenkarzinoms heutzutage am ehesten davon ausgegangen, dass diese eher jüngere Patienten im Alter 45 Jahren oder jünger betrifft (Santoro et al. 2007). Allerdings wird auch in dieser Gruppe mit genetischer Prädisposition davon ausgegangen, dass für die Ausbildung eines Magenkarzinoms multiple Gene und Umweltfaktoren sowie deren Zusammenspiel notwendig sind (Tahara 1995). Für die älteren Patienten mit einem Magenkarzinom liegen insgesamt keine belastbaren Daten bezüglich genetischer Prädisposition und hereditärer Karzinomformen vor.

15.3.2 Tumorlokalisation und histologische Differenzierung

Magenkarzinome beim älteren Patienten sind größtenteils im Magenantrum und unteren Magenkorpus lokalisiert (Arai et al. 2004). Insgesamt wird davon ausgegangen, dass bei über 75-jährigen Patienten zwischen 42 % und 63 % der Magenkarzinome den distalen Magen betreffen.

In der histologischen Differenzierung verteilen sich gut differenzierte und schlecht differenzierte Magenkarzinome nahezu 50/50 in dem Kollektiv der über 75-jähringen Patienten (Arai et al. 2004). Interessant ist allerdings, dass sich der Großteil der schlecht differenzierten Magenkarzinome beim älteren Patienten koexistierend mit gut differenzierten Tumoranteilen finden lässt (Inoshita et al.1998). An dieser Stelle liegt der Gedanke nahe, dass sich bei den älteren Patienten die Magenkarzinome zu oft zunächst als gut differenzierte Karzinome entwickeln und dann zum Teil einen Progress bzw. teilweisen Progress in schlecht differenzierte histologische Wachstumsformen durchmachen. Unterstützt wird diese Hypothese durch eine Beobachtung an früheren Tumorstadien: Hier werden, im Gegensatz zu jüngeren Patienten, welche auch schon in sehr frühen Tumorstadien eine hohe Rate schlecht differenzierter Karzinome aufweisen, diese frühen Tumorstadien bei den alten Patienten zu über 95 % als gut differenziert beschrieben (Inoshita et al. 1998).

15.3.3 Multilokuläre Magenkarzinome

Bei 8–15 % der alten Patienten mit einem Magenkarzinom tritt dieses als multilokuläres Magenkarzinom auf. Eine mögliche Erklärung hierfür stellt die Tatsache dar, dass diese multilokulären Karzinome häufig gut differenzierte, intestinale Typen des Magenkarzinoms sind, bei denen eine Tumorentstehung auf Basis einer langjährig bestehenden, atrophischen Gastritis postuliert werden kann.

Tab. 15.1 Charakteristika des Magenkarzinoms beim alten Patienten

Geschlechtsverteilung	Überwiegen des männlichen Geschlechts M:W 2:1
Familiäre Disposition	Keine familiäre Vorbelastung durch Magenkarzinom
Tumorlokalisation	Überwiegend im distalen Magendrittel (Antrum/distaler Korpus)
Histologische Differenzierung	Gut differenzierte vs. gering differenzierte Magenkarzinome 50/50
Multilokuläre Karzinome	8–15 %
Metastasierung	Fernmetastasen oft in der Leber; Peritonealkarzinose seltener

15.3.4 Metastasierung beim alten Patienten

Die aktuelle, vergleichende Datenlage für die Raten der lymphatischen Metastasierung beim Magenkarzinom zeigt für die älteren Patienten verglichen mit jüngeren Patienten geringere Raten von Lymphknoten-positiven Tumorstadien, sowohl in frühen Tumorstadien als auch in fortgeschrittenen Tumorstadien (Esaki et al. 1990; Arai et al. 2004). Der häufigste Metastasierungsweg der Magenkarzinome beim älteren Patienten ist die hämatogene Metastasierung, zumeist über die Pfortader in die Leber (Wu et al. 2000). Eine peritoneale Metastasierung wird bei den oft gut differenzierten oder intestinal differenzierten Tumoren der alten Patienten sowohl metachron als auch synchron deutlich weniger gesehen als in einer jüngeren Vergleichsgruppe.

Das Magenkarzinom wird heutzutage in den onkologischen Zentren nach standardisierten Behandlungsrichtlinien therapiert. In Deutschland liegt weiterhin eine S3-Leitlinie für die Behandlung des Magenkarzinoms vor. Aufgrund des hohen Anteils alter Patienten bei den Magenkarzinomen und aufgrund der besonderen klinisch-pathologischen Charakteristik des Magenkarzinoms des alten Patienten sind aber auch altersadaptierte therapeutische Strategien von großer Bedeutung. Komorbiditäten und der Ernährungsstatus des alten Patienten, Kurz- und Langzeitergebnisse sowie die postoperative Lebensqualität sollten ebenfalls für die therapeutischen Entscheidungen bei dieser speziellen Patientengruppe mit einbezogen werden.

15.4 Chirurgisch technische Modifikationen

Im Gegensatz zu historischen Serien, in denen für über 80-jährige Patienten Resektionsraten von nur 5–35 % beschrieben sind (Winslet et al. 1996), gibt es aktuell kaum noch Unterschiede bei den Resektionsraten älterer und jüngerer Patienten beim Magenkarzinom. Die bekannte multizentrische holländische Studie zur Ausdehnung zur Lymphadenektomie, welche eine D2- mit einer D1-Lymphadenektomie verglichen hat und in den 90er-Jahren des letzten Jahrtausends durchgeführt wurde, zeigte keine Unterschiede mehr in den Resektionsraten zwischen 4 verschiedenen Altersgruppen, wobei hier Patienten bis 85 Jahre eingeschlossen waren (Bonenkamp et al. 1995). Aktuelle europäische Serien beschreiben kurative Resektionsraten zwischen 70 und 91 %, auch für Patienten über 75 Jahre (Saidi et al. 2004).

15.4.1 Präoperative Komorbidität

Verschiedene Studien konnten zeigen, dass ältere Patienten mit einem Magenkarzinom signifikant höhere ASA-Scores, vor allen Dingen aufgrund einer vorbestehenden Komorbidität, aufweisen als jüngere Patienten (Coniglio et al. 2004; Orsenigo et al. 2007). Auch die postoperative Mortalität älterer Patienten mit vorbestehenden Komorbiditäten, insbesondere in Untergruppen älterer Patienten nach totaler Gastrektomie und D2-Lymphadenektomie, stellt sich erhöht dar (Katai et al. 1998). Auf der anderen Seite gibt es auch zwei aktuelle europäische Studien, welche zeigen, dass trotz präoperativ erhöhtem ASA-Score keine signifikant erhöhte postoperative Morbidität und Mortalität bei älteren Patienten resultiert (Coniglio et al. 2004; Orsenigo et al. 2007).

15.4.2 Postoperative Morbidität und Mortalität

Die in den letzten Jahrzehnten erzielten Fortschritte sowohl in den chirurgischen als auch in den anästhesiologischen und intensivmedizinischen Behandlungsverfahren bewirkten eine signifikante Verringerung der postoperativen Morbidität und Mortalität, auch bei Patienten mit Magenkarzinom. Viele aktuell publizierte Studien zeigen vergleichbare Raten postoperativer Morbidität und Mortalität von Patienten über 75 Jahren mit Patienten unter 75 Jahren. Aktuelle europäische und US-amerikanische Serien beschreiben für ältere Patienten derzeit postoperative Morbiditätsraten von 16–29 % sowie Mortalitätsraten zwischen 3 und 8 % (Coniglio et al. 2004; Orsenigo et al. 2007). Insgesamt ergeben sich in diesen Serien keine signifikanten Unterschiede für die postoperative Morbidität und Mortalität im Vergleich zwischen jüngeren Patienten und Patienten über 75 Jahren.

Es ist allerdings auch anzumerken, dass sich diese Beobachtung rein auf retrospektive Beobachtungsstudien stützen und es keine größeren prospektiven klinischen Studien gibt, welche die Assoziation der Morbiditäts- und Mortalitätsraten mit den vorbestehenden Komorbiditäten untersuchen. Zusammenfassend erscheint eine Erhöhung der postoperativen Morbidität bei resektiven Eingriffen bei Magenkarzinom vor allen Dingen beeinflusst durch die vorbestehende postoperative Komorbidität und weniger durch das Alter selber.

15.4.3 Chirurgische Technik

Es gibt einen deutlichen Trend bei älteren Patienten als chirurgisches Verfahren der Wahl subtotale Gastrektomien für die Resektion des Magenkarzinoms durchzuführen, da die komplette Gastrektomie in der Altersgruppe der über 75-Jährigen mit einer höheren postoperativen Morbidität und Mortalität verglichen mit der subtotalen Magenresektion zu sein scheint (Katai et al. 1998; Wu et al. 2000; Orsenigo et al. 2007). Die holländische Lymphadenektomiestudie zeigte in ihrer univariaten Analyse, dass Patienten im Alter von über 65 Jahren nach totaler Gastrektomie ein relatives Risiko von 2,15 für postoperative Mortalität und 3,25 für chirurgische Komplikationen hatten, verglichen mit Patienten nach partieller Magenresektion. In der multivarianten Analyse allerdings konnte dieser Risikounterschied nicht mehr nachgewiesen werden, da die Wahl des Resektionsverfahrens stark verbunden war mit der Ausdehnung der Lymphadenektomie (Sasako 1997).

15.4.4 Ausdehnung der Lymphadenektomie

Im Großteil der publizierten Studien wird berichtet, dass die D2-Lymphadenektomie bei älteren Patienten signifikant weniger durchgeführt wird, im Vergleich zu jüngeren Patienten. Es werden hier D2-Lymphadenektomieraten zwischen 33 und 81 % beschrieben (Saidi et al. 2004). Eine japanische Studie konnte zeigen, dass die D2-Lymphadenektomie bei älteren Patienten keinen positiven Einfluss auf das Langzeitüberleben hatte, während signifikant höhere Morbiditäts- und Mortalitätsraten im Vergleich zur D1-Lymphadenektomie zu erheben waren (Eguchi et al. 2000). Auf der anderen Seite gibt es allerdings auch Arbeiten die zeigen, dass eine D2-Lymphadenektomie sicher angewendet werden kann bei älteren Patienten, keinen Einfluss auf die postoperative Morbidität und Mortalität hat und dabei auch einen positiven Einfluss auf die lokoregionalen Rezidivraten hat (Kubota et al. 2000).

15.4.5 Einsatz minimalinvasiver OP-Verfahren

Die Rate laparoskopisch durchgeführter Gastrektomien beträgt in Europa und den USA weiterhin unter 10 %, wobei auffällt, dass laparoskopische Operationen bei Patienten über 80 Jahren häufiger zum Einsatz kommen (Tran et al. 2015). Die Vorteile der laparoskopischen Operation (geringerer Blutverlust, weniger postoperative Schmerzen, kürzere Regenerationsphasen und kürzere Krankenhausverweildauer) sind für ältere und vorerkrankte Patienten von besonderer Bedeutung, während kosmetische Aspekte zu vernachlässigen sind. Weitgehender Konsens der aktuellen Literatur ist, dass das laparoskopische Operationsverfahren

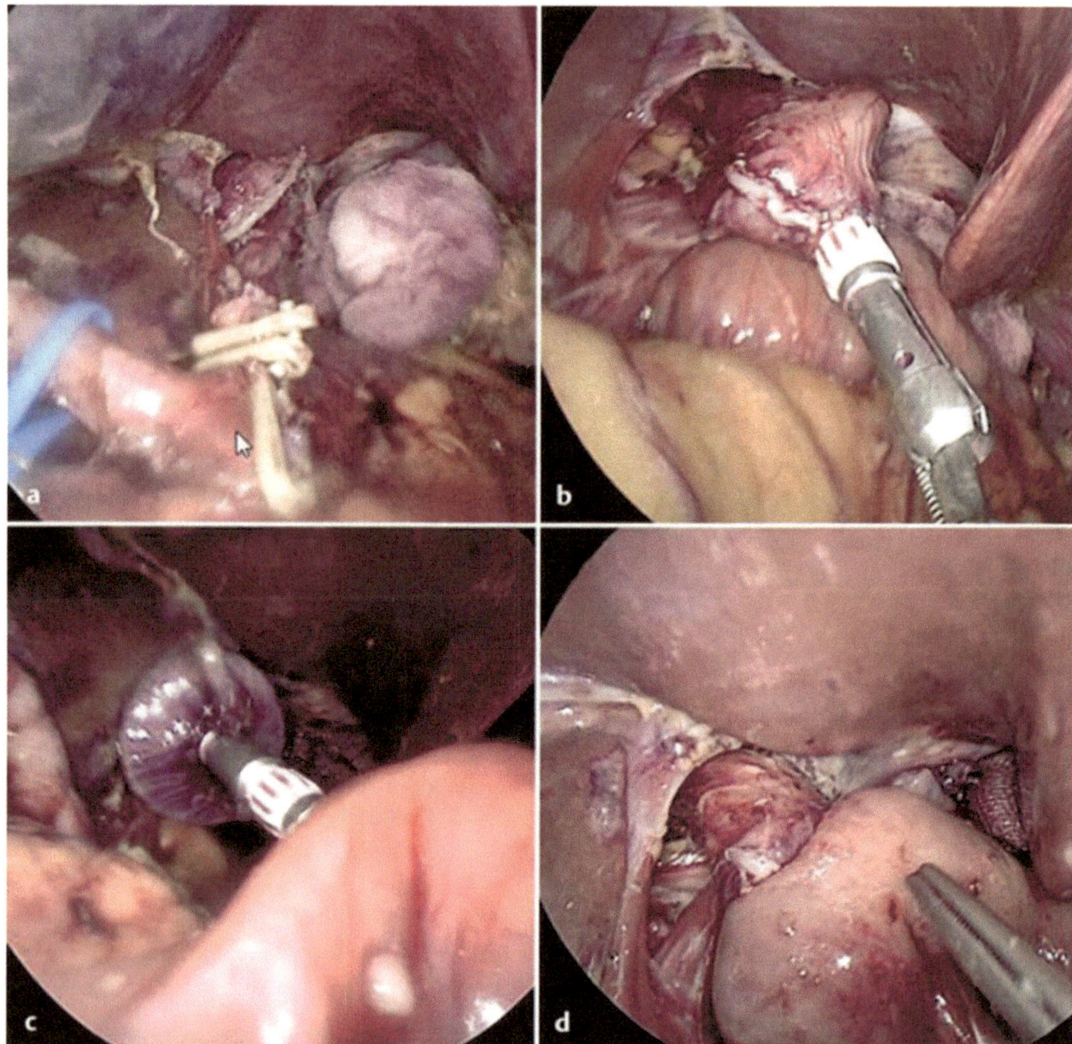

Abb. 15.2 Laparoskopische Gastrektomie mit D2-Lymphadenektomie. **a** Situs nach D2-Lymphadenektomie; **b–d** Ösophago-Jejunostomien End-zu-Seit. Aus: Hoeppner et al. 2014

dem offenen in onkologischer Radikalität ebenbürtig ist (Zhang et al. 2015). Belastbare Daten aus prospektiv-randomisierte Studien fehlen hier allerdings. Mögliche Vorteile in Bezug auf die perioperative Morbidität werden kontrovers diskutiert. Der Einsatz minimalinvasiver Verfahren bietet bei entsprechend geschultem Operationsteam insbesondere beim älteren Patienten einen interessanten Ansatz zur Reduktion der postoperativen Mortalität bei vergleichbarem onkologischem Ergebnis (Abb. 15.2).

15.4.6 Endoskopische Therapie von Frühstadien

Die endoskopische Mukosaresektion hat sich bei Mukosakarzinomen (T1a) ohne lymphatische Metastasierung als Therapieoption etabliert. Das krankheitsspezifische Überleben nach erfolgreicher endoskopischer Therapie von Frühstadien wird dabei mit bis zu 99 % angegeben. Insbesondere für ältere Patienten mit erhöhter prätherapeutischer Komorbidität und entsprechend erhöhtem perioperativem

Risiko sollte dieses Verfahren Anwendung finden (Nishida et al. 2015).

> **Auch bei älteren Patienten ist die kurative Resektion des Magenkarzinoms gut machbar, onkologisch sinnvoll und sollte entsprechend angestrebt werden. Hierbei sollten allerdings die vorbestehende Komorbidität und die noch in Aussicht stehende Lebenserwartung berücksichtigt werden, und insbesondere bei Patienten mit eingeschränktem Allgemeinzustand und deutlich bestehenden Komorbiditäten auch ggf. nur eingeschränkt aggressive chirurgische Verfahren, wie z. B. eine subtotale Magenresektion und limitierte Lymphadenektomie, durchgeführt werden. Der Einsatz laparoskopischer OP-Verfahren scheint insbesondere für diese Patientengruppe erstrebenswert.**

15.5 Multimodale Behandlung beim lokal fortgeschrittenen Magenkarzinom bei älteren Patienten

Die R0-Resektion stellt die einzige Option für eine kurative Behandlung des Magenkarzinoms dar. Nichtsdestoweniger entwickeln mehr als die Hälfte der Patienten auch nach kurativer R0-Resektion ein lokoregionales oder systemisches Tumorrezidiv. In Europa hat sich zur Verringerung dieser Raten die perioperative Chemotherapie zum Standard entwickelt und wurde entsprechend auch in europäische und nationale Leitlinien integriert. Die Grundlage für dieses Vorgehen stellt die 2006 publizierte britische MAGIC-Studie dar. In dieser an über 500 Patienten durchgeführten multizentrischen Studie wurde ein allein chirurgisches Vorgehen mit einem von einer perioperativen Chemotherapie mit Epirubicin, Cisplatin und Fluorouracil flankierten chirurgischen Vorgehen verglichen. Es konnte ein signifikant verbessertes Langzeitüberleben für die Patienten in der perioperativ chemotherapierten Gruppe festgestellt werden. In dieser Studie waren 20 % der Patienten in der Gruppe der perioperativ chemotherapierten Patienten 70 Jahre und älter (Cunningham et al. 2006). Die Ergebnisse der britischen MAGIC-Studie konnten durch die französische ACCORD-Studie, welche ein perioperativ chemotherapeutisches Protokoll mit einem alleinig chirurgischen Vorgehen in Patienten zwischen 18 und 75 Jahren vergleicht, bestätigt werden. Auch hier konnte an insgesamt 220 Patienten ein signifikant verbessertes Gesamt- und krankheitsfreies Überleben bestätigt werden (Ychou et al. 2011).

15.5.1 Intensivierte perioperative Chemotherapie bei älteren Patienten

Als Modifikation des ursprünglichen perioperativen Protokolls mit Epirubicin, Cisplatin und wird in Deutschland alternativ seit mehreren Jahren das FLOT-Protokoll, bestehend aus je 4 prä- und postoperativen Zyklen Fluorouracil, Oxaliplatin und Docetaxel, angewendet (▣ Abb. 15.3). Dieses intensivierte chemotherapeutische Protokoll zeigt eine hervorragende Ansprechrate beim Magenkarzinom und Karzinom des gastro-ösophagealen Übergangs mit einer Rate von bis zu 20 % pathologischer Komplettremission (Homann et al. 2012), aber auch eine vermehrte Toxizität mit erhöhtem Risiko für die Entwicklung einer schweren Polyneuropathie oder Neutropenie (Anter und Abdel-Latif 2013).

Beim älteren Patienten ist eine strikte Risiko-Nutzen-Abwägung des intensivierten FLOT-Protokolls angezeigt. In einer randomisiert kontrollierten Studie bei Patienten über 65 Jahren konnte trotz erhöhter Toxizität eine vergleichbare Lebensqualität nach intensivierter Chemotherapie gezeigt werden (Kripp et al. 2014; Lorenzen et al. 2013). Die Verwendung des FLOT-Protokolls scheint daher auch bei älteren Patienten sicher und umsetzbar.

15.5.2 Komplettierung der perioperativen Chemotherapie

In den randomisierten Studien zur perioperativen Chemotherapie erhalten nur etwa 60 % die im Protokoll vorgesehen postoperativen Zyklen. Als Argument für den Verzicht auf die Komplettierung, wird neben Toxizität der neoadjuvanten

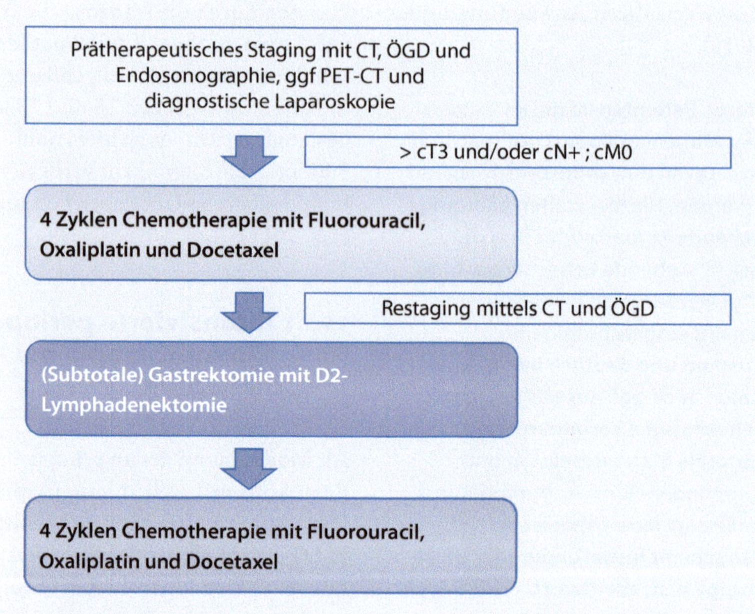

Abb. 15.3 Multimodales Therapiekonzept beim lokal fortgeschrittenen Magenkarzinom unter Einsatz perioperativer Chemotherapie nach dem FLOT-Protokoll

Chemotherapie und schlechtem Ansprechen auf diese auch häufig ein hohes Alter des Patienten ins Feld geführt. Hinweise in der Literatur, die solche Protokolländerungen bzw. Beschränkungen erlauben, finden sich allerdings nicht. Es ist daher auch beim alten Patienten bei entsprechender Verträglichkeit eine Komplettierung des perioperativen Protokolls anzustreben.

> **Die perioperative Chemotherapie als Ergänzung zur R0-Resektion erzielt ein verbessertes Langzeitüberleben. Multimodale Therapiekonzepte sollten auch bei älteren Patienten unter Berücksichtigung der Toxizität und Komorbiditäten zum Einsatz kommen.**

15.6 Persönliche Empfehlung

Die in der Literatur vorliegenden Daten für die chirurgische Behandlung des Magenkarzinoms bei älteren Patienten sind insgesamt als limitiert und z. T. widersprüchlich zu bewerten. Die meisten aktuellen Arbeiten zeigen nichtsdestoweniger, dass körperlich fitte, ältere Patienten mit einem operablen Magenkarzinom im Sinne der Standardbehandlung mit multimodalen Therapieschemata, Gastrektomie oder subtotaler Magenresektion und D2-Lymphadenektomie behandelt werden sollten. Bei vorbestehenden Komorbiditäten sollten bei älteren Patienten allerdings auch zu Gunsten einer Verringerung der postoperativen Morbidität und Mortalität Einschränkungen bei der chirurgischen Radikalität in Betracht gezogen werden.

Empfehlungen zur Diskussion im Tumorboard

- Möglichkeit der multimodalen Therapie bei Komorbidität des Patienten?
- Anwendung eines limitiert radikalen chirurgischen Verfahrens (D1-Lymphadenektomie)?
- Gegebenenfalls nur subtotale Magenresektion?

Zusammenfassend zeigen die vorliegenden Daten, dass das Alter allein nicht ausreicht, um die Gesamtperformance und damit die Möglichkeit für eine kurative Resektion zu beurteilen.

Literatur

Anter AH, Abdel-Latif RM (2013) The safety and efficacy of fluorouracil, leucovorin, oxaliplatin, and docetaxel (FLOT) combination in the front-line treatment for patients with advanced gastric or gastroesophageal adenocarcinoma: phase II trial. Med. Oncol. 30 (1):451. doi: 10.1007/s12032-012-0451-1

Arai T, Esaki Y, Inoshita N et al. (2004) Pathologic characteristics of gastric cancer in the elderly: a retrospective study of 994 surgical patients. Gastric Cancer 7(3):154–159. doi: 10.1007/s10120-004-0285-4

Bonenkamp JJ, Songun I, Hermans J et al. (1995) Randomised comparison of morbidity after D1 and D2 dissection for gastric cancer in 996 Dutch patients. Lancet 345(8952):745–748

Coniglio A, Tiberio GMA, Busti M et al. (2004) Surgical treatment for gastric carcinoma in the elderly. J Surg Oncol 88(4):201–205. doi: 10.1002/jso.20153

Cunningham D, Allum WH, Stenning SP et al. (2006) Perioperative chemotherapy versus surgery alone for resectable gastroesophageal cancer. N. Engl. J. Med. 355(1):11–20. doi: 10.1056/NEJMoa055531

Eguchi T, Takahashi Y, Ikarashi M et al. (2000) Is extended lymph node dissection necessary for gastric cancer in elderly patients? Eur J Surg 166(12):949–953. doi: 10.1080/110241500447119

Esaki Y, Hirayama R, Hirokawa K. A comparison of patterns of metastasis in gastric cancer by histologic type and age. Cancer. 1990 May 1;65(9):2086-90

Fujimoto S, Takahashi M, Ohkubo H, et al. Comparative clinicopathologic features of early gastric cancer in young and older patients. Surgery 1994;115(4):516–20.

Hoeppner J, Kulemann B, Hopt UT, Marjanovic G (2014) Die total-laparoskopische Gastrektomie mit D2-Lymphadenektomie und intrakorporaler Ösophagojejunostomie in zirkulärer Staplertechnik. Zentralbl Chir. 2014 Feb;139(1):17-9. doi:10.1055/s-0033-1360122. Epub Feb 28.

Homann N, Pauligk C, Luley K et al. (2012) Pathological complete remission in patients with oesophagogastric cancer receiving preoperative 5-fluorouracil, oxaliplatin and docetaxel. Int. J. Cancer 130(7):1706–1713. doi: 10.1002/ijc.26180

Inoshita N, Yanagisawa A, Arai T et al. (1998) Pathological characteristics of gastric carcinomas in the very old. Jpn. J. Cancer Res. 89(10):1087–1092

Katai H, Sasako M, Sano T et al. (1998) The outcome of surgical treatment for gastric carcinoma in the elderly. Jpn. J. Clin. Oncol. 28(2):112–115

Kripp M, Al-Batran S, Rosowski J et al. (2014) Quality of life of older adult patients receiving docetaxel-based chemotherapy triplets for esophagogastric adenocarcinoma: a randomized study of the Arbeitsgemeinschaft Internistische Onkologie (AIO). Gastric Cancer 17(1):181–187. doi: 10.1007/s10120-013-0242-1

Kubota H, Kotoh T, Dhar DK et al. (2000) Gastric resection in the aged (or = 80 years) with gastric carcinoma: a multivariate analysis of prognostic factors. Aust N Z J Surg 70(4):254–257

Lorenzen S, Pauligk C, Homann N et al. (2013) Feasibility of perioperative chemotherapy with infusional 5-FU, leucovorin, and oxaliplatin with (FLOT) or without (FLO) docetaxel in elderly patients with locally advanced esophagogastric cancer. Br. J. Cancer 108(3):519–526. doi: 10.1038/bjc.2012.588

Nishida T, Kato M, Yoshio T et al. (2015) Endoscopic submucosal dissection in early gastric cancer in elderly patients and comorbid conditions. World J Gastrointest Endosc 7(5):524–531. doi: 10.4253/wjge.v7.i5.524

Orsenigo E, Tomajer V, Di Palo S et al. (2007) Impact of age on postoperative outcomes in 1118 gastric cancer patients undergoing surgical treatment. Gastric Cancer 10(1):39–44. doi: 10.1007/s10120-006-0409-0

Robert Koch-Institut (Hrsg) und die Gesellschaft der epidemiologischen Krebsregister in Deutschland e.V. (2014) Krebs in Deutschland 2009/2010: http://www.rki.de/Krebs/DE/Content/Publikationen/Krebs_in_Deutschland/krebs_in_ deutschland_node.html. Accessed 12 Sep 2014

Saidi RF, Bell JL, Dudrick PS (2004) Surgical resection for gastric cancer in elderly patients: is there a difference in outcome? J. Surg. Res. 118(1):15–20. doi: 10.1016/S0022-4804(03)00353-6

Saif MW, Makrilia N, Zalonis A et al. (2010) Gastric cancer in the elderly: an overview. Eur J Surg Oncol 36(8):709–717. doi: 10.1016/j.ejso.2010.05.023

Santoro R, Carboni F, Lepiane P et al. (2007) Clinicopathological features and prognosis of gastric cancer in young European adults. Br J Surg 94(6): 737–742. doi: 10.1002/bjs.5600

Sasako M (1997) Risk factors for surgical treatment in the Dutch Gastric Cancer Trial. Br J Surg 84(11):1567–1571

Tahara E (1995) Molecular biology of gastric cancer. World J Surg 19 (4):484-8; discussion 489-90

Tran TB, Worhunsky DJ, Squires MH et al. (2015) Outcomes of Gastric Cancer Resection in Octogenarians: A Multi-institutional Study of the U.S. Gastric Cancer Collaborative. Ann. Surg. Oncol. doi: 10.1245/s10434-015-4530-3

Winslet MC, Mohsen YM, Powell J et al. (1996) The influence of age on the surgical management of carcinoma of the stomach. Eur J Surg Oncol 22(3):220–224

Wu CW, Lo SS, Shen KH et al. (2000) Surgical mortality, survival, and quality of life after resection for gastric cancer in the elderly. World J Surg 24(4): 465–472

Ychou M, Boige V, Pignon J et al. (2011) Perioperative chemotherapy compared with surgery alone for resectable gastroesophageal adenocarcinoma: an FNCLCC and FFCD multicenter phase III trial. J. Clin. Oncol. 29(13): 1715–1721. doi: 10.1200/JCO.2010.33.0597

Zhang Y, Wu Y, Lu G et al. (2015) Systematic review and meta-analysis of totally laparoscopic versus laparoscopic assisted distal gastrectomy for gastric cancer. World J Surg Oncol 13: 116. doi: 10.1186/s12957-015-0532-7

Chirurgie von kolorektalen Lebermetastasen beim alten Patienten

J. Baumgart, W. Kneist

T. Keck, U.T. Hopt (Hrsg.), *Onkologische Chirurgie bei alten Patienten,*
DOI 10.1007/978-3-662-48712-9_16

Das kolorektale Karzinom hat seinen Erkrankungsgipfel in der 7. Lebensdekade und betrifft somit in über 50 % der Fälle den älteren Menschen. Im Jahr 2014 traten, basierend auf den Daten des Robert-Koch-Institutes, insgesamt 62.420 Neuerkrankungen auf. Generell ist die Entwicklung der sozialen Bevölkerungs- und Altersstruktur in Deutschland mit einer durchschnittlichen aktuellen Lebenserwartung der Sechzigjährigen von 21,2 Jahren bei Männern und 24,9 Jahren bei Frauen verbunden. Hieraus wird ersichtlich, dass die multidisziplinäre onkologische Behandlung altersbezogen eine immer bedeutendere medizinische und gesundheitsökonomische Rolle einnimmt.

16.1 Epidemiologie und Prognose

Auch bei über 70-jährigen Patienten mit kolorektalen Karzinom liegen in zirka 20 % der Fälle synchrone Lebermetastasen vor und 20–50 % der Patienten entwickeln im weiteren Verlauf ihrer Erkrankung metachrone Lebermetastasen. Innerhalb multimodaler Therapiekonzepte eröffnet die Resektion der Lebermetastasen den Patienten weiterhin die einzige kurative Option. Flankiert wird dies von niedrigen Morbiditätsraten und einer durchschnittlichen Mortalitätsrate von weniger als 5 % (Xie et al. 2015). Inwieweit ältere Patienten von der chirurgischen Therapie profitieren, wird anhaltend diskutiert.

Das aktuelle Schrifttum belegt, dass die Leberresektionen bei kolorektalen Lebermetastasen älterer Patienten sicher durchführbar sind (■ Tab. 16.1).

Bezüglich Staging- und Tumornachsorgeuntersuchungen beim kolorektalen Karzinom bestehen keine Altersbegrenzungen. Leitsymptome der kolorektalen Lebermetastasen sind weder für jüngere noch für ältere Patienten definiert.

Abhängig vom Ausmaß und der Lokalisation der Lebermetastasierung kann die Prognose des Langzeitverlaufes und des Überlebens generell erheblich variieren. Altersunabhängig wird das mediane Überleben bei kolorektalen Lebermetastasen ohne Therapie mit 4–7 Monaten angegeben; die palliative systemische Chemotherapie führt zu einer Verlängerung auf 9–22 Monate (Figueras et al. 2007). Nach R0-Resektion kolorektaler Lebermetastasen werden bei älteren Patienten mediane 3-Jahres-Überlebensraten von 48 % und ein rezidivfreies Überleben von 35 % erreicht (Xie et al. 2015) (■ Tab. 16.2).

16.2 Patientenspezifische und organspezifische Limitierungen

16.2.1 Patientenspezifische Limitierungen

Die chirurgische Therapie wird beim älteren Patienten selten vom Ausmaß der Metastasierung selbst, sondern meist aufgrund von Komorbidität und Allgemeinzustand des Patienten limitiert.

Entsprechend der Indikationsstellung variiert die Rate postoperativer Komplikationen unter Einbeziehung hochspezialisierter Zentren zwischen 12,3 und 52,5 % (Kulik et al. 2011; Cannon et al. 2011; ■ Tab. 16.1). Dabei sind die zum Teil sehr geringen publizierten Fallzahlen zu berücksichtigen.

Die Metaanalyse von Xie et al. (2015) zeigt zumindest tendenziell, dass vor allem das postoperative Auftreten von Pneumonien und kardialen Ereignissen erhöht ist. Komplikationen wie Leberversagen, Blutungen, Pleuraergüsse, Gallefisteln und generell intraabdominelle Fisteln waren nicht altersabhängig. Obwohl ältere Patienten aufgrund gehäuft vorliegender Komorbidität höhere ASA-Klassifizierungen aufweisen, schlägt sich dies, bei differenzierter Indikationsstellung zur Resektion, nicht in erhöhten Morbiditäts- und Mortalitätsraten nieder. Ebenso wird dies an der Krankenhausverweildauer deutlich, die sich zwischen den Kollektiven der unter und über siebzigjährigen resezierten Patienten nicht unterscheidet.

Altersunabhängig fanden Rees et al. (2015) präoperative abdominelle Schmerzen, Appetit- und Gewichtsverlust sowie Müdigkeit als negative Prädiktoren der postoperativen Lebensqualität. Prospektiv angelegte Studien zur Lebensqualität nach Leberresektionen im Alter fehlen.

Die Spezifitäten der onkologischen Behandlung älterer Patienten werden zunehmend thematisiert. Bei der chirurgischen Therapie kolorektaler Lebermetastasen kann sich ohne Weiteres auf die International Society of Geriatric Oncology (SIOG) berufen werden. Familienangehörige sollten aktiv

Tab. 16.1 Literaturübersicht Morbidität und Mortalität

Autor	Jahr	Alter	Anzahl Patienten	Morbidität (%)	Mortalität (%)	30-Tage-Motalität (%)	60-Tage-Mortalität (%)	90-Tage Mortalität (%)
Brandt et al.	2000	>70	41	29,0	7,3	–	–	–
Nagano et al.	2005	>70	62	19,7	0	–	–	–
Mann et al.	2007	>70	49	30,6	–	0	4	–
Mazzoni et al.	2007	>70	53	20,7	5,7	–	–	–
Figueras et al.	2007	>70	160	41,0	8,0	–	–	–
Adam et al.	2010	>70	1624	32,3	–	–	3,8	–
Cannon et al.	2011	>70	59	52,5	0	–	–	–
Kulik et al.	2011	>70	190	12,3	0,5	–	–	–
Cook et al.	2012	>75	143	32,5	–	–	–	7,3

Tab. 16.2 Literaturübersicht 1-, 3- und 5-Jahres-Überleben sowie 3-Jahres-rezidivfreies Überleben

Autor	Jahr	Alter	Anzahl Patienten	1-Jahres-Überleben (%)	3-Jahres-Überleben (%)	5-Jahres-Überleben (%)	3-Jahres-rezidivfreies-Überleben (%)
Brandt et al.	2000	>70	41	–	–	–	–
Nagano et al.	2005	>70	62	–	–	34,1	–
Mann et al.	2007	>70	49	89	38,0	31,6	35,0
Mazzoni et al.	2007	>70	53	–	30,0	–	–
Figueras et al.	2007	>70	160	82	48	36,0	–
Adam et al.	2010	>70	1624	–	57,1	–	37,0
Cannon et al.	2011	>70	59	–	–	–	–
Kulik et al.	2011	>70	190	–	–	31,2	–
Cook et al.	2012	>75	143	–	58,8	37,0	–

in das Aufklärungsgespräch zu den Optionen von der Nichtbehandlung über die palliative Therapie bis zur radikalen Operation mit einbezogen werden (Papamichael et al., 2015; ▶ Abschn. 16.4.1, ▶ Abschn. 16.4.2).

16.2.2 Organspezifische Limitierungen

Die Resektion kolorektaler Lebermetastasen basiert, unter Berücksichtigung fehlender altersspezifischer Daten, auf der präoperativen Risikoevaluation und der Einschätzung der nach der Resektion verbleibenden Leberfunktion. Folgende Faktoren müssen altersunabhängig berücksichtigt werden: das Ausmaß der Leberresektion, die Qualität des Lebergewebes (normales Gewebe, Steatose, Fibrose, Zirrhose), das Vorliegen einer Cholestase oder Cholangitis, das Ausmaß der intraoperativen intermittierenden Schädigung (Blutverlust, Hilusokklusion) und eine mögliche Operationserweiterung im Sinne einer multiviszeralen Resektion.

Somit gilt beim gesunden älteren Patienten, dass mindestens 25–30 % des Lebergewebes bei einer normalen Synthese- und Leberfunktion belassen werden sollten, was in etwa 0,5 % des Körpergewichtes des Patienten ausmacht. Besonders kritisch ist die Operationsindikation beim älteren Patienten mit vorgeschädigter Leber und nach bereits durchgeführter systemischer Therapie zu stellen. Die Prozentzahl des zu belassenden Leberparenchyms ist dabei vom Ausmaß der vorliegenden Gewebeschädigung abhängig.

Unabhängige Prognosefaktoren nach einer Resektion kolorektaler Lebermetastasen bei älteren Patienten sind bilaterale Metastasierung, Vorliegen von mehr als 3 Metastasen zum Zeitpunkt der Diagnosestellung und eine extrahepatische Tumormanifestation (Adam et al. 2010).

16.2.3 Konsequenzen für die Indikationsstellung

Als wichtigste patientenspezifische und organspezifische Limitierungen, die mit einem erhöhten perioperativen Risiko und einer erhöhten Morbidität und Mortalität verbunden sind, lassen sich zusammenfassen:

1. Patientenspezifische Risikofaktoren
   - kardiale Vorerkrankungenpulmonale Vorerkrankungen
   - hohe ASA-Klassifikation
   - alters-/sozialbedingt fehlende Compliance
2. Organspezifische Risikofaktoren
   - Qualität des Lebergewebesbilaterale Metastasierung
   - > 3 Metastasen zum Zeitpunkt der Diagnosestellung
   - extrahepatische Tumormanifestation

Das Alter an sich ist zwar mit einem erhöhten Morbiditätsrisiko im Hinblick auf das Auftreten von postoperativen kardialen Ereignissen und Pneumonien verbunden, aber es liegt kein signifikant erhöhtes Mortalitätsrisiko vor.

Empfehlungen zur Indikation:

- Resektionen von kolorektalen Lebermetastasen können auch im Alter bei entsprechender präoperativer Risikoeinschätzung sicher durchgeführt werden.
- Eine individuelle Abwägung und Diskussion der Indikation zusammen mit dem betroffenen Patienten unter Einbeziehung des Risikos und der Prognose ist Voraussetzung.

16.3 Studienlage zu älteren Patienten

16.3.1 Chirurgische Therapie beim alten Patienten mit kolorektalen Lebermetastasen

Die operative Therapie kolorektaler Lebermetastasen ist altersunabhängig. Eine R0-Resektion ist das Ziel. Es kann durch ein- oder mehrzeitiges Resektionsvorgehen erreicht werden. Bei synchronen Lebermetastasen wird in Abhängigkeit vom Risikoprofil festgelegt, ob die kolorektale Resektion simultan oder separat erfolgt. Gemäß der S3-Leitlinie zur Diagnostik und Behandlung des kolorektalen Karzinoms ist ein mehrzeitiges Vorgehen bei multifokalen Lebermetastasen zu empfehlen und eine simultane Resektion des Primärtumors beim älteren Patienten mit einer erhöhten postoperativen Letalität assoziiert.

Bei bilateraler Tumorausdehnung ist dem ansonsten gesunden älteren Patienten ein mehrzeitiges Resektionsvorgehen nicht vorzuenthalten. Hierbei erfolgt zunächst die Sanierung eines Leberlappens, gegebenenfalls in Kombination mit einer Hypertrophieinduktion durch Pfortaderembolisation- oder -ligatur und nachfolgender Sanierung des kontralateralen Leberlappens nach entsprechender Regeneration. Russolillo et al. (2015) untersuchten den Einfluss des Alters auf die Fähigkeit der Leber zur Regeneration. In dem analysierten Patientenkollektiv (1:1 Matching von 60 Patienten älter 70 Jahre versus 60 Patienten jünger 70 Jahre) konnte kein signifikanter Unterschied in der Volumenzunahme nach Pfortaderligatur oder -embolisation nachgewiesen werden. Allerdings wurde das Auftreten vom postoperativen temporären Leberversagen in der Gruppe der älteren Patienten signifikant häufiger beobachtet.

Welches chirurgische Therapievorgehen erfolgversprechend ist, sollte patientenindividuell evaluiert werden. Es liegen keine Daten vor, dass ein mehrzeitiges Vorgehen beim älteren Patienten mit einer erhöhten Letalität einhergeht.

Die minimal-invasive Chirurgie des kolorektalen Karzinoms wird vielerorts standardisiert und insbesondere zum Vorteil des älteren Patienten durchgeführt. Die laparoskopische Leberresektion ist nachgewiesenermaßen möglich. Unter Einschluss von Patienten mit kolorektalen Lebermetastasen konnten Chan et al. (2014) erstmals zeigen, dass die laparoskopische onkologische Leberresektion bei über Siebzigjährigen mit signifikant weniger Blutverlust und kürzerer postoperativer Verweildauer im Vergleich zur offenen Resektion möglich ist. Weitere Studien werden dieses interessante Kapitel evidenzbasiert beleuchten müssen.

16.3.2 Adjuvante Therapie beim alten Patienten mit kolorektalen Lebermetastasen

Zwei randomisierte Studien zur adjuvanten Therapie wurden vorzeitig abgebrochen, da ein signifikanter Effekt in Bezug auf das Gesamtüberleben und das progressivfreie Überleben aufgrund einer zu geringen Rekrutierung nicht nachgewiesen werden konnte (Langer et al. 2002; Mitry et al. 2006). Lediglich die retrospektive Analyse der EORTC-Studie (792 Patienten) zeigte einen signifikanten Vorteil der 5-FU-basierten Chemotherapie. Die Heterogenität des Patientengutes und der Fallzahlen sind dabei als limitierende Faktoren zu beachten. Nach den Empfehlungen der S3-Leitlinie zum kolorektalen Karzinom kann die Einleitung einer adjuvanten Chemotherapie nach R0-Resektion individuell erwogen werden.

16.4 Persönliche Empfehlungen

Die Weiterentwicklung im peri- und intraoperativen Management bei Leberresektionen hat zu einer deutlichen Verringerung der Morbidität und Mortalität geführt. Die R0-Resektion von kolorektalen Lebermetastasen beinhaltet die Kuration und sollte stets auch als Option für den älteren Patienten diskutiert werden. Das nominelle Alter des Patienten stellt per se keine Kontraindikation zur Operation dar.

Empfehlungen zur Diskussion im Tumorboard

- Der Ausschluss von einer operativen Therapie muss in multidisziplinärer Diskussion begründet und
- von einem in der hepatobiliären Chirurgie erfahrenen Viszeralchirurgen mitgetragen werden.
- Die Empfehlungen des Tumorboards müssen mit den älteren Patienten und ihren Angehörigen adäquat besprochen werden.

16.4.1 Kasuistik 1

Bei einem 89-jährigen, als ASA-III eingestuften Patienten wurden 2 Jahre nach laparoskopischer Hemikolektomie rechts (CME) bei Adenokarzinom des Kolon ascendens (pT4a, pN1b (2/30), M0, R0, G2) 2 metachrone Lebermetastasen in den Segmenten II und VIII nachgewiesen (Abb. 16.1).

Zusätzlich wurde eine solitäre Metastase im rechten Lungenlappen diagnostiziert. Eine adjuvante

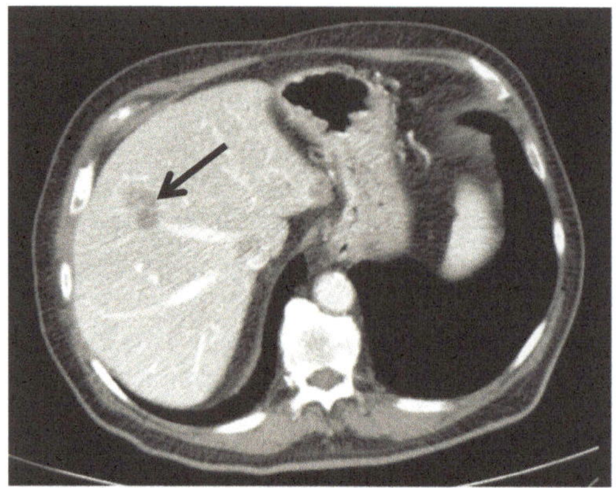

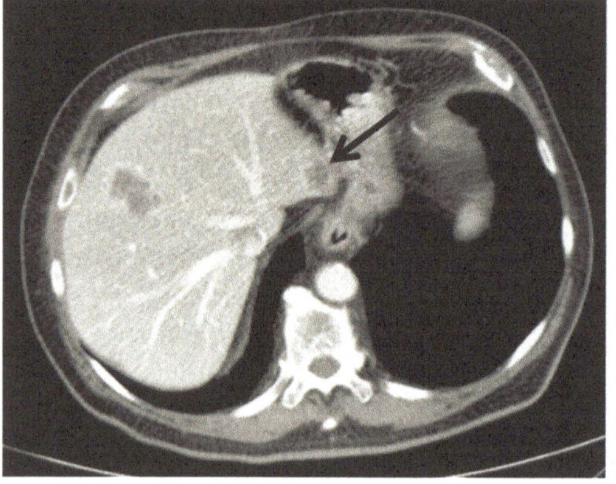

Abb. 16.1 Computertomografie des Abdomens mit kolorektalen Lebermetastasen (Segment II und VIII) *(roter Pfeil)*

Chemotherapie nach der Kolonresektion hatte der Patient abgelehnt. Der Patient war voroperiert (Cholezystektomie und TUR-P), hatte eine arterielle Hypertonie und eine Hyperlipoproteinämie. Vom Tumorboard wurde die Indikation bei primär resektablen Leber- und Lungenmetastasen zur chirurgischen Resektion mitgetragen. Nach komplikationsloser Segmentresektion VII und atypischer Resektion im Segment II (R0) wurde der Patient am 10. postoperativen Tag entlassen. Die Resektion der Lungenmetastase erfolgte 3 Monate später mit ebenfalls komplikationslosem Verlauf.

16.4.2 Kasuistik 2

Die metachrone kolorektale Lebermetastase im Segement V/VIII bei dem 90-jährigen Patienten trat 2 Jahre nach offener Hemikolektomie rechts bei

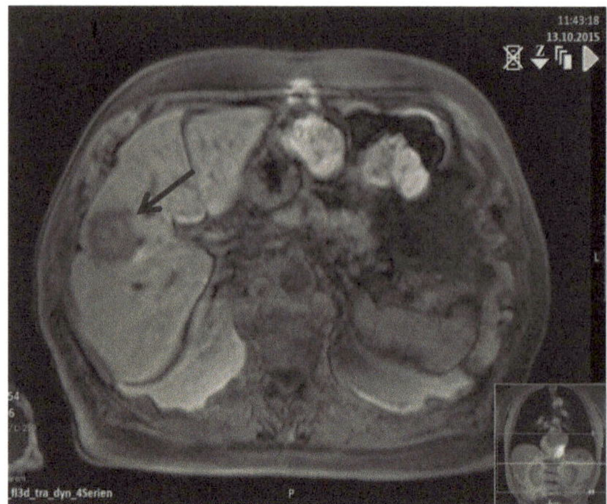

Abb. 16.2 Magnetresonanztomografie des Abdomens mit kolorektaler Lebermetastase (Segment V/VIII) *(roter Pfeil)*

Adenokarzinom des Kolon ascendens auf (pT2, pN0 (0/16), L0, V0, R0; Abb. 16.2).

Eine systemische Chemotherapie mit Capecitabin musste bei schlechter Verträglichkeit abgebrochen werden. Eine operative Therapie wurde nach Risiko- und Prognosebesprechung im Beisein der Angehörigen vom Patienten (ASA-II) abgelehnt. Die alternativ angebotene Mikrowellenablation wurde erfolgreich durchgeführt.

Literatur

Adam R, Frilling A, Elias D et al (2010) Liver resection of colorectal metastases in elderly patients. Brit J Surg 97:366–376

Brand MI, Saclarides TJ, Dobson HD et al (2000) Liver resection for colorectal cancer: liver metastases in the aged. Am Surg 66(4):412–415; discussion 415–416

Cannon RM, Martin RC, Callender GG et al (2011) Safety and efficacy of hepatectomy for colorectal metastases in the elderly. J Surg Oncol 104(7):804–808

Chan AC1, Poon RT, Cheung TT et al (2012) Laparoscopic versus open liver resection for elderly patients with malignant liver tumors: a single-center experience. J Gastroenterol Hepatol 29(6):1279–1283

Cook EJ, Welsh FK, Chandrakumaran K et al (2012) Resection of colorectal liver metastases in the elderly: does age matter? Colorectal Dis 14(10):1210–1216

Figueras J, Ramos E, Lopez-Ben S et al (2007) Surgical treatment of liver metastases from colorectal carcinoma in elderly patients. When is it worthwhile? Clin Transl Oncol 9:392–400

Kulik U, Framke T, Grosshennig A et al (2011) Liver resection of colorectal liver metastases in elderly patients. World J Surg 35(9):2063–2072

Mann CD, Neal CP, Pattenden CJ et al (2008) Major resection of hepatic colorectal liver metastases in elderly patients – an aggressive approach is justified. Eur J Surg Oncol 34(4):428–432

Mitry E, Fields AL. Bleiberg H, Labianca R et al (2006) Adjuvant chemotherapy after potentially curative resection of metastases from colorectal cancer. A meta-analysis of two randomized trials. J Clin Oncol 2006 ASCO Annual Meeting Proceedings Part I. Vol 24, No. 18S (June 20 Supplement), 2006: 3524, 2006

Langer B, Labianca R, Shepherd L et al (2002) Fluorouracil (FU) plus l-leucovorin (l-LV) versus observation after potentially curative resection of liver or lung metastases from colorectal cancer (CRC): results of the ENG (EORTC/NCIC CTG/GIVIO) randomized trial. Proc Am Soc Clin Oncol 21: 2002 (abstr 592), 2002

Mazzoni G, Tocchi A, Miccini M et al (2007) Surgical treatment of liver metastases from colorectal cancer in elderly patients. Int J Colorectal Dis 22(1):77–83

Nagano Y, Nojiri K, Matsuo K et al (2005) The impact of advanced age on hepatic resection of colorectal liver metastases. J Am Coll Surg 201(4):511–516

Papamichael D, Audisio RA, Glimelius B et al (2015) Treatment of colorectal cancer in older patients: International Society of Geriatric Oncology (SIOG) consensus recommendations 2013. Ann Oncol 26(3):463–476

Parks R et al (2007) Adjuvant chemotherapy improves survival after resection of hepatic colorectal metastases: analysis of data from two continents. J Am Coll Surg 204 (5):753–761;discussion 761–763

Portier G et al (2006) Multicenter randomized trial of adjuvant fluorouracil and folinic acid compared with surgery alone after resection of colorectal liver metastases: FFCD ACHBTH AURC 9002 trial. J Clin Oncol 24(31):4976–4982

Rees JR, Rees M, McNair AG, Odondi L et al (2015) The Prognostic Value of Patient-Reported Outcome Data in Patients With Colorectal Hepatic Metastases Who Underwent Surgery. Clin Colorectal Cancer pii: S1533-0028(15)00094-8

Russolillo N, Ratti F, Viganò L et al (2015) The Influence of Aging on Hepatic Regeneration and Early Outcome after Portal Vein Occlusion: A Case-Control Study. Ann Surg Oncol 22(12):4046–4051, doi: 10.1245/s10434-015-4478-3

S3-Leitlinie Kolorektales Karzinom (2014) Version 1.1 – August 2014; AWMF-Registernummer: 021/007OL

Xie M, Zhu J, He X et al (2015) Liver Metastasis from Colorectal Cancer in the Elderly: Is Surgery Justified? Dig Dis Sci 60(12):3525–3535

Chirurgie von Gallenwegstumoren bei alten Patienten

D. Seehofer, P. Neuhaus

T. Keck, U.T. Hopt (Hrsg.), *Onkologische Chirurgie bei alten Patienten*,
DOI 10.1007/978-3-662-48712-9_17

Die Inzidenz von Gallenwegskarzinom steigt im höheren Lebensalter stark an, so dass sich auch bei über 70- und 80-jährigen Patienten immer öfter die Frage nach einer chirurgischen Therapie stellt. Allerdings erfordert dies meist eine große Leberoperation, so dass eine sorgfältige Abklärung obligat ist. Hierzu sollte neben kardiopulmonaler Diagnostik auch eine Leberfunktionsmessung mit Volumetrie gehören. Insbesondere bei eingeschränkter Funktionsreserve der Leber sollten im hohen Alter soweit wie möglich parenchymsparende Resektionen bzw. präkonditionierende Maßnahmen (z. B. Pfortaderembolisation) erwogen werden. Wenn sich keine Kontraindikationen ergeben, sollten auch geeignete alte Patienten reseziert werden, da sie in ähnlichem Maße wie junge Patienten von einer kurativen Operation profitieren.

17.1 Epidemiologie und Prognose

Bösartige Tumoren der Gallenwege und der Gallenblase sind seltene Krankheitsbilder mit einer jährlichen Inzidenz von ca. 5 pro 100.000 Einwohner in Deutschland.

Die **Gallengangskarzinome** (**Cholangiokarzinome** = CCA) werden im Folgenden nach der von der EASL (European Association for the Study of the Liver) vorgeschlagenen Klassifikation eingeteilt (Bridgewater et al. 2014). Diese beinhaltet intrahepatische (iCCA), perihiläre (pCCA) und distale (dCCA) Cholangiokarzinome. Die intrahepatischen Cholangiokarzinome beinhalten dabei Tumoren der Leberperipherie bis hin zu den Gallengängen 2. Ordnung. Die Grenze zwischen pCCA und dCCA bildet in der Regel die Mündung des Ductus cysticus. Diese Abgrenzung gilt aufgrund der variablen Mündung des Ductus cysticus nur orientierend. Daneben gibt es selten auch CCA die nicht eindeutig zu klassifizieren sind, da sie sich nicht auf einen der genannten Teilbereiche beschränken. Chirurgisch gesehen spielt das zu erwartende Resektionsausmaß die wichtigste Rolle, da iCCA und pCCA nach den Regeln der Leberchirurgie operiert werden, dCCA nach den Regeln der Pankreaschirurgie. Überlappende Tumoren erfordern unter Umständen sogar einen Eingriff an beiden Organsystemen. Im Folgenden soll vor allem auf die Therapie von intrahepatischen Cholangiokarzinomen und perihilären Cholangiokarzinomen bei alten Menschen eingegangen werden, daneben, soweit abweichend, auch auf die Therapie des Gallenblasenkarzinoms. Da distale Cholangiokarzinome nach den Regeln der Pankreaschirurgie behandelt werden, seien sie hier nur am Rande mit behandelt und es soll auf das nachfolgende Kapitel verwiesen werden.

Gallenblasenkarzinome stellen mit über 60 % der Fälle die größte Gruppe der Gallenwegskarzinome dar. Bei den CCA sind am häufigsten pCCAs anzutreffen (ca. 50 %), gefolgt von dCCAs (ca. 40 %) und iCCAs (ca. 10 %). Es findet sich sowohl bei pCCA und dCCA, als auch beim iCCA ein starker Anstieg der Inzidenz mit zunehmendem Lebensalter (▫ Abb. 17.1). So liegt z. B. bei über 75-jährigen Menschen in einer US-amerikanischen Registerauswertung (SEER) das Risiko für ein CCA fast 8-mal so hoch wie für Menschen zwischen 50 und 65 (Tyson et al. 2014). Auch bei den Gallenblasenkarzinomen steigt die Inzidenz mit zunehmendem Alter stark an (▫ Abb. 17.1).

17.2 Patientenspezifische und organspezifische Limitierungen

Insgesamt stellen die folgenden organ- und patientenspezifischen Überlegungen lediglich eine Hilfe für die individuelle Therapieplanung und -beratung dar. Sie sollen mögliche Therapiealternativen aber auch Grenzen der chirurgischen Therapie im hohen Alter aufzeigen.

Empfehlungen zur Therapieplanung

- Interdisziplinäre Therapieentscheidung (Tumorboard) unter Einbeziehung des Patientenwunsches
- Sorgfältige allgemeine Risikoevaluation und gegebenenfalls weiterführende Diagnostik (kardiopulmonal etc.)
- Differenzierte hepatische Risikoevaluation (Parenchymschaden, Leberfunktion)

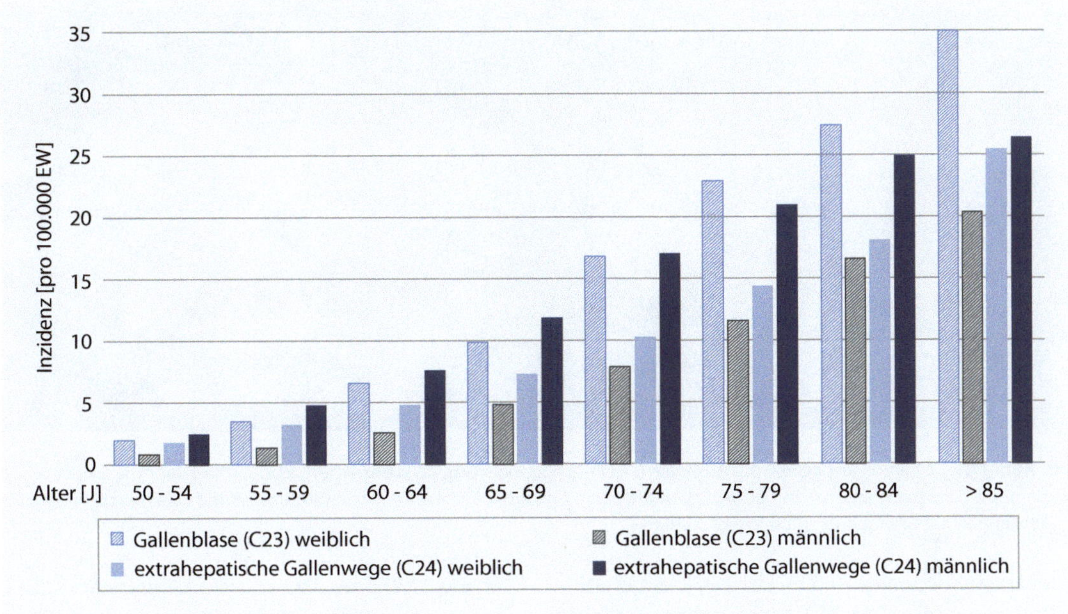

Abb. 17.1 Altersabhängige Inzidenz von Gallenblasenkarzinomen und extrahepatischen Gallengangskarzinomen (pCCA und dCCA) pro 100.000 Einwohner in Deutschland. Nach Robert Koch-Institut, www.rki.de

17.2.1 Patientenspezifische Limitierungen

Die Anzahl und Schwere der Nebenerkrankungen sind deutlich wichtiger als das kalendarische Alter eines Patienten (Preston et al. 2008). Allerdings ist es – selbst bei strikter Patientenselektion, wie sie in den meisten Analysen von Leberoperationen bei alten Patienten angewendet wird – unvermeidlich, dass die Anzahl und Schwere der Nebenerkrankungen mit dem Alter zunimmt. Entsprechend findet sich bei alten Patienten eine erhöhte Rate an schweren Komplikationen (Clavien-Dindo-Grade >II, 39 % vs. ca. 27 %; p<0,01) und eine deutlich erhöhte postoperative Morbidität (54 % vs. ca. 40 %) sowie ein resultierender verlängerter Krankenhausaufenthalt (18 vs. 15 Tage; Schiergens et al. 2014). Während die Rate chirurgischer Komplikationen bei alten und jungen Patienten ähnlich hoch ist, finden sich bei alten Patienten erwartungsgemäß häufiger nicht-chirurgische Komplikationen (p<0,01), die vor allem durch das häufigere Auftreten von akuten Koronarsyndromen (p<0,001), respiratorischen Insuffizienzen (p<0,001), Pneumonien (p<0,01) und Leberfunktionsstörungen bzw. Leberversagen (p<0,001) bedingt sind (Schiergens et al. 2014; Phan et al. 2015).

Durch eine geringere physiologische Reserve aller Organsysteme wird die perioperative Belastung im hohen Alter schlechter kompensiert. Als Beispiel, das mit entsprechenden Daten hinterlegt ist, sei hier der intraoperative Blutverlust erwähnt. In der niederländischen Analyse von Schiergens et al. (2014) konnte gezeigt werden, dass ein hoher intraoperativer Blutverlust (p=0,039; OR 1,42) und schwere Begleiterkrankungen (p=0,002; OR 1,66) unabhängige Risikofaktoren für eine erhöhte postoperative Morbidität darstellen, allerdings in allen Altersgruppen. Betrachtet man dagegen das Gesamtüberleben nach Leberresektion, so ist dieses bei vorbestehenden Begleiterkrankungen, hohem Blutverlust und postoperativen Komplikationen bei alten Patienten signifikant niedriger, nicht jedoch bei jüngeren Patienten. So war in dieser Analyse auch die 30-Tages-Mortalität bei alten Patienten mit 14 % doppelt so hoch wie bei jungen Patienten (7 %). Neben dem Alter > 70 Jahre (p<0,001; HR 1,85) fanden sich in der multivariaten Analyse auch vorbestehende Komorbiditäten (ASA > 2; p<0,001; HR 1,51), große

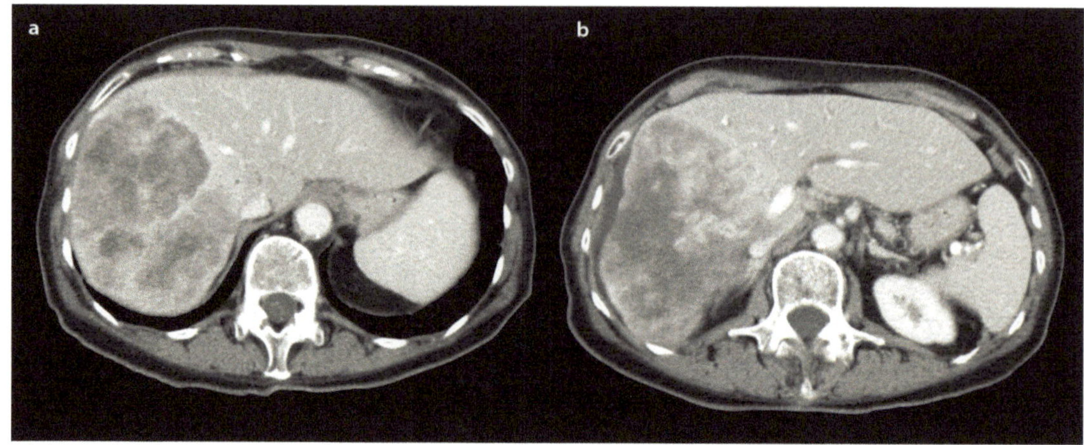

Abb. 17.2 CT **a** und arterielle Rekonstruktion **b** mit hochgradiger arteriosklerotischer Stenose (*Pfeil*) der Arteria hepatica communis bei einem Patienten mit pCCA. Das deutlich erhöhte Risiko für arterielle Komplikationen muss hier bei der Indikation und Planung der Operation berücksichtigt werden

Leberresektionen (p=0,025, HR 1,33), ein erhöhter Blutverlust (p=0,031; HR 1,32) und postoperative Komplikationen (p<0.001; HR 1,64) als unabhängige Risikofaktoren für eine niedrigeres Gesamtüberleben.

Kardiale Limitierungen

In der o. g. Analyse (Schiergens et al. 2014) war die häufigste Todesursache bei alten Patienten in 55 % der Fälle das akute Koronarsyndrom. Deutlich geringer war der Anteil an Patienten, die aufgrund einer Leberinsuffizienz (19 %) oder eine respiratorischen Insuffizienz (10 %) verstarben. Dies unterstreicht die Notwendigkeit einer sorgfältigen kardiologischen Anamnese und weiterführenden Diagnostik vor großen Leberresektionen im höheren Alter. Besonderes Augenmerk sollte dabei neben der koronaren Herzerkrankung auch auf die kardiale Pumpfunktion und einen evtl. erhöhten pulmonalarteriellen Druck gelegt werden, da beides durch ein Rückwärtsversagen zu einem erhöhten ZVD bzw. Lebervenendruck und damit zu Störungen der Leberregeneration führen kann, weshalb sich hier eine Leberresektion schlimmstenfalls sogar verbieten kann.

Viszerale Arteriosklerose

Neben der koronaren Arteriosklerose kann auch eine viszerale Arteriosklerose im Alter zunehmend relevant für die chirurgische Therapie von CCA sein, wenn Sie den Truncus coeliacus, die Arteria hepatica (Abb. 17.2) oder die Arteria mesenterica jeweils in ihren zentralen Anteilen betrifft. Besonders relevant ist eine hochgradige fixierte oder ligamentäre (Ligamentum arcuatum) Stenose des Truncus coeliacus im Fall einer geplanten Pankreaskopfresektion. In diesem Fall ist die Arteria gastroduodenalis oft sehr kaliberstark und retrograd perfundiert. Die hauptsächliche Leberversorgung erfolgt dann aus der Arteria mesenterica superior über die die pankreatoduodenalen Arkaden und die Arteria gastroduodenalis.

Nach Pankreaskopfresektion mit Durchtrennung der Arteria gastroduodenalis resultiert eventuell eine arterielle Minderperfusion der Leber. Eine ligamentäre Truncusstenose sollte daher durch prophylaktische Spaltung des Ligamentum arcuatum therapiert werden. Bei fixierter Stenose des Truncus coeliacus erfolgt im eigenen Vorgehen ein probatorisches Klemmen der Arteria gastroduodenalis mit gleichzeitiger Flussmessung in der Arteria hepatica. Bei kritischem Abfall des leberarteriellen Flusses sollte ein viszeraler Bypass erwogen werden (Abb. 17.3).

Risiko-Scores

Es existieren unterschiedliche Scores zur Berechnung des perioperativen Risikos, wie z. B. der POSSUM, E-PASS oder der PACE-Score, die bei Patienten mit unterschiedlichen viszeralchirurgischen Operationen (Kolon-, Magen- oder Leberoperationen) angewendet werden können. Zur

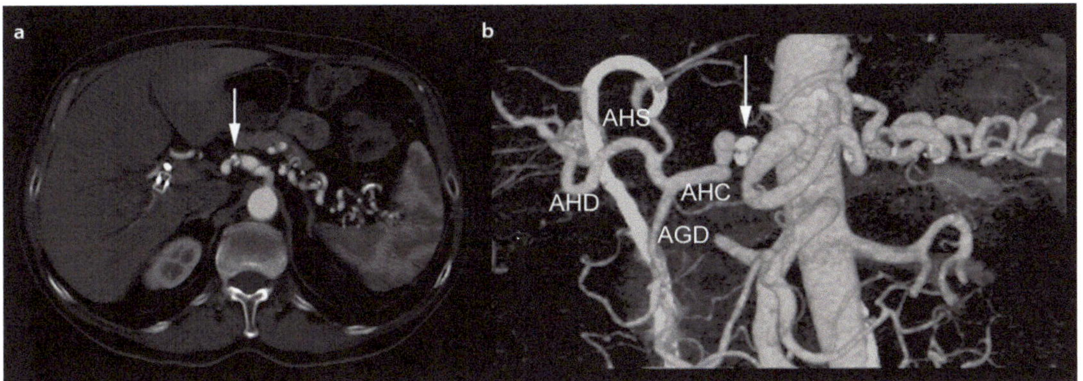

Abb. 17.3 Hochgradige arteriosklerotische Truncusstenose bei dCCA. **a** postoperatives CT nach Pankreaskopfresektion mit Darstellung eines Saphenainterponates auf die Arteria gastroduodenalis **b** und intraoperativer Situs nach Anlage des Saphenainterponates auf den Abgang der Arteria renalis dextra **c** aufgrund einer insuffizienten arteriellen Leberperfusion (intraoperative Flussmessung) nach probatorischem Klemmen der Arteria gastroduodenalis. *AHC* Arteria hepatica communis, *AHP* Arteria hepatica propria, *PV* Portalvene, *VCI* Vena cava inferior, *Pan* Pankreasschnittfläche

spezifischen Verwendung in der Chirurgie von Gallenwegstumoren liegt nur eine einzige Analyse zum POSSUM-Score vor. Hierbei zeigte sich, dass sowohl die geschätzte perioperative Morbidität (64 % vs. 41 %), als auch die geschätzte Mortalität (24 % vs. 11 %) deutlich höher lag als die tatsächliche (Heilmann et al. 2010). Obwohl eine Korrelation zwischen dem POSSUM-Score und Morbidität und Mortalität gefunden wurde, wurde insbesondere die Morbidität deutlich überschätzt. Darüber hinaus hatten besonders intraoperative Parameter und das Operationsausmaß einen starken Einfluss auf die postoperative Morbidität und Mortalität. So scheinen speziell in der Leberchirurgie das breite Spektrum unterschiedlicher Operationen sowie die Leberfunktionsreserve eine dominantere Rolle zu spielen als andere Parameter, die in die Scoring-Systeme eingehen. Dies steht im Gegensatz z. B. zur Magen- oder Kolonchirurgie, wo sich meist gut vergleichbare chirurgische Eingriffe finden. Unabdingbar sind – wie auch bei anderen onkologischen Patienten im höheren Alter – eine sorgfältige präoperative Evaluation und die zusätzliche genaue Abschätzung der Funktionsreserve und Regenerationsfähigkeit der Leber (▶ Abschn. 17.2.2 „Leberfunktion“). Bei gegebenenfalls ergänzender Anwendung von Risiko-Scores sollte man sich deren potenzieller Überschätzung von Morbidität und Mortalität speziell in der Leberchirurgie entsprechend bewusst sein (Chen et al. 2013).

17.2.2 Organspezifische Limitierungen

Leberfunktion

Die Leberfunktion und insbesondere die Leberfunktionsreserve kann durch einfache Bluttests nicht ausreichend quantifiziert werden. Somit sind vor ausgedehnten Leberresektionen und insbesondere wenn diese bei älteren Patienten geplant werden, spezifische Leberfunktionsmessungen anzuraten. Neben dem v. a. im asiatischen Raum weit verbreiteten ICG-Test steht seit einigen Jahren auch der LiMAx-Test („maximum liver function capacity“) zur Verfügung (Stockmann et al. 2009a). Ältere Tests wie z. B. der MEGX-Test konnten sich aufgrund ihrer mangelnden Spezifität nicht durchsetzen und haben heute keine Bedeutung mehr. Der Nachteil des ICG-Tests im besonderen Fall der CCA ist, dass seine ohnehin geringere Spezifität bei Vorhandensein einer Cholestase weiter abnimmt (Stockmann et al. 2009b).

Grundsätzlich wird daher im eigenen Vorgehen bei alten Patienten (> 75 Jahre) eine Leberfunktionsmessung mittels LiMAx-Test durchgeführt, wenn eine Resektion von 4 oder mehr Lebersegmenten geplant ist. Bei reduzierter Leberfunktion oder ausgedehnten Resektionen sollte dann anhand einer Volumetrie der zukünftige Leberrest (future liver remnant = FLR) und das Verhältnis zum Gesamtlebervolumen ausgemessen werden. Hieraus lässt sich in Kombination mit dem Leberfunktionswert die zu

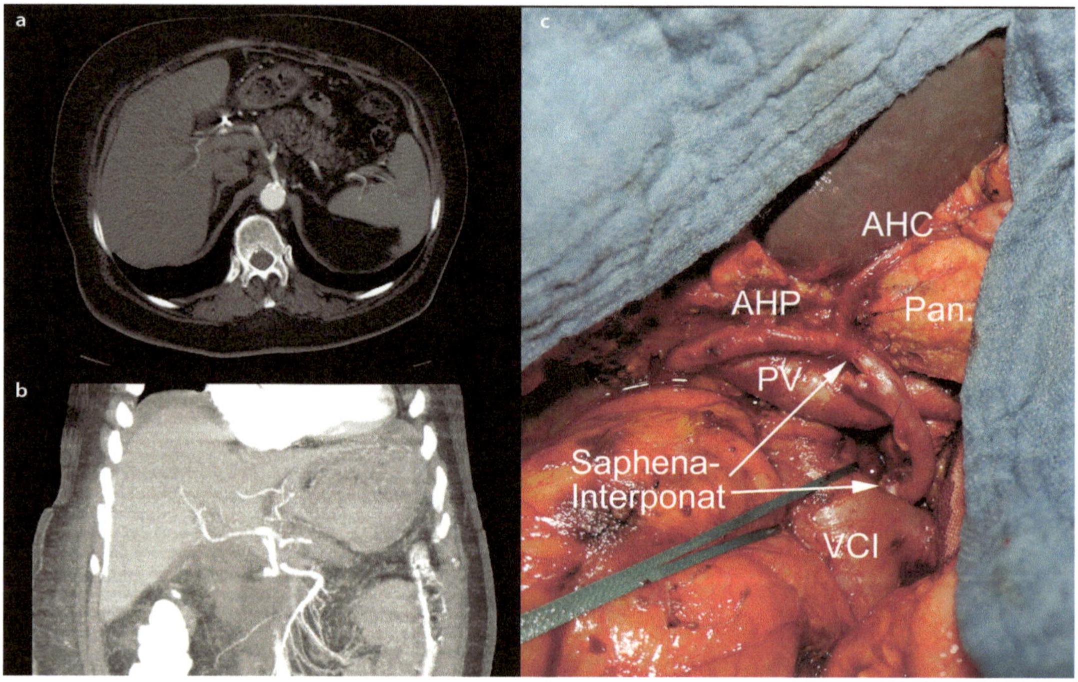

■ **Abb. 17.4** CT eines iCCA bei einer 80-jährigen Patientin mit unkompliziertem postoperativem Verlauf. Bei der Resektion von iCCA finden sich meist große Tumoren und wie in diesem Fall eine spontane Hypertrophie des kontralateralen Leberlappens, so dass selbst bei (erweiterter) rechtsseitiger Hemihepatektomien nur ein geringer Verlust an funktionellem Leberparenchym resultiert; daher wird die Operation deutlich besser vertragen als z. B. bei pCCA, wo sich meist ein kleiner, extrahepatischer Tumor findet

erwartende postoperative Leberfunktion zuverlässig berechnen (Stockmann et al. 2009a). Liegt die berechnete Leberfunktion im kritischen Bereich (■ Abb. 17.4), muss entweder eine Konditionierung des FLR (z. B. mittels Pfortaderembolisation) erfolgen oder die Möglichkeit einer anderen, parenchymsparenden Operation evaluiert werden (▶ Abschn. 17.4.3). Ist beides technisch oder aus Gründen der Leberfunktion nicht möglich, sollten alternative Therapieverfahren erwogen werden.

Im eigenen Vorgehen wird in der Regel bei der Planung ausgedehnter Leberoperationen nach einem entsprechenden Algorithmus vorgegangen, der anhand der kumulativen Erfahrungen mit dem LiMAx Leberfunktionstest erarbeitet wurde (Stockmann et al. 2010). Beim alten Patienten wird im eigenen Vorgehen in der Regel eine gewisse Sicherheitsreserve eingeplant und die Indikation zu einer Prä-Konditionierung des FLR oder zu parenchymsparenden Resektionsformen großzügig gestellt (■ Abb. 17.5).

Auch wenn bisher keine spezifischen Daten für ältere Menschen vorliegen, konnte durch den breiten Einsatz der Leberfunktionsmessung in der eigenen Abteilung die Sterblichkeit in der Leberchirurgie deutlich reduziert werden. So konnte die Rate an postoperativen Leberinsuffizienzen von 24,7 % im Jahr 2006 auf 9,0 % im Jahr 2011 gesenkt werden. Entsprechend sank auch die Leberinsuffizienz-assoziierte postoperative Mortalität von 4,0 % auf 0,9 % (Jara et al. 2015). Dies erscheint besonders wichtig, wenn zu organspezifischen bzw. operationstechnischen Risikokonstellationen auch noch weitere Faktoren wie hohes Lebensalter oder kardiale Vorerkrankungen hinzukommen.

Eine Leberfunktionsmessung und differenzierte Volumen-Funktionsplanung können zur Reduktion des perioperativen Risikos beitragen.

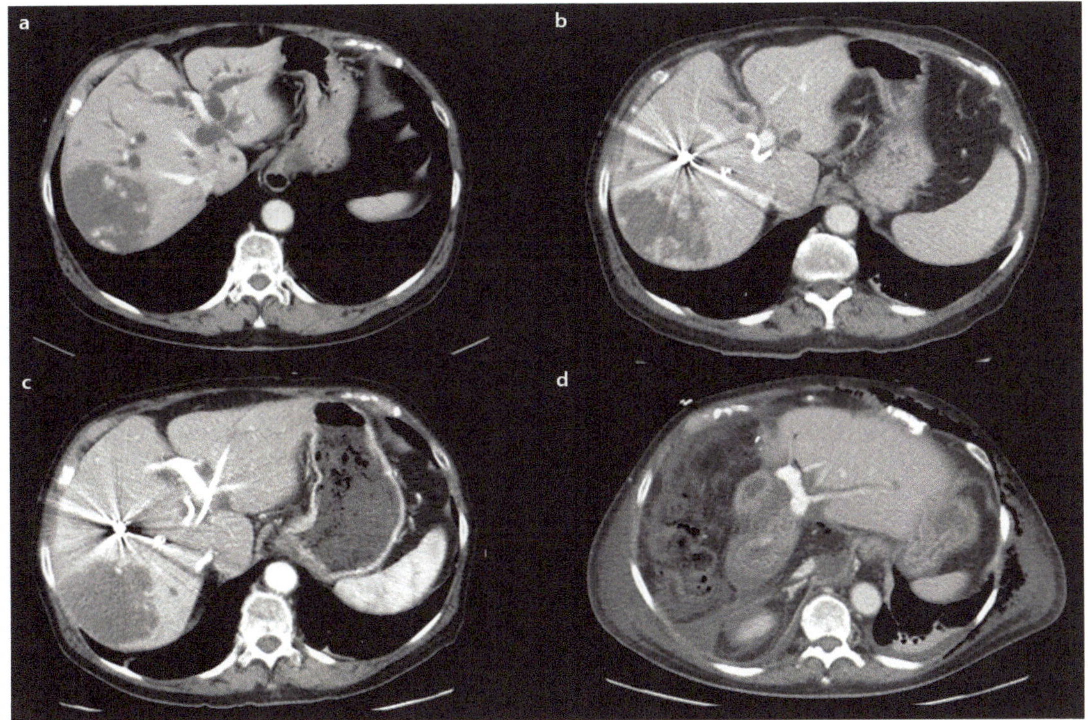

Abb. 17.5 Exemplarischer Verlauf einer 78-jährigen Patientin mit pCCA nach portalvenöser Embolisation (PVE); **a** CT vor Entlastung der Cholestase und vor PVE, nebenbefundlich findet sich ein großes Hämangiom im Segment 7; **b** Status 4 Wochen nach PVE mit insuffizientem Volumenzuwachs der Segmente 2 und 3 von 314 ml auf 368 ml (22% des Gesamtlebervolumens); **c** Status 6 Wochen nach PVE mit deutlichem Volumenzuwachs der Segmente 2 und 3 auf 439 ml; **d** Status 1Woche nach erweiterter Hemihepatektomie rechts, bei unkompliziertem postoperativen Verlauf (Tumorformel: pT3 N0 R0 G1)

Leberregeneration

Neben der alleinigen Funktion der Leber spielt postoperativ vor allem auch ihr Regenerationspotenzial eine entscheidende Rolle. Es konnte an verschiedenen Tiermodellen gezeigt werden, dass sich die Regenerationskapazität der Leber mit zunehmendem Alter verringert (Sanchez-Hidalgo et al. 2012; Enkhbold et al. 2015). Entsprechende klinische Daten aus der Leber-Lebendspende-Transplantation zeigen, dass auch beim Menschen ein signifikanter Zusammenhang zwischen Spenderalter und postoperativen Ergebnissen besteht, der vermutlich auf einer verminderten Regenerationsfähigkeit beruht. (Yoshizumi et al. 2008; Ono et al. 2011). Allerdings spielen nach Lebertransplantation auch weitere Faktoren wie die warme und kalte Ischämiezeit, immunsuppressive Medikamente und der klinische Status des Empfängers (z. B. MELD-Score) eine wichtige Rolle, so dass die Daten nicht direkt auf die Leberchirurgie übertragen werden können. Im klinischen Alltag scheinen sich diese Beobachtungen einer reduzierten Regenerationsfähigkeit im höheren Alter jedoch zu bestätigen, auch wenn systematische, klinische Daten hierzu fehlen. Dies liegt unter anderem daran, dass es bisher keine zuverlässige Möglichkeit gibt, die Regenerationsfähigkeit der Leber in vitro zu quantifizieren, z. B. anhand eines Bluttests oder von Biopsiematerial.

Die einzige Möglichkeit der direkten Quantifizierung der Regenerationsfähigkeit der Leber in vivo ist die Durchführung einer portalvenösen Embolisation und Messung des Volumenzuwachses des nicht-embolisierten Anteils, sofern der entsprechende Patient ansonsten für eine entsprechende Leberresektion geeignet ist. Falls 4 Wochen nach der PVE die Hypertrophie des künftigen Leberrests nicht

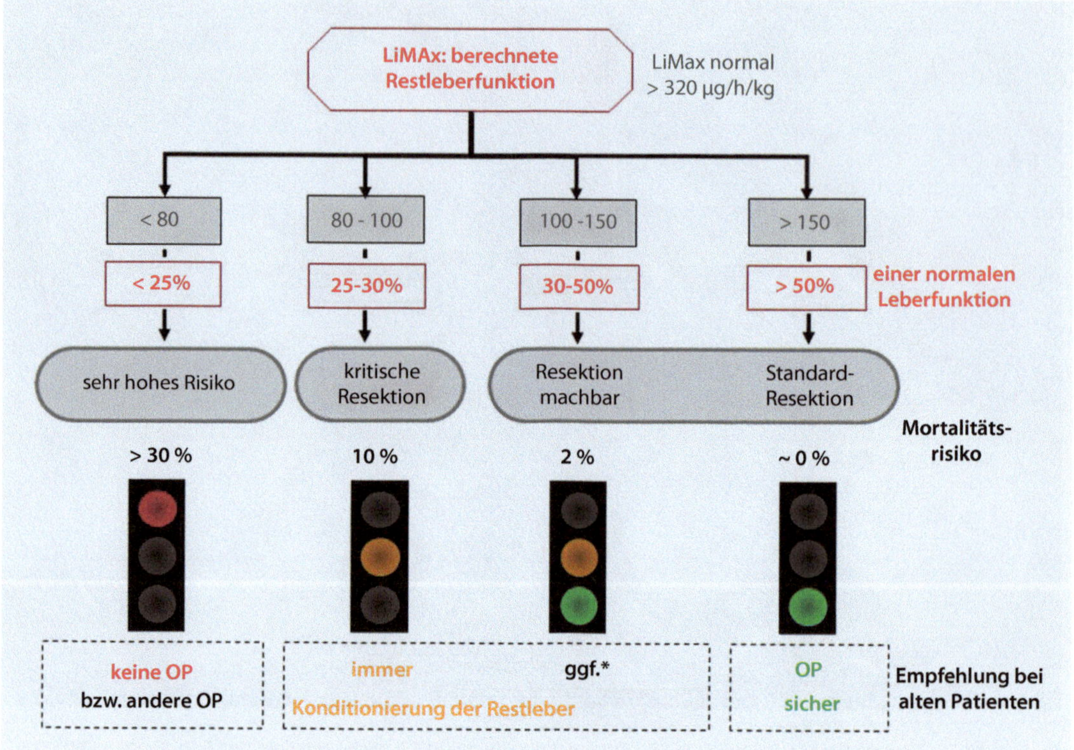

Abb. 17.6 Präoperative Berechnung des individuellen Operationsrisikos anhand eines Algorithmus, der die berechnete postoperative Leberfunktion als Zielgröße heranzieht und Modifikation der Empfehlung zur weiteren Therapie speziell älterer Patienten mit reduzierter Regenerationsfähigkeit der Leber (* bei jüngeren und gesunden Patienten ist eine Präkonditionierung nicht erforderlich, im höheren Alter wird die Indikation im eigenen Vorgehen eher großzügig gestellt)

ausreichend ist (Abb. 17.6) sollte die Operation verschoben werden. Wenn auch in weiteren Verlaufskontrollen bis 6, maximal 8 Wochen nach einer PVE keine ausreichende Hypertrophie stattgefunden hat, sollte die Indikation zur Operation überdacht werden, da in diesem Fall ein deutlich erhöhtes Risiko für ein postoperatives Leberversagen vorliegt (Shindoh et al. 2012). Auch hierfür existieren keine spezifischen Daten zu alten Patienten.

In der einzigen verfügbaren Fall-Kontroll-Studie zur PVE (Russolillo et al. 2015) konnte allerdings kein verringerter Volumenzuwachs bei alten Patienten nach einer PVE nachgewiesen werden. So lag 4 Wochen nach der PVE der volumetrische Zuwachs bei Patienten unter 70 Jahren bei 49 % verglichen mit 52 % in der Patientengruppe ≥ 70 Jahren. Da das Volumen ausschließlich 4 Wochen nach PVE kontrolliert wurde bleibt unbekannt, ob nicht bei den jüngeren Patienten trotzdem eine schnellere Regeneration stattgefunden hat (Shindoh et al. 2012). Entsprechend war das Risiko für eine (in den meisten Fällen milde) postoperative Leberinsuffizienz bei den alten Patienten deutlich höher als bei den jüngeren (35,1 vs. 16,9 %), und das, obwohl bei den älteren Patienten in 10 % der Fälle nach der PVE aufgrund mangelnder Hypertrophie oder aufgrund einer Tumorprogression keine Leberresektion durchgeführt wurde, dagegen nur bei 1,7 % der unter 70-Jährigen. Dies spricht für eine sorgfältigere Patientenselektion und Nutzen-Risiko-Abwägung bei den älteren Patienten. Daraus resultierte in der genannten Studie eine vergleichbare Morbiditäts- (26 vs. 22 % schwere Komplikationen) und Mortalitätsrate (5,5 vs. 6,7 %) in beiden Gruppen. Die insgesamt guten postoperativen Ergebnisse der Studie dürfen allerdings nicht darüber hinwegtäuschen, dass Leberchirurgie im hohen Alter mit einem erhöhten Risiko verbunden ist. Dies kann allerdings durch eine strikte Patientenselektion und Präkonditionierung weitgehend egalisiert werden. So lag in der Studie von Russolillo et al. (2015) die Rate an ausgedehnten Lebereingriffen (zweizeitige Resektionen, Trisektorektomien) in der jungen Gruppe bei 81 % verglichen mit 69 % in der alten Gruppe. Dies lässt im Umkehrschluss vermuten, dass die Indikation zur PVE in der älteren Gruppe auch bei weniger ausgedehnten Eingriffen gestellt wurde. In der multivariaten Analyse fanden sich interessanterweise genau 2 unabhängige Risikofaktoren für ein postoperatives Leberversagen: Alter über 70 Jahre (OR 3,03) und Leberresektion aufgrund eines CCA (OR 4,69). Deren Kombination stellt die Thematik des vorliegenden Kapitels dar.

In der Studie von Russolillo N et al. (2015) war die Komplikationsrate nach PVE bei alten Patienten etwas höher als bei jungen Patienten (13,4 vs. 3,4 %). Es fanden sich jedoch ausschließlich milde Komplikationen (Fieber, temporäre Dysfunktion der Leber), so dass die PVE trotzdem auch im höheren Alter als sichere Methode bezeichnet werden kann. Auch Spätfolgen wie die Entwicklung von Leberabszessen o. ä. sind in der eigenen Erfahrung extrem selten, selbst wenn keine Resektion des embolisierten Anteils erfolgt, sofern die arterielle Perfusion erhalten ist.

Im eigenen Vorgehen wird bei daher generell alten Patienten und insbesondere bei alten Patienten mit pCCA die Indikation zur PVE vor großen Leberresektionenen (≥4 Segmente) großzügig gestellt. Der resultierende Volumenzuwachs dient der besseren Konditionierung des Leberrests und fungiert gleichzeitig als Test um das Regenerationspotenzial der Leber abzuschätzen. Letzteres geht neben der Leberfunktionsmessung und weiteren Faktoren in das individuelle Risikomanagement ein.

Als Alternative zur Pfortaderembolisation wir in letzter Zeit immer häufiger das sogenannte in situsplit Verfahren (ALPPS) diskutiert. Bei CCA findet sich jedoch in den meisten Serien schon bei jüngeren Patienten eine erhöhte Morbidität und Mortalität so dass eine Anwendung beim alten Patienten nur in Ausnahmefällen gerechtfertigt erscheint.

Eine Pfortaderembolisation ist vor großen Leberresektionen (≥4 Segmente) beim alten Patienten sinnvoll zur Induktion einer Hypertrophie des künftigen Leberrestes und zur Überprüfung der Regenerationsfähigkeit vor der Resektion.

17.3 Risikomanagement

Neben der alleinigen volumetrischen Planung eines Eingriffs müssen aufgrund einer erhöhten Rate allgemeiner Komplikationen (▶ Abschn. 17.2.1) eventuelle ungeplante Ereignisse beim Risikomanagement mit berücksichtigt werden. Diese können Leberfunktion und/oder -regeneration negativ beeinflussen. Im hohen Lebensalter ist das besonders relevant, da Störungen der Rekonvaleszenz deutlich schlechter vertragen werden und damit im Fall unerwünschter Ereignisse oft schwerere Komplikationen resultieren als bei jüngeren Patienten (Takahashi et al. 2013). Daher ist bei alten Patienten und vorhandener Komorbidität ein gewisser Sicherheitspuffer in der volumetrischen Planung empfehlenswert (◘ Abb. 17.7).

Unvorhergesehene Ereignisse mit Auswirkungen auf die Rekonvaleszenz beinhalten z. B. die Notwendigkeit einer temporären Hilusokklusion bei Blutungen (Pringle-Manöver), interkurrente Komplikationen (Infekte, Gallelecks), Minderperfusion einzelner Leberanteile (z. B. bei Kompromittierung des venösen Abflusses nach Resektion der mittleren Lebervene) oder Kreislaufschwankungen (z. B. bei kardialen Ereignissen). Hierfür können natürlich keine harten Grenzwerte angegeben werden, weshalb die individuelle Planung eine entsprechende Erfahrung in der Leberchirurgie voraussetzt. Daneben ist auch eine engmaschige postoperative Überwachung sowie eine frühzeitige Erkennung und zeitnahe Therapie etwaiger Komplikationen essenziell.

17.4 Mögliche chirurgisch-technische Modifikationen

17.4.1 Reduktion des Komplikationsrisikos

Es muss hier nicht betont werden, dass die Komplikationsvermeidung eine der obersten Maximen in der Chirurgie darstellt. Allerdings ist die Durchführung großer Tumoroperationen ohne jegliche Komplikationsrisiken trotzdem nicht möglich. Daher soll hier auf die besondere Relevanz von spezifischen Komplikationen bei der Chirurgie von CCA mit zunehmendem Lebensalter

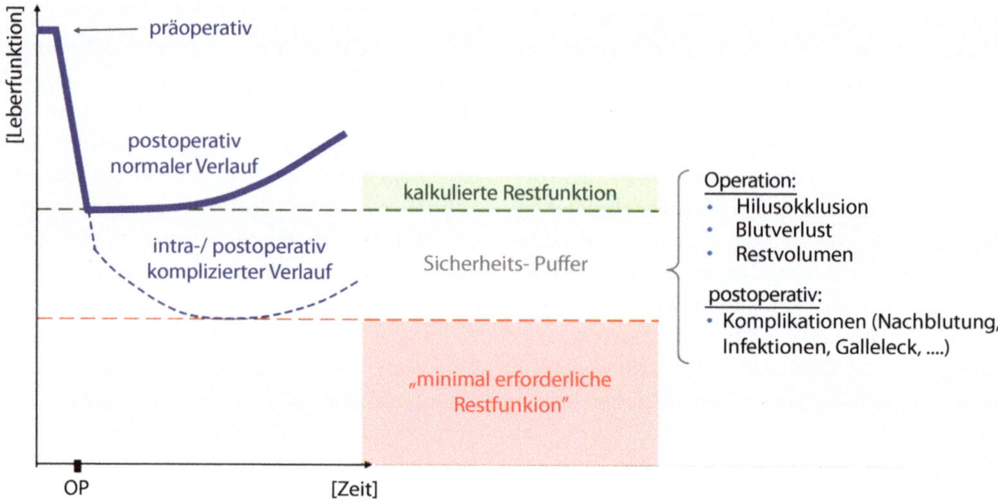

Abb. 17.7 Grenzen der Operationsplanung ergeben sich bei unvorhergesehenen intra- und postoperativen Ereignissen. Daher sollte beim alten Patienten ein gewisser Sicherheitspuffer in der Volumen-Funktionsplanung mit einkalkuliert werden, um der geringeren physiologischen Reserve und der immanent erhöhten nicht-chirurgischen Morbidität Rechnung zu tragen und damit selbst im Fall von Komplikationen eine Rekonvaleszenz zu ermöglichen

eingegangen werden. Die häufigsten operationsspezifischen Komplikationen in der Chirurgie von CCA stellen Galleleckagen aus der biliodigestiven Anastomose bzw. der Resektionsfläche, eitrige Cholangitiden und Pankreasfisteln dar. Allen diesen Komplikationen gemeinsam ist eine ausgeprägte, meist systemische Inflammation. So führen z. B. Galleleckagen zunächst zu einer abakteriellen, chemischen Entzündung (Biliom) bzw. zu einer galligen Peritonitis. Im Falle einer bakteriellen Besiedelung der Galle nach vorangegangener Stenteinlage bzw. nach Hepaticojejunostomie dominiert häufig auch eine bakterielle Entzündung (Abszess/Peritonitis). Es gibt zahlreiche Hinweise darauf, dass postoperative Komplikationen, insbesondere entzündlicher Natur, die Leberregeneration nach großen Leberresektionen stören (Seehofer et al. 2007; Lederer et al. 2013). Die Störung der Leberregeneration kann dann wiederum zu einer progredienten Leberinsuffizienz führen, woraus eine gesteigerte Infektanfälligkeit resultiert. Im schlimmsten Fall führt dies zu einem Circulus vitiosus mit irreversiblem Leberversagen bzw. septischem Multiorganversagen.

Auch wenn keine spezifischen Daten zu älteren Patienten existieren, ist es naheliegend, dass bei alten Patienten mit oftmals eingeschränkter Regenerationsfähigkeit der Leber die Gefährdung für Sekundärfolgen durch infektiöse oder inflammatorische Komplikationen als höher anzunehmen ist als bei jungen Patienten.

Daher steht insbesondere bei Hochrisikoeingriffen wie der Resektion von CCA die Komplikationsvermeidung im hohen Alter an oberster Stelle, da sonst der gesamte Therapieerfolg infrage gestellt ist. Somit wird im eigenen Vorgehen bei älteren Patienten auch gelegentlich ein geringerer Sicherheitsabstand bei alten Patienten in Kauf genommen, sofern dadurch das Komplikationsrisiko gesenkt werden kann (z. B. parenchymsparende Resektionsformen; Abb. 17.8; (Bridgewater et al. 2014). Das Ziel der R0-Resektion muss jedoch trotzdem Bestand haben. Ist hierfür eine simultane Resektion von Nachbarorganen oder eine arterielle Rekonstruktion erforderlich, erhöht sich das Komplikationsrisiko deutlich, was in der Nutzen-/ Risikoabschätzung entsprechend zu berücksichtigen ist.

Essenziell sind daneben auch eine einwandfreie chirurgische Technik und eine akribische Blutstillung. Was beim jungen Patienten auch selbstverständlich sein sollte, wird beim alten Patienten

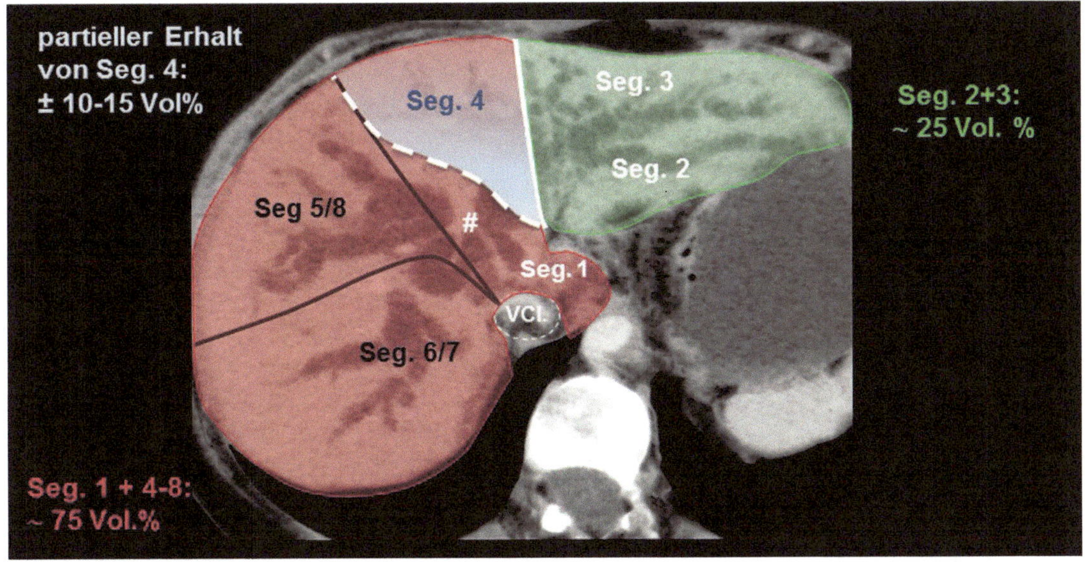

Abb. 17.8 Eine Möglichkeit der parenchymsparenden Resektion bei pCCA ist die (nicht anatomisch) erweiterte Hemihepatektomie rechts anstelle der Trisektorektomie rechts; durch teilweisen Erhalt des Segment 4 können weitere 10–15% Leberparenchym erhalten werden; durch die bogenförmige Resektionslinie im Segment 4 („Hemi-Taj-Mahal") reduziert sich allerdings der Sicherheitsabstand zur Tumorregion (#)

aufgrund der erhöhten nicht-chirurgischen postoperativen Mortalität schnell vital bedrohlich. Jeder Operationssitus sollte so hinterlassen werden, dass er im Falle eines postoperativen Myokardinfarktes oder einer Lungenembolie den Erfordernissen einer unmittelbaren Antikoagulation genügt.

17.4.2 Laparoskopische Verfahren

Der Einsatz laparoskopischer Techniken bei der Resektion von Gallenwegstumoren ist nicht etabliert. Es existieren nur Einzelfallbeschreibungen, die die Machbarkeit belegen, ein genereller Nutzen hinsichtlich der postoperativen Rekonvaleszenz nach der Resektion ist bisher nicht belegt.

17.4.3 Parenchymsparende Verfahren

Ergibt sich aus der Volumen- Funktionsplanung für den onkologisch optimalen Eingriff ein deutlich erhöhtes perioperatives Risko bzw. nur ein sehr geringer Sicherheitspuffer, sollte die Möglichkeit einer alternativen Resektionsform im Sinne einer parenchymsparenderen Resektion überprüft werden (Abb. 17.6). Bei der Trisektorektomie rechts könnte dies die nicht-anatomische, erweiterte Hemihepatektomie rechts sein, bei der variable Anteile des Segmentum 4 erhalten werden können (Abb. 17.8). Der Nachteil dieser Technik beim pCCA ist, dass eine zusätzliche Rekonstruktion der Segment-4-Gallengänge erforderlich ist und damit gegebenenfalls die Gefahr einer Insuffizienz der biliodigestiven Anastomose ansteigt. Beide Punkte müssen individuell gegeneinander abgewogen werden. Alternativ kann beim pCCA, falls dies von der lokalen Tumorinfiltration möglich ist, eine Hemihepatektomie links erwogen werden, diese Entscheidung muss natürlich vor einer eventuellen Pfortaderembolisation getroffen werden. Nach (erweiterter) Hemihepatektomie links ist das residuelle Lebervolumen in der Regel deutlich größer. Allerdings ist oft die rechte Leberarterie in den Tumor einbezogen oder hat langstreckigen Kontakt zur Tumorregion, da sie bei normaler Anatomie unmittelbar hinter der Gallenganggabel verläuft (Tyson et al. 2014).

Bei kleinen pCCA und schlechter Leberfunktion kann auch eine isolierte Gallengangsresektion mit Resektion des Lobus caudatus als Minimaleingriff bzw. eine Mesohepatektomie (Sotiropoulos et al. 2009) erwogen werden. Allerdings ist nach isolierter Gallengangresektion die Rezidivrate selbst bei pathologisch attestierter R0-Resektion über 90 %, da aufgrund der minimalen Sicherheitsabstände meist trotzdem eine okkulte R1-Resektion vorliegt (Miyazaki et al. 1998). Insofern ist die alleinige Gallengangresektion mit oder ohne Resektion des Lobus caudatus als absolutes Reserveverfahren bei ansonsten unvertretbar hohem OP-Risiko einzustufen.

17.4.4 Lymphadenektomie

Ein weiterer Operationsschritt, aus dem schwerwiegende Komplikationen resultieren können, ist die regionale Lymphadenektomie. Sie wird bei allen CCA grundsätzlich empfohlen. Im Gegensatz zum pCCA ist beim iCCA der klinische Nutzen hinsichtlich der Langzeitprognose bisher jedoch nicht belegt. Vor allem bei klinisch nicht vergrößerten oder verdächtigen Lymphknoten ist der Vorteil der routinemäßigen Lymphadenektomie beim iCCA ohnehin nicht bewiesen (Guglielmi et al. 2013). Von den meisten Autoren wird trotzdem beim iCCA eine regionale Lymphadenektomie empfohlen, um das Staging zu verbessern und gegebenenfalls eine adjuvante Therapie zu initiieren. Auch hier sollte bei alten Patienten eine Risikoabwägung erfolgen. Im Falle einer Lymphadenektomie ist eine sorgfältige Präparationstechnik mit Vermeidung von Pankreasläsionen essenziell.

17.4.5 Lokal ablative Verfahren

Grundsätzlich gilt eine palliative Chemotherapie als Therapie der Wahl bei inoperablen CCA. Es konnte gezeigt werden, dass die Ergebnisse der palliativen Chemotherapie bei alten und jungen Patienten vergleichbar sind (Kou et al. 2014). Bei kleineren, nicht metastasierten iCCA können auch lokal ablative Verfahren erwogen werden, allerdings ist eine Radiofrequenzablation oder eine Mikrowellenablation aufgrund der Tumorgröße oft nicht möglich. Alternativ können hier eine CT-gesteuerte Brachytherapie bzw. eine perkutane Radiatio (Seehofer et al. 2015) alternativ oder additiv zur Chemotherapie erwogen werden. Für die CT-gesteuerte Brachytherapie liegen Einzelfallserien mit akzeptablen Kontrollraten auch bei großen Tumoren vor (Schnapauff et al. 2012). Bei pCCA können in der Palliativsituation lokale Verfahren wie die Photodynamische Therapie oder die intraluminale Radiofrequenzablation im Gallengang die Gallengangsdrainage verbessern und möglicherweise dadurch das Überleben verlängern.

17.4.6 Multiviszerale Eingriffe

Aufgrund der unmittelbaren Nähe zu Nachbarorganen (Pankreas, Duodenum, Kolonflexur, Zwerchfell, stellt sich bei Gallenwegstumoren gelegentlich prä- oder intraoperativ die Frage nach einer begleitenden Resektion von Nachbarorganen. Die Indikation hierzu muss individuell abgewogen werden. In Einzelfällen wird auch bei alten Patienten die Kombination von Pankreaskopfresektion und erweiterter Hemihepatektomie rechts berichtet (Takahashi et al. 2013), dies sollte aber aufgrund des ohnehin erhöhten Komplikationsrisikos nur bei alten Patienten ohne relevante Vorerkrankungen und mit entsprechendem onkologischem Augenmaß indiziert werden.

17.5 Konsequenzen für die Indikationsstellung

Empfehlungen zur Operation von CCA bei alten Patienten

- Große Leberoperationen haben eine erhöhte Morbidität
- Individuelle Nutzen-Risiko-Abwägung und Diskussion mit dem Patienten
- Falls möglich, können parenchymsparende Eingriffe trotz geringerer onkologischer Radikalität erwogen werden, sofern eine R0-Resektion resultiert
- Vor großen Leberoperationen ist eine optimale Konditionierung des künftigen Leberrestes essenziell (Entlastung einer eventuellen Cholestase, Pfortaderembolisation der Gegenseite)
- In jedem Fall hat die Komplikationsvermeidung einen besonders hohen Stellenwert

- Bei Eingriffen mit immanent hohem Risiko (arterielle Rekonstruktionen, multiviszerale Eingriffe) sollte die Indikation daher im hohen Alter restriktiv gestellt werden
- Insgesamt ist die Anzahl und Schwere der Nebenerkrankungen generell wichtiger als das kalendarische Alter
- Die allgemein reduzierte Regenerationsfähigkeit der Leber muss im hohen Alter immer mitberücksichtigt werden

17.6 Studienlage zu alten Patienten

Aus den wenigen vorliegenden Serien zur Resektion von CCA bei alten Patienten lässt sich im Allgemeinen ableiten, dass sich die 3- und 5-Jahres Überlebensraten bei entsprechender Patientenselektion zwischen jungen und alten Patienten nicht wesentlich unterscheiden. In einer kleinen Analyse von 33 Patienten ≥70 Jahre wiesen insbesondere ältere Patienten mit einem niedrigen CEA-Wert ein besonders gutes Überleben nach einer Resektion von iCCA auf (Yeh et al. 2004). Dagegen ist bei sehr jungen Patienten (<40 Jahren) das Gesamtüberleben nach einer Resektion von CCA möglicherweise aufgrund eines aggressiveren Wachstumsverhaltens signifikant schlechter (Yeh et al. 2004)

Im Falle des pCCA konnten Takahashi et al. zeigen, dass das Langzeitüberleben von 21 sorgfältig selektionierten Patienten ≥80 Jahre (Takahashi et al. 2013) nicht schlechter war als bei 410 Patienten unter 80 Jahren. So lag das 5-Jahres-Überleben der 80-Jährigen bei 56,8 % und damit im ähnlichen Bereich wie bei den jüngeren Patienten. Allerdings wiesen die alten Patienten weniger fortgeschrittene Tumorstadien auf und mehr papilläre bzw. gut differenzierte Tumoren mit einer ohnehin besseren Prognose. Dies unterstreicht die sorgfältige Patientenselektion in dieser Studie. Auch war bei den alten Patienten das Resektionsausmaß an der Leber geringer und es wurden fast nie simultane Resektionen von Nachbarorganen oder die simultane Gefäßrekonstruktion durchgeführt. Trotzdem lag die Komplikationsrate bei den alten Patienten signifikant höher als bei den jungen, insbesondere die Rate an schweren Komplikationen (43 vs. 27 %), was das deutlich erhöhte perioperative Risiko für CCA im hohen Alter selbst bei strikter Patientenselektion und Limitierung des operativen Eingriffs unterstreicht.

Auch ältere Patienten profitieren annähernd gleichermaßen wie junge Patienten von einer kurativen Tumorresektion, sofern die perioperative Morbidität und Mortalität niedrig ist.

17.7 Persönliche Empfehlungen

Die Inzidenz von Gallenwegskarzinomen steigt im hohen Alter stark an. Daher stellt sich bei immer mehr älteren Patienten (> 75 Jahre) die Frage nach einer radikalen, chirurgischen Tumorresektion. Cholangiokarzinome erfordern meist ausgedehnte Leberresektionen, weshalb das perioperative Risiko relativ hoch ist. Für die Operation sind daher eine interdisziplinäre Therapieplanung, eine entsprechende chirurgische Erfahrung und eine sorgfältige Patientenselektion essenziell, um auch im höheren Alter eine akzeptable Morbidität und Mortalität zu gewährleisten. In der Regel sollte die Behandlung daher in spezialisierten Zentren stattfinden. Je kritischer (Alter, Vorerkrankungen) der Patient ist desto wichtiger sind eine exakte Operationsplanung und ein differenziertes Risikomanagement. Hierzu gehören Leberfunktionsmessung, Volumetrie und Abklärung eventueller Komorbiditäten. Beim Verlust von 4 oder mehr Segmenten sollte eine präoperative Konditionierung erwogen werden. Im eigenen Vorgehen wird bei alten Patienten vor erweiterten rechtsseitigen Hemihepatektomien bei CCA fast regelhaft eine präoperative Pfortaderembolisation durchgeführt. Auch vor anatomischen Hemihepatektomien wird z. B. im Fall eines relevanten Parenchymverlustes (Volumen-Funktionsplanung) die Indikation zur Pfortaderembolisation bei alten Patienten mit CCA großzügig gestellt. Dabei dient die Pfortaderembolisation gleichzeitig als Regenerationstest. Im Fall eines insuffizienten Volumenzuwachses sollte die Indikation zur Resektion kritisch überdacht werden. Gleiches gilt bei Notwendigkeit arterieller Gefäßrekonstruktionen oder multiviszeraler Eingriffe, insbesondere für die simultane Leberresektion und Pankreasresektion. Hier sollte die Indikation bei alten Patienten sehr restriktiv gestellt werden. Wie bei allen CCA-Operationen muss hier eine individuelle Nutzen-Risiko Abwägung erfolgen. Noch grundlegender als beim jungen Patienten sind eine komplikationsarme Chirurgie und die Vermeidung eines hohen Blutverlustes, aufgrund der geringeren physiologischen Reserve aller Organsysteme. Ein optimales perioperatives Management und engmaschige postoperative Überwachung sind essenziell zur Vermeidung bzw. frühzeitigen Erkennung eventueller Komplikationen.

Empfehlungen zur Diskussion im Tumorboard

Im Tumorboard sollte eine interdisziplinäre Diskussion unter besonderer Berücksichtigung folgender Faktoren erfolgen:

- leberspezifisches Risiko (Ausmaß der Operation, Leberfunktionsreserve)
- biologisches Alter (vs. kalendarisches Alter)
- allgemeines Operationsrisiko (Begleiterkrankungen)
- Alternativverfahren

Es sollte abschließend festgestellt werden, ob eine operative Therapie grundsätzlich möglich ist sowie eine Präferenz für oder gegen eine operative Therapie medizinisch begründet werden. Die letztendliche Entscheidung für oder gegen eine Operation kann nicht im Tumorboard getroffen werden, sondern nur im Diskurs mit dem Patienten nach ausführlicher Aufklärung und sorgfältiger Nutzen-Risiko-Abwägung sowie Diskussion von möglichen therapeutischen Alternativen.

Literatur

Bridgewater J, Galle PR, Khan SA et al (2014) Guidelines for the diagnosis and management of intrahepatic cholangiocarcinoma. J hepatol 60(6):1268–1289

Chen T, Wang H, Wang H, Song Y, Li X, Wang J (2013) POSSUM and P-POSSUM as predictors of postoperative morbidity and mortality in patients undergoing hepato-biliary-pancreatic surgery: a meta-analysis. Ann Surg Oncol 20(8):2501–2510

Enkhbold C, Morine Y, Utsunomiya T, Imura S, Ikemoto T et al (2015) Dysfunction of liver regeneration in aged liver after partial hepatectomy. J Gastroenterol Hepatol 30(7):1217–1224

Guglielmi A, Ruzzenente A, Campagnaro T et al (2013) Patterns and prognostic significance of lymph node dissection for surgical treatment of perihilar and intrahepatic cholangiocarcinoma. J gastrointest surg 17(11):1917–1928

Hellmann S, Schafmayer C, Hinz S, Schniewind B, Tepel J et al (2010) Evaluation of the POSSUM score in surgical treatment of cholangiocarcinoma. Hepatogastroenterology 57(99-100):403–408

Jara M, Reese T, Malinowski M, Valle E, Seehofer D et al (2015). Reductions in post-hepatectomy liver failure and related mortality after implementation of the LiMAx algorithm in preoperative work-up: a single-centre analysis of 1170 hepatectomies of one or more segments. HPB (Oxford) 17(7):651–658. 17: 651–8

Kou T, Kanai M, Ikezawa K, Ajiki T, Tsukamoto T et al (2014) Comparative outcomes of elderly and non-elderly patients receiving first-line palliative chemotherapy for advanced biliary tract cancer. J Gastroenterol Hepatol 29:403–408

Lederer A, Seehofer D, Schirmeier A, Levasseur S, Stockmann M et al (2013) Postoperative bile leakage inhibits liver regeneration after 70 % hepatectomy in rats. J Invest Surg 26(1):36–45

Miyazaki M, Ito H, Nakagawa K, Ambiru S, Shimizu H et al (1998) Aggressive surgical approaches to hilar cholangiocarcinoma: hepatic or local resection? Surgery 123:131–136

Ono Y, Kawachi S, Hayashida T et al (2011) The influence of donor age on liver regeneration and hepatic progenitor cell populations. Surgery 150(2):154–161

Phan K, An VV, Ha H, Phan S, Lam V, Pleass H (2015) Hepatic resection for malignant liver tumours in the elderly: a systematic review and meta-analysis. ANZ J Surg 85(11):815–822 doi: 10.1111/ans.13211

Preston SD, Southall AR, Nel M, Das SK (2008) Geriatric surgery is about disease, not age. J R Soc Med 101(8):409–415

Robert Koch-Institut, www.rki.de

Russolillo N, Ratti F, Viganò L, Langella S, Cipriani F et al (2015) The Influence of aging on hepatic regeneration and early outcome after portal vein occlusion: a case-control study. Ann Surg Oncol 22(12):4046–4051, doi: 10.1245/s10434-015-4478-3, Epub 2015 Mar 11

Sanchez-Hidalgo JM, Naranjo A, Ciria R, Ranchal I, Aguilar-Melero P et al (2012) Impact of age on liver regeneration response to injury after partial hepatectomy in a rat model. J Surg Res; 175(1):e1–9

Schiergens TS, Stielow C, Schreiber S, Hornuss C, Jauch KW et al (2014) Liver resection in the elderly: significance of comorbidities and blood loss. J Gastrointest Surg 18(6):1161–1170

Schnapauff D, Denecke T, Grieser C, Collettini F, Seehofer D et al (2012) Computed tomography-guided interstitial HDR brachytherapy (CT-HDRBT) of the liver in patients with irresectable intrahepatic cholangiocarcinoma. Cardiovasc Intervent Radiol 35:581–587

Seehofer D, Brunner T, Wege H (2015) Aktuelle Therapiekonzepte für lokale Cholangiokarzinome. Onkologe 21(11):1054–1063

Seehofer D, Stockmann M, Schirmeier A, Nüssler AK, Cho SY et al (2007) Intraabdominal bacterial infections significantly alter regeneration and function of the liver in a rat model of major hepatectomy. Langenbecks Arch Surg 392(3):273–284

Shindoh J, Truty MJ, Aloia TA, Curley SA, Zimmitti G et al (2012) Kinetic growth rate after portal vein embolization predicts posthepatectomy outcomes: toward zero liver-related mortality in patients with colorectal liver metastases and small future liver remnant. J Am Coll Surg 216(2):201–209

Sotiropoulos GC, Lang H, Molmenti EP, Kaiser GM, Paul A, Broelsch CE (2009) Partial or complete mesohepatectomy combined with resection of the hilar bifurcation in cases of Klatskin tumors: a reasonable strategy? Am J Surg 198(2):297–298

Stockmann M, Lock JF, Malinowski M, Niehues SM, Seehofer D, Neuhaus P (2010) The LiMAx test: a new liver function test for predicting postoperative outcome in liver surgery. HPB (Oxford) 12(2):139–146

Stockmann M, Lock JF, Riecke B, Heyne K, Martus P et al (2009a). Prediction of postoperative outcome after hepatectomy with a new bedside test for maximal liver function capacity. Ann Surg 250(1):119–125

Stockmann M, Malinowski M, Lock JF, Seehofer D, Neuhaus P (2009b). Factors influencing the indocyanine green (ICG) test: additional impact of acute cholestasis. Hepatogastroenterology 56(91-92):734–738

Takahashi Y, Ebata T, Yokoyama Y, Igami T, Sugawara G, Nagino M (2013) Surgical treatment of perihilar cholangiocarcinoma in octogenarians: a single center experience. J Hepatobiliary Pancreat Sci 20(3):324–331

Tyson GL, Ilyas JA, Duan Z, Green LK, Younes M et al (2014) Secular trends in the incidence of cholangiocarcinoma in the USA and the impact of misclassification. Dig Dis Sci 59(12):3103–3110

Yeh CN, Jan YY, Chen MF (2004) Influence of age on surgical treatment of peripheral cholangiocarcinoma. Am J Surg 187:559–563

Yoshizumi T, Taketomi A, Uchiyama H et al (2008) Graft size, donor age, and patient status are the indicators of early graft function after living donor liver transplantation. Liver Transpl 14(7):1007–1013

Chirurgie von Pankreasneoplasien bei alten Patienten

T. Keck, U. Wellner, U.T. Hopt

T. Keck, U.T. Hopt (Hrsg.), *Onkologische Chirurgie bei alten Patienten*,
DOI 10.1007/978-3-662-48712-9_18

Ältere Patienten erfahren einen ähnlichen Benefit hinsichtlich des Überlebens bei onkologischer Resektion und adjuvanter Therapie des Pankreaskarzinom wie jüngere Patienten. Hiergegen muss eine erhöhte Morbidität und Mortalität bei Pankreasresektionen des älteren Patienten abgewogen werden. Die Indikation zur prophylaktischen Resektion von zystischen Präkanzerosen ist strenger zu stellen als bei jüngeren Patienten. Auf der Grundlage der aktuellen Daten ist anzunehmen, dass ältere Patienten von minimal-invasiven und parenchymsparenden Resektionen profitieren.

18.1 Epidemiologie und Prognose

Die Inzidenz des Pankreaskarzinoms ist steigend. In Deutschland ist das Pankreaskarzinom der vierthäufigste bzw. sechsthäufigste Malignomtyp bei Männern und Frauen mit einem Häufigkeitsgipfel in der Gruppe der 65- bis 75-Jährigen. Im Jahr 2014 geht das Robert-Koch-Institut von 17.400 Neuerkrankungen aus, was einer standardisierten Erkrankungsrate von 13,5/100.000 bei Männern und 10,5/100.000 bei Frauen entspricht (Robert Koch-Institut 2013). Mehr und mehr häufen sich die Berichte über die Resektion von Pankreaskarzinomen auch bei älteren Patienten, da insgesamt die Morbidität und Mortalität der Operation rückläufig ist und diese noch von 10 Jahren mit hoher Morbidität behaftete Operation heute in Zentren eine Mortalität von unter 5 % erreicht hat.

Unter den einzelnen Entitäten maligner Pankreasneoplasien haben neben dem duktalen Pankreaskopfkarzinom insbesondere die malignen Vorläuferläsionen sogenannter muzinös zystischer Neoplasien (intraduktal-muzinös zystische Neoplasien (IPMN) und muzinös zystische Neoplasien (MCN) des Pankreas seit dem letzten Jahrhundertwechsel erheblich zugenommen. Gerade bei älteren Patienten treten diese Veränderungen der Bauchspeicheldrüse häufig als Zufallsbefunde im Rahmen von Routineuntersuchungen auf, und der behandelnde Arzt sieht sich mit dem Dilemma konfrontiert, zwischen dem Risiko der Läsion und dem Risiko einer Operation der Bauchspeicheldrüse im fortgeschrittenen Lebensalter abwägen zu müssen.

Während sich die Patienten mit einem duktalen Adenokarzinom des Pankreas in der Regel bereits in einem fortgeschrittenen Stadium vorstellen, sind Patienten mit muzinös zystischen Neoplasien Kandidaten für eine komplette Heilung, da die Läsionen vor der Transition in einen malignen Tumor behandelt werden können. Gerade die IPMN zeigen bei den über 70-Jährigen eine hohe Prävalenz von bis zu 10 % (Farrell und Fernández-del Castillo 2013), so dass bei diesen Patienten zwischen dem Risiko der Progression der muzinösen Neoplasie und dem operativen Risiko sowie Komorbiditäten abgewogen werden muss.

Klassische Symptome des Pankreaskarzinoms auch beim alternden Patienten sind oft unspezifisch wie Gewichtsverlust und ein neu auftretender Diabetes mellitus. Gerade Tumoren im Bereich des Pankreaskörpers oder Pankreasschwanzes sind häufig bis auf die geschilderte B-Symptomatik asymptomatisch. Zirka 65 % aller Pankreastumoren finden sich im Kopf, Hals oder im Bereich des Processus uncinatus. Die mechanische Obstruktion des Gallengangs an dieser Stelle führt unweigerlich zum in der Regel schmerzlosen, obstruktiven Ikterus, dem klassischen Leitsymptom des Pankreaskopfkarzinoms. Da die Symptome in der Regel sehr spät auftreten, werden nur ca. 15 % der Pankreaskarzinome im resektablen Stadium diagnostiziert. Die 5-Jahres-Überlebensrate liegt nach Angaben des Robert Koch-Instituts derzeit dementsprechend bei 8 % (Robert Koch-Institut 2013). Die einzige kurative Möglichkeit ist die radikale Entfernung des Tumors und der lokoregionären Lymphknoten, wodurch die 5-Jahres-Überlebensrate bei Adenokarzinom auf 15–20 % gesteigert werden kann (Garcea et al. 2008,).

Andere peripankreatische Neoplasien weisen ein deutlich besseres Überleben auf: distales Gallengangskarzinom (20–25 %), Ampullenkarzinom (30–40 %) und Duodenalkarzinom (50–60 %). Bei den prämalignen Vorläuferläsionen der IPMN ist die Überlebensrate gar uneingeschränkt, wenn der Tumor vor der Progression zum Karzinom entfernt werden kann. Gerade beim alten Patienten stellt sich daher die Frage nach Sinnhaftigkeit der Resektion des Pankreaskarzinoms und der malignen Vorläuferläsion IPMN.

Nationale amerikanische Daten zeigen, dass die Chirurgie als einzige kurative Option des Pankreaskarzinoms nicht ausreichend genutzt wird. Nur 27–35 % der Patienten mit einer lokoregionären Erkrankung werden derzeit operiert (Bilimoria et al. 2007; Cress et al. 2006). Insbesondere bei älteren Patienten zeigte sich, dass es mit jedem Lebensjahr um 9 % weniger wahrscheinlich ist, dass die Patienten einer Operation zugeführt werden.

18.2 Patientenspezifische und organspezifische Limitierungen

18.2.1 Patientenspezifische Limitierungen

Obwohl immer wieder einzelne Publikationen suggerieren, dass die Pankreaschirurgie auch bei älteren Patienten mit vertretbarer Morbidität und Mortalität durchgeführt werden kann, zeigt sich in einer jüngst publizierten Metaanalyse mit über 5000 Patienten (Sukharamwala et al. 2012), dass sowohl ein Alter über 75 Jahre als auch ein Alter über 80 Jahre zu einer Erhöhung der postoperativen Komplikationen und der Mortalität führen. Populationsbasierte Daten bestätigen dies. (Finlayson et al. 2007). Hodul et al. (2001) konnten zeigen, dass die Rate neurologischer Komplikationen bei älteren Patienten mit 9,4 % deutlich höher war als bei jungen Patienten.

Das mittlere Alter der Patienten mit einem Pankreaskarzinom zum Zeitpunkt der Diagnosestellung liegt jedoch bei 25,4 % zwischen 65 und 74 Jahren, bei 28,6 % zwischen 75 und 84 Jahren und bei 13,3 % über 85 Jahren. Die Rate an postoperativen Komplikationen bleibt weiterhin auch an spezialisierten Zentren hoch: 21–73,3 % bei Patienten <75 Jahren und 31,5–57 % bei Patienten >75 Jahren. Vor allem die Inzidenzen von kardialen postoperativen Ereignissen und postoperativen Pneumonien sind tendenziell höher (Makary et al. 2006). Andere Studien (Casadei et al. 2006) zeigen spezifische patientenbezogene Limitierungen auf. Chronisch obstruktive Lungenerkrankungen und koronare Herzerkrankung führen zu signifikant erhöhten Mortalitätsraten ebenso wie eine unspezifische Eingruppierung des Patienten als ASA-3-Patient bei der anästhesiologischen Prämedikation. Patienten mit eingeschränkter Nierenfunktion, Kachexie, unzureichendem präoperativem Ernährungszustand, haben ebenfalls ein erhöhtes Risiko für einen komplizierten postoperativen Verlauf. Da diese Konstellationen bei älteren Patienten in vermehrtem Maße vorkommen, muss eine differenzierte Indikationsstellung auch immer diese Risikofaktoren bei älteren Patienten berücksichtigen.

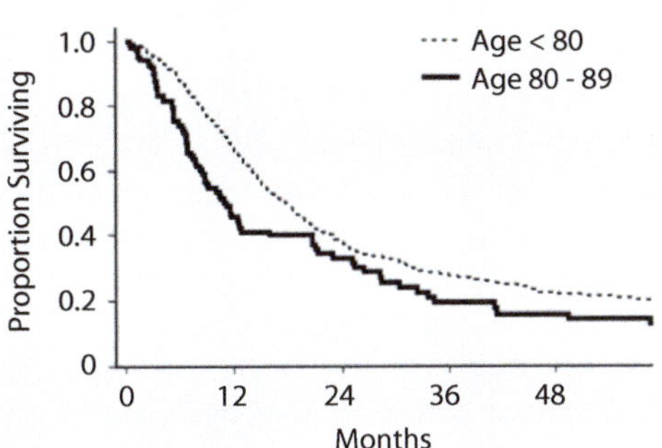

Abb. 18.1 Actuarial survival curves von allen Patienten unter 80 Jahren (n=1022, medianes Überleben 18 Monate, 2-Jahres-Überleben 37,7 %) im Vergleich mit Patienten zwischen 80 und 89 Jahren (n=102, medianes Überleben 11 Monate, 2-Jahres-Überleben 33 %, p=0,002). Mod. nach Riall et al. 2009

Gerade die Krankenhausverweildauer ist bei älteren Patienten signifikant erhöht. Die größte Serie mit dem Fokus auf das Überleben von älteren Patienten (Riall 2009), die wegen eines Pankreaskarzinoms operiert wurden, stammt aus dem Johns Hopkins Hospital in Baltimore. Hier zeigten sich signifikante Unterschiede im Überleben von jüngeren Patienten und Patienten zwischen 80–89 Jahren (Abb. 18.1)..

18.2.2 Organspezifische Limitierungen

Organspezifische Limitierungen scheinen in Hinblick auf das Alter des Patienten eine untergeordnete Rolle bei den postoperativen Ergebnissen nach Pankreaseingriffen zu spielen. Bisher konnte in keiner Studie gezeigt werden, dass es signifikante Unterschiede bei der Inzidenz von

Pankreasfisteln, postoperativen Abszessen oder Wundinfektionen und postoperativen Blutungen in Abhängigkeit vom Alter gibt. Die Konsistenz des Organs und die Klassifikation als hartes oder weiches Organ dagegen spielt eine ganz wesentliche Rolle für die organspezifische Morbidität und die Inzidenz von Pankreasfisteln, Abszessen und Blutungen. Weiche Organkonsistenz unabhängig vom Alter stellt einen der relevantesten Risikofaktoren für eine komplizierenden Verlauf nach Pankreasoperationen dar (Pratt et al. 2008, Ridolfi et al. 2014). Insbesondere die Chirurgie zystischer Tumoren ist hierbei häufig mit einer weichen Organkonsistenz vergesellschaftet (Miller et al. 2014), so dass gerade im Bereich der sogenannten prophylaktischen Pankreaschirurgie die organspezifischen genannten Komplikationen deutlich ansteigen und sich zu den Risiken des Alters addieren.

Das Risiko der Entwicklung einer Pankreasfistel ist um das 10-fache, das einer potenziell lebensbedrohlichen Pankreasfistel mit Arrosionsblutung um das 5fache (Fuks et al. 2009; Lin et al. 2004) und das Risiko, an Komplikationen einer Pankreasresektion zu sterben, um das 3-Fache bei weicher Konsistenz des Organs erhöht.

Als spezifische postoperative Komplikation weisen ältere Patienten eine verzögerte Magenentleerung nach Pankreatoduodenektomie auf (Scurtu et al. 2006). Obgleich in einer großen Serie aus dem Johns Hopkins Hospital in Baltimore (Riall 2009) gezeigt werden konnte, dass die Größe des Tumors (Tumordiameter >3 cm) bei jüngeren Patienten ein signifikant schlechteres Überleben bedeutet, konnte das für die Gruppe der älteren Patienten (>75 Jahre) nicht nachgewiesen werden. Positiver Lymphknotenbefall und schlechte Tumordifferenzierung waren bei jüngeren und älteren Patienten negative Prognosefaktoren.

18.2.3 Konsequenzen für die Indikationsstellung

Als wichtigste patientenspezifische und organspezifische Limitierungen, die mit einem erhöhten perioperativen Risiko und einer erhöhten Morbidität und Mortalität verbunden sind, lassen sich die folgenden zusammenfassen.

Risikofaktoren in der Chirurgie von Pankreasneoplasien

Patientenspezifische Risikofaktoren

- Koronare Herzkrankheit
- Chronisch obstruktive Lungenerkrankung
- (De)kompensierte Niereninsuffizienz
- ASA 3

Organspezifische Risikofaktoren

- Weiches Pankreas
- Zystische Neoplasien
- IPMN
- Lymphknotenmetastasen
- Schlechte Tumordifferenzierung

Ältere Patienten weisen eine erhöhte Morbidität und Mortalität nach Pankreasoperationen auf. Insbesondere bei weichem Pankreas und kardialer, pulmonaler oder renaler Komorbidität ist das Risiko stark erhöht.

Daraus leiten sich folgende Empfehlungen zur Indikation des chirurgischen Vorgehens ab:

Empfehlungen zur Indikation

- Pankreasoperationen im Alter haben eine erhöhte Morbidität
- Individuelle Diskussion mit dem Patienten unter Berücksichtigung des spezifischen Risikoprofils ist nötig
- Pankreasoperationen in prophylaktischer Indikation (z. B. branch duct type IPMN) sind aufgrund der erhöhten organspezifischen und patientenspezifischen Risikofaktoren sehr detailliert mit dem Patienten zu diskutieren.

18.3 Studienlage zu älteren Patienten

18.3.1 Zystische Neoplasien – intraduktal-muzinöse Neoplasien

Die Inzidenz von branch duct type IPMN hat sich in der letzten Dekade verfünffacht (Goh et al. 2006). Die Inzidenz dieser muzinösen Neoplasien

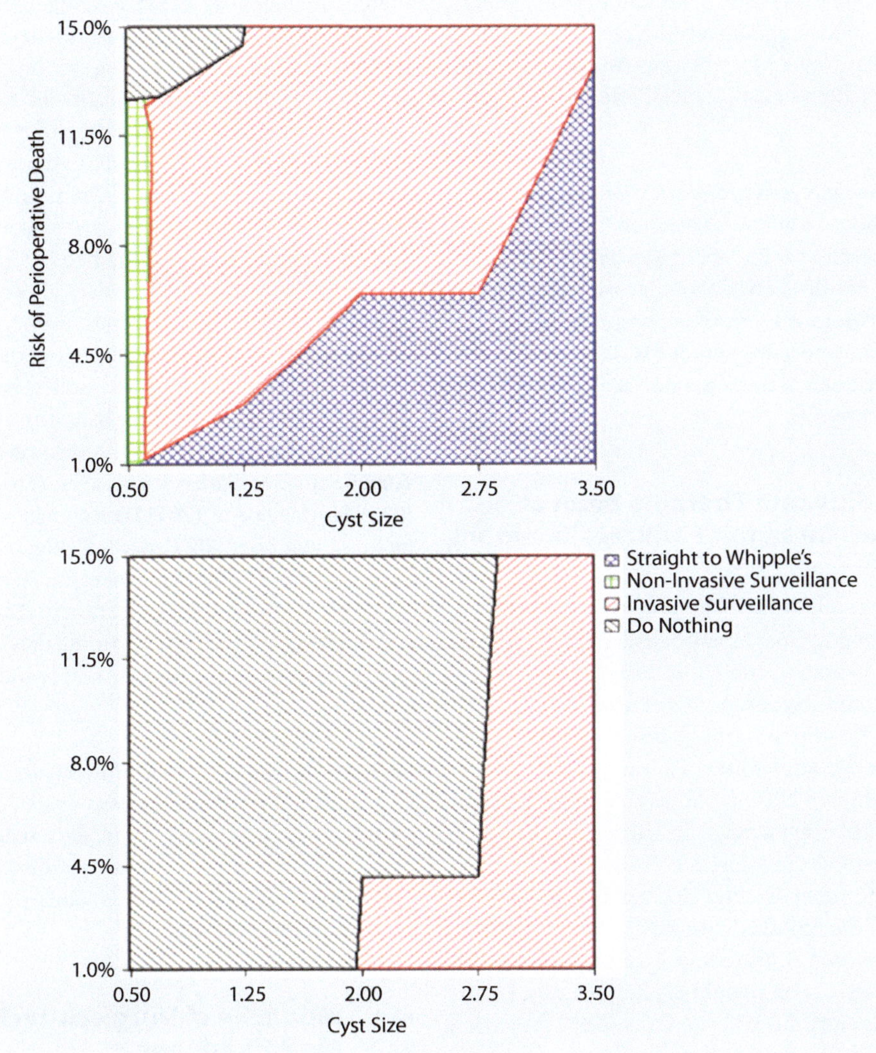

Abb. 18.2 Nomogramm zur Abwägung zwischen Größe von zystischen Tumoren (branch duct type IMPN) und Operationsrisiko bei 85-jährigen Patienten. Mod. nach Weinberg et al. 2010

kumuliert bei den über 65-jährigen Patienten, häufig sind aber auch über 80-jährige Patienten betroffen. Weinberg et al. (2010) haben in einer altersadjustierten Risikoanalyse dargelegt, dass bei asymptomatischen branch duct type IPMN mit einer Größe von über 3 cm die prophylaktische Operation auch für den alten Patienten einen Überlebensvorteil bringt, allerdings nur dann, wenn die Mortalität der Operation unter 8 % liegt (Abb. 18.2). Bei einer Mortalität von 13 % werden bereits generell keine Überlebensvorteile durch die Operation erreicht, sogar dann, wenn es sich um größere prämaligne muzinöse Neoplasien handelt.

Betrachtet man darüber hinaus die Lebensqualität des Patienten und stellt diese in den Vordergrund, sollte keine Zyste in einem Alter über 85 Jahre reseziert werden. Da die durchschnittliche Mortalität der Pankreaschirurgie in Deutschland nach derzeitigen Daten des IQM (Institut für Qualität in der Medizin)

8,6 % beträgt, ist gerade beim komorbiden älteren Patienten die strenge Auswahl einer spezialisierten Klinik mit geringer Mortalität (<5 %) notwendig, um die dargestellten statistischen Überlebensvorteile zu erreichen.

In Risikoanalysen profitieren Patienten mit prämalignen Vorläuferläsionen (IPMN >3 cm) auch noch über 85 Jahren von der Operation, wenn das Überleben als Outcomeparameter betrachtet wird. Voraussetzung ist eine Zentrumsmortalität unter 8 %. Die Lebensqualität postoperativ ist aber immer schlechter.

18.3.2 Adjuvante Therapie beim alten Patienten mit Pankreaskarzinom

Der Einsatz adjuvanter Therapien beim Pankreaskarzinom hat zu einer Überlebensverbesserung nach kurativer Resektion von 10 auf 25 % 5-Jahres-Überleben geführt (Neoptolemos et al. 2001). Derzeit kommen kontinental unterschiedliche Therapieregime in der adjuvanten Therapie zum Einsatz: während in den USA die adjuvante Radiochemotherapie bevorzugt wird, ist in Europa die adjuvante Chemotherapie präferiert. Der Einsatz der adjuvanten Chemotherapie stützt sich hierbei im Wesentlichen auf die ESPAC-1-Studie, die zeigen konnte, dass durch den Einsatz von 5-Fluorouracil nach kurativer Resektion sowohl die Zeit bis zum Lokalrezidiv als auch das Überleben verbessert werden konnten (19,7 vs. 14,0 Monate, p=0,0005) (Neoptolemos et al. 2004). Im Rahmen der CONKO-Studie mit Einsatz von Gemcitabine (Oettle et al. 2007) konnte gezeigt werden, dass der Einsatz adjuvanter Chemotherapie zu einem verbesserten Überleben bei den Patienten führt. In beiden Studien lag das mediane Alter der Patienten bei rund 60 Jahren, so dass in diesen Studien, wie auch in anderen onkologischen Studien, ältere Patienten unterrepräsentiert sind.

Auch wenn ältere Patienten weniger wahrscheinlich adjuvante Chemotherapie nach einer Operation eines Pankreaskarzinoms erhalten, sollte dies vermutlich erfolgen. In einer Kohortenstudie mit 439 Patienten konnten Nagrial et al. (2014) zeigen, dass ältere Patienten über 70 Jahre weniger wahrscheinlich adjuvante Chemotherapie erhielten (51,5 % vs 29,8 %, p<0,0001): Gleichzeitig war das Überleben in dieser Gruppe besonders schlecht, wenn keine adjuvante Chemotherapie durchgeführt wurde (HR 1,89; 95 % CI: 1,27–2,78; p=0,002). Angesichts dieser Studien sollte eine adjuvante Chemotherapie auch beim älteren Patienten empfohlen werden, wenn die Begleiterkrankungen dies erlauben.

Auch wenn die beiden oben erwähnten prospektiv randomisierten Studien eine Überlegenheit der adjuvanten Chemotherapie gegenüber der adjuvanten Radiochemotherapie demonstriert haben, kann auch die Radiochemotherapie in bestimmten operativen Konstellationen (z. B. R1-Resektion) potenziell Vorteile für den Patienten bringen (Stocken et al. 2005). Horowitz et al. (2011) konnten in einer Untersuchung von über 600 Patienten zeigen, dass auch die adjuvante Radiochemotherapie zu einem verbesserten 2-Jahres-Überleben führte (Abb. 18.3). Für das 5-Jahres-Überleben konnte dies im Gegensatz zur adjuvanten Chemotherapie nicht gezeigt werden.

Auch ältere Patienten profitieren vermutlich nach kurativer Resektion von einer adjuvanten Chemotherapie, die der Leitlinie entspricht, aber auch unter bestimmten Bedingungen von einer adjuvanten Radiochemotherapie.

18.4 Mögliche chirurgisch-technische Modifikationen

Die klassischen Operationen an der Bauchspeicheldrüse sind für onkologische Operationen definiert, für Operationen aus prophylaktischer Indikation derzeit einem Wandel unterworfen.

18.4.1 Operationen maligner Neoplasien

Die klassischen onkologischen Operationen zur Entfernung von Bauchspeicheldrüsentumoren sind

- die Operation nach Kausch-Whipple und die Pylorus-erhaltende Pankreaskopfresektion

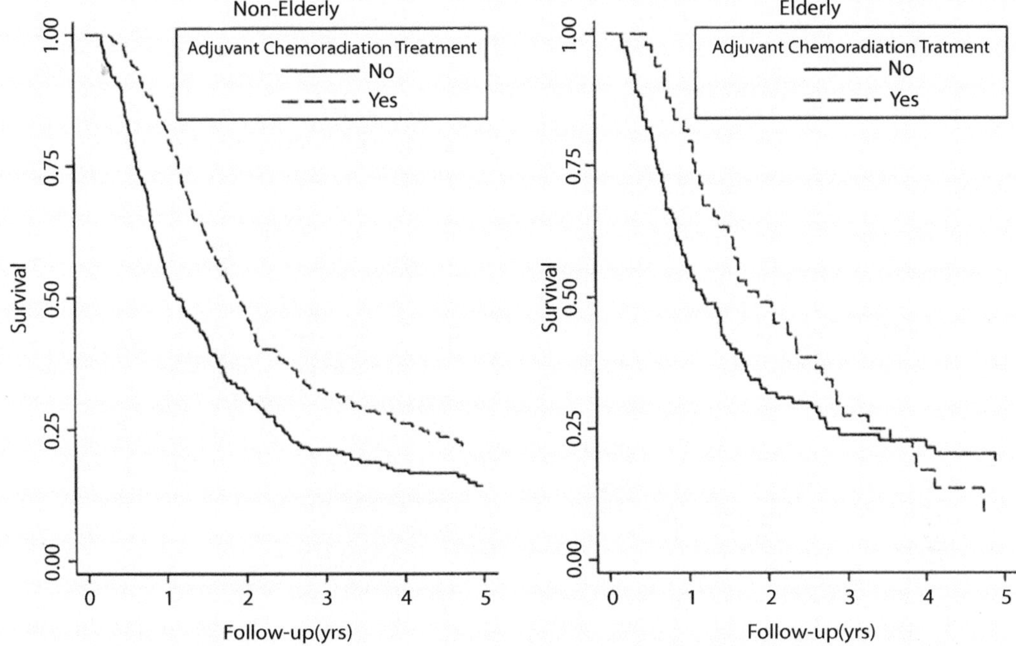

Abb. 18.3 Überleben von Patienten <=75 Jahre (*links*) und >75 Jahre (*rechts*) nach Resektion des duktalen Pankreasadenokarzinoms mit adjuvanter Radiochemotherapie (*gestrichelte Linie*) versus ohne. Mod. nach Horowitz et al. 2011

nach Traverso-Longmire für Tumoren rechts der mesenterikoportalen Achse
- die Pankreaslinksresektion mit Splenektomie für Tumoren links der mesenterikoportalen Achse.

In etwa 25 % der Pankreatoduodenektomien ist die Operation von einer Pfortaderresektion begleitet. Die Lymphadenektomie bei der Pankreaskopfresektion orientiert sich an den Kompartimenten rechts der V. mesenterica superior, dem Ligamentum hepatoduodenale und dem Truncus coeliacus sowie den parapylorischen Lymphknoten. Die Lymphadenektomie bei der Pankreaslinksresektion orientiert sich an den Lymphknoten des Pankreasoberrandes, und Pankreasunterrandes, des Milzhilus, des Ligamentum hepatoduodenale und des Truncus coeliacus. Lymphadenektomien darüber hinaus (extended lymphadenectomy) haben keinen Vorteil für das Überleben erbracht (Farnell et al. 2008, Riediger et al. 2009). Im Gegenteil hat die erweiterte Lymphadenektomie beim Pankreaskarzinom zu einer gesteigerten Morbidität durch Lymphfisteln und Durchfälle (Farnell et al. 2008, Sergeant et al. 2013) geführt, die die Morbidität speziell geriatrischer Patienten erheblich erhöhen können. Andererseits ist nicht davon auszugehen, dass eine Lymphadenektomie unter Standard die Morbidität verringert.

Für die pyloruserhaltende Pankreaskopfresektion wurde gezeigt, dass Patienten zwar mehr Magenentleerungsstörungen haben, dass aber andererseits der Erhalt des distalen Magens und des Pylorus zu schnellerer Gewichtszunahme und besserer metabolischer Gesamtsituation (Protein, Albumin) führen, so dass für geriatrische Patienten, die ohnehin eine erhöhte Inzidenz von Hypalbuminämie, Hypoproteinämie und Kachexie aufweisen, diese Modifikation der Resektion durchgeführt werden sollte (Klinkenbijl et al. 1992). Während für begleitende Pfortaderresektionen bei kurativen Pankreasresektionen ein Überlebensvorteil gezeigt werden konnte (Riediger et al. 2006; Shrikhande und Barreto 2010; Turrini et al. 2013), ist dies für arterielle Resektionen nur unzureichend belegt (Molberg et al. 2011). Arterielle Resektionen sollten bei der Resektion von Pankreastumoren geriatrischer Patienten nicht durchgeführt werden.

> **Bei der Operation des Pankreaskarzinoms werden ältere Patienten nicht anders operiert als jüngere Patienten. Das Armamentarium beinhaltet die Pankreaskopfresektion (PPPD), die Pankreaslinksresektion mit Splenektomie und die totale Pankreatektomie. Die Pylorus-erhaltende Operation hat metabolische Vorteile und sollte daher präferiert werden.**

18.4.2 Prophylaktische Operationen prämaligner Neoplasien

Weit mehr Überlegungen ergeben sich für die Entität der prophylaktischen Operation von IPMN. Sauvanet et al. (2014) konnten in einer jüngst publizierten Studie von 91 Patienten, die aus prophylaktischer Indikation an einer IPMN operiert wurden, zeigen, dass durch den Einsatz parenchymsparender Operationen (Enukleationen, Resektionen des Processus uncinatus und zentrale Pankreatektomie) 50 Monate nach der Resektion 92 % der Patienten eine erhaltene endokrine und exokrine Funktion aufwiesen. Dieser Funktionserhalt ist allerdings verbunden mit einer erhöhten Rate an Komplikationen im frühen postoperativen Verlauf, im Wesentlichen begründet durch eine erhöhte Pankreasfistelrate. Onkologisch zeigte sich bei guter Indikationsstellung kein Nachteil für die parenchymsparende Resektion.

Bei zentral im Pankreas gelegenen nicht malignen Neoplasien ist auch der Einsatz der zentralen Pankreasresektion evaluiert worden. Hirono et al. (2009) konnten zeigen, dass bei der parenchymsparenden zentralen Pankreasresektion das Risiko eines de-novo-Diabetes (5 % vs. 35 %, $p<0,05$), aber auch die Reduzierung der exokrinen Funktion (8 % irreversibler Gewichtsverlust zum präoperativen Ausgangsgewicht) deutlich geringer ist als bei der Alternative einer erweiterten Pankreaslinksresektion.

> **Parenchymsparende Operationen bei prämalignen zystischen Läsionen erhalten in einer Vielzahl der Fälle die endokrine und exokrine Funktion und sollten insbesondere bei älteren Patienten präferiert werden.**

Milzerhalt sollte bei Operationen aus prophylaktischer Indikation, wenn immer möglich, angestrebt werden. In einer Studie aus dem Memorial Sloan Cancer Center in New York (Shoup et al. 2002) konnte gezeigt werden, dass das Risiko für Major-Komplikationen bei Patienten nach Pankreaslinksresektion signifikant erhöht ist, wenn die Milz nicht erhalten werden kann (2 % vs. 11 %, $p<0,05$). Perioperative infektiöse Komplikationen nahmen von 9 % auf 28 % zu, wenn die Milz entfernt wurde (Abb. 18.4).

Die Frage des Milzerhaltes führt automatisch zu der weitergehenden Frage, über welchen Zugangsweg die Operation durchgeführt werden sollte. Im Vergleich laparoskopischer gegen offene Operationstechniken bei der Pankreaslinksresektion konnte nämlich gezeigt werden, dass sowohl generell (Kim et al. 2008) als auch bei gematchten Indikationen (Mehta et al. 2012) häufiger ein Milzerhalt erfolgte, wenn die Pankreaslinksresektion laparoskopisch durchgeführt wurde. In einer Metaanalyse (Nigri et al 2011) und einem systematischen Review von über 1800 Patienten (Venkat et al. 2012) wurde gezeigt, dass Blutverlust, Krankenhausverweildauer, Komplikationsrate und Wundinfektrate bei gleicher OP-Zeit, Pankreasfistelrate und Mortalität durch den Einsatz der Laparoskopie bei der Pankreaslinksresektion reduziert werden konnte. Derzeit sprechen also einige Studien gerade beim geriatrischen Patienten für den Einsatz minimal-invasiver Techniken.

> **Laparoskopische Pankreaslinksresektion zeigt weniger Komplikationen und mehr Milzerhalt und sollte daher bei geriatrischen Patienten bei prophylaktischer Pankreaschirurgie erwogen werden.**

Empfehlungen zur Verfahrenswahl bei geriatrischen Patienten:
- Milzerhalt
- Laparoskopisches Vorgehen
- Pyloruserhalt
- Parenchymsparendes Vorgehen

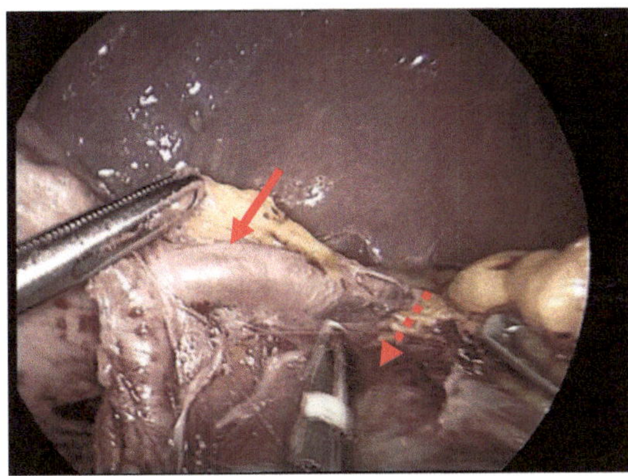

Abb. 18.4 Milzerhaltende Operationen verringern das Infektrisiko und reduzieren perioperative infektiöse Komplikationen. Laparoskopische Darstellung der A. lienalis *(Pfeil)* und V. lienalis *(gestrichelter Pfeil)* bei einer milzerhaltenden Pankreasschwanzresektion

18.5 Persönliche Empfehlungen

Die derzeitige Datenlage zur Chirurgie des Pankreaskarzinoms beim älteren Patienten ist recht umfassend. Chirurgen müssen sich der erhöhten Morbidität und auch Mortalität älterer Patienten bewusst sein und dies mit den Patienten individuell besprechen. Das numerische Alter ist relativ unbedeutend, aber kardiale Komorbidität, eingeschränkte Nierenfunktion und Lungenerkrankungen erhöhen die Morbidität zum Teil erheblich. Während dies für die Chirurgie des Pankreaskarzinoms nach persönlicher Einschätzung weniger relevant ist, da die Chirurgie die einzige Option auf Kuration darstellt, spielen diese Risikofaktoren bei über 75-jährigen Patienten, die in prophylaktischer Indikation z. B. wegen einer IPMN operiert werden sollen, eine wichtige Rolle. Hinzu kommt noch, dass in der letztgenannten Indikation die Organqualität des weichen Pankreas nach gängigen Studien das Risiko auf die Ausbildung einer Pankreasfistel ebenfalls ganz erheblich erhöht.

Empfehlungen für das Tumorboard

Gerade im Tumorboard sind Chirurgen oft in der abwägenden Indikationsstellung gefragt. Die folgenden Punkte sollten Sie in der Abwägung der Entscheidung unbedingt berücksichtigen:

- Notwendige Informationen zur Risikoabschätzung: KHK, obstruktive Lungenerkrankung, ASA-Status, Niereninsuffizienz
- Indikation zur OP: prophylaktische Operation vs. kurative Resektion bei Tumorverdacht
- Physiologisches vs. numerisches Alter
- Klare Information des Patienten über Verschlechterung der Lebensqualität nach der Operation

Literatur

Bilimoria KY, Bentrem DJ, Ko CY, et al. (2007) National Failure to Operate on Early Stage Pancreatic Cancer. Ann Surg 246:173–180. doi: 10.1097/SLA.0b013e3180691579

Casadei R, Zanini N, Morselli-Labate AM, et al. (2006) Prognostic factors in periampullary and pancreatic tumor resection in elderly patients. World J Surg 30:1992–2001;discussion 2002–2003. doi: 10.1007/s00268-006-0122-5

Cress RD, Yin D, Clarke L, et al. (2006) Survival among patients with adenocarcinoma of the pancreas: a population-based study (United States). Cancer Causes Control CCC 17:403–409. doi: 10.1007/s10552-005-0539-4

Farnell MB, Aranha GV, Nimura Y, Michelassi F (2008) The role of extended lymphadenectomy for adenocarcinoma of the head of the pancreas: strength of the evidence. J Gastrointest Surg 12:651–6. doi: 10.1007/s11605-007-0451-1

Farrell JJ, Fernández-del Castillo C (2013) Pancreatic cystic neoplasms: management and unanswered questions. Gastroenterology 144:1303–1315. doi: 10.1053/j.gastro.2013.01.073

Finlayson E, Fan Z, Birkmeyer JD (2007) Outcomes in octogenarians undergoing high-risk cancer operation: a national study. J Am Coll Surg 205:729–34.

Fuks D, Piessen G, Huet E, et al. (2009) Life-threatening postoperative pancreatic fistula (grade C) after pancreaticoduodenectomy: incidence, prognosis, and risk factors. Am J Surg 197:702–709. doi: 10.1016/j.amjsurg.2008.03.004

Garcea G, Dennison AR, Pattenden CJ, et al. (2008) Survival following curative resection for pancreatic ductal adenocarcinoma. A systematic review of the literature. JOP J Pancreas 9:99–132.

Goh BKP, Tan Y-M, Cheow P-C, et al. (2006) Cystic lesions of the pancreas: an appraisal of an aggressive resectional policy adopted at a single institution during 15 years. Am J Surg 192:148–154. doi: 10.1016/j.amjsurg.2006.02.020

Hirono S, Tani M, Kawai M, et al. (2009) A central pancreatectomy for benign or low-grade malignant neoplasms. J Gastrointest Surg Off J Soc Surg Aliment Tract 13:1659–1665. doi: 10.1007/s11605-009-0934-3

Hodul P, Tansey J, Golts E, et al. (2001) Age is not a contraindication to pancreaticoduodenectomy. Am Surg 67:270–275; discussion 275–276.

Horowitz DP, Hsu CC, Wang J, et al. (2011) Adjuvant Chemoradiation Therapy after Pancreaticoduodenectomy in Elderly Patients with Pancreatic Adenocarcinoma. Int J Radiat Oncol Biol Phys 80:1391–1397.

Kim SC, Park KT, Hwang JW, et al. (2008) Comparative analysis of clinical outcomes for laparoscopic distal pancreatic resection and open distal pancreatic resection at a single institution. Surg Endosc 22:2261–8.

Klinkenbijl JH, van der Schelling GP, Hop WC, et al. (1992) The advantages of pylorus-preserving pancreatoduodenectomy in malignant disease of the pancreas and periampullary region. Ann Surg 216:142–145

Lin JW, Cameron JL, Yeo CJ, et al. (2004) Risk factors and outcomes in postpancreaticoduodenectomy pancreaticocutaneous fistula. J Gastrointest Surg 8:951–9.

Makary MA, Winter JM, Cameron JL, et al. (2006) Pancreaticoduodenectomy in the very elderly. J Gastrointest Surg Off J Soc Surg Aliment Tract 10:347–356. doi: 10.1016/j.gassur.2005.12.014

Mehta SS, Doumane G, Mura T, et al. (2012) Laparoscopic versus open distal pancreatectomy: a single-institution case-control study. Surg Endosc 26:402–407. doi: 10.1007/s00464-011-1887-7

Miller BC, Christein JD, Behrman SW, et al. (2014) A multi-institutional external validation of the fistula risk score for pancreatoduodenectomy. J Gastrointest Surg Off J Soc Surg Aliment Tract 18:172–179;discussion 179–180. doi: 10.1007/s11605-013-2337-8

Mollberg N, Rahbari NN, Koch M, et al. (2011) Arterial resection during pancreatectomy for pancreatic cancer: a systematic review and meta-analysis. Ann Surg 254:882–893. doi: 10.1097/SLA.0b013e31823ac299

Nagrial AM, Chang DK, Nguyen NQ, et al. (2014) Adjuvant chemotherapy in elderly patients with pancreatic cancer. Br J Cancer 110:313–319. doi: 10.1038/bjc.2013.722

Neoptolemos JP, Stocken DD, Friess H, et al. (2004) A randomized trial of chemoradiotherapy and chemotherapy after resection of pancreatic cancer. N Engl J Med 350:1200–10.

Neoptolemos JP, Dunn JA, Stocken DD, et al. (2001) Adjuvant chemoradiotherapy and chemotherapy in resectable pancreatic cancer: a randomised controlled trial. Lancet 358:1576–1585.

Nigri GR, Rosman AS, Petrucciani N, et al. (2011) Metaanalysis of trials comparing minimally invasive and open distal pancreatectomies. Surg Endosc 25:1642–1651. doi: 10.1007/s00464-010-1456-5

Oettle H, Post S, Neuhaus P, et al. (2007) Adjuvant chemotherapy with gemcitabine vs observation in patients undergoing curative-intent resection of pancreatic cancer: a randomized controlled trial. Jama 297: 267–77.

Pratt WB, Callery MP, Vollmer CM (2008) Risk prediction for development of pancreatic fistula using the ISGPF classification scheme. World J Surg 32:419–28.

Riall TS (2009) What is the Effect of Age on Pancreatic Resection? Adv Surg 43:233–249.

Ridolfi C, Angiolini MR, Gavazzi F, et al. (2014) Morphohistological Features of Pancreatic Stump Are the Main Determinant of Pancreatic Fistula after Pancreatoduodenectomy. BioMed Res Int. doi: 10.1155/2014/641239

Riediger H, Keck T, Wellner U, et al. (2009) The lymph node ratio is the strongest prognostic factor after resection of pancreatic cancer. J Gastrointest Surg 13: 1337–44. doi:

Riediger H, Makowiec F, Fischer E, et al. (2006) Postoperative morbidity and long-term survival after pancreaticoduodenectomy with superior mesenterico-portal vein resection. J Gastrointest Surg 10:1106–15.

Robert Koch-Institut (Hrsg) und die Gesellschaft der epidemiologischen Krebsregister in Deutschland e.V. (Hrsg) (2013) Krebs in Deutschland 2009/2010. http://www.rki.de/Krebs/DE/Content/Publikationen/Krebs_in_Deutschland/krebs_in_deutschland_node.html. Accessed 12 Sep 2014

Sauvanet A, Gaujoux S, Blanc B, et al. (2014) Parenchyma-Sparing Pancreatectomy for Presumed Noninvasive Intraductal Papillary Mucinous Neoplasms of the Pancreas. Ann Surg. doi: 10.1097/SLA.0000000000000601

Scurtu R, Bachellier P, Oussoultzoglou E, et al. (2006) Outcome after pancreaticoduodenectomy for cancer in elderly patients. J Gastrointest Surg Off J Soc Surg Aliment Tract 10:813–822. doi: 10.1016/j.gassur.2005.12.010

Sergeant G, Melloul E, Lesurtel M, et al. (2013) Extended lymphadenectomy in patients with pancreatic cancer is debatable. World J Surg 37:1782–1788. doi: 10.1007/s00268-013-2064-z

Shoup M, Brennan MF, McWhite K, et al. (2002) The value of splenic preservation with distal pancreatectomy. Arch Surg Chic Ill 1960 137:164–168.

Shrikhande SV, Barreto SG (2010) Extended pancreatic resections and lymphadenectomy: An appraisal of the current evidence. World J Gastrointest Surg 2:39–46. doi:

Stocken DD, Buchler MW, Dervenis C, et al. (2005) Meta-analysis of randomised adjuvant therapy trials for pancreatic cancer. Br J Cancer 92:1372–81.

Sukharamwala P, Prashant S, Thoens J, et al. (2012) Advanced age is a risk factor for post-operative complications and mortality after a pancreaticoduodenectomy: a meta-analysis and systematic review. HPB 14:649–657. doi: 10.1111/j.1477-2574.2012.00506.x

Turrini O, Ewald J, Barbier L, et al. (2013) Should the portal vein be routinely resected during pancreaticoduodenectomy for adenocarcinoma? Ann Surg 257: 726–730. doi: 10.1097/SLA.0b013e318269d23c

Venkat R, Edil BH, Schulick RD, et al. (2012) Laparoscopic distal pancreatectomy is associated with significantly less overall morbidity compared to the open technique: a systematic review and meta-analysis. Ann Surg 255:1048–1059. doi: 10.1097/SLA.0b013e318251ee09

Weinberg BM, Spiegel BMR, Tomlinson JS, Farrell JJ (2010) Asymptomatic pancreatic cystic neoplasms: maximizing survival and quality of life using Markov-based clinical nomograms. Gastroenterology 138:531–540. doi: 10.1053/j.gastro.2009.10.001

Chirurgie des kolorektalen Karzinoms bei alten Patienten

C.T. Germer, A. Wiegering

T. Keck, U.T. Hopt (Hrsg.), *Onkologische Chirurgie bei alten Patienten*,
DOI 10.1007/978-3-662-48712-9_19

Die Inzidenz kolorektaler Karzinome steigt mit dem Lebensalter der Patienten. Durch eine geeignete Patientenselektion und -vorbereitung kann ein ähnliches onkologisches Langzeitüberleben wie bei jüngeren Patienten erreicht werden. Notfalleingriffe sollten jedoch aufgrund der deutlich höheren Morbidität und Letalität vermieden werden.

19.1 Epidemiologie und Prognose

Das kolorektale Karzinom (KRK) stellt mit etwa 80.000 Neuerkrankungen pro Jahr in Deutschland die häufigste maligne Neubildung des Gastrointestinaltraktes dar (RKI 2012). Es liegt bei Frauen an zweiter Stelle nach dem Mammakarzinom mit 31 % sowie bei Männern an dritter Stelle nach Prostata- (26 %) und Lungenkarzinomen (14 %). Die Inzidenz zeigt eine klare Altersabhängigkeit mit einem Gipfel um das 7. Lebensjahrzehnt (Ferlay 2010). In den Vereinigten Staaten von Amerika waren 2014 60 % der Patienten mit einem neu diagnostizierten KRK und 70 % der hieran verstorbenen Patienten 65 Jahre oder älter. In Anbetracht der generellen Alterung der Bevölkerung wird zum einen die Inzidenz des KRK als auch die Anzahl von „älteren" Patienten mit einem KRK steigen. Allerdings ist die Datenlage zu dieser Patientengruppe schlecht, da ältere Patienten häufig primär nicht in Studien aufgenommen werden. Des Weiteren ist der Terminus „alt" oder „älter" (elderly) bislang nicht einheitlich definiert und unterscheidet sich von Studie zu Studie.

In den letzten 10 Jahren hat der Anteil der Patienten >80 Jahren in Deutschland mit einem KRK am Gesamtkollektiv von 65.000 untersuchten Patienten zugenommen: Kolon +5,8 % (18,6 % auf 24,4 %), Rektum +2,6 (12,5 % auf 15,1 %). Bei Patienten >80 Jahren findet sich sowohl für das Kolon- als auch für das Rektumkarzinom ein höherer Anteil Frauen, wohingegen bei Patienten <65 Jahren häufiger Männer betroffen sind. Des Weiteren unterscheiden sich ältere Patienten sowohl hinsichtlich der Tumorlokalisation als auch der Tumorstadien von jüngeren (Ptok et al. 2013). Mehrere Studien beschreiben eine „Rechtsverschiebung" des Tumors mit vermehrt oralwärts gelegenen Tumoren. Diese Tumoren sind signifikant häufiger in einem lokal fortgeschrittenen Stadium, jedoch finden sich demgegenüber eine geringere Anzahl metastasierter KRK (Ptok et al. 2013; Kotake et al. 2014).

> **Etwa ¼ aller Patienten mit einem kolorektalen Karzinom sind 80 Jahre oder älter.**

Auch im StuDoQ-Register der Deutschen Gesellschaft für Allgemein- und Viszeralchirurgie (DGAV) sind 37,6 % aller dokumentierten Patienten mit kolorektalem Karzinom älter als 75 Jahre und hatten signifikant weiter oralwärts gelegene Kolonkarzinome (p<0,001).

Das Gesamtüberleben von Patienten über 80 Jahren in Deutschland liegt im Median bei 3 Jahren im Vergleich zu Patienten zwischen 65 und 79 mit 5,4 Jahren. Es gibt jedoch keinen altersabhängigen Unterschied im tumorfreien Überleben (Ptok et al. 2013). Patienten mit einem Rektumkarzinom über 75 Jahren haben eine deutlich höhere Letalität im ersten postoperativen Jahr (20,1 % vs. 5,1 %). Schließt man jedoch Patienten aus, die im ersten Jahr verstorben waren, zeigt sich kein Überlebensunterschied mehr zwischen älteren und jüngeren Patienten. In gleicher Weise verhält es sich auch für Patienten mit einem Kolonkarzinom (Dekker et al. 2011). In einer Analyse des Überlebens der eigenen Patienten mit einem KRK am „Comprehensive Cancer Center Mainfranken" von 2000 bis 2010 stratifiziert nach dem Alter zeigen Patienten jünger als 75 Jahre ein besseres tumorbedingtes Überleben (75 % Überlebensrate: <75 Jahre 41 Monate; >75 Jahre 24,3 Monate; p<0,05). Betrachtet man das Überleben von Patienten mit Kolon- bzw. Rektumkarzinom getrennt, findet sich nur beim Kolonkarzinom eine altersabhängiges Überlebensunterschied nicht jedoch beim Rektumkarzinom (75 % Überlebensrate 18,4 Monate vs. 34,9 Monate, p<0,05; Rektum 42,5 Monate vs. 56 Monate; Abb. 19.1).

> **Das numerische Alter hat nur einen untergeordneten Einfluss auf das onkologische Langzeitüberleben von Patienten mit einem kolorektalen Karzinom.**

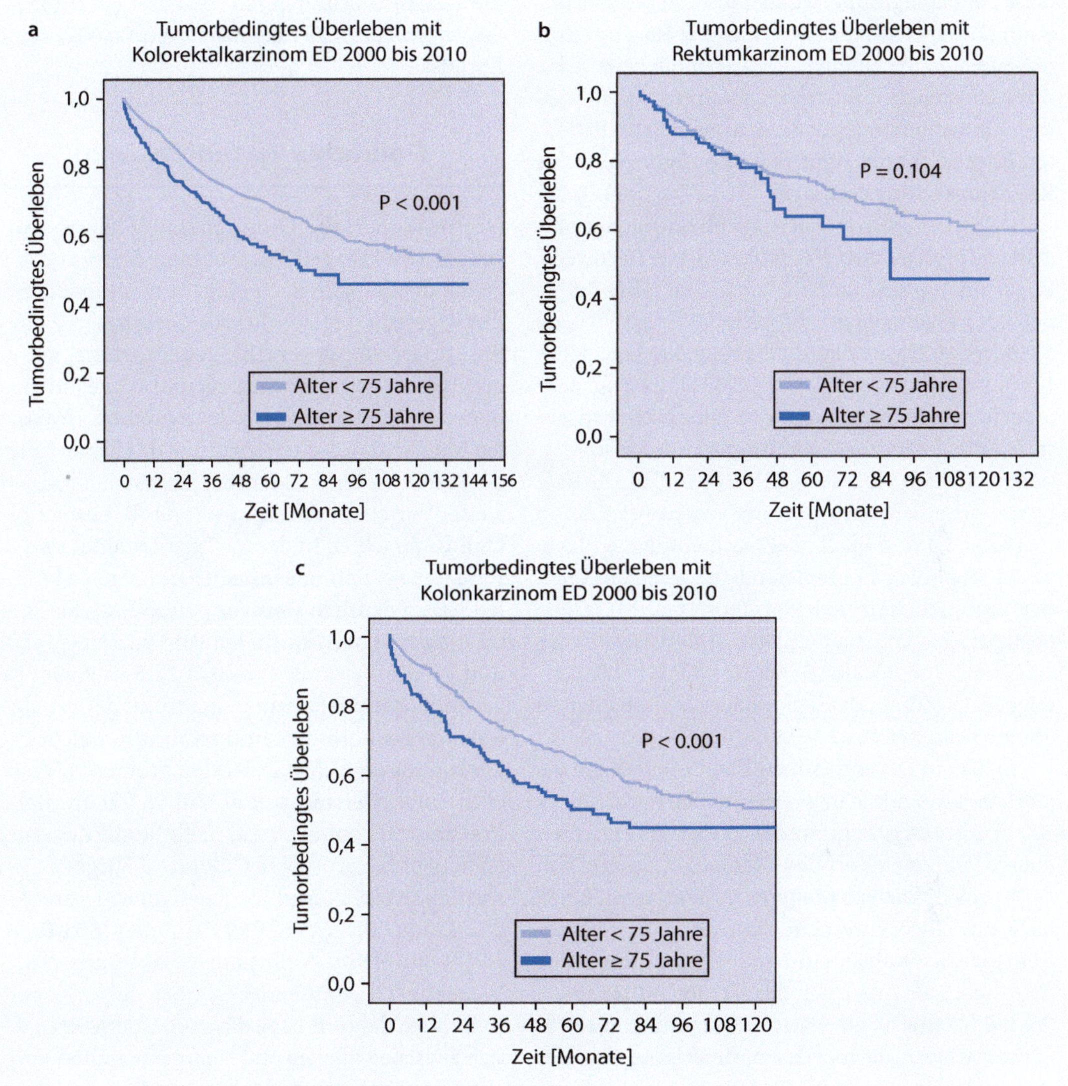

Abb. 19.1 Überleben von Patienten mit einem KRK am Comprehensive Cancer Center Mainfranken von 2000–2010. **a** Gesamtüberleben, **b** Patienten mit einem Rektumkarzinom, **c** Patienten mit einem Kolonkarzinom. Mit freundlicher Überlassung von Dr. A. Kerscher, Comprehensive Cancer Center Mainfranken

19.2 Operationsspezifische Faktoren

Die onkologisch radikale Resektion des Primärtumors mit systematischer Lymphadenektomie sowie die Operation von resektablen Lebermetastasen (gegebenenfalls auch Lungenmetastasen) stellen den Grundpfeiler einer potenziell kurativen Therapie dar. Dies ist jedoch zum Teil mit ausgedehnten Resektionen sowie einer entsprechenden perioperativen Komplikationsrate verbunden. Generell haben ältere Patienten ein erhöhtes Risiko für perioperative Komplikationen. Dies liegt vor allem daran, dass diese Patienten mehr Komorbiditäten aufweisen (Hermans et al. 2010). Des Weiteren wird diese Patientengruppe häufiger in einer Notfallsituation (Ileus) erstmalig vorstellig. Die Rate operierter Patienten mit einem Kolonkarzinom zeigt keine Altersabhängigkeit, jedoch zeigt sich ein Unterschied in der Intention der Operation, so werden bei Patienten über 80 Jahren signifikant häufiger palliative Resektionen vorgenommen.

Ältere Patienten erleiden signifikant häufiger allgemeine postoperative Komplikation wie Harnwegsinfektionen (<65 Jahre 2,1 % vs. ≥ 80 Jahre 5,8 %, p<0,001), Pneumonien (<65 Jahre 2,9 % vs. ≥ 80 Jahre 8,0 %, p<0,001) oder kardiale Ereignisse (<65 Jahre 1,5 % vs. ≥ 80 Jahre 9,2 %, p<0,001). Es zeigt sich jedoch, dass Patienten unter 65 Jahren zwar insgesamt seltener spezifische postoperative Komplikationen erleiden (20,3 % vs. 25 %, p<0,001), die Rate operationspflichtiger Anastomosen-Insuffizienzen (5,4 % vs. 5,4 %, p=n.s.) oder Nachblutungen (0,6 % vs. 1,1 %, p=n.s.) als gravierendste Komplikationen sich aber nicht unterscheidet (Ptok et al. 2013). Die postoperative Krankenhausletalität als Ausdruck der Folge von Komplikationen liegt mit 7,9 % bei Patienten über 80 Jahren deutlich höher als bei Patienten unter 65 Jahren mit 1,2 %.

In diesem Zusammenhang konnte bereits um die Jahrtausendwende in mehreren Studien mit z. T. über 1000 Patienten gezeigt werden, dass zwar Patienten über 80 Jahren eine erhöhte Komplikationsrate von 13 % im Vergleich zu jüngeren Patienten mit 0,5 % nach einer Rektumresektion aufwiesen, nach einer Regressionsanalyse sind jedoch nur noch der ASA-Score als Ausdruck der Komorbidität sowie der Notfalleingriff ein statistisch signifikanter Prognosemarker, nicht aber das nummerische Alter des Patienten (Manceau et al. 2012).

Vergleichbare Ergebnisse zu diesen älteren Daten ergeben sich aus dem StuDoQ-Register der DGAV. Hier zeigt sich, dass Patienten über 80 Jahre signifikant häufiger im Rahmen eines Notfalleingriffes behandelt wurden (7,0 % vs. 10,8 %, p<0,001), zudem war die 30-Tage-Letalität (2,0 % vs. 6,4 %, p<0,001) und die Gesamtmorbidität (32,7 % vs. 41,6 %, p<0,001) für diese Patientengruppe signifikant höher. Das kalendarische Alter stellt zwar einen signifikanten unabhängigen Risikofaktor für die 30-Tage-Letalität dar (RR 1,057, p<0,001), der Einfluss der ASA-Klassifikation ist jedoch deutlich stärker (RR 3,2, p<0,001). Auf die Gesamtmorbidität hat das Alter (p=0,145) im Gegensatz zur ASA-Klassifikation (p<0,001) keinen Einfluss.

19.3 Operative Verfahrenswahl

Das onkologische Outcome nach laparoskopischen Resektionen kolorektaler Karzinome ist gleich demjenigen nach einer konventionell offen durchgeführten Resektion. Gleichzeitig bietet die Laparoskopie verschiedene Vorteile, wie ein geringeres Operationstrauma und schnellere postoperative Rekonvaleszenz der Patienten. In aktuellen Metaanalysen zur Bedeutung der Laparoskopie bei Patienten über 70 Jahren, zeigt sich ein signifikanter Vorteil für die Laparoskopie. Es besteht zwar kein Unterschied in der 30-Tage-Letalität und der Rate der Anastomoseninsuffizienzen, es kommt jedoch zu deutlich weniger perioperativen Pneumonien (p=0,04), kardialen Ereignissen (p=0,04) und Wundinfektionen (p<0,001). Somit sind insbesondere ältere Patienten aufgrund der erhöhten Rate von Komorbiditäten ein Kollektiv, welches von der laparoskopischen Resektion profitiert (Frasson et al. 2008; Seishima et al. 2015). Zu ähnlichen Ergebnissen kommt eine aktuelle Studie der „Japan Society of Laparoscopic Colorectal Surgery“. Hier wurden in einer „Multicenter-matched-case-control-Study“ insgesamt 918 Patienten (804 Kolon; 114 Rektum) im Alter über 80Jahre untersucht. Weder das Gesamtüberleben, noch das krankheitsfreie, noch das tumorspezifischen Überleben haben sich zwischen offenen und laparoskopischen Vorgehen unterschieden. Jedoch zeigte die laparoskopische Gruppe eine signifikant geringere Morbidität (Hinoi et al. 2014).

Tipp

Laparoskopische Resektionen zahlen sich vor allem bei älteren Patienten aus.

Neben veränderten operativen Konzepten für die Resektion des Primarius (CME, TME) hat die Resektion von Leber- und Lungenmetastasen von KRK zu einer deutlichen Verbesserung der Prognose dieser

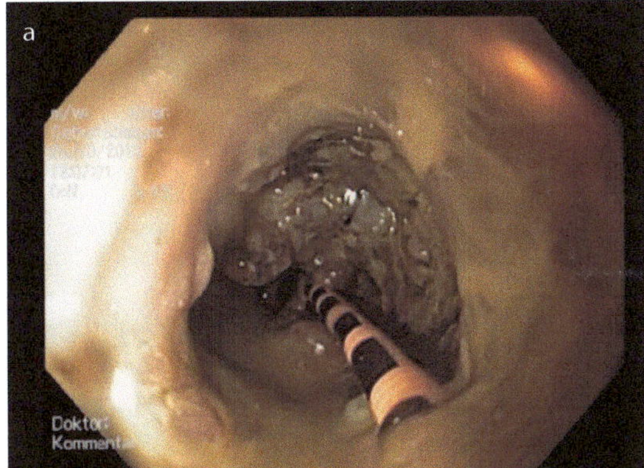

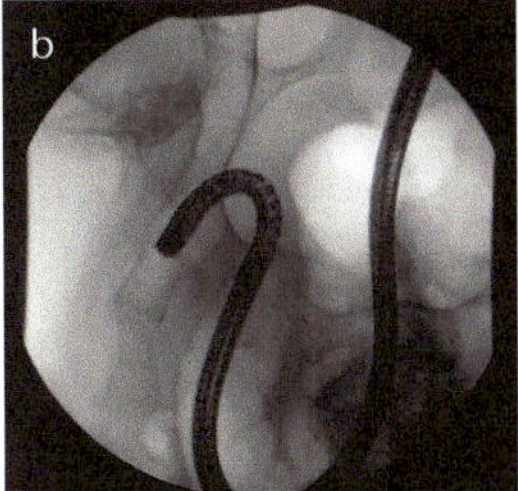

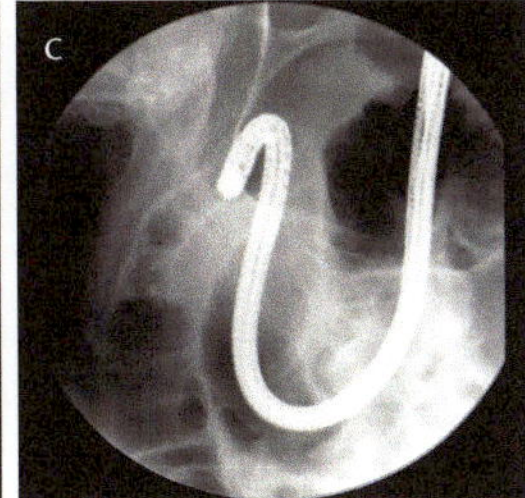

Abb. 19.2 Implantation eines SEMS bei einem Patienten mit stenosierendem kolorektalem Karzinom. **a** kolonoskopischer Blick auf den Tumor, **b** Durchleuchtung im Rahmen der Entfaltung des SEMS, **c** Kontrolle nach vollständiger Entfaltung des SEMS. Mit freundlicher Überlassung von Dr. W. Burghardt, Klinik für Innere Medizin II des Universitätsklinikums Würzburg

Patienten geführt (Wiegering et al. 2014). Retrospektive Daten zeigen, dass nach der Resektion kolorektaler Lebermetastasen kein altersspezifischer Überlebensunterschied existiert. Das alterskorrigierte 3- und 5-Jahres-Überleben betrug bei Patienten von 75 Jahren und älter 77 % respektive 31 %, für Patienten von 65 Jahren und jünger 67,6 % respektive 42 % (Schmidt et al. 2015).

19.4 Notfallsituation

Aufgrund der höheren Komplikationsrate älterer Patienten bei Operationen in der Notfallsituation sollte eine notfallmäßige operative Intervention nach Möglichkeit vermieden werden (Zbar et al. 2012). Die 30-Tage Letalität bei Notfalleingriffen aufgrund eines KRK beträgt 17 % für 70- bis 75-jährige Patienten und 31 % für Patienten älter als 80 Jahre ($p<0,001$). Die 1-Jahres-Letalität dieses Kollektivs wird mit über 50 % beziffert (Mamidanna et al. 2012).

Daher sollte in der Notfallsituation zunächst nur eine solche Intervention erfolgen, die das akute Problem beseitigt. So empfiehlt sich bei Vorliegen eines tumorbedingten Ileus die Anlage eines Entlastungsstomas als „Bridging-Verfahren“, um den Patienten zu rekompensieren und die onkologische Resektion im Intervall durchzuführen. Operationstaktisch muss dabei darauf geachtet werden, dass die spätere onkologische Resektion durch das Stoma nicht behindert wird.

Eine weitere Möglichkeit der minimalinvasiven Vorgehensweise bei Vorliegen eines Ileus aufgrund eines stenosierenden KRK beim älteren Patienten stellt das Einbringen von selbst expandierenden Metallstents (SEMS, self-expandable metal stent) zur Entlastung dar. Es ist hierdurch möglich, den häufig vom Flüssigkeits- und Elektrolythaushalt entgleisten Patienten relativ rasch wieder zu kompensieren und somit mit deutlich besseren Ausgangsbedingungen in eine elektive onkologisch radikale Operation zu starten. Die Applikation eines SEMS stellt speziell auch bei Patienten in einer palliativen Situation eine suffiziente Möglichkeit der Therapie dar (Abb. 19.2).

In einer systematischen Übersichtsarbeit zum Vergleich der Notfalloperation vs. des zweitzeitigen Vorgehens mit primärer Entlastung durch einen Stent und sekundärer Operation bei älteren Patienten mit einer linkseitigen malignen Kolonstenose konnte eine etwa 70%ige Erfolgsrate mittels Platzierung des Stents gezeigt werden. Kritisch muss jedoch festgehalten werden, dass mit einer 7- bis 14%igen Perforationsrate durch den Stent gerechnet werden muss (Tan et al. 2012).

In Abb. 19.3 wird der von uns favorisierte Behandlungsalgorithmus zur Therapie von Patienten mit Ileus aufgrund einer Kolonstenose zusammengefasst.

Tipp

Ausgedehnte Operationen in der Notfallsituation vermeiden!

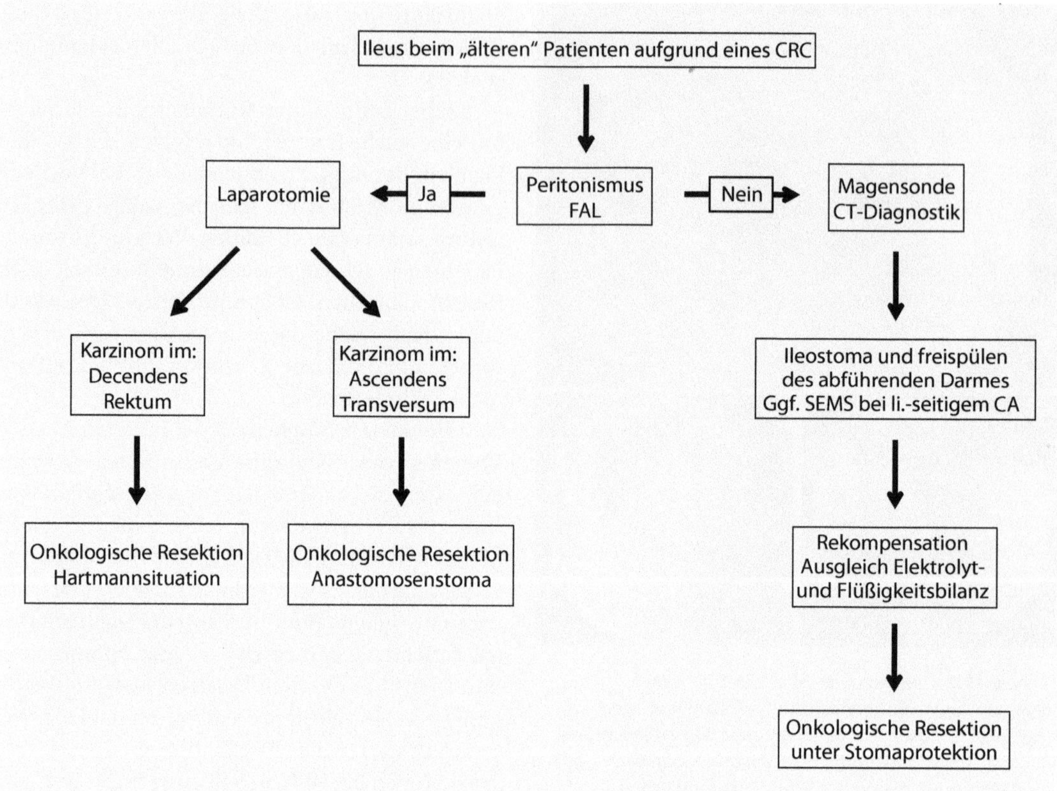

Abb. 19.3 Algorithmus zur Therapie des „alten" Patienten in der Notfallsituation aufgrund eines kolorektalen Karzinoms

19.4.1 UICC I bis III

Für Patienten mit kolorektalem Karzinom im UICC-Stadium II mit Risikofaktoren sowie bei allen Patienten im UICC-Stadium III ist nach R0-Resektion des Primärtumors eine adjuvante Chemotherapie mit einem Fluoropyrimidin in Kombination mit Oxaliplatin das Standardvorgehen (Pox et al. 2013).

Generell nimmt der Nutzen einer adjuvanten Chemotherapie durch eine ansteigende, nicht krebsbedingte Mortalität mit zunehmendem Alter ab, während die Gefahr, Nebenwirkungen zu erleiden, zunimmt. Unabhängig hiervon zeigen Registeranalysen aus den Vereinigten Staaten einen klaren Vorteil für eine adjuvante Chemotherapie mit Fluoropyrimidinen bei Patienten über 75 Jahren (Sanoff et al. 2012). In den meisten Studien zur Wertigkeit einer adjuvanten Chemotherapie sind Patienten älter als 70 Jahre mit ca. 15 % am Gesamtstudienkollektiv allerdings unterrepräsentiert. Die gemeinsam ausgewerteten Daten mehrerer Studien zeigt einen zwar geringeren aber altersunabhängigen Vorteil im Gesamtüberleben bei signifikant erhöhter Leukopenierate (Sargent et al. 2001). Für die Hinzunahme von Oxaliplatin besteht ein Vorteil nur beim krankheitsfreien Überleben, der sich nicht auf das Gesamtüberleben auswirkt. Ursächlich dafür könnte neben dem sehr kurzen Überleben nach einem Rezidiv (3,6 Monate in der MOSAIC-Studie) auch eine erhöhte Rate von Zweitneoplasien bei älteren Patienten nach einer Therapie mit Oxaliplatin sein.

19.4.2 UICC IV

Retrospektive Analysen über die Ergebnisse der letzten 20 Jahre zeigen eine deutliche Verbesserung der Überlebenswahrscheinlichkeit, ausgehend von einem medianen Gesamtüberleben von Patienten mit metastasiertem KRK (mKRK) von 8–12 Monaten Anfang der 90er-Jahre auf über 30 Monate medianes Gesamtüberleben (Wiegering 2014). Durch die Erweiterung der Standardtherapie von 5-Fluorouracil mit Folinsäure (5FU/FS) um neue Zytostatika, wie Oxaliplatin, Irinotecan, orale Fluoropyrimidine (z. B. Capecitabin), und molekularbiologisch fundierte „targeted agents", wie Antikörper gegen den vaskulären endothelialen Wachstumsfaktor (Bevacizumab), den epidermalen Wachstumsfaktor-Rezeptor (Cetuximab) sowie den „Multitarget-Tyrosinkinaseinhibitor" Regorafenib, wurde diese Verbesserung der Überlebenswahrscheinlichkeit erreicht. Darüber hinaus hat auch die Zunahme der primären und sekundären (nach Ansprechen auf eine systemische Therapie) Metastasenresektion zu dieser Entwicklung maßgeblich beigetragen (Kopetz et al. 2009).

Auch für ältere Patienten zeigt sich hierdurch eine Verbesserung der Prognose, allerdings ist der Nutzen im Hinblick auf das Gesamtüberleben geringer ausgeprägt als bei jüngeren Patienten. Dem zugrunde liegt beim älteren Patienten, bedingt durch Komorbiditäten, eine per se kürze Lebenserwartung sowie die eingeschränkte Toleranz gegenüber aggressiven Therapiestrategien (Lieu et al. 2014).

In einer Reihe von Studien konnte jedoch die Machbarkeit von Kombinationstherapien auch bei älteren Patienten mit mKRK gezeigt werden (Feliu et al. 2014). Die Hinzunahme von Bevacizumab zu Capecitabin verlängert das progressionsfreie Überleben auf 9,1 Monate deutlich, den Ergebnissen bei jüngeren Patienten vergleichbar (Cunningham et al. 2013). Die Kombination von Irinotecan und 5FU/FS zeigt eine signifikant verbesserte Ansprechrate gegenüber der Monotherapie mit 5FU/FS bei jedoch gleichem Gesamtüberleben.

Zur Abschätzung des Therapieverlaufs konnten im Rahmen geriatrischer Untersuchungen verschiedene Faktoren, welche mit dem Auftreten von schweren Nebenwirkungen assoziiert sind, identifiziert werden (z. B. eingeschränkter Mini-Mental-Status oder Barthel-Index) (Aparicio et al. 2013). Daher sollten vor der Durchführung der Therapien entsprechende geriatrische Assessments erfolgen.

19.4.3 Lokal ablative Verfahren

Neben der chirurgischen Resektion sowie der palliativen Chemotherapie gibt es eine Reihe weiterer Verfahren, die insbesondere im Bereich der Leber zur lokalen Ablation von Metastasen eingesetzt werden können, wie Radiofrequenz- oder Mikrowellenablation oder katheterbasierte embolisierende Verfahren über die Arteria hepatica, die entweder in Verbindung mit einer intraarteriellen Chemotherapie (transarterielle Chemoembolisation, TACE) erfolgen können, oder als selektive interne Radiotherapie (SIRT) mit radioaktiv beladenen Embolisationspartikeln (Hendlisz et al. 2010, Ruers et al. 2012). Darüber hinaus bieten neue Verfahren wie die stereotaktische Radiotherapie mit modernen Methoden der fokalen Bestrahlungsplanung und intensitätsmodulierten Zielvolumendefinition die Möglichkeit, neben intra- auch extrahepatische Metastasen lokal ablativ zu behandeln. Der Einsatz lokal ablativer Verfahren zur Kontrolle oligometastasierter Tumorerkrankungen bei vertretbarer Tolerabilität erscheint insbesondere bei älteren Patienten entweder nach einer systemischen Therapie oder auch alternativ zur systemischen und/oder chirurgischen Therapie durchaus erwägenswert und sollte trotz fehlender Datenlage im Einzelfall evaluiert werden.

19.5 Komplettes Ansprechen nach neoadjuvanter Radiochemotherapie beim Rektumkarzinom

Durch die neoadjuvante Radiochemotherapie für Patienten mit lokal fortgeschrittenen Tumoren kommt es bei etwa 10 % dieser so behandelten Patienten zu einem kompletten Regress des Tumors. Bislang ist unklar, ob diese Patienten standardmäßig operiert werden oder in ein „watch-and-wait-Programm" eingeschlossen werden sollen. Dies ist speziell in der Therapie von älteren Patienten, welche mehr Komorbiditäten aufweisen, eine nicht unwichtige Frage. In einer Britischen Studie wurde versucht, diese Frage mittels eines „decision-analytic-model" zu eruieren. Hierbei zeigt sich, dass das Gesamtüberleben bei 60-jährigen Patienten keinen Unterschied aufweist. Untersucht man jedoch 80-jährige Patienten mit oder ohne Begleiterkrankungen, weisen beide Gruppen ein besseres Überleben in der „watch-and-wait" Gruppe auf. (Smith et al. 2015). Bei der Entscheidung, auf eine potenziell kurative Operation in dieser Situation zu verzichten, muss jedoch beachtet werden, dass

- 1. der sichere Nachweis eines „complete response" nur mit eingeschränkter Sicherheit diagnostisch möglich ist, und
- 2. der Zeitpunkt nach Abschluss der Bestrahlung zu dem ein „complete response" vorliegen muss, nicht einheitlich definiert ist, sowie
- 3. der rechtzeitige Nachweis eines Rezidivs speziell bei extramukösem Wachstum sehr schwierig sein kann.

Nichtsdestoweniger kann speziell beim hochbetagten, multimorbiden Patienten mit einem Complete Response eines Rektumkarzinoms nach neoadjuvant intendierter Radiochemotherapie ein „watch-and-wait-Vorgehen" unter Verzicht auf eine Operation auch in Erwägung gezogen werden.

19.6 Persönliche Empfehlungen

Tipp

Bei „complete response" nach neoadjuvanter Radiochemotherapie „watch-and-wait" in Betracht ziehen.

Empfehlungen für das Tumorboard

- Alle Patienten, unabhängig vom Alter, müssen in einem interdisziplinären Tumorboard diskutiert werden.
- Nicht das numerische Alter sondern die Komorbiditäten sind ausschlaggebend für den postoperativen Verlauf.
- Notfalleingriffe sind bei alten Patienten auf ein Minimum zu begrenzen.

Literatur

Aparicio T, Jouve JL, Teillet L et al (2013) Geriatric Factors Predict Chemotherapy Feasibility: Ancillary Results of FFCD 2001-02 Phase III Study in First-Line Chemotherapy for Metastatic Colorectal Cancer in Elderly Patients. J Clin Oncol

Cunningham D, Lang I, Marcuello E et al (2013) Bevacizumab plus capecitabine versus capecitabine alone in elderly patients with previously untreated metastatic colorectal cancer (AVEX): an open-label, randomised phase 3 trial. Lancet Oncol 14:1077-1085

Dekker JW, van den Broek CB, Bastiaannet E, van de Geest LG, Tollenaar RA, Liefers GJ (2011) Importance of the first postoperative year in the prognosis of elderly colorectal cancer patients. Ann Surg Oncol 18:1533-9

Feliu J, Salud A, Safont MJ et al (2014) First-line bevacizumab and capecitabine-oxaliplatin in elderly patients with mCRC: GEMCAD phase II BECOX study. Br J Cancer 111:241-248

Ferlay J, Parkin DM, Steliarova-Foucher E (2010) Estimates of cancer incidence and mortality in Europe in 2008. Eur J Cancer 46:765-81

Frasson M, Braga M, Vignali A, Zuliani W, Di Carlo V (2008) Benefits of laparoscopic colorectal resection are more pronounced in elderly patients. Dis Colon Rectum 51:296-300

Hendlisz A, Van Den Eynde M, Peeters M et al (2010) Phase III trial comparing protracted intravenous fluorouracil infusion alone or with yttrium-90 resin microspheres radioembolization for liver-limited metastatic colorectal cancer refractory to standard chemotherapy. J Clin Oncol 28:3687-3694

Hermans E, van Schaik PM, Prins HA et al (2010) Outcome of colonic surgery in elderly patients with colon cancer. J Oncol 2010: 865908

Hinoi T, Kawaguchi Y, Hattori M et al (2014) Laparoscopic Versus Open Surgery for Colorectal Cancer in Elderly Patients: A Multicenter Matched Case-Control Study. Ann Surg Oncol [Epub ahead of print]

Kopetz S, Chang GJ, Overman MJ et al (2009) Improved survival in metastatic colorectal cancer is associated with adoption of hepatic resection and improved chemotherapy. J Clin Oncol 27:3677-3683

Kotake K, Asano M, Ozawa H, Kobayashi H, Sugihara K (2014) Tumour characteristics, treatment patterns, and survival of patients aged 80 years or older with colorectal cancer. Colorectal Dis doi: 10.1111/codi.12826. [Epub ahead of print]

Lieu CH, Renfro LA, De Gramont A et al (2014) Association of Age With Survival in Patients With Metastatic Colorectal Cancer: Analysis From the ARCAD Clinical Trials Program. J Clin Oncol

Mamidanna R, Eid-Arimoku L, Almoudaris AM, Burns EM, Bottle A et al (2012) Poor 1-year survival in elderly patients undergoing nonelective colorectal resection. Dis Colon Rectum 55:788-96

Manceau G, Karoui M, Werner A, Mortensen NJ, Hannoun L (2012) Comparative outcomes of rectal cancer surgery between elderly and non-elderly patients: a systematic review. Lancet Oncol 13:e525-36

Pox C, Aretz S, Bischoff SC et al (2013) [S3-guideline colorectal cancer version 1.0]. Z Gastroenterol 51:753-854

Ptok H, Gastinger I, Meyer F, Marusch F, Otto R, Lippert H für die Studiengruppe „Kolon/Rektum-Karzinom" (2013) Colorectal tumor surgery in the elderly: results of quality assurance. Chirurg 84:296-304

Robert - Koch Institut/Gesellschaft der epidemiologischen Krebsregister in Deutschland (2012) Krebs in Deutschland 2007-2008, Häufigkeiten und Trends: Darm36 – 39

Ruers T, Punt C, Van Coevorden F et al (2012) Radiofrequency ablation combined with systemic treatment versus systemic treatment alone in patients with non-resectable colorectal liver metastases: a randomized EORTC Intergroup phase II study (EORTC 40004). Ann Oncol 23:2619-2626

Schmidt T, Strowitzki MJ, Reissfelder C, Rahbari NN, Nienhueser H et al (2015) Influence of age on resection of colorectal liver metastases. J Surg Oncol doi: 10.1002/jso.23872. [Epub ahead of print]

Seishima R, Okabayashi K, Hasegawa H et al (2015) Is laparoscopic Colorectal Surgery Beneficial for Elderly Patients? A Systematic Review and Meta-Analysis. J Gastrointest Surg 19:756-65

Sanoff HK, Carpenter WR, Sturmer T et al (2012) Effect of Adjuvant Chemotherapy on Survival of Patients With Stage III Colon Cancer Diagnosed After Age 75 Years. J Clin Oncol 30:2624-2634

Sargent DJ, Goldberg RM, Jacobson SD et al (2001) A pooled analysis of adjuvant chemotherapy for resected colon cancer in elderly patients. N Engl J Med 345:1091-1097

Smith FM, Rao C, Oliva Perez R et al (2015) Avoiding radical surgery improves early survival in elderly patients with rectal cancer, demonstrating complete clinical response after neoadjuvant therapy: results of a decision-analytic model. Dis Colon Rectum 58:159-71

Tan CJ, Dasari BV, Gardiner K (2012) Systematic review and meta-analysis of randomized clinical trials of self-expanding metallic stents as a bridge to surgery versus emergency surgery for malignant left-sided large bowel obstruction. Br J Surg 99:469-76

Wiegering A, Isbert C, Dietz UA et al (2014) Multimodal therapy in treatment of rectal cancer is associated with improved survival and reduced local recurrence - a retrospective analysis over two decades. BMC Cancer doi: 10.1186/1471-2407-14-816

Zbar AP, Gravitz A, Audisio RA (2012) Principles of surgical oncology in the elderly. Clin Geriatr Med 28:51-71

Chirurgie von neuroendokrinen Neoplasien bei alten Patienten

N. Begum

T. Keck, U.T. Hopt (Hrsg.), *Onkologische Chirurgie bei alten Patienten*,
DOI 10.1007/978-3-662-48712-9_20

Neuroendokrine Neoplasien sind eine heterogene Gruppe mit unterschiedlicher Differenzierung und Prognose mit einem Erkrankungsgipfel in der 5. bis 7. Lebensdekade. Obwohl in mehr als 50 % eine Fernmetastasierung bei Erstdiagnose vorliegt, finden sich Primarius-abhängig 5-Jahres-Überlebensraten zwischen 50–90 %. Die Operation mit der Möglichkeit der Heilung muss lageabhängig mit funktionellen, postoperativen Einschränkungen und der perioperativen Morbidität gegen einen günstigen Langzeitverlauf unter konservativer Therapie abgewogen werden.

20.1 Epidemiologie und Prognose

20.1.1 Epidemiologie

Neuroendokrine Neoplasien (NEN) des Verdauungstraktes sind mit einer Inzidenz von 2–6/100 000 eine seltene und heterogene Gruppe solider Tumore, die sich vom diffusen, endokrinen Zellsystem ableiten (Modlin et al. 2003). Lokalisationsabhängig produzieren sie unterschiedliche Hormone oder sind funktionell inaktiv und bieten so ein klinisch buntes Bild. Die Dignität reicht von langsam wachsenden, gut differenzierten neuroendokrinen Tumoren (NET, G1 und G2, Ki-67<20 %) bis zu sehr aggressiven, schnell wachsenden Karzinomen (NEC, G3, Ki-67>20 %). Im klinischen Alltag sind NEN (NET und NEC) bei einer Prävalenz von 35/100 000 nicht so selten (Öberg et al. 2015), da selbst im metastasierten Zustand lange Überlebenszeiten beobachtet werden.

Besonderheiten beim älteren Patienten

Zystische Neoplasien des Pankreas kommen bei den 70-Jährigen mit einer Prävalenz von 10 % vor (Esposito et al. 2015). Differenzialdiagnostisch kommen hier neben den gut differenzierten, langsam wachsenden NEN auch intraduktale, papillär-muzinöse Neoplasien (IPMN) und muzinös-zystische Neoplasien (MCN) als Vorstufen des duktalen Adenokarzinoms, solid-pseudopapilläre Neoplasien (SPN) als potenziell maligne Läsion, auch die in der Regel benignen, serös-zystische Neoplasien (SCN) in Frage.

Primärtumorverteilung beim älteren Patienten

Das mediane Erkrankungsalter bei NEN wird in der Literatur zwischen 55 und 60 Jahren angegeben. In der eigenen Datenbank bei 402 Fällen liegt das mediane Alter bei 59 Jahren mit einem ausgeglichenen Geschlechterverhältnis. Die Primärtumorverteilung bei den bis 59-Jährigen ist wie folgt: Pankreas (23 %), Dünndarm (18,3 %), Dickdarm (16,3 %), Magen (8,4 %), Lunge (7,9 %) und Krebs bei unbekanntem Primärtumor (CUP 6,4 %). Bei den über 59-jährigen: Dünndarm (18,5 %), CUP (16 %), Lunge (15,5 %), Pankreas (14 %), Kolon (11,5 %) und Magen (10 %). NEN des Ösophagus kommen nur bei den über 59-Jährigen in 2,5 % vor, das MEN-Syndrom (MEN-1 und -2) nur in 2 % und bei den bis 59-Jährigen in 6,9 %. Eine Verschiebung der Primärtumorverteilung ist im Alter festzustellen zu den Entitäten mit schlechterer Prognose (CUP, Lunge, Pankreas sporadisch, Dickdarm und Ösophagus).

- **Erkrankungsspitze in der 5.–7. Dekade**
- **Altersabhängige Variation der Primärtumorverteilung**
- **Sporadische und aggressive NEN sind im Alter häufiger**

20.1.2 Prognose

Die Prognose ist abhängig vom Tumorstadium (TNM-Klassifikation, Rindi et al. 2006, 2007), der histologischen Differenzierung (Grading), Lokalisation des Primarius, Primariusgröße und Fernmetastasierung. Als wichtigster prognosedefinierender Faktor wurde in den letzten Jahren das Tumorgrading, basierend auf dem Proliferationsindex Ki-67, identifiziert (Jann et al. 2011). Dieses wurde in den Guidelines der European Neuroendocrine Tumor Society (ENETS; Pavel et al. 2012; Steinmüller et al. 2008) aufgenommen und dient als Basis für die aktuell gültige TNM-Klassifikation (WHO 2010). Lymphknotenmetastasen kommen bei über 80 % der Tumore vor, etwa 50-64 % sind bei Erstmanifestation fernmetastasiert und zeigen häufig eine lange Anamnese mit unspezifischen Symptomen (Panzuto et al. 2005; Ekeblad et al. 2008). 5-Jahres-Überlebensraten werden für operierte Patienten mit über 80 % und für nicht-operierte Patienten mit über 60 % angegeben (Plöckinger et al. 2009). Das Grading-abhängige Überleben variiert zwischen 88, 82 und 33 % für G1, G2 und G3-Neoplasien (Begum et al. 2010, 2014b). Nach Hallet et al. (2015) sind das männliche Geschlecht und ein fortgeschrittenes Alter ebenfalls als Risikofaktoren für ein schlechteres Überleben zu werten.

Prognose relevante Faktoren:
- **Primärtumorlokalisation**
- **Tumorgrading (Ki-67 %-basiert)**
- **TNM-Stadium**
- **Männliches Geschlecht**
- **Alter**

Trotz fortgeschrittener Metastasierung ist bei gut differenzierten NET ein langes Überleben möglich. Von daher sind die Risiken und Komplikationen ausgedehnter Operationen gegen mögliche Lokalkomplikationen durch den Tumor im Langzeitverlauf abzuwägen. Zystische Neoplasien des Pankreas, hinter denen sich gut differenzierte NET verbergen können, kommen bei den über 70-Jährigen in ca. 10 % der Fälle vor und bedürfen einer besonders kritischen Betrachtung bezüglich der Notwendigkeit einer operativen Therapie.

20.2 Nicht-chirurgische Therapieoptionen

Die Therapie der gut differenzierten NET mit Somatostatinrezeptoranaloga, auch unter dem Begriff „Biotherapie" bekannt (Octreotid, Firma Novartis oder Lanreotid, Firma Ipsen, beide als Monats-Depot-Injektion verfügbar), wurde früher nur zur symptomatischen Therapie des Karzinoidsyndroms bei Midgut-Tumoren eingesetzt. In 2 Placebo-kontrollierten, randomisierten Studien konnte ein tumorstatischer Effekt mit Stabilisierung der Krankheit in bis zu 60 % nachgewiesen werden (Rinke et al. 2009, Caplin et al. 2015). Eine dieser Substanzen wurde jetzt auch für die funktionell nicht aktiven Tumore des Gastrointestinaltraktes, d. h. des Pankreas, Midguts und CUP zugelassen (Lanreotide, Firma Ipsen). Die Biotherapie stellt eine einfache und nebenwirkungsarme Therapieoption bei gut differenzierten NET dar. Die Therapie mit Interferon fällt auch unter die Biotherapie und kann in Einzelfällen sinnvoll sein.

Die Peptid-Radiorezeptortherapie als nuklearmedizinisches Verfahren ist für gut differenzierte NET geeignet. Es dürfen keine Einschränkungen der Nierenfunktion oder des Knochenmarks vorliegen. Sie kann im Intervall als Sequenztherapie wiederholt werden und kann zur Tumorstabilisierung und in Einzelfällen zur Tumorremission führen. Auf dem Gebiet der molekularzielgerichteten Therapie sind 2 Substanzen für die Therapie der gut differenzierten pankreatischen NET zugelassen: der mTor-Inhibitor Everolimus und der Tyrosin-Multikinase-Inhibitor Sunitinib (Yao et al. 2011, Raymond et al. 2011).

Die Ergebnisse der Radian-4 Studie (Yao et al. 2016) zeigen erstmalig einen Benefit für Everolimus auch bei den gut differenzierten Midgut- und Lungen-NEN und stellen damit eine Erweiterung der systemischen Antitumortherapie bei Entitäten dar, die ansonsten nicht Chemotherapie-sensitiv sind. Bei gut differenzierten, pankreatischen NET ist die Chemotherapie mit Streptozotocin/5-FU oder Doxocyclin seit den Achtzigerjahren etabliert und kann eine Tumorstabilisierung erzielen (Dilz et al. 2015). Gut differenzierte NET anderer Lokalisationen als dem Pankreas sind kaum geeignet für Chemotherapien.

Gering differenzierte, neuroendokrine Karzinome (NEC, G3, Ki-67>20 %) werden unabhängig vom Primariussitz mit platinhaltigen Regimen ähnlich den kleinzelligen Karzinomen therapiert. In Einzelfällen können hier komplette Tumorremissionen erzielt werden.

Tipp

Die Biotherapie mit Somatostatinrezeptoranaloga war bisher nur zur Symptomtherapie des Karzinoidsyndroms zugelassen und hat jetzt eine Erweiterung der Indikation als Antitumortherapie erfahren. Damit steht eine nebenwirkungsarme Systemtherapie mit tumorstabilisierendem Effekt zur Verfügung, so dass die operative Therapie bei Vorliegen von Fernmetastasen umso kritischer zu hinterfragen ist.

- **Biotherapie mit Somatostatinrezeptoranaloga auch tumorstabilisierend**
- **Peptidradiorezeptortherapie in Einzelfällen auch neoadjuvant**
- **Pankreatische NET für Chemotherapie (Streptozotocin-basiert) geeignet**

20.3 Organspezifische Aspekte

- **Ösophagus**
  Fast immer zeigen sich gering differenzierte neuroendokrine Karzinome (Ki-67>20 %) bei älteren Patienten, oft sind sie gemischt endokrin-exokrin. Im lokalisierten Tumorstadium gibt es eine Einzelfallerfahrung mit möglicher Heilung nach operativer Resektion.
- **Magen**
  Typ I: Bei der chronisch-atrophischen Gastritis sieht man gut differenzierte, multiple, kleine Tumoren. In der Regel erfolgt die endoskopische Abtragung mit endoskopischen Verlaufskontrollen.
- Typ II: Bei MEN-1, gut differenziert, erfolgt eine endoskopische Abtragung oder Magenteilresektion
- Typ III: Sporadische, neuroendokrine Karzinome werden mittels radikaler Operation therapiert.
- **Gastrinom**
  Primarius findet sich im Duodenum, Pankreas oder distaler Magen, häufig sind LK-Metastasen; Enukleation ist in Einzelfällen möglich mit LAD, es besteht aber ein hohes Rezidivrisiko. Die Therapie des sporadischen Gastrinoms erfolgt mit klassischem Whipple (unter Mitnahme des Gastrinomdreiecks), eine gute symptomatische Therapie wird mit Protonenpumpenhemmer erreicht.
- **Pankreas**
  Hormoninaktive Tumore, die kleiner sind als 2 cm können bei fehlendem Hinweis auf Lymphknotenmetastasen beobachtet werden (wait-and-watch-Strategie).
- **Dünndarm**
  Häufig zeigen sich multiple, kleine Primärtumore mit großen Lymphknotenmetastasen. Die Dünndarmsegmentresektion erfolgt mittels Lymphadenektomie, um lokale Komplikationen zu vermeiden, in Einzelfällen ist auch die Peritoneumektomie zu erwägen, cave: bei Diarrhöen nach Rechtshemikolektomie und ausgedehnten Dünndarmresektionen an relative Laktoseintoleranz, bakterielle Fehlbesiedlung, Gallensäureverlust oder relatives Kurzdarmsyndrom denken. Bei Kurzdarmsyndrom sollten Malabsorption und Einschränkung der Nierenfunktion beachtet werden.
- **Appendix**
  Bis 1 cm große, basisferne Tumoren ohne Mesenterium-Infiltration sind mit einer Appendektomie geheilt und brauchen keine Nachsorge, sonst muss eine Hemikolektomie erfolgen.
- **Kolon**
  Meistens sind aggressive Karzinome mit schlechter Prognose zu sehen, die operative Therapie erfolgt wie beim kolorektalen Karzinom
- **Rektum**
  Kleine, gut differenzierte NET werden mit einer endoskopischen Abtragung therapiert, mit endoskopischer Nachsorge (bis 1 cm keine Invasion der Muscularis propria). Die Therapie größerer Tumore erfolgt wie beim Rektumkarzinom.

Parakrine Effekte des Serotonins wie die Desmoidreaktion mit konsekutiver Mesenteriumverkürzung mit chronischen Schmerz- und Ileussymptomen können selbst im fortgeschrittenen Tumorstadium eine Primärtumorresektion der oft sehr kleinen und multiplen Dünndarm-Tumoren notwendig machen. Aufgrund des langen Überlebens auch bei Lebermetastasen sollte die Indikation zur Primärtumorresektion mit mesenterialer Lymphadenektomie bei Dünndarm-NET zur Prophylaxe von lokalen Komplikationen großzügig gestellt werden.

20.4 Studienlage

20.4.1 NET mit Lebermetastasen

Der kurative Ansatz mit Resektion des Primärtumors einschließlich der Lymphadenektomie sowie der Resektion der Lebermetastasen stellt sich in retrospektiven Auswertungen mit einem Überlebensvorteil dar (Du et al. 2015, 5-Jahres-Überlebensrate 50 % versus 35 %). Auch die NET-Registerdaten bestätigen dies (Begum et al. 2014a). Kritisch muss bemerkt werden, dass es Erfassungsbias gibt und dass die Ursachen für Nicht-OP bzw. Inoperabilität nicht erfasst werden, wie z. B. Tumordifferenzierung (gering differenziert, kleinzellig) oder schlechter Allgemeinzustand. Generell wird auch die Operation von Lebermetastasen nach den aktuellen ENET-Leitlinien nach Möglichkeit empfohlen (Steinmüller et al. 2008). Dabei werden 3 morphologische Metastasentypen bei NET unterschieden (Frilling et al. 2009), die gleichzeitig auf die therapeutischen Optionen schließen lassen: Typ-1 stellt die singuläre Lebermetastasierung dar, Typ 2 eine multiple und Typ 3 die diffuse Metastasierung. Chirurgische Therapieoptionen sind bei Typ 1 und eventuell bei Typ 2 Metastasierung möglich. Eine Typ-3-Metastasierung schließt die Chirurgie als Therapieoption in der Regel aus.

Watzka et al. (2015) untersuchten in einer retrospektiven Studie 204 Patienten mit Lebermetastasen verschiedener Primärtumore. Über die Hälfte der Fälle (53,9 %) waren nicht-resektabel und hatten eine 10-Jahres-Überlebensrate von 19,4 %. Im Falle einer R0-Resektion war die 10-Jahres-Überlebensrate bei 90,4 %, bei einer R1- und R2- Resektion nur noch 53,4 bzw. 51,4 %. Zum Vergleich waren die 5- und 10-Jahres-Überlebensraten im Gesamtkollektiv 77,9 % und 65,2 %. Wichtig ist hierbei, dass das Ki-67<20 % ist!

- **R0-Resektion von Lebermetastasen verbessert das Überleben in retrospektiven Analysen**
- **Bei Typ1- und Typ2-Lebermetastasierung und gut differenzierten Tumoren an OP denken**
- **Prospektiv-randomisierte Studien fehlen**

20.4.2 Pankreas-NET

Bilimoria et al. (2008) untersuchten in einer retrospektiven Studie bei 3851 Patienten aus der National Cancer Database, die an pankreatischen NET operiert wurden, die Bedeutung verschiedener prognostischer Faktoren. Für alle Patienten fanden sich 5-Jahres-Überlebensraten von 59,3 % und 10-Jahres-Überlebensraten von 37,7 %. Es zeigte sich, dass das Alter, das Tumorgrading und die Fernmetastasierung die wichtigsten unabhängigen Faktoren für das Überleben waren. Einzeln betrachtet war das schlechteste Überleben für die Fernmetastasierung mit 35,7 %, für das Grading-abhängige mit 50,9 % und das Beste für das Alter mit 76,7 % zu finden. Die Autoren haben aus dieser Untersuchung einen Prognose-Score entwickelt, um das Outcome nach pankreatischen Operationen bei NET abschätzen zu können und eine Hilfestellung für eine eventuell weiterführende Therapie zur Hand zu haben.

20.4.3 Pankreas NET- lokal begrenzt, funktionell inaktiv

Nach Toste et al. (2013) finden sich bei funktionell inaktiven pankreatischen NET unter 2 cm nur in 7,4 % und bei Tumoren >2 cm in 38,5 % der Fälle LK-Metastasen. Umgekehrt ist eine präoperative Tumorgröße >2 cm in 94 % positiv prädikativ für das Vorhandensein von LK-Metastasen. Das allgemeine 5- und 10-Jahres-Überleben (n=116, alle operiert) betrug 83,9 und 72,8 %. Die 10-Jahres-Überlebensrate unterschied sich aber deutlich zwischen den nodal-positiven Patienten mit 34,1 % und den nodal-negativen Patienten mit 86,6 %. In der multivarianten Analyse waren ein negativer LK-Status (p=0,005), ein gut differenzierter Tumor (G1 und G2, p=0,033) und ein Alter unter 60 Jahren (p=0,002) mit einem besseren Überleben vergesellschaftet. Die Autoren schlussfolgern daraus, dass bei Tumoren unter 2 cm engmaschige Verlaufskontrollen oder parenchymsparende Resektionen angebracht sind. Dem ist die hohe Morbidität mit bis zu 46 % bei den operierten Patienten gegenüberzustellen (vor allem Pankreasfisteln, Lee et al. 2012).

Eine andere Arbeit aus der National Cancer Database (n=380) vergleicht die operative Therapie (81 %) gegen die Beobachtung (19 %) und widerlegt die Schlussfolgerung der zuvor genannten Arbeit. Das 5-Jahres-Überleben ist in der operierten Gruppe 82,2 % versus 34,3 % in der Beobachtungsgruppe (p<0,0001). In der multivariaten Analyse finden die Autoren hier einen Überlebensvorteil für die operative Resektion bei funktionell inaktiven pankreatischen NET bis zu 2 cm, unabhängig vom Alter, Komorbiditäten und Tumorgrading (Sharpe et al. 2015). Lee et al. (2012) verglichen ebenfalls pankreatische, funktionell inaktive NET bis 2 cm, die operiert wurden (n=56, mittleres Alter 67 Jahre) mit nicht-operierten Patienten (n=77, mittleres Alter 60 Jahre) und fanden in beiden Gruppen im mittleren Beobachtungszeitraum von 45 bzw. 52 Monaten weder einen Tumorprogress noch tumorspezifisch Verstorbene. Die Morbidität in der operierten Gruppe betrug 46 %, davon hatte mehr als die Hälfte eine Pankreasfistel. Auch diese Autorengruppe schlussfolgert, dass die engmaschige Beobachtung eine alternative Möglichkeit ist.

20.4.4 Pankreas-NET mit Lebermetastasen - funktionell inaktiv

Das mittlere Überleben bei Patienten mit Lebermetastasen, die chirurgisch therapiert wurden, wird mit 75 % bis 59 % für 5 Jahre und 45 % und 60 % für 10 Jahre angegeben (Plöckinger et al. 2009). Nach Cusati et al. (2012) wird das tumorfreie 1- und 5-Jahres-Überleben für R0-resezierte Patienten mit 54 % und 11 % und für Patienten mit Tumordebulking (>90 %) mit 58 % und 4 % angegeben. Angesichts der guten mittleren Überlebenszeiten für alle Patienten und der hohen Rezidivraten selbst nach R0-Resektion muss eine Operation bei vorhandenen Lebermetastasen sehr kritisch hinterfragt werden.

20.4.5 Dünndarm-NET mit Lebermetastasen

Die Lebermetastasenresektion bei Dünndarm-NET als Palliativmaßnahme zur Symptomreduktion (Debulking, Tumormassenreduktion um 90 %) ist angesichts der vorhandenen medikamentösen Optionen heute sehr selten indiziert. Ob die Resektion der Lebermetastasen das Überleben verlängert, konnte in den wenigen retrospektiven Studien nicht gezeigt werden. Prospektiv randomisierte Studien mit entsprechend langen Beobachtungszeiten fehlen. Norlen et al. (2013) verglichen in einer matched-pair Untersuchung an Lebermetastasen resezierte (OP oder Radiofrequenzablation – RFA) Patienten mit nicht-operativ oder ablativ therapierten Patienten. Das 5-Jahres-Gesamtüberleben lag in beiden Gruppen bei 74 % (p=0,869) und das tumorspezifische Überleben bei 74 % und 78 % (p=1,0). Die Rate der Tumorprogresse war in der konservativen Gruppe signifikant höher mit 44 % versus 11 % in der operativ oder ablativ therapierten Gruppe (p<0,001). Zusammenfassend kann sich aus der Literatur kein klarer Überlebensvorteil für die Lebermetastasenresektion bei Dünndarm-NET ableiten lassen, so dass die Indikation beim alten Menschen individuell und unter strenger Beachtung der Komplikationsmöglichkeiten gestellt werden muss (Hellman et al. 2002, Partensky et al. 1990).

20.4.6 NET/NEC – unklarer Primarius (CUP-Syndrom)

Neoplasien mit unklarem Primarius, auch als CUP-Syndrom (Carcinoma of unknown primary) bekannt, kommen unabhängig von der Histologie häufiger bei älteren Menschen vor (Pavlidis 2007, Begum et al. 2014a, 2015). So liegt das mediane Alter im eigenen Patientengut für alle NEN bei 59 Jahren, für die Untergruppe der NEN-CUP liegt sie bei 69 Jahren. Die Frage, die sich stellt, ist die Sinnhaftigkeit der Metastasenresektion solange ein potenzieller Streuherd in Form eines nicht detektierbaren Primärherds bestehen bleibt. Die Therapie des CUP-Syndroms bei nicht-neuroendokriner Differenzierung (Adenokarzinom, Plattenepithelkarzinom) erfolgt hauptsächlich mit Platin-haltigen Chemotherapie-Regimen, wobei sich das mediane Überleben mit 12–14 Monaten in den letzten Jahrzehnten kaum verändert hat. Etwa 10 % der CUP sind neuroendokrin differenziert, ein Großteil davon gering-differenzierte, großzellige oder kleinzellige Karzinome, die ebenfalls von der klassischen, platinhaltigen Chemotherapie profitieren. Laut

Literatur soll es in 10–20 % dieser Fälle sogar zu einer Heilung kommen, was aus eigener Erfahrung bei 5 % gesehen wurde. Bei den verbleibenden gut differenzierten neuroendokrinen Tumoren (G1 und G2-Tumoren, Ki-67<20 %) mit unklarem Primarius gibt es keine guten Therapieoptionen, da die Chemotherapien kaum wirken und alle anderen Optionen allenfalls eine Tumorstabilisierung erreichen. In einer eigenen, retrospektiven Untersuchung wurden 20/38 der NEN-CUP mit abdomineller Metastasierung operiert. Bei 10 dieser Patienten konnte ein Primärtumor detektiert werden (8× im Dünndarm und 2× im Pankreas) und in 7 Fällen sogar eine R0-Resektion erzielt werden. In der multivariaten Analyse stellten sich nur die chirurgische Resektion und ein schlechter WHO-Performace-Score als unabhängige Risikofaktoren für das Überleben dar, während in der univariaten Analyse durchaus das Alter, das Tumorgrading und Tumorstadium sowie die Anzahl der Metastasenorte einen Effekt hatten.

Schlussfolgernd sollte die chirurgische Exploration bei gut differenzierten neuroendokrinen Tumoren mit unklarem Primarius und abdomineller Metastasierung als wichtige diagnostische und therapeutische Option mit potenzieller Kuration im Therapiealgorithmus bedacht werden. Insbesondere profitieren Patienten im guten Allgemeinzustand bei gut differenzierten NET davon (Begum et al. 2014a).

- **CUP-Syndrom häufiger bei älteren Menschen**
- **NEN-CUP haben ein besseres Überleben als CUP anderer Histologie**
- **Chirurgische Exploration bei gut differenzierten neuroendokrinen CUP!**
- **Heilung durch Operation möglich**
- **Heilung bei den gering-differenzierten NEC-CUP durch CTX in Einzelfällen möglich**
- **CUP-Syndrom bei NEN nicht nur Domäne der Onkologen!**

20.4.7 Neuroendokrine Karzinome (NEC)

Die Therapie der schlecht differenzierten neuroendokrinen Karzinome (NEC, Ki-67>20 %, G3) unabhängig vom Primarius ist in der Regel eine Domäne der Chemotherapie. Dabei scheint der Verlauf bei großzelligen NEC günstiger zu sein als bei kleinzelligen NEC und sollte beachtet werden. Komplette Remissionen nach einer Chemotherapie sind möglich und werden in ca. 10 % beschrieben. Bei kurzen Remissionszeiten und hohem Rezidivrisiko kann die chirurgische Therapie bei lokalisierten NEC durchaus einen Stellenwert haben und eine Heilung in Einzelfällen ermöglichen (Shafqat et al. 2015).

20.5 Konsequenzen für die Indikationsstellung

Abhängig vom Sitz des Primärtumors sind operationsbedingte Komplikationen und funktionelle Störungen abzuwägen gegen lokale Komplikationen, die durch einen Tumorprogress zu erwarten sind. Bei den funktionell aktiven NET können die systemischen Wirkungen der Hormonsekretion nicht nur zu einer Einschränkung der Lebensqualität, sondern auch der Überlebenszeit führen: so kann eine Rechtsherzfibrose („Carcinoid heart disease") durch das Serotonin bei vorhandenen Lebermetastasen zu einer interventionspflichtigen Rechtsherzinsuffizienz führen und sollte auch im fortgeschrittenen Tumorstadium kardiochirurgisch behandelt werden.

Es gibt nur wenige retrospektive Studien, die einen Überlebensvorteil für die operierten Patienten zeigen. Dabei scheint weniger das Alter sondern eher der Allgemeinzustand des Patienten ein unabhängiger, Prognose-relevanter Faktor für das Überleben zu sein. Die Therapieentscheidung sollte nur in einem interdisziplinären Team individuell getroffen werden.

20.6 Persönliche Empfehlungen

Literatur zur chirurgischen Therapie von NET gibt es bisher nur in Form von retrospektiven Studien mit unterschiedlichen Zielkriterien und heterogenen Gruppen (Fendrich et al. 2006; Hellman et al. 2002).

Randomisiert-kontrollierte, prospektive Studien sind dringend notwendig, um die Bedeutung der Chirurgie bei fortgeschritten metastasierten Patienten zu belegen. Daran bestehen wenig Zweifel, nach Möglichkeit eine komplette Tumorresektion und damit

Heilung anzustreben, insbesondere bei Patienten, die unabhängig vom biologischen Alter in einem guten AZ sind. Bei Vorliegen von Fernmetastasen ist das hohe Rezidivrisiko auch nach R0-Resektionen sowie das relativ lange mittlere Überleben ohne Therapie bei den gut differenzierten NET gegen die operative Therapie mit der Primarius-abhängigen Morbidität und Mortalität abzuwägen. Bei neuroendokrinen Karzinomen ist die chirurgische Therapie eher die Ausnahme. Der Stellenwert der Debulking-Operation zur Symptombekämpfung ist bei vorhandener, potenter medikamentöser Therapie gerade bei älterem Patienten sicherlich in den Hintergrund zu schieben und allenfalls für sehr seltene, therapierefraktäre, funktionell aktive Tumore reserviert (Vipome, maligne Insulinome). Der Stellenwert der Chirurgie bei fortgeschrittener Metastasierung bleibt endgültig zu klären. Überlebensraten nach 5 Jahren zwischen 50- und 85 % und nach 10 Jahren um 46 % trotz fortgeschrittener Metastasierung lassen viel Raum für konservative Herangehensweisen im älteren Patientenkollektiv (Hallet et al. 2015). Dabei sollte das operative Risiko abhängig von der Lage des Primärtumors gegen mögliche lokale Komplikationen im Langzeitverlauf abgewogen werden. Bei Dünndarm-NET wird eine großzügige Indikationsstellung empfohlen, auch zur alleinigen Primariusresektion bei fortgeschrittener Metastasierung unter Mitnahme der Lymphabflusswege. Lokale Komplikationen durch große LK-Metastasen führen zu intestinaler Ischämie, Obstruktion, Mesenterialvenenverschluss usw. und resultieren in kaum beherrschbaren Komplikationen, die die terminale Lebensphase dieser Patienten mit großen Leiden belasten.

Daten zu älteren Patienten mit dieser seltenen Erkrankung können eigentlich nur indirekt hergeleitet werden. Die wichtigsten Fragen zu dieser Problematik sind:

1. Ist die Resektion von Lebermetastasen und anderer Fernmetastasen tumorbiologisch sinnvoll?
2. Ist die Primariusresektion im fortgeschritten metastasierten Zustand sinnvoll bezüglich der Vermeidung lokaler Komplikationen und positiver Beeinflussung der Tumorbiologie?

Aufgrund der Seltenheit und Inhomogenität dieser Tumorentität wird diese Herausforderung wahrscheinlich nur durch international agierende Fachgesellschaften gelöst werden können. Die Betrachtung des älteren Patientenkollektivs bei NET sollte dabei einer der interessanten Unterpunkte in der Konzeption zukünftiger Studien sein.

Empfehlungen für das Tumorboard

- Handelt es sich um einen G3-NEC?
- Ist es eine disseminierte Erkrankung?
- Ist eine akzeptable Lebensqualität auch ohne Operation möglich?
- Sind große, funktionelle Einschränkungen durch die Operation zu erwarten?
- Sind schwerwiegende lokale Komplikationen durch den Primärtumor oder Metastasen zu erwarten?
- Liegt eine konservativ kaum beherrschbare, funktionelle Symptomatik durch den Tumor vor?
- Scheint eine R0-Resektion möglich?
- Ist ein unmittelbarer Benefit durch ein Tumordebulking zu erwarten?

Literatur

Begum N, Bruch HP, Bürk C (2010) Chirurgische Therapie neuroendokriner Tumoren des GI-Trakts in " Rationelle Diagnostik und Therapie in der Endokrinologie" S. 239–241, Herausgeber: Deutsche Gesellschaft für Endokrinologie, Redaktion Hendrik Lehnert, 3. Auflage, 2010

Begum N, Hubold C, Buchmann I et al (2014a) Diagnostics and therapy for neuroendocrine neoplasia of an unknown primary - a plea for the open exploration. Zentralbl Chir 139(3):284–291, Epub ahead of print, doi: 1055/s-0032-1327962

Begum N, Maasberg S, Plöckinger U et al (2014b) Neuroendocrine tumours of the GI tract - data from the German NET registry. Zentralbl Chir 139 (3):276–283 Epub ahead of print, doi: 10.1055/s-0032-1315199

Begum N, Wellner U, Thorns C et al (2015) CUP Syndrome in Neuroendocrine Neoplasia: Analysis of Risk Factors and Impact of Surgical Intervention. World J Surg 39:1443–1451; DOI 10.1007/s00268-015-2963-2

Bilimoria KY, Talamonti MS, Tomlinson JS, Stewart AK et al (2008). Prognostic score predicting survival after resection of pancreatic neuroendocrine tumors: analysis of 3851 patients. Ann Surg 247(3):490–500

Caplin ME, Pavel M, Ćwikła JB et al (2014) Lanreotide in metastatic enteropancreatic neuroendocrine tumors. N Engl J Med 371(3):224–233. doi: 10.1056/NEJMoa1316158

Cusati D, Zhang L, Harmsen WS et al. (2012) Metastatic nonfunctioning pancreatic neuroendocrine carcinoma to liver: surgical treatment to liver. J Am Coll Surg; 215(1):117–124

Dilz LM, Denecke T, Steffen IG et al (2015) Streptozocin/5-fluorouracil chemotherapy is associated with durable response in patients with advanced pancreatic neuroendocrine tumours. Eur J Cancer 51(10):1253–1262. doi: 10.1016/j.ejca.2015.04.005. Epub 2015 Apr 29

Du S, Wang Z, Sang X et al (2015). Surgical resection improves the outcomeof the patients with neuroendocrine tumor liver metastases: large data from Asia. Medicine (Baltimore) 94 (2):e388. doi:10.1097/MD0000000000000388

Ekeblad S., Skogseid B, Dunder K, et al. (2008) Prognostic factors and survival in 324 patients in pancreatic endocrine tumor treated at a single institution. Clin Cancer Research. 14:7798–7803

Esposito I, Schlitter AM, Sipos B, Klöppel G (2015). Classification and malignant potential of pancreatic cystic tumors. Pathologe 36 (1):99–112

Fendrich V, Langer P, Celik I, et al (2006) An aggressive surgical approach leads to long-term survival in patients with pancreatic endocrine tumors. Ann Surg 244(6):845–851

Frilling A, Li J, Malamutmann E, et al. (2009) Treatment of liver metastases from neuroendocrine tumours in relation to the extent of hepatic disease. Br J Surg 96(2):175–184. doi: 10.1002/bjs.6468

Hallet J, Law CH, Cukier M, et al. (2015) Exploring the rising incidence of neuroendocrine tumors: a population-based analysis of epidemiology, metasttic presenteation and outcomes. Cancer 121(4):589–597

Hellman P, Lundström T, Ohrvall U, et al (2002) Effect of surgery on the outcome of midgut carcinoid disease with lymph node and liver metastases. World J Surg. 26(8):991–997

Jann H, Roll S, Couvelard A, et al. (2011) Neuroendocrine tumors of midgut and hindgut origin: tumor-node-metastasis classification determines clinical outcome. Cancer. 117(15):3332–3341. doi: 10.1002/cncr.25855

Lee LC, Grant CS, Salamao DR et al. (2012) Small, nonfunctioning, asymptomatic pancreatic neuroendocrine tumors (PNETS): role for nonoperative management. Surgery 152(6):965–974

Modlin IM, Lye KD, Kidd M et al. (2003) A 5-decade analysis of 13,715 carcinoid tumors. Cancer 97:934–959

Norlen O, Stalberg P, Zedenius J et al. (2013) Outcome after resection and radiofrequency ablation for liver metastases from small intestinal neuroendocrine tumors. Br J Surg; 100(11):1505–1514

Öberg K (2015) Neuroendocrine gastro-enteropancreatic tumors - from eminence based to evidence-based medicine - A Scandinavian view. Scand J Gastroenterol 50(6):727–739. doi: 10.3109/00365521.2015.1033001. Epub 2015 Apr 8

Panzuto F, Nasoni S, Falconi M et al. (2005) Prognostic factors and survival in endocrine tumor patients: comparison between gastrointestinal and pancreatic localization. Endocr Rel Cancer 12:1083–1092

Partensky C, Landraud R, Velecela E, et al. (1990) Resection of carcinoid tumors of the small intestine is still indicated in the presence of disseminated hepatic metastases [in French]. Ann Chir.44(1):34–38

Pavel M, Baudin E, Couvelard A, et al. (2012) ENETS Consensus Guidelines for the management of patients with liver and other distant metastases from neuroendocrine neoplasms of foregut, midgut, hindgut, and unknown primary. Neuroendocrinology. 95(2):157–176. doi: 10.1159/000335597

Pavlidis N (2007) Forty years experience of treating cancer of unknown primary. Acta Oncol 46(5):592–601

Plöckinger U, Kloeppel G, Wiedenmann B et al. (2009) The German NET-registry: an audit on the diagnosis and therapy of neuroendocrine tumors. Neuroendocrinology. 90(4):349–363. doi: 10.1159/000242109

Raymond E, Dahan L, Raoul JL et al (2011) Sunitinib malate for the treatment of pancreatic neuroendocrine tumors. N Engl J Med 364(6):501–513. doi: 10.1056/NEJMoa1003825

Rindi G, Klöppel G, Alhman H et al (2006) TNM staging of foregut (neuro)endocrine tumors: a consensus proposal including a grading system. Virchows Arch 449(4):395–401. Epub 2006 Sep 12.

Rindi G, Klöppel G, Couvelard A et al (2007) TNM staging of midgut and hindgut (neuro) endocrine tumors: a consensus proposal including a grading system. Virchows Arch 451(4):757–762. Epub 2007 Aug 3

Rinke A, Müller HH, Schade-Brittinger C, et al. (2009) Placebo-controlled, double-blind, prospective, randomized study on the effect of octreotide LAR in the control of tumor growth in patients with metastatic neuroendocrine midgut tumors: a report from the PROMID Study Group. J Clin Oncol. 27(28):4656-4663. doi: 10.1200/JCO.2009.22.8510

Shafqat H, Ali S, Salhab M et al (2015) Survival of patients with neuroendocrine carcinoma of the colon and rectum: a population –based analysis. Dis Colon Rectum 58(3):294–303

Sharpe SM, In H, Winchester DJ et al. (2015) Surgical resection provides an overall survival benefit for patients with small pancreatic neuroendocrine tumors. J Gastrointest Surg 19(1):117–123

Steinmüller T, Kianmanesh R, Falconi M, et al. (2008) Consensus guidelines for the management of patients with liver metastases from digestive (neuro)endocrine tumors: foregut, midgut, hindgut, and unknown primary. Neuroendocrinology 87(1):47–62

Toste PA, Kadera BE, Tatishchev SF et al. (2013) Nonfunctional pancreatic neuroendocrine tumors <2 cm on preoperative imaging are associated with a low incidence of nodal metastasis and an excellent overall survival. J Gastrointest Surg 17(12):2105–2113

Watzka FM, Fottner C, Miederer M, Schad A et al (2015). Surgical therapy of neuroendocrine neoplasm with hepatic metastasis: patient selection and prognosis. Langenbecks Arch Surg 400(3):349–358

Chirurgie von primären Lungentumoren bei alten Patienten

E. Palade, A. Kirschbaum

T. Keck, U.T. Hopt (Hrsg.), *Onkologische Chirurgie bei alten Patienten*,
DOI 10.1007/978-3-662-48712-9_21

Aufgrund von Limitierungen der pulmonalen und kardio-vaskulären Reserven, sowie zusätzlicher Komorbiditäten bei älteren Patienten, steigt das Risiko hinsichtlich der Morbidität und Mortalität nach Tumorresektionen der Lunge an. Durch eine umfassende Risikostratifizierung (Prüfung der kardio-pulmonalen Funktion), eine perioperative pulmonale Rehabilitation und eine schonende Operationstechnik (parenchymsparende, minimal-invasive Technik) sowie zusätzlich eine angepasste anästhesiologische und intensivmedizinische Betreuung, können vergleichbare Ergebnisse wie bei jüngeren Patienten erreicht werden.

21.1 Epidemiologie und Prognose

Das Lungenkarzinom ist die häufigste krebsassoziierte Todesursache weltweit. Bei mehr als 1,6 Mio. Menschen wurde 2008 ein Lungenkarzinom diagnostiziert (13 % aller neu diagnostizierten Malignome). 1,4 Mio. starben an der Erkrankung im gleichen Zeitraum (18 % aller tumorbedingten Todesfälle; Jemal et al. 2011). Selbst wenn eine große Anzahl beruflicher Noxen (u. a. Asbest, Arsen, ionisierende Strahlen, Kokerei-Rohgase, polyzyklische aromatische Kohlenwasserstoffe) und umweltbezogener Risikofaktoren (Radon, Kfz-Abgase aus Dieselfahrzeugen) für die Entstehung des Lungenkarzinoms identifiziert wurden, bleibt das Zigarettenrauchen mit Abstand die häufigste Ursache. Zirka 85 % aller Lungenkarzinome (90 % bei den Männern und mindestens 60 % bei den Frauen) werden dadurch verursacht (Robert Koch-Institut 2013; Huber 2011). Demzufolge besteht in einer bestimmten Bevölkerungsgruppe mit einer gewissen Latenz eine direkte Korrelation zwischen dem Rauchverhalten und dem Auftreten des Lungenkarzinoms. Mitte des letzten Jahrhunderts erreichte die Erkrankung in den entwickelten Ländern epidemische Ausmaße.

Für Deutschland wurden 2013 durch das Robert Koch-Institut die Daten des Krebsregisters 2009/2010 veröffentlicht (Robert Koch-Institut 2013). Demnach erkrankten 2010 88,5 Männer pro 100.000 Einwohner (zweithäufigste Tumorerkrankung nach Prostatakarzinom, nur marginal häufiger als das kolorektale Karzinom) an Lungenkrebs und 39,6 Frauen pro 100.000 Einwohner (dritte Stelle nach Mammakarzinom und kolorektalem Karzinom). Die Mortalität der krebsbedingten Todesfälle betrug bei den Männern 72,7 je 100.000 (erste Stelle) und 31,4 bei den Frauen (dritte Stelle) (Robert Koch-Institut 2013). Anteilig macht das Lungenkarzinom bei den Männern 25 % aller Krebstodesursachen und bei den Frauen 14 % aus (Robert Koch-Institut 2013).

Durch ein unterschiedliches Rauchverhalten, wurde seit Ende der 1980er-Jahre in Deutschland eine gegenläufige Entwicklung der Inzidenz zwischen den beiden Geschlechtern beobachtet (Robert Koch-Institut 2013). Auch wenn weiterhin deutlich mehr Männer als Frauen an einem Lungenkarzinom versterben, ist die Inzidenz und die dadurch bedingte Mortalität bei den Männern rückläufig (um etwa 20 % seit Ende der 1990er-Jahre; Robert Koch-Institut 2013; Huber 2011). Bei den Frauen, als Folge des vermehrten Zigarettenkonsums, steigt in Deutschland jedoch die Inzidenz und Mortalität nach wie vor an (um gut 30 % seit den 1990er-Jahren; Robert Koch-Institut 2013). In den USA kann seit 2003 erfreulicherweise auch bei den Frauen eine leicht rückläufige Inzidenz beobachtet werden (Kohler et al. 2011).

Laut Veröffentlichungen der STS (Society of Thoracic Surgeons) aus den USA und der ESTS (European Society of Thoracic Surgeons), sind 30–35 % der Kandidaten für eine Lungenkarzinomresektion über 70 Jahre alt (Colice et al. 2007; Brunelli et al. 2009). Wie Daten aus Nordamerika zeigten, bestand für die Prävalenz der Erkrankung eine altersabhängige Steigerung von 14/100.000 für die 40-Jährigen auf 477/100.000 Bewohner für die 70-Jährigen bei den Männern und von 16 auf 342/100.000 Bewohner für die gleichaltrigen Frauen (Brunelli et al. 2013).

Eine erste Besonderheit des Lungenkarzinoms ist die immer noch schlechte Prognose der Erkrankung mit einem hohen Mortalitäts-Inzidenz-Index von 0,89 bei den Männern und 0,81 bei den Frauen (Huber 2011). Auch die niedrige relative 5-Jahres-Überlebensrate von etwa 21 % bei Frauen und 16 % bei Männern ist ein Ausdruck dessen (Robert Koch-Institut 2013). Die Prognose der Lungenkarzinompatienten hat sich im Laufe der Zeit nicht wesentlich geändert. Der Vergleich der Langzeit-Follow-up-Daten vor und nach 1996 zeigt keinen wesentlichen

Unterschied hinsichtlich der Prognose, gleich, ob es sich um Daten aus Deutschland, den USA oder auch internationale Daten handelt. Überlebensvorteile, die auf diagnostische und therapeutische Fortschritte zurückzuführen sind, konnten nur für einzelne Subkollektive beobachtet werden (Huber 2011).

Ein weiterer wichtiger Aspekt, bedingt durch die lange Latenzzeit der Karzinogenese, ist das hohe Alter des Auftretens. Zum Zeitpunkt der Diagnosesicherung sind Männer im Median 65,7 Jahre alt und Frauen 65,0. Der Gipfel der altersspezifischen Inzidenz wird bei den Männern in der Altersklasse 80-85 Jahre erreicht, bei den Frauen etwa 5 Jahre früher (Huber 2011). Die Inzidenz der Erkrankung bei den älteren Menschen ist überproportional. Sie ist um 9,8-fache höher bei den über 65-Jährigen als bei den jüngeren Patienten und 56 % der neu diagnostizierten Patienten sind in dieser Altersgruppe (Daten aus den USA, 1998–2005). Betreffend die chirurgische Therapie liegt das mediane Alter der zur Operation vorgestellten Patienten bei über 70 Jahren (Castillo und Heerdt 2007).

Ein dritter entscheidender Faktor ist die Inhomogenität der Histologie. Die Einteilung in kleinzellige (20 %) und nicht-kleinzellige (80 %) Lungenkarzinome (Patterson et al. 2008) ist prognostisch hochrelevant, wobei auch unter den nicht-kleinzelligen Lungenkarzinomen (Adenokarzinome 38 %, Plattenepithelkarzinome 20 %, großzellige Karzinome 3 %, adeno-squamöse Karzinome, sarkomatoide Karzinome und neuroendokrine Tumoren) teilweise große prognostische Unterschiede bestehen (Travis 2011). Vor allem für Adenokarzinome kann bei Patienten mit bestimmten Mutationen (aktivierende Mutation des epidermal growth factor receptor =EGFR, eine EML4/ALK-Translokation oder eine ROS-1 Mutation) eine „targeted" Therapie einen prognostischen Vorteil bringen. Aktivierende EGFR-Mutationen zeigen eine Abhängigkeit vom Raucherstatus (Häufigkeit 6 % bei Rauchern, 15 % bei ehemalige Rauchern und 52 % bei Nichtrauchern; D´Angelo et al. 2011). Durch eine Hemmung der intrazellulären Rezeptor-Tyrosinkinase mit Hilfe sog. small molecules wie Erlotinib oder Gefitinib kann die Aktivierung des EGF-Rezeptors blockiert werden (Huber 2011). Seltener (4 % aller Adenokarzinome) kann besonders bei EGFR-Wildtyp Lungenkarzinome eine EML4/ALK-Translokation (echinoderm microtubule-associated protein like-4/anaplastic lymphoma kinase) vorliegen (Nana-Sinkam und Powell 2013) und eine effektive Therapie (57 % Ansprechrate) mit dem ALK-Inhibitor Crizotinib angeboten werden (Choi et al. 2010). Crizotinib zeigte sogar eine noch höhere Wirkung (72 % Ansprechrate) für die noch selteneren (1–2 %) ROS-1 mutierten pulmonalen Adenokarzinome (Shaw et al. 2014). Für das Plattenepithelkarzinom der Lunge konnten bis dato keine Mutationen, die eine wirksame zielgerichtete Therapie erlauben, identifiziert werden. Vielversprechend erscheint für diese Histologie ein immuntherapeutischer Ansatz zur Verstärkung der T-Zell-Immunantwort gegen die Tumorzellen. Mit dem gegen das Immun-Checkpoint-Molekül PD-1 (Programmed death 1) gerichteter Antikörper Nivolumab konnte in einer Phase-III-Studie bei bereits chemotherapierten Patienten mit einem fortgeschrittenem Plattenepithelkarzinom eine 1-Jahres-Überlebensrate von 42 % gegenüber 24 % für die Standardtherapie mit Docetaxel gezeigt werden (Brahmer et al. 2015).

Die Prognose der Patienten mit Lungenkarzinom wird außer von der Histologie von dem Tumorstadium bei Diagnosestellung als weiterem unabhängigem Faktor bestimmt. Für beide Merkmale könnte für die älteren Patienten häufiger eine prognostisch günstigere Konstellation bestehen. Wie Studien zeigten, wird in dieser Altersgruppe die Diagnose häufiger in einem früherem Stadium gestellt, okkulte Lymphknotenmetastasen sind seltener und das Verhältnis zwischen Platten- und Adenokarzinomen steht zugunsten der ersten Histologie mit einem langsameren Wachstum und niedrigerer Metastasierungstendenz (Castillo und Heerdt 2007).

Die von der IASLC basierend auf 17.726 Patientendaten berechneten 5-Jahres-Überlebensraten, zeigen in den „chirurgischen" Stadien (I–IIIA) folgende Überlebensdaten in Abhängigkeit des pathologischen Stadiums:

- IA 73 %,
- IB 58 %,
- IIA 46 %,
- IIB 36 % und
- IIIA 24 % (Goldstraw et al. 2007).

Auch andere Faktoren wie Alter, Geschlecht und Rase beeinflussen das Überleben. Analysen epidemiologischer Daten aus den USA identifizierten das männliche Geschlecht, ein fortgeschrittenes Alter und afro-amerikanische Herkunft als negative Prognosefaktoren (Brunelli et al. 2013). So liegt die 5-Jahres-Überlebensrate der >80 jährigen Patienten („very elderly") nach Resektion eines Lungenkarzinoms im Stadium I meist zwischen 50–60 % (Brunelli et al. 2013).

21.2 Patientenspezifische und organspezifische Limitierungen

21.2.1 Patientenspezifische Limitierungen

Aktuelle Leitlinien zur funktionellen kardiorespiratorischen Evaluation der Kandidaten für eine Lungenresektion (Brunelli et al. 2009, 2013) weisen darauf hin, dass das Alter allein kein Ausschlusskriterium für eine chirurgische Therapie darstellt. Da möglicherweise ein erhöhtes perioperatives Risiko vorliegt, wird eine vollständige präoperative funktionelle Evaluation für diese Patienten empfohlen (Brunelli et al. 2009, 2013).

Für die Therapieentscheidung bei älteren Patienten mit Lungenkarzinom sind folgende Aspekte zu berücksichtigen: die regressiven altersbedingten kardio-respiratorischen Veränderungen, eine Zunahme der Komorbiditäten im Alter (Castillo und Heerdt 2007), die geschätzte Lebenserwartung ohne Therapie und die Auswirkung der Therapie auf die Lebensqualität (Guerra et al. 2013). Die ersten zwei Faktoren haben ein Einfluss auf das perioperative Risiko, die letzten zwei können den Verzicht auf eine kurative Intention der Behandlung bewirken (Guerra et al. 2013). Außerdem können die Erwartung eines älteren Patienten an die Therapie andere sein als bei einem Jüngeren. Sorgfältige Überlegungen und ausführliche Gespräche mit dem Patienten und seinen Angehörigen können zu der Entscheidung führen, die kurative Behandlung zugunsten einer symptomorientierten palliativen Therapie zu ändern (Guerra et al. 2013).

Da die meisten postoperativen Komplikationen respiratorischer oder kardio-vaskulärer Natur sind, werden sie durch die altersbedingten Veränderungen dieser zwei Organsysteme verursacht.

Pulmonale Veränderungen

Eine Reihe struktureller Veränderungen des respiratorischen Systems (Atemwege, Lunge, pulmonaler Kreislauf, knöchernen Thorax und Atempumpe) treten im Alter auf und führen zu einer Reduktion der pulmonalen Reserve. Der Verlust an Alveolen, Lungenkapillaren und Elastizität bewirkt eine Verminderung der Ein-Sekunden-Kapazität (FEV1 = forciertes expiratorisches Volumen in 1 sec) und eine Vergrößerung des Residualvolumens (das in die Lunge verbliebene Luftvolumen nach einer maximalen Ausatmung) auf Kosten der Vitalkapazität (Maß für die maximalen Atemexkursionen) (Castillo und Heerdt 2007). Selbst bei Gesunden ist meist ab dem 25. Lebensjahr ein kontinuierlicher Abfall des FEV1 um ca. 30 ml/Jahr zu verzeichnen. Dieser Verlust ist bei den Männern sogar größer als bei gleichaltrigen Frauen und das Zigarettenrauchen verursacht eine zusätzliche Minderung um weitere ca. 15 ml/Jahr (Kerstjens et al. 1997; Nakamura et al. 2002). Außerdem sind im Alter die muskuläre Kraft der Atempumpe und die Ruhe-PaO2-Werte erniedrigt (Castillo und Heerdt 2007). Die normalen PaO_2-Werte können mit der Faustregel PaO_2 (mmHg)=100-(Lebensalter:2) abgeschätzt werden, eine Formel die gleichzeitig die Altersabhängigkeit des Parameters erkennen lässt (Oczenski et al. 2001). Selbst wenn bei Lungengesunden diese Veränderungen noch zu keinen Einschränkungen im Alltag führen, kann es in Stresssituationen (z. B. nach einer Lungenresektion) eher zu einer Dekompensation kommen (Castillo und Heerdt 2007). Hinzu kann das meist durch Rauchen verursachte COPD/Lungenemphysem kommen. Die Prävalenz dieser Erkrankung bei den über 60-jährigen liegt bei 10 % bei den Männern und 5 % bei den Frauen und steigt weiter mit zunehmendem Alter (Bals und Lorenz 2004).

Kardiovaskuläre Veränderungen

Eine Vielzahl an Veränderungen der Blutgefäße und des Myokards treten im Alter auf. Im Wesentlichen sind ein Anstieg des kardialen Afterloads durch ein Remodeling der arteriellen systemischen Gefäßen und insbesondere der Aorta, wie auch eine Zunahme der linksventrikulären Muskelmasse infolge der Myokardhypertrophie und Fibrose zu finden (Castillo und Heerdt 2007). Eine diastolische Relaxationsstörung, die vor allem unter Tachykardie relevant sein kann, ist die Folge (Castillo und Heerdt 2007). Sowohl die maximale Herzfrequenz als auch die kardiale Leistung nehmen im Alter ab. So gilt für die Berechnung der submaximalen Herzfrequenz (Ausbelastungsfrequenz in der Ergometrie) folgende Formel: 200-Alter (Jahre). Eine ähnliche Altersabhängigkeit besteht auch für die kardiale Höchstleistungsgrenze. In der Lebensdekade zwischen dem 20. und dem 30. Lebensjahr liegt die maximale Soll-Leistung (Watt) bei Körpergewicht (kg) × 3 für Männer und Körpergewicht (kg) × 2,5 für Frauen. Für jede weitere Dekade sind für die Berechnung der Sollwerte 10 % abzuziehen. Dass zeigt eindeutig, dass alleine durch den Alterungsprozess eine kardiale Limitierung in Stresssituationen besteht (Gulbins und Steinhausen 2003). Hinzu kommt im Alter ein häufiges Auftreten kardio-vaskulärer Erkrankungen wie arterielle Hypertonie, koronare Herzkrankheit, valvuläre Sklerosen oder Herzinsuffizienz. Sie müssen präoperativ erkannt, evaluiert und ggf. behandelt werden.

Ähnlich wie für die Evaluation der pulmonalen funktionellen Resektabilität wird auch für die kardio-vaskuläre Funktion die Vorgehensweise in den Leitlinien der ERS/ESTS und des American College of Chest Physicians (ACCP) beschrieben, auch wenn für die älteren Patienten keine gesonderten Empfehlungen formuliert sind (Brunelli et al. 2009, 2013).

Risikoabschätzung vor geplanter Lungenresektion

- Basierend auf Anamnese, körperlicher Untersuchung, Ruhe-EKG und ThRCRI (Thoracic Revised Cardiac Risk Index ▫ Tab. 21.1) wird das kardio-vaskuläre Risiko hoch oder niedrig eingestuft.
- Ein hohes Risiko liegt vor bei einer ThRCRI≥2 oder wenn eine therapiepflichtige kardiologische Erkrankung vorliegt, eine neue kardiale Problematik vermutet wird oder der Patient unfähig ist zwei Stockwerke die Treppen zu steigen. Eine nicht-invasive kardiologische Abklärung sollte die Folge sein.
- In Abhängigkeit der Befunde wird der Patient mit einer neuen (z. B. ß-Blocker, Antikoagulation, Statine) oder mit der bereits bestehende Medikation in der pulmonalen Evaluation weitergeleitet oder die Notwendigkeit einer Koronarintervention (aorto-koronarer Bypass oder perkutane koronare Intervention) wird gestellt und die Lungenoperation um mindestens 6 Wochen verschoben.
- Eine Koronarintervention wird grundsätzlich dann durchgeführt wenn die Maßnahme unabhängig von der geplanten Lungenresektion erforderlich ist. Prophylaktische Revaskularisationen reduzieren das operative Risiko nicht und alle Interventionen erfordern im Anschluss eine aggressive Thrombozytenaggregationshemmung mit entsprechender Aufschiebung der Lungenresektion.

Evaluation der funktionellen Operabilität

Vor einer geplanten Lungenresektion ist eine Abschätzung des Risikos für postoperative pulmonale und kardio-vaskuläre Komplikationen wie auch für eine dauerhafte funktionelle Einschränkung erforderlich. In Anlehnung an die von der American College of Chest Physicians 2013 publizierten Leitlinien (Brunelli et al. 2013) kann die Vorgehensweise wie folgt kurz zusammengefasst werden:

Bei Patienten mit niedrigem kardio-vaskulärem Risiko kann direkt mit der pulmonalen funktionellen Abklärung begonnen werden.

Im Mittelpunkt der pulmonalen Risikostratifizierung steht die Berechnung der ppo-Werte (ppo – predicted post-operative) für FEV1 (forciertes expiratorisches Volumen in 1 sec) und DLCO (Diffusionskapazität für Kohlenmonoxid). Diese erlauben eine Einschätzung der voraussichtlichen

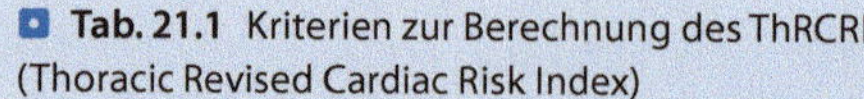

Tab. 21.1 Kriterien zur Berechnung des ThRCRI (Thoracic Revised Cardiac Risk Index)

Kriterium	Punkte
Pneumonektomie	1,5
Vorbestehende ischämische Herzkrankheit	1,5
Vorausgegangener zerebraler Insult oder TIA	1,5
Kreatinin >2 mg/dl	1

Lungenfunktion nach der Resektion. Außerdem besteht eine Korrelation zwischen diesen Parametern und der zu erwartenden postoperativen pulmonalen Morbidität. Die Berechnung der ppo-Werte erfolgt zuerst mit der „Segmentmethode", bei der rechnerisch der Anteil des zu resezierenden funktionsfähigen Lungenparenchyms ermittelt wird. Die bereits nicht funktionsfähigen Segmente (Tumorinfiltration, poststenotische Pneumonie, bullöses Lungenemphysem) werden in die Berechnung nicht mit einbezogen.

Bei grenzwertigen Ergebnissen oder bei voraussichtlicher Notwendigkeit einer Pneumonektomie wird die Berechnung der ppo-Werte anhand einer quantitativen Perfusionsszintigrafie oder alternativ einer quantitativen Computertomografie der Lunge durchgeführt. Wenn diese Parameter beide bei >60 % liegen, ist eine anatomische Lungenresektion bis zum berechneten Ausmaß (maximal Pneumonektomie) mit niedrigem Risiko und ohne die Notwendigkeit weiterer Untersuchungen möglich.

Liegt entweder das ppo-FEV1 oder das ppo-DLCO zwischen 60 % und 30 %, ist eine weitere Risikoabschätzung unter Verwendung eines Belastungstests mit niedrigem technischen Aufwand (Treppensteigen >22 m Höhenunterschied oder Gehtest >400 m) erforderlich. Eine ausreichende Belastbarkeit und gleichzeitig ein vertretbares operatives Risiko bestehen, wenn im Treppensteigen-Test mindestens 22 m Höhenunterschied bewältigt werden können oder eine Gehstrecke von über 400 m im sog. Shuttle-Walk-Test (gehen zwischen zwei Markierungen in 10 m Abstand mit einem durch ein Audiosignal bestimmten Tempo und steigender Geschwindigkeit nach jeder Minute) erreicht werden kann.

Bei einem unzureichenden Ergebnis einer dieser Belastungstests oder bei einem ppo-FEV1 oder ppo-DLCO <30 % ist eine Spiroergometrie zur Bestimmung der maximalen Sauerstoffaufnahme (VO_2max) indiziert. Bei einer maximalen O_2-Aufnahme >20 ml/kg/min oder >75 %×Soll kann von einem niedrigen operativen Risiko und einer uneingeschränkten Operabilität bis hin zur Pneumonektomie ausgegangen werden. Bei einer VO_2max<10 ml/kg/min oder <35 %×Soll dagegen besteht in der Regel eine Kontraindikation für eine anatomische Lungenresektion. Für den Bereich zwischen 10–20 ml/kg/min empfiehlt die ERS/ESTS-Leitlinie (Brunelli et al. 2009) die Berechnung der ppo-VO_2max-Werte (nach dem gleichen Verfahren wie für ppo-FEV1 oder ppo-DLCO) für die geplante Resektion. Bei einem ppo-VO_2max >10 % oder >35 %×Soll ist eine Resektion bis zum geplanten Ausmaß (Lobektomie, Bilobektomie oder Pneumonektomie) möglich. Bei Werten, die niedriger liegen, ist in der Regel von einer Lungenresektion abzusehen (Brunelli et al. 2009, 2013).

21.2.2 Organspezifische Limitierungen

Operativ-technische Limitierungen sind in der Lungenchirurgie für die älteren Patienten nicht beschrieben. Das Alterslungenemphysem verhält sich nicht anders als das bei allen COPD-/Emphysem-Patienten und die gleiche Sorgfalt in der Durchführung der Operation ist geboten. In einem systematischen Review von Chambers et al. (2010; 12 Publikationen aus 297 analysiert) konnte für beide Patientengruppen (Trenngrenze 70 Jahre) kein signifikanter Unterschied für die 30-Tage-Letalität (5,7 % <70 Jahre vs. 1,3–3,3 % >70 Jahre), die Krankenhausaufenthaltsdauer (1,3 Tage vs. 1 Tag für die video-assistierte Resektion und 4,6 vs. 4,9–5,2 Tage für die Thorakotomie) wie auch für die Lebensqualität (global QoL <70 Jahre 22,2±25,3 vs. >70 Jahre 17,6±22,9) gezeigt werden (Chambers et al. 2010). Allerdings werden bei älteren Patienten häufiger sparsamere Lungenresektionen durchgeführt (Brunelli et al. 2013). So war in der retrospektiven Auswertung von Suemitsi et al. (2009) an 364 konsekutiven Resektionen bei Patienten >70 Jahre (versus 392 Patienten <70 Jahre) der

Anteil sublobärer Lungenresektionen mit 9,1 % für die Segmentektomie und 17 % für die atypischen Resektionen versus 3,1 % bzw. 9,2 % in der Gruppe der <70-Jährigen hoch signifikant. Dies führte zu hoch signifikant kürzeren Operationszeiten (203,8±83,9 min vs. 224,3±87,2 min) und in der Folge zu geringerem Verbrauch von Narkosemitteln für die >70-jährigen Patienten (Suemitsu et al. 2009). Die häufigsten postoperativen Komplikationen scheinen Herzrhythmusstörungen (31 %) und eine persistierende Luftfistel >5 Tage (21 %) zu sein (Birim et al. 2003). Bezüglich der typischen postoperativen Komplikationen nach Lungenresektionen (Nachblutung, Pneumonie, Bronchusstumpfinsuffizienz, Chylothorax, Pleuraempyem, Atelektase) konnte in aktuellen Untersuchungen kein Nachteil für die älteren Patienten gezeigt werden. Lediglich für die persistierende Luftfistel stellten Suemitsu et al. (2009) eine signifikant höhere Inzidenz (14 % vs. 7,9 %, p=0,007) bei den >70-Jährigen fest. Als allgemeine Maßnahmen werden zur Reduktion des operativen Risikos empfohlen: Rauchkarenz am besten mit Beginn bei der Diagnosestellung, die präoperative pulmonale Rehabilitation (antiobstruktive Therapie und Atemphysiotherapie) und eine sehr frühe (schon nach 4 h) postoperative Mobilisierung der Patienten (Brunelli et al. 2013). Eine interdisziplinäre kurzfristige präoperative Rehabilitation basierend auf eine ambulante Physiotherapie (mindestens 2 Sitzungen/Woche für 2–5 Wochen) und optimierte Diät (hauptsächlich eine Supplementierung von verzweigtkettigen Aminosäuren bis 6,2 g/Tag) wurde von Harada et al. (2013) mit der konventionellen pulmonalen Rehabilitation verglichen und führte zu einer Reduktion der postoperativen Komplikationsrate (28,6 % vs. 48,3 %, p=0,2428). In die Subgruppe der Patienten mit einem höheren operativen Risiko (Charlson Comorbidity Index score ≥2) war der positive Effekt durch eine signifikant niedrigere Morbidität von 27,3 % vs. 68,8 % (p=0,0341) deutlich.

21.2.3 Konsequenzen für die Indikationsstellung

Folgende patientenspezifische und organspezifische Limitierungen können abgeleitet werden:

Risikofaktoren in der Chirurgie des Lungenkarzinoms

- Fortgeschrittenes Alter, besonders >80 Jahre
- Eingeschränkte Belastbarkeit und reduzierter Ernährungszustand
- Notwendigkeit einer Pneumonektomie oder einer erweiterten Resektion
- Chronische obstruktive Lungenerkrankung/Lungenemphysem
- Koronare Herzkrankheit, Herzinsuffizienz
- (De)kompensierte Niereninsuffizienz

Allgemein gilt, dass mit zunehmendem Alter die postoperative Morbidität und Letalität steigen. Nichtsdestoweniger haben in der Therapieentscheidung die kardio-pulmonale Funktion und die allgemeine Lebenserwartung Vorrang vor dem Alter. Eine wichtige Rolle in der Therapieentscheidung spielen die Erwartungen des Patienten an die Behandlung (Heilung vs. Erhalt der Lebensqualität).

Eine intensive perioperative Physiotherapie begleitend zu einer sorgfältig und wenig traumatisch durchgeführte Operation (möglichst niedriger Parenchymverlust und Zugangstrauma, kurze Operationsdauer) können bei den >70-jährigen durch die Reduktion des operativen Risikos zu vergleichbaren Morbiditäts- und Letalitätsraten nach Lungenresektionen führen.

Daraus leiten sich folgende Empfehlungen zur Indikation des chirurgischen Vorgehens ab:

Empfehlungen zur Indikation

- Lungenresektionen im Alter können zu einer erhöhten Morbidität und Letalität wie auch Einschränkung der Lebensqualität führen
- Sorgfältige Risikoabschätzung nach ausführlicher kardio-pulmonaler funktioneller Abklärung

- Interdisziplinäre Evaluation der Alternativen zur Resektion im Hinblick auf Morbidität, Einschränkung der Lebensqualität und Prognose
- Ausführliche Patientengespräche, Berücksichtigung der Erwartungen an die Therapie
- Vermeidung von ausgedehnten Resektionen (insbesondere Pneumonektomie), möglichst minimal-invasive Technik

21.3 Studienlage zu älteren Patienten

In aktuellen Leitlinien zur Behandlung des Lungenkarzinoms wurde festgehalten, dass das numerische Alter prinzipiell keine Kontraindikation zu einer operativen Behandlung darstellt. Vorrausetzungen für akzeptable postoperative Ergebnisse sind eine kritische Patientenauswahl und eine gute postoperative intensivmedizinische Betreuung (Liu et al. 2013). Nur 8,5 % in einem großen Patientenkollektiv von an einem Lungenkarzinom operierten Patienten waren über 80 Jahre. Die perioperative Morbidität betrug 27,7 %, bei einer Mortalität von 1,1 % (Hino et al. 2015).

21.3.1 Die chirurgische Behandlung von primären Lungenkarzinomen im Stadium I bei älteren Patienten:

Das Stadium l umfasst alle Lungenkarzinome, die kleiner als 3 cm sind, umgeben von Lungengewebe oder viszeraler Pleura ohne den endoskopischen Nachweis einer Infiltration des Lappenbronchus (Huber 2011). Bei entsprechenden kardiopulmonalen Reserven wird in der Regel zur Tumorentfernung eine Lobektomie durchgeführt. Dell'Amore konnte aber zeigen, dass prinzipiell sublobäre Resektionen (anatomische Segmentresektionen) die gleiche Mortalität und das gleiche 5-Jahres-Überleben im Vergleich zu den Lobektomien aufweisen, jedoch die Morbidität des Eingriffes deutlich niedriger ausfiel (Dell´Amore et al. 2014). Zu dem gleichen Ergebnis kamen Schuchert et al. Sie zeigten, dass anatomische Segmentresektionen bei Patienten über 80 Jahren eine geringere Morbidität und Mortalität aufwiesen. Im Stadium IB sollte jedoch ihrer Meinung nach besser eine Lobektomie erfolgen, da hierbei das krankheitsfreie Überleben besser war (Schuchert et al. 2012). Ebenfalls wiesen Okada et al. darauf hin, gerade bei den über 80-Jährigen sei zur Entfernung eines Lungentumors eine limitierte Resektion anzustreben (Okada et al. 2012). Dabei erschien das Risiko einer Operation generell vertretbar. In einer Studie von Berry- (Berry et al. 2011) waren die Risikofaktoren für postoperative Komplikationen eine Thorakotomie und eine schlechte Lungenfunktion. Demzufolge rückten in den letzten Jahren die thorakoskopischen Operationen gerade bei den Älteren in den Fokus des Interesses. War eine limitierte Resektion des Lungenkarzinoms vertretbar, so sollte sie inklusive einer mediastinalen Lymphadenektomie thorakoskopisch erfolgen (Li et al. 2015). In seiner Studie an 150 Patienten, die alle über 70 Jahre alt waren konnten Li et al. (2015) zeigen, dass eine thorakoskopische Segmentresektion gegenüber einer nichtanatomischen Keilresektion sicher durchführbar war. Wang et al. (2014) operierten 525 Patienten (Alter > 70 Jahre) videothorakoskopisch wegen eines Lungenkarzinoms. In 6,86 % der Fälle traten schwerwiegende Komplikationen auf, 1,33 % verstarben. Bei über 80-Jährigen kann im Vergleich zu den Jüngeren mit dem gleichen Erfolg thorakoskopisch operiert werden (Srisomboon et al. 2013). Port et al. (2011) wiesen in ihrer Studie nach, dass der VATS Zugang bei älteren Patienten im Stadium 1 echte Vorteile hatte: eine kürzere stationäre Behandlungsdauer und eine geringere Notwendigkeit, Rehabilitationsmaßnahmen zu ergreifen. Selbst wenn eine Klinik mit einem VATS Lobektomie Programm begann, mussten über 80-jährige Patienten nicht zwingend ausgeschlossen werden (Amer et al. 2012). Bei über 80-Jährigen kann eine thorakoskopische Lobektomie oder selbst eine Pneumonektomie ohne schwerwiegende Komplikationen durchgeführt werden (McKenna 1994). Allerdings muss die Indikation für eine Pneumonektomie bei den über 80-Jährigen eng gestellt werden. Rostad et al. (2005) werteten die Daten von 763 Patienten >70 Jahren aus. Hier zeigte sich eine erhöhte Mortalität nach Bilobektomien oder Pneumonektomien von 9 %. Neves et al. (2012) kamen zu dem gleichen Ergebnis, sie konstatierten, dass im höheren Alter Pneumonektomien und ausgedehnte Resektionen eher zu vermeiden sind. Nach Meinung von Tosato et al. (2001) sollte die Lobektomie, wenn möglich thorakoskopisch ausgeführt, der Goldstandard sein, Pneumonektomien sollten nur in Ausnahmefällen erfolgen. Suemitsu et al. (2009) konnten in ihrer Studie zeigen, dass das Langzeitüberleben älterer Patienten über 80 Jahre mit demjenigen von Jüngeren zumindest vergleichbar erschien. Bei Cerfolio und Bryant (2006) hatten die Patienten unter 45 Jahre, die an einem Lungenkarzinom litten, sogar ein schlechteres Langzeitüberleben als die Älteren: 51 % versus 62 %. Deshalb spielt das chronologische Alter für das Langzeitüberleben nach einer operativen Entfernung des Lungentumors keine wesentliche Rolle (Bryant und Cerfolio 2008). Die Operation selbst verbessert die Langzeitprognose bei Patienten >70 Jahre im Vergleich zur reinen Bestrahlung, einer medikamentösen oder keinerlei Behandlung entscheidend (Brokx et al. 2007).

Auch bei älteren Patienten steht zunächst die Operation im Mittelpunkt. Dabei sollte, wenn es technisch möglich ist, eine limitierte Resektion durchgeführt werden. Einem thorakoskopischen Vorgehen ist in jedem Falle der Vorzug zu geben. Ausgedehnte Resektionen oder Pneumonektomien sollten eher vermieden werden.

21.3.2 Adjuvante Therapie beim alten Patienten mit Lungenkarzinom

Bei jüngeren Patienten empfehlen die Leitlinien im Stadium II eine adjuvante Chemotherapie durchzuführen. Diese verbessert das Langzeitüberleben signifikant (Huber 2011). Die Erfahrungen bei älteren Patienten sind begrenzt. Einige Daten weisen aber darauf hin, dass auch bei diesem Patientenkollektiv durch eine adjuvante Chemotherapie das Langzeitüberleben verbessert wird und die Toxizitätsrate der Chemotherapie mit derjenigen bei Jüngeren vergleichbar erscheint (Cuffe et al. 2012; Pallis und Scarci 2011; Booth et al. 2010). Eine Studie von Nicastri et al. (2008) zeigte, dass gerade thorakoskopisch operierte ältere Patienten eine adjuvante Chemotherapie besser tolerierten. Diese Ergebnisse konnten Lee et al. (2011) in ihrem Patientenkollektiv bestätigen, nachdem die thorakoskopisch Operierten gegenüber den thorakotomierten Patienten ein besseres Outcome hatten. Auch hier war die Verträglichkeit der Chemotherapie bei den thorakoskopisch Operierten signifikant höher. Es wurde postuliert, dass das Immunsystem weniger durch die minimalinvasive Operation beeinträchtigt wird. Dies ist ein weiteres Argument bei älteren Patienten wann immer möglich thorakoskopisch ein Lungenkarzinom zu resezieren. Es fehlen noch prospektiv randomisierte Studien, ob eine adjuvante Chemotherapie bei Patienten >80 Jahren empfohlen werden sollte.

21.3.3 Chirurgische Behandlung von primären Lungenkarzinomen in fortgeschrittenen Stadien

Die Langzeitprognose wird durch eine neoadjuvante Chemotherapie bei den fortgeschrittenen Lungenkarzinomen (in der Regel Stadium IIIA) verbessert (Huber 2011). Cerfolio und Bryant (2006) konnten aber zeigen, dass gerade bei Älteren ein doppelt so hohes Risiko für Komplikationen nach einer neoadjuvanten Chemotherapie bestand. In einer Studie von Morandi et al. (1997), die sich mit der Altersthoraxchirurgie beschäftigte, wurden sogar ältere Patienten bei denen eine neoadjuvante Chemotherapie durchgeführt wurde, aufgrund der erhöhten Morbidität ausgeschlossen. Auch Rivera et al. (2012) kamen zu dem Schluss, dass eine neoadjuvante Chemotherapie bei älteren Patienten die perioperative Morbidität deutlich erhöht.

Wird bei den fortgeschrittenen Lungenkarzinomen an eine Operation gedacht, so ist das Risiko für perioperative Komplikationen bisher unklar (Dell'Amore et al. 2013). Ist eine Manschettenresektion zur kurativen Resektion technisch möglich, so soll dieser vor einer Pneumonektomie der Vorzug gegeben werden (Bolukbas et al. 2011).

Eine neoadjuvante Chemotherapie bei Älteren erhöht die perioperative Morbidität. Hinsichtlich einer lokal ausgedehnten Operation bei fortgeschrittenen Tumoren sollte eher Zurückhaltung geübt werden.

21.4 Mögliche chirurgisch-technische Modifikationen

Bei kleinen Lungenkarzinomen sollten limitierte Resektionen durchgeführt werden. Diese beinhalten neben nichtanatomischen Keilresektionen vor allem anatomische Segmentresektionen. Sie können auch thorakoskopisch sicher durchgeführt werden. Die thorakoskopische Technik reduziert das Trauma für die Brustwand erheblich, was zu geringeren postoperativen Schmerzen mit der Möglichkeit einer Frühmobilisation führt, die sich gerade bei den älteren Patienten positiv auswirkt (Ishida et al. 1996). Zusätzlich kann eine onkologisch adäquate Lymphadenektomie auch thorakoskopisch ohne weiteren größeren technischen Aufwand durchgeführt werden. In Zeiten der offenen Chirurgie wurde der Sinn einer radikalen mediastinalen Lymphadenektomie gerade beim älteren Patienten kritisch hinterfragt (Wang et al. 2015). Liegen die Lungenkarzinome zentraler, so sollte in jedem Fall einer Manschettenlobektomie vor einer Pneumonektomie der Vorzug gegeben werden (Bolukbas et al. 2011). Eine Pneumonektomie ist zu vermeiden, sollte aber, wenn unumgänglich, thorakoskopisch durchgeführt werden (McKenna 1994).

Die Operation eines Lungenkarzinoms wird bei älteren Patienten nicht anders als bei jüngeren Patienten durchgeführt. Ziel ist immer eine thorakoskopische Resektion der Lungenkarzinome durchzuführen, wobei möglichst Lungenparenchym-sparend vorgegangen werden sollte. Eine radikale mediastinale Lymphadenektomie ist obligat und erhöht die Morbidität der Operationen nicht.

21.5 Persönliche Empfehlungen

Die derzeitige Datenlage zeigt, dass das chronologische Alter per se keine Kontraindikation für eine Operation an der Lunge darstellt. Natürlich muss der Chirurg die in der Regel bestehenden Komorbiditäten des Patienten bei der Entscheidungsfindung zur Operation berücksichtigen. An erster Stelle stehen das persönliche Gespräch mit dem Patienten und die Einschätzung seines körperlichen Zustandes. Das individuelle perioperative Risiko für den Patienten muss besprochen werden. Die thorakoskopische Technik reduziert das Weichteiltrauma an der Brustwand und somit die Schmerzen. Sie ermöglicht eine gerade bei älteren Patienten essenzielle Frühmobilisation und sollte deshalb bei jeder Operation zumindest primär angestrebt werden. Thorakoskopische Resektionen bis hin zur Entfernung eines gesamten Lungenflügels sind möglich. Prinzipiell sollte aber, wann immer möglich und onkologisch vertretbar, zusätzlich Lungenparenchym-sparend vorgegangen werden. Da gerade ältere Patienten neoadjuvante Chemotherapien schlechter vertragen, sollte primär wann immer möglich eine Resektion des Lungenkarzinoms angestrebt werden.

Empfehlungen für das Tumorboard

Gerade bei der oft zurückhaltenden Position von Onkologen gegenüber Operationen bei älteren Patienten, muss der Chirurg im Tumorboard seinen Standpunkt pro Operation vertreten. Die folgenden Punkte sollten in der Abwägung der Entscheidung berücksichtigt werden:

- Notwendige Informationen zur Risikoabschätzung: Komorbiditäten, Lungenfunktion, ASA physical status, kardiale Erkrankungen, Niereninsuffizienz
- Indikation zur Operation: geplantes Ausmaß der Resektion, thorakoskopisches Vorgehen möglich?
- Physiologisches vs. numerisches Alter
- Klare Information des Patienten über Verschlechterung der Lebensqualität nach der Operation

Literatur

Amer K et al (2012) Is it safe to include octogenarians at the start of a video-assisted thoracic surgery lobectomy program? Eur J Cardiothorac Surg 41(2):346–352

Bals R, Lorenz J (2004) Checkliste XXL Pneumologie. 2. Auflage. Stuttgart, Thieme

Berry MF et al (2011) A model for morbidity after lung resection in octogenarians. Eur J Cardiothorac Surg 39(6):989–994

Birim O et al (2003) Lung resection for non-small-cell lung cancer in patients older than 70: mortality, morbidity, and late survival compared with the general population. Ann Thorac Surg 76(6):1796–1801

Bolukbas S, Eberlein MH, Schirren J (2011) Pneumonectomy vs. sleeve resection for non-small cell lung carcinoma in the elderly: analysis of short-term and long-term results. Thorac Cardiovasc Surg 59(3):142–147

Booth CM et al (2010) Adoption of adjuvant chemotherapy for non-small-cell lung cancer: a population-based outcomes study. J Clin Oncol 28(21):3472–3478

Brahmer J et al (2015) Nivolumab versus Docetaxel in Advanced Squamous-Cell Non-Small-Cell Lung Cancer. N Engl J Med 373(2):123–135

Brokx HA et al (2007) Surgical treatment for octogenarians with lung cancer: results from a population-based series of 124 patients. J Thorac Oncol 2(11):1013–1017

Brunelli A et al (2009) ERS/ESTS clinical guidelines on fitness for radical therapy in lung cancer patients (surgery and chemo-radiotherapy). Eur Respir J 34(1):17–41

Brunelli A et al (2013) Physiologic evaluation of the patient with lung cancer being considered for resectional surgery: Diagnosis and management of lung cancer, 3rd ed: American College of Chest Physicians evidence-based clinical practice guidelines. Chest 143(5 Suppl): e166S–90S

Bryant AS, Cerfolio RJ (2008) Differences in outcomes between younger and older patients with non-small cell lung cancer. Ann Thorac Surg 85(5):1735–1739; discussion 1739

Castillo MD, Heerdt PM (2007) Pulmonary resection in the elderly. Curr Opin Anaesthesiol 20(1):4–9

Cerfolio RJ, Bryant AS (2006) Survival and outcomes of pulmonary resection for non-small cell lung cancer in the elderly: a nested case-control study. Ann Thorac Surg 82(2):424–429; discussion 429–430

Chambers A et al (2010) In elderly patients with lung cancer is resection justified in terms of morbidity, mortality and residual quality of life? Interact Cardiovasc Thorac Surg 10(6):1015–1021

Choi YL et al (2010) EML4-ALK mutations in lung cancer that confer resistance to ALK inhibitors. N Engl J Med 363(18):1734–1739

Colice GL et al (2007) Physiologic evaluation of the patient with lung cancer being considered for resectional surgery: ACCP evidenced-based clinical practice guidelines (2nd edition). Chest 132(3 Suppl):161s–177s

Cuffe S et al (2012) Adjuvant chemotherapy for non-small-cell lung cancer in the elderly: a population-based study in Ontario, Canada. J Clin Oncol 30(15):1813–1821

D'Angelo SP et al (2011) Incidence of EGFR exon 19 deletions and L858R in tumor specimens from men and cigarette smokers with lung adenocarcinomas. J Clin Oncol 29(15):2066–2070

Dell'Amore A et al (2013) Early and long-term results of pulmonary resection for non-small-cell lung cancer in patients over 75 years of age: a multi-institutional study. Interact Cardiovasc Thorac Surg 16(3):250–256

Dell'Amore A et al (2014) Lobar and sublobar lung resection in octogenarians with early stage non-small cell lung cancer: factors affecting surgical outcomes and long-term results. Gen Thorac Cardiovasc Surg 63(4):222-230

Goldstraw P et al (2007) The IASLC Lung Cancer Staging Project: proposals for the revision of the TNM stage groupings in the forthcoming (seventh) edition of the TNM Classification of malignant tumours. J Thorac Oncol 2(8):706–714

Guerra M, Neves P, Miranda J (2013) Surgical treatment of non-small-cell lung cancer in octogenarians. Interact Cardiovasc Thorac Surg 16(5):673–680

Gulbins E, Steinhausen M (2003) Medizinische Physiologie. 5. Auflage, Ecomed, Landsberg

Harada H et al (2013) Multidisciplinary team-based approach for comprehensive preoperative pulmonary rehabilitation including intensive nutritional support for lung cancer patients. PLoS One 8(3):e59566

Hino H et al (2015) Results of Lung Cancer Surgery for Octogenarians. Ann Thorac Cardiovasc Surg 21(3):209-216

Huber RM (2011) Manual Tumore der Lunge und des Mediastinums. Zuckschwerdt, München

Ishida T et al (1996) Thoracoscopic limited resection of bronchogenic carcinoma in patients over the age of 80. Int Surg 81(3):237–240

Jemal A et al (2011) Global cancer statistics. CA Cancer J Clin 61(2): 69–90

Kerstjens HA et al (1997) Decline of FEV1 by age and smoking status: facts, figures, and fallacies. Thorax 52(9):820–827

Kohler BA et al (2011) Annual report to the nation on the status of cancer, 1975–2007, featuring tumors of the brain and other nervous system. J Natl Cancer Inst 103(9):714–736

Lee JG et al (2011) Thoracoscopic lobectomy is associated with superior compliance with adjuvant chemotherapy in lung cancer. Ann Thorac Surg 91(2):344–348

Li XC et al (2015) Different limited resection of pulmonary lobe methods under the thoracoscopy in the treatment of early nonsmall cell lung cancer occurred in the old age. Indian J Cancer 51 Suppl 2:e29–32

Liu, HC et al (2013) Surgery for elderly lung cancer. Ann Thorac Cardiovasc Surg 19(6):416–422

McKenna RJ Jr (1994) Thoracoscopic lobectomy with mediastinal sampling in 80-year-old patients. Chest 106(6):1902–1904

Morandi U et al (1997)Results of surgical resection in patients over the age of 70 years with non small-cell lung cancer. Eur J Cardiothorac Surg 11(3):432–439

Nakamura M et al (2002) [Criteria of impairment of pulmonary function using Japanese standard values]. Nihon Kokyuki Gakkai Zasshi 40(12):925–928

Nana-Sinkam SP, Powell CA (2013) Molecular biology of lung cancer: Diagnosis and management of lung cancer, 3. Auflage, American College of Chest Physicians evidence-based clinical practice guidelines. Chest 143(5 Suppl): e30S–9S

Neves PC et al (2012) Surgical treatment of non-small cell lung cancer in octogenarians – safety and prognosis. Rev Port Cir Cardiotorac Vasc 19(2):63–67

Nicastri, DG et al (2008) Thoracoscopic lobectomy: report on safety, discharge independence, pain, and chemotherapy tolerance. J Thorac Cardiovasc Surg 135(3):642–647

Oczenski W, Werba A, Andel H (2000) Atmen – Atemhilfen – Atemphysiologie und Beatmungstechnik. Wien: Blackwell Wissenschaftsverlag

Okada A, Hirono T, Watanabe T (2012) Safety and prognosis of limited surgery for octogenarians with non-small-cell lung cancer. Gen Thorac Cardiovasc Surg 60(2):97–103

Pallis AG, Scarci M (2011) Are we treating enough elderly patients with early stage non-small cell lung cancer? Lung Cancer 74(2):149–154

Patterson GA et al (2008) Pearson´s thoracic and esophageal surgery. 3. Auflage, Livingston, Philadelphia

Port JL et al (2011) Lobectomy in octogenarians with non-small cell lung cancer: ramifications of increasing life expectancy and the benefits of minimally invasive surgery. Ann Thorac Surg 92(6):1951–1957

Rivera C et al (2012) Are postoperative consequences of neoadjuvant chemotherapy for non-small cell lung cancer more severe in elderly patients? Lung Cancer 76(2):216–221

Robert Koch-Institut (2013) Krebs in Deutschland 2009/2010. 9. Auflage, Berlin

Rostad H et al (2005) Results of pulmonary resection for lung cancer in Norway, patients older than 70 years. Eur J Cardiothorac Surg 27(2):325–328

Schuchert MJ et al (2012) Influence of age and IB status after resection of node-negative non-small cell lung cancer. Ann Thorac Surg 93(3):929–35; discussion 935–936

Shaw AT et al (2014) Crizotinib in ROS1-rearranged non-small-cell lung cancer. N Engl J Med 371(21):1963–1971

Srisomboon C et al (2013) Thoracoscopic surgery for non-small-cell lung cancer: elderly vs. octogenarians. Asian Cardiovasc Thorac Ann 21(1):56–60

Suemitsu R et al (2009) The perioperative complications for elderly patients with lung cancer associated with a pulmonary resection under general anesthesia. J Thorac Oncol 4(2):193–197

Tosato F et al (2001) [Lung surgery in the elderly]. Minerva Chir 56(4):393–397

Travis WD (2011) Pathology of lung cancer. Clin Chest Med 32(4):669–92

Wang Y et al (2015) Is radical mediastinal lymphadenectomy necessary for elderly patients with clinical N-negative non-small-cell lung cancer? A single center matched-pair study. J Surg Res 193(1):435–441

Wang Z et al (2014) Factors affecting major morbidity after video-assisted thoracic surgery for lung cancer. J Surg Res 192(2):628–634

Primäre und sekundäre maligne Erkrankungen des Peritoneums bei alten Patienten

B. Rau, E. Pachmayr, W. Raue, S. Weiss

T. Keck, U.T. Hopt (Hrsg.), *Onkologische Chirurgie bei alten Patienten*,
DOI 10.1007/978-3-662-48712-9_22

Patienten mit einer primären oder sekundären malignen Erkrankung des Peritoneums haben in Abhängigkeit des Primärtumors oder der zugrunde liegenden Histologie eine gute Prognose, wenn chirurgische Therapiemaßnahmen in das Behandlungskonzept integriert werden können. Die zytoreduktive Chirurgie (CRS) hat das Ziel, makroskopisch sichtbare Tumoren nahezu komplett zu entfernen. Hierbei sind Multiorganresektionen keine Seltenheit. Es stellt sich die Frage, ob auch für ältere Patienten mit diesem Vorgehen ähnlich gute Ergebnisse erzielt werden können.

22.1 Epidemiologie und Prognose

Laut statistischem Bundesamt in Wiesbaden wird im Jahr 2060 jeder 7. Mensch in Deutschland 80 Jahre oder älter sein. Die Bevölkerungszahl wird um ca. 20 Mio. Menschen abnehmen und die Lebenserwartung steigt. Laut Statistik hat ein 75-jähriger Mensch eine Wahrscheinlichkeit, als Mann noch weitere 9,4 Jahre und als Frau weitere 11,4 Jahre zu leben (Statistisches Bundesamt 2014). Aufgrund dieser Tendenz ist es wichtig, Indikation und Therapiemöglichkeiten bei primärer oder sekundärer peritonealer maligner Erkrankung hinsichtlich der Risiken und Nutzen für den älteren Patienten abzuwägen.

In einer Recherche der Gesundheitsberichterstattung des Bundes 2015 wurden Diagnosedaten der Krankenhäuser ab dem Jahr 2000 berücksichtigt. Die Analyse der Daten nach ICD10: C48 bzw. C78.6 primärer bzw. sekundärer bösartiger Neubildungen des Retroperitoneums und des Peritoneums ergeben, dass die Anzahl der Patienten mit einer bösartigen Erkrankung des Bauchfells über die Jahre um 11 % ansteigt. Der Absolutwert im Jahr 2012 beträgt insgesamt 9175 Patienten. Bei den Patienten mit primär malignen Erkrankungen des Peritoneums sind 45 % jünger als 65 Jahre. Die Mehrzahl der Patienten (55 %) ist älter und 23 % der Patienten sind über 75 Jahre alt. Frauen entwickeln im Vergleich zu Männern doppelt so häufig eine Peritonealkarzinose. Im Alter zwischen 70 und 90 Jahren sterben die meisten Patienten, davon 1/3 mehr Frauen, an den Ursachen dieser Erkrankung (Statistisches Bundesamt 2015).

22.2 Limitierungen

22.2.1 Patientenspezifische Limitierungen

Es ist selbstverständlich, dass Patienten im Alter zwischen 70 und 90 Jahren nicht mehr die körperliche Konstitution besitzen wie ein junger Mensch. Beim älteren Menschen kann die tägliche Selbstversorgung mit Einkaufen und sozialer Einbindung sowie Kommunikation mit der Umgebung deutlich abnehmen. Die Spanne zwischen guter und schlechter Fitness und Vigilanz wird mit zunehmendem Alter immer größer. Es gilt Patienten durch geeignete Untersuchungen zu selektionieren, um Therapiekonzepte den Patienten mit hohem Komplikationsrisiko zukommen zu lassen.

Empfohlene Risikoscores für ältere Patienten

- Activity of daily life (ADL)
- American Society of Anaesthesiologists (ASA)
- Brief fatigue inventory (BFI)
- Charlson comorbidity index (CCI)
- Geriatric depression scale (GDS)
- Instrumental activity of daily living (IADL)
- Mini-Mental State Examination (MMSE)
- Mini-nutritional assessment (MNA)
- Older adults resources and services (OARS)
- Performance Status (PS)
- Patient and Nutrition-Derived Outcome Risk Assessment (PANDORA)
- Karnofsky Index (KI)

Nicht alle Scores sind allein ausreichend um einen prädiktiven Wert für eine Entscheidung zur Operation herzuleiten. Nach wie vor scheint der Performance Status im Vergleich zu den anderen Score Varianten im Risikoassessment sehr hilfreich sein. Das Alter allein ist jedoch kein Risikofaktor, um Komplikationen vorherzusagen (Suh et al. 2014).

Die Abnahme kognitiver Fähigkeiten ist ein frühes Zeichen der Demenz und geht mit einer erhöhten Mortalitätsrate einher. Die Mini-Mental

State Examination (MMSE) ist ein Instrument, mit dem kognitive Fähigkeiten gemessen werden können (▶ Übersicht). In einer 10-jährigen follow-up Studie, in die ausschließlich 85-Jährige aufgenommen wurden, starben 120 von 207 Teilnehmern (57 %). Der globale MMSE-Score für die 70 Überlebenden war signifikant höher im Vergleich zu demjenigen der Verstorbenen (Takata et al. 2014).

Mini-Mental State Examination (MMSE)

Die höchste Punktzahl ist 30 und setzt sich aus verschiedenen Items zusammen:

1. Zeitliche Orientierung
2. Örtliche Orientierung
3. Wordwiederholung
4. Zahlenkalkulation
5. Späte Wordwiederholung
6. Benennung von Objekten
7. Satzwiederholung
8. Zuhören und Anweisungen folgen
9. Lesen und durchführen der geschrieben Anweisungen
10. Einen Satz schreiben
11. Eine Figur abmalen

Schwierig ist die Differenzierung zwischen beeinträchtigten kognitiven Fähigkeiten und postoperativem Delir. Das postoperative Delir (POD) wird bei älteren Patienten zwischen 28–50 % beobachtet (Lawlor und Bush 2015) und korreliert mit verschiedenen perioperativen Variablen wie Herz-, Lungen- und Gefäßerkrankungen (Bohner et al. 2003). Das Risiko, postoperativ ein Delir zu entwickeln ist insbesondere bei älteren Patienten mit großen operativen Eingriffen erhöht (McWilliam et al. 1988).

Die Risikoeinschätzung älterer Patienten mit peritonealen Metastasen als komplexem Krankheitsbild ist ausgesprochen wichtig. Der „patient- and nutrition-derived outcome risk assessment“ (PANDORA) Score könnte hier weiterhelfen, da er einen hohen Prädiktivwert aufweist, die 30-Tage-Krankenhausletalität vorherzusagen (Hiesmayr et al. 2015).

Die Indikatoren setzten sich aus Alter, Menge der Nahrungszufuhr, Mobilität des Patienten, Flüssigkeitshaushalt, Body Mass Index, Krebserkrankung und Department Zuweisung zusammen (Hiesmayr et al. 2015).

PANDORA wurde an einer Population von 43894 Patienten zur Prädiktion der 30-Tage-Krankenhausletalität evaluiert. Die Patientengruppe erzielte einen Mittelwert von 26 bei maximal erreichbaren 75 Punkten. Die prädiktive Letalitätsrate deckte sich mit der beobachteten. Obwohl die Validierungsstudie bei zu 70 % nicht operativ hospitalisierten Patienten durchgeführt worden ist, erscheint dieser Score für eine Risikostratifikation insbesondere älterer Patienten besonders geeignet (Hiesmayr et al. 2015).

Ein weiterer wichtiger patientenspezifischer Faktor ist die Einnahme von Medikamenten. An einer geriatrisch-onkologischen Umfrage nahmen 234 Patienten teil. Das Durchschnittsalter der Beteiligten betrug 79,9 Jahre. Im Mittel haben die Patienten 9,23 verschiedene Medikamente eingenommen. Bei der Hälfte der Patienten waren die Medikamente nicht indiziert und führten zu einer erhöhten Rate an Komorbiditäten (Nightingale et al. 2015). Insbesondere wird die Niere bei multipler Medikamenteneinnahme und nephrotoxischer Chemotherapie stark belastet. Ausgeprägte Aszites-Bildung und Kachexie derangieren zusätzlich den Flüssigkeitshaushalt und führen zur weiteren Verschlechterung der Nierenfunktion. Daher sollte bei Patienten in dieser Situation die Nierenfunktion ausführlich abgeklärt werden.

Wegen der komplexen Zusammenhänge und verschiedener Einschränkungen ist eine präoperative Verbesserung durch Physiotherapie, Ernährungszusätze, Elektrolytausgleich und andere Maßnahmen nachweislich möglich, um das perioperative Risiko deutlich zu reduzieren und sollte deshalb Berücksichtigung in der Vorbereitung zur CRS finden (De et al. 2013).

Die Indikation zur CRS und HIPEC oder intraperitonealer Chemotherapie sollte nur bei Patienten mit gutem Allgemeinzustand und guter Vigilanz gestellt werden.

22.2.2 Krankheitsspezifische Limitierungen

Durch das Wachstum der Metastasen im Bauchraum und die Ausbildung von Tumorknoten kann es infolge von Verdrängungsmechanismen zu

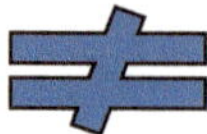

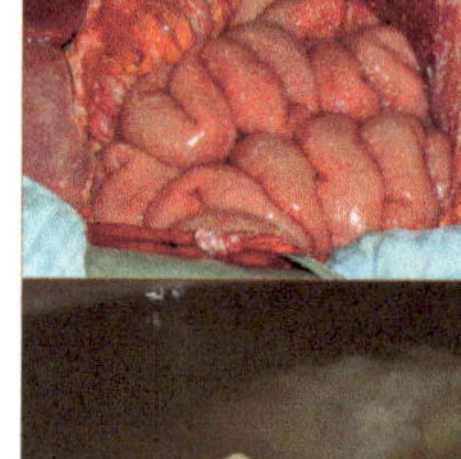

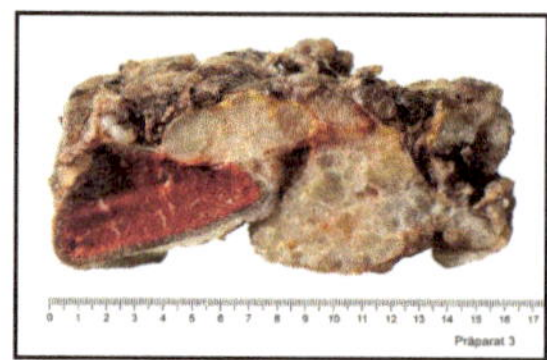

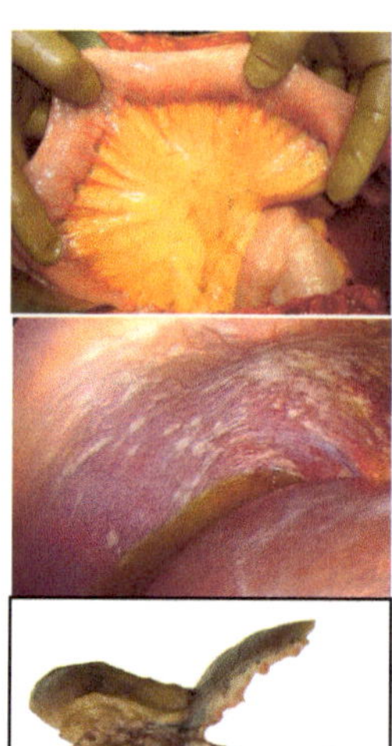

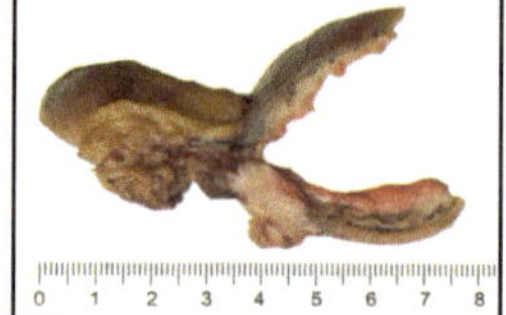

Abb. 22.1 Verschiedene morphologische Typen der peritonealen Metastasierung

massiven Funktionsstörungen der beteiligten Organe kommen. Dabei stehen vor allem der Darmverschluss (Ileus, Subileus) oder auch der Harnaufstau als Resultat einer lokalen Kompression der Harnleiter durch die Tumormasse im Vordergrund.

Eine weitere Begleiterscheinung des Tumorwachstums ist das Auftreten von Aszites, einer pathologischen Ansammlung von Flüssigkeit in der freien Bauchhöhle. Sie entsteht bei Peritonealkarzinose in ca. 10 % aller Fälle und ist Ausdruck einer gesteigerten Kapillarpermeabilität und erhöhten Lymphproduktion bzw. Lymphabflussbehinderung.

Da die peritoneale Metastasierung ganz unterschiedlich ausgeprägt sein kann (Abb. 22.1), ist es auch hier sinnvoll, anhand von geeigneten Scores Prognose und Risiko abzuschätzen.

Der meist verwendete Score für die Darstellung der Tumorlast auf dem Peritoneum sind der peritoneal carzinose index (PCI) und der peritoneal surface disease severity score (PSDSS). Der PCI wird aus verschiedenen Komponenten zusammengesetzt. 1. Durch den Durchmesser des Karzinoseherdes, der entsprechend gewichtet wird (kein Tumor sichtbar = 0; Tumorherd bis 0,5 cm = 1; Tumorherd bis 5 cm = 2 und größer 5 cm oder konfluierend = 3); 2. durch die Regionen im Bauch (insgesamt 9 Quadranten und 4 Dünndarmabschnitte). Somit kann der PCI Score bis auf eine maximale Punktzahl von 39 ansteigen, gleichbedeutend mit einer ubiquitären massiven peritonealen Metastasierung. Prognose und PCI stehen in einem direkten Zusammenhang bei allen Entitäten. Eine genaue Evaluation dieses Scores ist allerdings nur durch invasive Diagnostik wie z. B. die Staginglaparoskopie oder die explorative Laparotomie möglich. Bei Patienten mit einer peritonealen Metastasierung eines gastrointestinalen Tumors und einem PCI ab 20 sollte die Indikation zur Operation nur dann erwogen werden, wenn keine weiteren ungünstigen Faktoren vorhanden sind (Alter, Komorbidität, andere Fernmetastasen usw.; Chua et al. 2012).

Mit dem peritoneal surface disease severity score (PSDSS) lässt sich die Prognose der Patienten ebenfalls abbilden (Pelz et al. 2010; Esquivel et al. 2014a). Dadurch ist der PSDSS ein gutes Hilfsmittel gerade beim älteren Patienten die Indikation zur chirurgischen Therapie der peritonealen Metastasierung abzuwägen. Der Score setzt sich aus 3 Items zusammen: 1. klinische Symptome, 2. PCI, 3. Tumorpathologie. Die maximale Punktzahl ist 22 und mit einer schlechten Prognose assoziiert. Bei einem PSDSS von 2–3 kann bei einem Appendixkarzinom eine 100%ige 5-Jahres-Überlebensrate erwartet werden, hingegen bei einem Score von größer 10 ist die 5-Jahres-Überlebensrate unter 10 % (Esquivel et al. 2014b). Mit diesem Score konnte sowohl für das Appendixkarzinom als auch für das kolorektale Karzinom eine Stadium-abhängige Überlebenszeit gezeigt werden. Daher scheint dieser Score geeignet zu sein, die Prognose der Patienten mit einer peritonealen Metastasierung abschätzen zu können.

Der prior surgical score (PSS) ist Ausdruck des operative Ausmaßes analog der Tumorverteilung im Abdomen und misst von 0 bis 3. PSS-0 bedeutet keine chirurgische Intervention, PSS-1 zeigt an, dass in einer abdominellen Region ein Tumor entfernt wurde, PSS-2 in 2–5 Regionen und PSS-3, dass in mehr als 5 Regionen Tumoren entfernt wurden (Jacquet et al. 1998). Mit zunehmendem PSS-Score ist mit einer erhöhten Morbidität und Letalität zu rechnen.

Staging-Kriterien der peritonealen Metastasierung

- Peritonealkarzinose Index (PCI)
- Peritoneal Surface Disease Severity Score (PSDSS)
- Prior Surgical Score (PSS)

22.2.3 Organspezifische Limitierung

Das Peritoneum bzw. Bauchfell kleidet den Bauch-Innenraum mit einer serösen Haut komplett aus und sorgt durch einen Flüssigkeitsfilm für eine Verschiebbarkeit der Organe untereinander, was z. B. für die Schwangerschaft wichtig ist. Das parietale Peritoneum überzieht die Bauchwand und ist sensibel innerviert, das viszerale Peritoneum erstreckt sich über die intraabdominellen Organe. Die Aufgabe des Peritoneums besteht sowohl in der Sekretion als auch in der Absorption von abdominaler Flüssigkeit. Eine vermehrte Sezernierung führt zur Aszitesbildung. Der flächige Befall des Bauchfells mit bösartigen Tumorzellen entwickelt sich in der Regel durch Karzinome des oberen bzw. unteren Gastrointestinaltraktes. Die peritoneale Metastasierung bei Frauen wird durch das metastasierte Ovarialkarzinom dominiert. Bei ca. 10–20 % der Karzinome liegt zum Zeitpunkt der Erstdiagnose schon eine Peritonealkarzinose vor. Die Peritonealkarzinose kann ganz unterschiedlicher Natur sein und ein infiltrierendes konfluierendes Wachstumsmuster aufweisen, bis hin zu schleimigen und gut abziehbaren semimalignen Auflagerungen auf dem Peritoneum. Bislang wurde bei Patienten mit einer peritonealen Metastasierung lediglich eine palliative Therapie oder supportive Unterstützung angeboten. In der Zwischenzeit konnte für ein selektioniertes Krankengut ein operatives kombiniertes Therapiekonzept mit gutem Erfolg etabliert werden. Die Therapie zielt darauf ab, das tumortragende parietale oder viszerale Peritoneum operativ zu entfernen und anschließend die Bauchhöhle mit einer auf 41–43°C erwärmten Chemotherapie für ca. 30–90 min zu spülen.

Je nach Tumorzellaussaat kann die Tumorresektion erhebliche Ausmaße annehmen. Ziel der zytoreduktiven Chirurgie ist es, möglichst alle Tumorknoten mit dem Peritoneum zu entfernen. Das tumortragende parietale Peritoneum wird hierbei nahezu komplett entfernt, das viszerale Peritoneum wird mit dem Organ entfernt, wenn dadurch eine komplette Resektion erreicht werden kann. Das Ausmaß der Organresektionen kann von Magen und Milzresektion bis hin zum Kolonsegment oder subtotaler Kolektomie mit extraperitonealer anteriorer Rektumresektion und bei Frauen mit vorderer Beckeneviszeration einhergehen. Hierbei wird in einigen Fällen die Anlage eines Kolostoma notwendig sein. Diese ausgedehnten Resektionen sind insbesondere bei der low-grade muzinösen Andenokarzinose oder Neoplasie selbst bei maximalem PCI von 39 indiziert, um den intraabdominellen Druck zu senken und rezidivierender Aszitesbildung vorzubeugen.

Derart komplexe und große operative Eingriffe können mehrere Stunden in Anspruch nehmen. Operationszeiten von 8–10 h sind nicht selten. Schwerwiegende Komplikationen sind insbesondere bei hoher Tumorlast zu erwarten und werden mit 20–40 % angegeben (Kusamura et al. 2014; Glockzin et al. 2014). Die Aufgaben der Anästhesie sind vielfältig; insbesondere das Flüssigkeitsmanagement gerade beim älteren Patienten ist komplex, dennoch sind narkosebedingte Komplikationen beim betagten Patienten selten (Luger et al. 2014). In der gastrointestinalen Chirurgie des älteren Patienten wird immer wieder festgestellt, dass die chirurgische Komplikationsrate mit Wundheilungsstörung und Anastomoseninsuffizienz gegenüber jüngeren Patienten nicht häufiger vorkommt, allerdings beobachtet man eine höhere Anzahl kardio-pulmonaler und renaler Komplikationen (Spiliotis et al. 2014; de la Fuente et al. 2011). Wichtig erscheint, dass der betagte Patient, wenn er einer elektiven gastrointestinalen Chirurgie zugeführt wird, in einem guten körperlichen Zustand sein sollte. Ist das Erscheinungsbild des Kranken eher gebrechlich und damit der Karnofsky Index unter 80 %, was auf ca. 4,4% der Patienten zutrifft, dann besteht ein hohes Risiko ernsthafte Komplikationen zu entwickeln und daran auch zu versterben (Neuman et al. 2013).

Präoperatives Assessment älterer Patienten mit peritonealer Metastasierung

- Abklärung patientenspezifischer Limitierungen
  - Lungenfunktion
  - Kardiale Leistungsfähigkeit
  - Nierenfunktion
  - Kognitive Fähigkeiten
  - Nutritiver Status
- Diagnostische Abklärung des Primärtumors und der peritonealen Metastasierung
  - Thorax-CT, Abdomen-CT
  - Koloskopie und/oder Gastroskopie
  - Laparoskopie (PCI-Bestimmung, Biopsie der Peritonealkarzinose)
- Vorstellung im Tumorboard mit Anwesenheit von
  - Hämato-Onkologie
  - Radiologie
  - Pathologie
  - Gynäkologie
  - Psycho-Onkologie
- Präoperative Verbesserung der Limitierungen

22.3 Primär bösartige Neubildung des Retroperitoneums und des Peritoneums

Nach den erfassten Daten des statistischen Bundesamts in Wiesbaden erkranken durchschnittlich 2500 Patienten jährlich an einer primär bösartigen Neubildung des Retroperitoneums und des Peritoneums (Statistisches Bundesamt 2015). Ältere Patienten und Frauen werden häufiger befallen (▣ Abb. 22.2).

22.3.1 Mesotheliom

Epidemiologie und Prognose

Das maligne Mesotheliom ist eine hochaggressive bösartige Neubildung der serösen Schicht der Pleura, des Peritoneums, des Perikards oder der Tunica vaginalis testis (Battifora und Caughey 1994). Die Inzidenz maligner Mesotheliome nimmt seit den 1970er-Jahren stetig zu, in manchen Ländern zeigt sich jedoch jüngst eine Verlangsamung dieses Trends (Price und Ware 2009; Weill et al. 2004). Vor allem in Ländern mit Reduzierung der Asbestverwendung zeichnet sich diese Entwicklung ab. Das Maximum der Neuerkrankungsrate wird jedoch erst für 2020–2025 erwartet. (Montanaro et al. 2003; Langard 2005). Das peritoneale Mesotheliom wurde erstmals durch Miller und Wynn im Jahre 1908 beschrieben (Bridda et al. 2007). Das diffuse maligne primäre Peritonealmesotheliom (DMPM) ist eine seltene klinische Entität, allerdings ist es die häufigste primäre Neoplasie des Peritoneums. Die Inzidenz des peritonealen Mesothelioms wird mit 0,5–3/1.000.000 bei Männern und mit 0,2–2/1.000.000 bei Frauen angegeben (Scripcariu et al. 2007) (Boffetta 2007). Die jährliche Inzidenz des DMPM in den USA liegt bei ca. 300–400 Fällen (Yan et al. 2006b). Histologisch unterscheidet man den epithelialen, sarkomatösen und den gemischtförmigen Typ. Eine günstigere Prognose haben die epithelialen Mesotheliome. Die Lebenserwartung von unbehandelten oder nur mit konservativen Maßnahmen behandelten Patienten liegt beim DMPM zwischen 4 und 12 Monaten (Chua et al. 2009; Hadi et al. 2006).

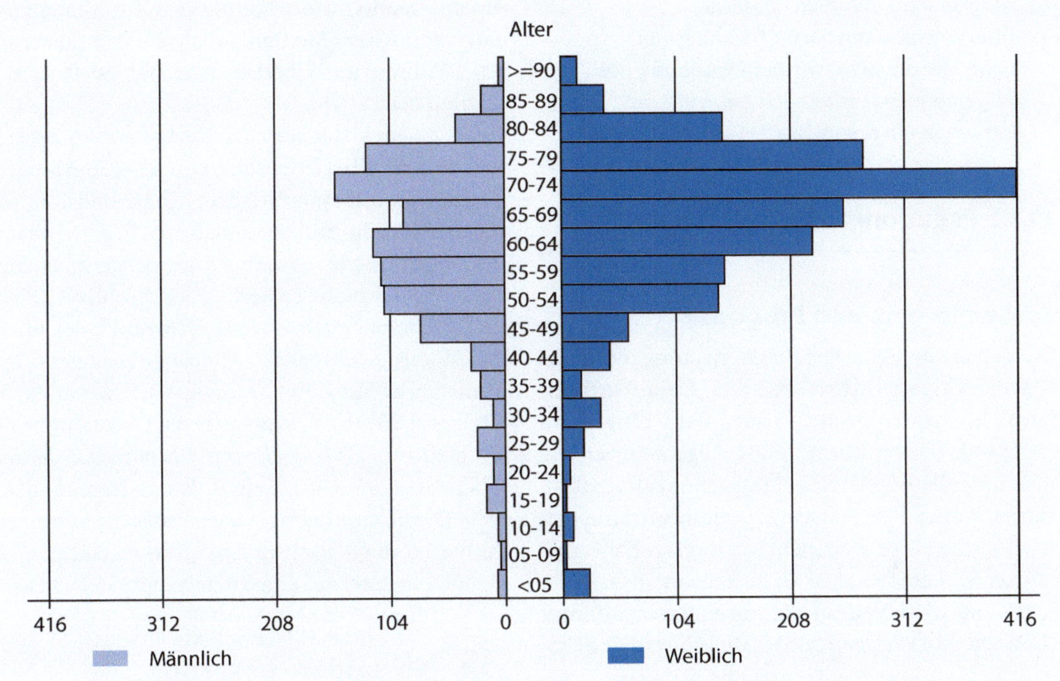

Abb. 22.2 Diagnosedaten der Krankenhäuser ab 2000 (Fälle, Berechnungs- und Belegungstage, durchschnittlich Verweildauer); Deutschland, **ICD10:** C48 bösartige Neubildung des Retroperitoneums und des Peritoneums. Nach Statistisches Bundesamt 2015

Studienlage zu älteren Patienten

Die Diagnose des peritonealen Mesothelioms wird oft spät gestellt und manifestiert sich meist 40–45 Jahre nach initialer Exposition mit Asbest (Scripcariu et al. 2007). Auch aufgrund dieser langen Latenzzeit sind diese Tumoren oft bei älteren Patienten zu finden. Frauen zeigen eine bessere Prognose bei DPMP im Vergleich zu Männern. Hier scheint die höhere Asbestexposition bei Männern eine Rolle zu spielen, neuere Studien zeigen jedoch auch günstigere histopathologische Eigenschaften, sodass auch dies zur besseren Prognose weiblicher Patienten beitragen kann (Yan et al. 2006b; Sugarbaker et al. 2003; Welch et al. 2005). Etwa die Hälfte aller dokumentierten Fälle zeigen anamnestisch eine Asbestexposition (Ahmed et al. 2008). Die geringe Inzidenz der Erkrankung mit sukzessiv kleineren Patientenkollektiven, die Diagnosestellung im fortgeschrittenen Stadium, die diagnostische Unsicherheit bezüglich radiologischer und klinischer Manifestationen erschweren die Studienlage. Junges Alter, gutes Leistungsvermögen, abdominelle Schmerzen, normale Serumalbuminwerte sowie zytoreduktive Chirurgie und adjuvante Therapiestrategien scheinen prognostisch günstig zu sein und mit einem besseren Outcome assoziiert zu sein (Jin et al. 2015). Das häufigere Auftreten bei Männern ist gut dokumentiert, Häufigkeitsgipfel liegen hier zwischen der 5. und 7. Lebensdekade (Robinson und Lake 2005; Acherman et al. 2003). Häufig wird DMPM als Kolonkarzinom oder Ovarialkarzinom fehldiagnostiziert. Die definitive Diagnose ergibt sich oft erst aus der immunhistochemischen Gewebeuntersuchung (Manzini et al. 2010). Die kombinierte Therapie aus zytoreduktiver Chirurgie und intrabdomineller Chemotherapie (HIPEC) zeigt in verschiedenen Studien sehr gute Ergebnisse mit einem 3- bzw. 5-Jahres-Überleben von bis zu 60 bzw. 47 % (Manzini et al. 2010). Die besten Langzeitergebnisse werden nach R0-/R1-Resektion erreicht, aber auch nach R2-Resektionen werden mediane Überlebenszeiten von 16 Monaten erzielt (Votanopoulos et al. 2012).

Aufgrund der deutlich besseren Überlebenszeiten nach CRS und HIPEC beim Mesotheliom wird in Abwägung des Allgemeinzustandes auch beim älteren Patienten ein operativer Eingriff empfohlen.

22.3.2 Pseudomyxom

Epidemiologie und Prognose

Die genaue Inzidenz des Pseudomyxoma peritonei (PMP) ist nicht gesichert schätzungsweise wird eine jährliche Inzidenz von 1–3 auf 1 Mio. Einwohner angegeben (Smeenk et al. 2008). Allgemein versteht man unter dem PMP eine intraperitoneale, makroskopisch muzinöse Masse mit peritonealen Implantaten – mit mikroskopischem Nachweis variabel zellreicher Schleimseen. Das Ursprungsorgan ist in der Regel – auch bei Frauen – die Appendix vermiformis (Ronnett und Seidman 2003). Meist liegt hier histopathologisch eine niedrigmaligne Neoplasie (low-grade adeno-muzinöse Neoplasie LAMN) oder ein muzinöses Adenokarzinom (muzinöse Adenokarzinose MACA) der Appendix mit Wandperforation vor. Die Entfernung und pathologische Untersuchung der Appendix vermiformis ist bei Vorliegen eines PMP obligat (Reu et al. 2012).

Studienlage zu älteren Patienten

Im Rahmen einer internationalen Registerstudie wurden retrospektiv von 1993 bis 2011 insgesamt 2298 Patienten mit einem Pseudomyxoma peritonei, ausgehend von einer muzinösen Neoplasie der Appendix in einer gemeinsamen Datenbank dokumentiert. Insgesamt waren 42 % der Patienten älter als 53 Jahre. Schwerwiegende postoperative Komplikationen wurden mit 24 % angegeben. Die postoperative Letalität betrug 2 %. Komplikationsfördernde Faktoren waren das Geschlecht (Männer hatten signifikant mehr Komplikationen als Frauen, 26 % vs. 24 % p=0,015), ein PSS-Score von 3 (36 %) vs. PSS-Score von 0–2 (28 %) p=0,004) und der PCI. Das Alter spielte keine Rolle.

Auch scheint beim PMP die Überlebenszeit nach ausgedehnter zytoreduktiver Chirurgie durch die Altersgruppen nicht negativ beeinflusst zu werden. In einer univariaten Analyse von 104 Patienten mit einem Pseudomyxom konnte kein Zusammenhang zwischen Alter (Median 54 Jahre – Altersbereich: 24–76 Jahren) und Überlebenszeit hergestellt werden (Baratti et al. 2008).

In einem systematischen Review von 10 Zentren wurde eine Überlebenszeit von 51–156 Monaten beobachtet mit einer 5-Jahres-Überlebensrate von 63-100 %. Aufgrund der exzellenten Ergebnisse und der langen Überlebenszeiten sowie der geringen Inzidenz ist es sehr schwer Studien durchzuführen. Sinnvoll erscheint eine frühzeitig zytoreduktive Chirurgie. Abwarten und Salvage-Chirurgie bedeutet frühes Tumorrezidiv bzw. Tumorprogress (Chua et al. 2010a; Chua et al. 2011b). Andererseits: das Debulking bringt ein medianes Überleben von 78 Monaten, 5-Jahres-Überleben von 69 % und ein 10-Jahres-Überleben von 39 %. Daher kann beim betagten Patienten oder einem Patienten mit schweren Begleiterkrankungen ein Debulking durchaus eine Therapieoption darstellen.

22.4 Sekundäre bösartige Neubildung des Retroperitoneums und des Peritoneums

Die chirurgische Behandlung maligner peritonealer Metastasen hat sich im Laufe der letzten 30 Jahre entwickelt und wurde maßgeblich durch Sugarbaker entwickelt und propagiert. Im Mittelpunkt stehen die muzinösen peritonealen Metastasen ausgehend vom Ovar und der Appendix, die meist das gesamte parietale Peritoneum befallen. Peritoneale Metastasen gastro-intestinaler Karzinome, die vom Magen, Kolon oder Rektum ausgehen, sind mit einer äußerst schlechten Lebenserwartung verbunden. Hier wird nur in ausgewählten Fällen mit isoliertem Befall eine chirurgische Resektion indiziert sein.

22.4.1 Peritoneale Metastasierung beim Appendixkarzinom

Epidemiologie und Prognose

Das Appendixkarzinom ist eine seltene Erkrankung und zirka 0,12 von 100.000 Einwohnern erkranken pro Jahr an diesem Tumor. Das mittlere Alter zum Zeitpunkt der Erkrankung beträgt 58 Jahre. Das

Appendixkarzinom lässt sich in mehrere Subgruppen unterteilen. Von 2000 bis 2009 wurden in der SEER Datenbank 4765 Appendixkarzinome dokumentiert. Die muzinösen Appendixkarzinome waren mit 38 % die größte Gruppe, gefolgt von den Karzinoiden mit 28 %, den Adenokarzinomen mit 27 % und den siegelringzelligen Karzinomen der Appendix mit 7 % (Marmor et al. 2015). Die Tumorerkrankung war in 39 % auf die Appendix begrenzt. In 35 % bestand eine disseminierte Erkrankung mit peritonealer Aussaat. Sowohl die muzinösen Adenokarzinome als auch die siegelringzelligen Karzinome der Appendix zeigten mit 51 % bzw. 60 % häufiger eine peritoneale Metastasierung, bei Älteren häufiger im Vergleich zu Patienten unter 40 Jahren (Marmor et al. 2015).

Muzinöse Tumoren mit meist azellulärem Schleim, die auf den linken unteren abdominellen Quadranten (pT4a) beschränkt bleiben, haben eine deutlich bessere Prognose als die Appendixkarzinome, deren muzinöse peritoneale Ausbreitung diese Region nicht mehr respektiert (pM1a) und bei denen epitheliale Zellen im Schleim nachweisbar sind (Panarelli und Yantiss 2011). Sie haben im Vergleich zu den anderen Tumoren der Appendix eine gute Langzeitprognose mit 60 % 5-Jahres-Gesamtüberlebensrate. Negative prognostische Faktoren sind hauptsächlich das fortgeschrittene Alter des Patienten und die peritoneale Metastasierung (Marmor et al. 2015). Als Ausdruck für eine große Tumorlast ist ein PCI >20 ebenfalls ein negativer Prädiktor für die Tumorrezidiventwicklung und das Langzeitüberleben. (Jimenez et al. 2014).

Studienlage zu älteren Patienten

Klinische Parameter wie ein Alter über 53 Jahre, ein langes Intervall vom Zeitpunkt der Diagnose bis zur zytoreduktiven Therapie, schwerwiegende postoperative Komplikationen und das Debulking (mit inkompletter Tumorresektion) sind beim low-grade muzinösen Appendixkarzinom mit einer schlechteren Prognose assoziiert. Beim high-grade PMP sind im Wesentlichen der PCI und die inkomplette Tumorresektion von Prognose-relevanter Bedeutung (Jimenez et al. 2014; Chua et al. 2011a; Moran et al. 2015).

In einer überregionalen Datenbank wurden 1888 Patienten mit einem Appendixkarzinom analysiert. Das Intervall zwischen Diagnosestellung und CRS lag bei 13 % der Patienten deutlich über 2 Jahren, 16 % erhielten bis zum Zeitpunkt der Zytoreduktion eine systemische Chemotherapie. Trotz eines hohen Anteils (31 %) von Patienten mit einem PCI >20 konnte bei 51 % eine komplette CRS erzielt werden (Chua et al. 2012).

Sehr häufig wird beim peritoneal metastasierten Appendixkarzinom eine präoperative Chemotherapie in der Regel mit 5 FU und Oxaliplatin durchgeführt, mit dem Ziel die Tumorlast und ggf. auch Aszites zu reduzieren. Analog zum Ovarialkarzinom scheint auch beim metastasierten Appendixkarzinom keine deutliche Verbesserung durch eine präoperative Chemotherapie zu erfolgen. Die Überlebenszeit der Patienten nach einer Chemotherapie war im Vergleich zu Patienten ohne präoperative Chemotherapie schlechter (37,2 Monate vs. 50,5 Monate), wenngleich der posttherapeutische PCI in der Chemotherapiegruppe mit 19 vs. PCI 28 in der Gruppe ohne Chemotherapie deutlich geringer war. Daher wird häufig eine präoperative Chemotherapie empfohlen, um 1. die Zeit zwischen Primäreingriff und zytoreduktiver Therapie zu überbrücken und 2. eine Tumorreduktion zu bewirken. Zur klaren Empfehlung fehlen derzeit valide Daten.

Die Rate an Komplikationen blieb unberührt (Bijelic et al. 2012). Diese Ergebnisse ändern sich nicht, wenn zwischen high- und low-grade Karzinomen unterschieden wird (Blackham et al. 2014). Tumor-Grading, Lymphknotenbefall, Ergebnis nach CRS und der PCI sind unabhängige prognostische Parameter. Das Alter hat keinen prognostischen Einfluss (Milovanov et al. 2015; Randle et al. 2015). Inwiefern durch genetische Expressionsprofile der peritonealen Metastasen beim Appendixkarzinom Therapieentscheidungen getroffen werden können, bleibt abzuwarten. Derzeit hat man klare genomische Abgrenzungen zum kolorektalen Karzinom finden können (Bijelic et al. 2012). Ob diese Ergebnisse den Einsatz intraperitonealer oder systemischer Chemotherapie beeinflussen werden, bleibt abzuwarten.

Beim peritoneal metastasierten Appendixkarzinom werden durch CRS und HIPEC sehr gute Ergebnisse erzielt. Bei alten Patienten ist mit einer höheren Rate an kardio-pulmonalen Komplikationen zu rechnen.

22.4.2 Peritoneale Metastasierung beim kolorektalen Karzinom

Epidemiologie und Prognose

Das kolorektale Karzinom zählt weltweit zu den häufigsten bösartigen Erkrankungen. In Deutschland rangiert es bei Frauen hinter Brustkrebs auf Platz 2 und bei Männern hinter Prostata- und Lungenkarzinom auf Platz 3. Der Großteil der Betroffenen erkrankt dabei ab dem 70. Lebensjahr (RKI). 40 % der Patienten mit einem Kolonkarzinom sind älter als 75 Jahre. Das mediane Überleben beträgt etwa 140 Monate nach kolorektaler Resektion (Hildebrand et al. 2012).

Peritonealer Befall verschlechtert die Prognose erheblich. 30–40 % der Patienten entwickeln im Laufe ihrer Krankheitsgeschichte eine peritoneale Metastasierung (Gervais et al. 2013). Bei Resektion des kolorektalen Karzinoms weisen bereits 1,4–5 % peritoneale Metastasen auf (Thomassen et al. 2014). Mittels palliativer Chemotherapie wird ein medianes Gesamtüberleben von 12,6 Monaten erreicht. Dieses kann durch das multimodale Therapiekonzept, bestehend aus CRS und HIPEC, auf rund 32 Monate angehoben werden (Razenberg et al. 2015a). Komplikationen ereignen sich je nach Studie in 23–44 % der Fälle. Die Mortalität schwankt zwischen 2,4 und19 % (Yan et al. 2006a). Laut einer niederländischen Studie ist in den letzten Jahren der Anteil der auf diese Weise behandelten Patienten mit synchroner peritonealer Metastasierung deutlich angestiegen. Derzeit werden rund 10 % der Betroffenen mit CRS und HIPEC behandelt. Bevorzugt erhalten jüngere Patienten (<60 Jahren) diese Therapie (Razenberg et al. 2015b).

Studienlage zu älteren Patienten

Das Alter der Patienten, die mit CRS und HIPEC therapiert werden, liegt zwischen 51 und 57 Jahren (Gervais et al. 2013; Elias et al. 2010; Glehen et al. 2004). Folgende Faktoren wurden für das Überleben als prognostisch günstig ermittelt: niedriger PCI, kein Lymphknotenbefall, das Erreichen kompletter Zytoreduktion, geringes Ausmaß des peritonealen Befalls und adjuvante Chemotherapie (Gervais et al. 2013; Elias et al. 2010; Glehen et al. 2004). Derzeit nimmt die Behandlung mit CRS und HIPEC bei Patienten mit synchroner peritonealer Metastasierung beim kolorektalen Karzinom deutlich zu. 10 % aller Patienten in dieser Situation werden in dieser Weise behandelt und erreichen eine mediane Überlebenszeit von 32,4 Monaten (Razenberg et al. 2015b; Razenberg et al. 2015a)

In einer Multicenterstudie wurde der Einfluss der systemischen Therapie vor CRS und intraperitonealer Chemotherapie analysiert. Die Patienten (n=294) waren meist jünger (55 %), nur 45 % der Patienten waren älter als 60 Jahre. Die Therapie hatte bei Jüngeren im Vergleich zu den über 60-Jährigen mit 62 % vs. 38 % häufiger einen kurativen Behandlungsansatz. Bei 49 % der Patienten konnte lediglich ein palliatives Therapieziel erreicht werden. Unabhängig vom Alter konnte mittels des PSDSS-Scores eine sehr gute prognostische Einteilung erhoben werden. Patienten, die der PSDSS-IV-Gruppe zugeordnet werden konnten, hatten eine mediane Überlebenszeit von 5 Monaten in der palliativ und 31 Monate in der kurativ intendierten Therapie (Chua et al. 2011a).

Die Wahl des intraperitonealen Chemotherapeutikums ist nach wie vor in der Diskussion. Während die Franzosen Oxaliplatin für 30 min bei einer Temperatur von über 41 °C anwenden, verwendet ein Großteil anderer Anwender Mitomycin C (MMC). In einer Analyse von 539 Patienten mit peritonealer Metastasierung eines kolorektalen Karzinoms wurden beide Gruppen einander gegenübergestellt. Die Ergebnisse suggerierten, dass MMC bessere Langzeitergebnisse erreichen kann als Oxaliplatin. (Prada-Villaverde et al. 2014).

Obwohl ältere Patienten eine deutlich höhere Rate von Komorbiditäten aufweisen (85 % vs. 56 %, p<0,001), einen höheren ASA-Score haben, der stationäre Aufenthalt (sowohl auf der Intensivstation als auch auf der Normalstation) länger ist als bei den jungen Patienten (Normalstation: 24 Tage vs. 20 Tage, p<0,002 und ITS 4 vs. 2 Tage, p=0,003), entwickeln ältere Patienten genauso wenig Komplikationen und haben eine ähnlich gute Prognose wie die jüngeren Patienten (Nitsche et al. 2014; Nitsche et al. 2012).

Die stationäre Wiederaufnahme bei Patienten nach kolorektaler Chirurgie ist altersunabhängig. In einer Analyse von 33.033 Patienten wurde nach kolorektaler Chirurgie nach Gründen der Wiederaufnahme geschaut. Patienten nach langen Operationszeiten >4 h bzw. nach Chemo- oder Strahlentherapie betrug die Wiederaufnahmerate 15,5 % bzw. 15,9 %. Kardiale, pulmonale, hepatische und renale Funktionsstörungen führten regelhaft in über 14 % zur Wiederaufnahme (Kelly et al. 2015).

Ob fortgeschrittenes Alter das postoperative Outcome beeinflusst, scheint noch nicht abschließend geklärt. Multivariate Analysen ergeben laut Glehen et al. (2004), dass ein Alter unter 65 Jahren mit einer verbesserten Prognose einhergeht. Dagegen ist das Alter nach Gervais et al. (2013) und Elias et al. (2010) kein signifikanter prognostischer Faktor.

Mit dem postoperativen Outcome befasst sich auch die prospektive Studie von Klaver et al. (2012). Hier wurden ausschließlich Patienten von mindestens 70 Jahren erfasst. Das mittlere Alter lag bei 73,5 Jahren. Nach Behandlung mit CRS und HIPEC betrug das mediane Gesamtüberleben 36 Monate und das 1-Jahres-Überleben 83 %. Eine komplette Zytoreduktion wurde in 92 % der Fälle erreicht. Schwere Komplikationen traten bei 33 % der Patienten auf. Es ist bisher kein Patient verstorben. Diese Daten sind mit den Ergebnissen anderer Studien vergleichbar, die auch jüngere Patienten erfassen (Klaver et al. 2012; Yan et al. 2006a). Klaver et al. schlussfolgern daraus, dass CRS und HIPEC bei ausgewählten älteren Patienten mit einer akzeptablen postoperativen Morbidität durchgeführt werden kann.

Beim peritoneal metastasierten Kolonkarzinom wurden in verschiedenen Beobachtungsstudien mit CRS und HIPEC günstige Ergebnisse erzielt. Prinzipiell ist das Alter kein Ausschlusskriterium, um CRS und HIPEC zu indizieren. Die Ergebnisse randomisierter Studien zum Einfluss des Alters auf das Outcome stehen jedoch noch aus.

22.4.3 Peritoneale Metastasierung beim Magenkarzinom

Epidemiologie und Prognose

Laut Robert Koch-Institut (RKI) wird in Deutschland seit über 30 Jahren ein Rückgang des Magenkarzinoms verzeichnet: So erkrankten im Jahr 2004 etwa 7.800 Frauen und 11.000 Männer an Magenkrebs. Die Erkrankung machte damit allein rund 6 % aller Krebssterbefälle aus. Die relativen 5-Jahres-Überlebensraten beim Magenkrebs haben sich seit Beginn der 1980er-Jahre (22–25 %) bis 2004 auf 31 % für Frauen und 35 % für Männer verbessert. Jeder zweite Magenkrebspatient und 2 von 3 Frauen mit Magenkrebs waren älter als 70 Jahre.

Aufgrund seines regelmäßig diskreten bis asymptomatischen Krankheitsverlaufs wird das Magenkarzinom häufig erst in fortgeschrittenen Stadien diagnostiziert: Etwa 20 % der Betroffenen fallen bei Primärdiagnose bereits mit peritonealer Metastasierung auf (Gretschel et al. 2006b). Als Risikofaktoren der peritonealen Metastasierung identifizieren Kim et al. (2014) geringes Alter (≤60 Jahre) und lokal fortgeschrittenes Tumorstadium (T3/T4).

Die Klassifikation nach Lauren unterteilt Magenkarzinome in diffuse, intestinale und gemischte Typen. Der diffuse Typ neigt vermehrt zu peritonealer Metastasierung: Während hier bis zu 81 % der Patienten eine peritoneale Beteiligung aufweisen, sind es beim intestinalen Typ nur rund 38 % (Esaki et al. 1990).

Peritoneale Beteiligung verschlechtert die Prognose, die Lebenserwartung der Magenkarzinompatienten sinkt drastisch: Während das 5-Jahres-Überleben ohne peritoneale Beteiligung nach Gastrektomie etwa 37 % beträgt, sinkt es bei mikroskopisch nachweisbaren peritonealen Metastasen auf rund 24 % und mit makroskopischem Befall weiter auf 6–13 % (Liu et al. 2012; Gill et al. 2011).

Die Behandlung mit Zytoreduktion und anschließend hyperthermer intraperitonealer Chemotherapie (HIPEC) stellt für Patienten mit peritoneal metastasiertem Magenkrebs die einzige potenziell kurative Therapieoption dar. Das mediane Überleben kann durch optimale Zytoreduktion von 3 Monaten bei supportiver Basistherapie auf bis zu 15 Monate angehoben werden. Die Mortalität beträgt rund 5 %. Postoperative Komplikationen (u. a. Abszesse, Fisteln, Anastomoseninsuffizienz) ereignen sich in 21,5 % der Fälle (Gill et al. 2011).

Studienlage zu älteren Patienten

Aufgrund verbesserter Lebenserwartung in der westlichen Welt steigt auch die Rate älterer Patienten mit einem Magenkarzinom. Ungefähr 30 % der Patienten mit einem Magenkarzinom sind älter als 70 Jahre. Es ist bekannt, dass Patienten nach totaler Gastrektomie im Vergleich zu subtotaler Magenresektion eine signifikant höhere Morbidität und Letalität haben.

Tab. 22.1 Risikofaktoren älterer Patienten

Autor	Jahr	Patienten (n)	Mittleres Alter (in Jahren)	Alter als signifikanter Risikofaktor
Benizri	2013	45	Keine Angabe	nein
Yang	2011	68	50	nein
Glehen	2010	159	53,4	nein
Yang	2010	28	50	nein
Scaringi	2008	37	53,7	nein
Yonemura	2005	107	52	nein

Gretschel et al. (2006a) konnten in einem Kollektiv von 363 Patienten mit einem Magenkarzinom zeigen, dass die Patienten, die älter als 75 Jahre waren, im Vergleich zu den Jüngeren eine deutlich höhere Komplikationsrate kardiovaskulärer und pulmonaler Komplikationen entwickelten. Die Tumorrezidivrate war altersunabhängig und lag bei 30 %. Daher erscheint es gerechtfertigt, beim betagten Patienten limitierte Resektionen durchzuführen, da das karzinombedingte Überleben nicht eingeschränkt zu sein scheint.

Die einschlägige Literatur ermittelt folgende prognostische Faktoren als signifikant für eine gesteigerte Lebenserwartung bei Magenkarzinompatienten mit peritonealem Befall: synchrone Peritonealkarzinose, mindestens 6 Zyklen systemischer Chemotherapie, das Ausbleiben schwerer postoperativer Komplikationen, ein PCI ≤20 und niedriges Tumorstadium (Gilly I und II im Vergleich zu Gilly III und IV). Viele Studien zeigen eine deutlich verbesserte Prognose nach vollständiger Zytoreduktion (Yang et al. 2010; Yang et al. 2011; Glehen et al. 2010; Scaringi et al. 2008; Yonemura et al. 2010). Aszites und Malnutrition erschweren dabei das Erreichen einer kompletten Zytoreduktion (Benizri et al. 2013). In keiner der Studien ging fortgeschrittenes Alter mit einer verschlechterten Prognose einher (Tab. 22.1).

Allerdings stellen Glehen et al. (2010) eine erhöhte Rate postoperativer Komplikationen bei älteren Patienten fest: 44,7 % bei über 61-Jährigen, 23,4 % bei unter 62-Jährigen, wenngleich der Unterschied nicht signifikant war.

Um die Indikation zur CRS und HIPEC beim peritoneal metastasierten Magenkarzinom zu etablieren, sollten die Ergebnisse der verschiedenen randomisierten Studien zu diesem Thema abgewartet werden (Rau 2014).

Beim peritoneal metastasierten Magenkarzinom sollte die Indikation beim Älteren zur zytoreduktiven Chirurgie und HIPEC nur innerhalb von Studien durchgeführt werden.

22.5 Mögliche chirurgisch-technische Modifikationen

Der derzeitige Trend, alle machbaren operativen Eingriffe auch minimalinvasiv durchzuführen, ergibt allerdings bei der zytoreduktiven Chirurgie keinen Sinn. Die Operationszeiten würden sich durch diese Methode deutlich verlängern und könnten so die Morbidität erhöhen. Es lässt sich auch durch eine minimalinvasive Vorgehensweise kein Vorteil herausarbeiten.

Inwiefern andere Chemotherapie-Applikationsformen Einzug halten, hängt von den zukünftigen Ergebnissen ab. Zu nennen wäre hier die mit Druck applizierte Chemotherapie (PIPAC; Tempfer et al. 2014).

22.6 Persönliche Empfehlungen

Bei muzinöser peritonealer Metastasierung sollte alles daran gesetzt werden eine CCR0/1-Situation herbeizuführen. Bei anderer Metastasierung sollte in Abhängigkeit des PCI und mit Augenmaß die Indikation zur zytoreduktiven Chirurgie gestellt werden. Aus meiner Sicht ist die Indikationsstellung zum operativen Vorgehen das Schwierigste bei dieser Operation. Man muss sich als Operateur am Anfang der Operation vorstellen können, dass am Ende der Operation nach 10–14 h eine komplette Tumorentfernung erreichbar ist. Anoperieren und Tumorherde zurücklassen, weil es angeblich keinen Einfluss auf die Prognose habe, ist falsch. Um diese Entscheidungen richtig zu treffen, sind über 100 Eingriffe pro Operateur notwendig (Kusamura et al. 2014; Chua et al. 2010b).

Die Indikation zu einem ausgedehnten operativen Eingriff in Kombination mit einer intraperitonealen Chemotherapie, sollte gerade beim älteren Patienten besonders gut abgewogen werden. Besonders im fortgeschrittenen Alter sollte die verbleibende Überlebenszeit Symptom-arm ohne Einschränkung der Mobilität sein. Dies kann aufgrund der Größe des operativen Eingriffes und der schlechten Prognose der Erkrankung nur in wenigen Fällen erzielt werden. Daher sollte erst nach stringenter Abklärung mit einem älteren Patienten mit maligner Erkrankung des Peritoneums eine Operation erwogen werden. Der Patient sollte im Beisein seiner Familie sowohl auf die hohe Rate von Komplikationen als auch auf die Möglichkeit daran zu versterben aufgeklärt werden. Er sollte wissen, dass er erst nach etwa 6 Monaten den präoperativen Ausgangsstatus wieder erreicht(Statistisches Bundesamt 2014).

Empfehlungen für das Tumorboard

- Alter ist per se kein Ausschlussgrund für CRS und HIPEC
- Im Alter sollte ein ausführliches Risikomanagement erfolgen
- Bei nicht muzinösen Tumoren ist die Indikation für CRS und HIPEC streng zu stellen

Literatur

Acherman YI, Welch LS, Bromley CM, Sugarbaker PH (2003) Clinical presentation of peritoneal mesothelioma. Tumori 89(3) 269–273

Ahmed I, Koulaouzidis A, Iqbal J, Tan WC (2008) Malignant peritoneal mesothelioma as a rare cause of ascites: a case report. J Med Case Rep 2:121. doi: 10.1186/1752-1947-2-121.121-122

Baratti D, Kusamura S, Nonaka D, Langer M, Andreola S et al (2008) Pseudomyxoma peritonei: clinical pathological and biological prognostic factors in patients treated with cytoreductive surgery and hyperthermic intraperitoneal chemotherapy (HIPEC). Ann Surg Oncol 15(2) 526–534

Battifora H, Caughey W (1994) Tumors of the serosal membranes: Washington DC: Armed Forces Institute of Pathology

Benizri EI, Bereder JM, Rahili A, Bernard JL, Benchimol D (2013) Ascites and malnutrition are predictive factors for incomplete cytoreductive surgery for peritoneal carcinomatosis from gastric cancer. Am J Surg 205(6) 668–673

Bijelic L, Kumar AS, Stuart OA, Sugarbaker PH (2012) Systemic Chemotherapy prior to Cytoreductive Surgery and HIPEC for Carcinomatosis from Appendix Cancer: Impact on Perioperative Outcomes and Short-Term Survival. Gastroenterol Res Pract 2012:163284. doi: 10.1155/2012/163284. Epub;%2012 Jul 26. 163284

Blackham AU, Swett K, Eng C, Sirintrapun J, Bergman S, Geisinger KR, Votanopoulos K et al (2014) Perioperative systemic chemotherapy for appendiceal mucinous carcinoma peritonei treated with cytoreductive surgery and hyperthermic intraperitoneal chemotherapy. J Surg Oncol 109(7) 740–745

Boffetta P (2007) Epidemiology of peritoneal mesothelioma: a review. Ann Oncol 18(6) 985–990

Bohner H, Hummel TC, Habel U, Miller C, Reinbott S et al (2003) Predicting delirium after vascular surgery: a model based on pre- and intraoperative data. Ann Surg 238(1) 149–156

Bridda A, Padoan I, Mencarelli R, Frego M (2007) Peritoneal mesothelioma: a review. MedGenMed 9(2) 32

Chua TC, Martin S, Saxena A, Liauw W, Yan TD et al (2010a) Evaluation of the cost-effectiveness of cytoreductive surgery and hyperthermic intraperitoneal chemotherapy (peritonectomy) at the St George Hospital peritoneal surface malignancy program. Ann Surg 251(2) 323–329

Chua TC, Moran BJ, Sugarbaker PH, Levine EA, Glehen O et al (2012) Early- and long-term outcome data of patients with pseudomyxoma peritonei from appendiceal origin treated by a strategy of cytoreductive surgery and hyperthermic intraperitoneal chemotherapy. J Clin Oncol 30(20) 2449–2456

Chua TC, Morris DL, Saxena A, Esquivel J, Liauw W et al (2011a) Influence of modern systemic therapies as adjunct to cytoreduction and perioperative intraperitoneal chemotherapy for patients with colorectal peritoneal carcinomatosis: a multicenter study. Ann Surg Oncol 18(6) 1560–1567

Chua TC, Saxena A, Schellekens JF, Liauw W, Yan TD et al (2010b) Morbidity and mortality outcomes of cytoreductive surgery and perioperative intraperitoneal chemotherapy at a single tertiary institution: towards a new perspective of this treatment. Ann Surg 251(1) 101–106

Chua TC, Yan TD, Deraco M, Glehen O, Moran BJ, Sugarbaker PH (2011b) Multi-institutional experience of diffuse intra-abdominal multicystic peritoneal mesothelioma. Br J Surg 98(1) 60–64

Chua TC, Yan TD, Morris DL (2009) Outcomes of cytoreductive surgery and hyperthermic intraperitoneal chemotherapy for peritoneal mesothelioma: the Australian experience. J Surg Oncol 99(2) 109–113

de la Fuente SG, Bennett KM, Pappas TN, Scarborough JE (2011) Pre- and intraoperative variables affecting early outcomes in elderly patients undergoing pancreaticoduodenectomy. HPB (Oxford) 13(12) 887–892

De BF, Genser B, Raat H, Fischer JE, Renz-Polster H (2013) A participatory physical activity intervention in preschools: a cluster randomized controlled trial. Am J Prev Med 45(1) 64–74

Elias D, Glehen O, Pocard M, Quenet F, Goere D et al (2010) A comparative study of complete cytoreductive surgery plus intraperitoneal chemotherapy to treat peritoneal dissemination from colon, rectum, small bowel, and nonpseudomyxoma appendix. Ann Surg 251(5) 896–901

Esaki Y, Hirayama R, Hirokawa K (1990) A comparison of patterns of metastasis in gastric cancer by histologic type and age. Cancer 65(9) 2086–2090

Esquivel J, Garcia SS, Hicken W, Seibel J, Shekitka K, Trout R (2014a) Evaluation of a new staging classification and a Peritoneal Surface Disease Severity Score (PSDSS) in 229 patients with mucinous appendiceal neoplasms with or without peritoneal dissemination. J Surg Oncol 110(6) 656–660

Esquivel J, Lowy AM, Markman M, Chua T, Pelz J et al (2014b) The American Society of Peritoneal Surface Malignancies (ASPSM) Multiinstitution Evaluation of the Peritoneal Surface Disease Severity Score (PSDSS) in 1,013 Patients with Colorectal Cancer with Peritoneal Carcinomatosis. Ann Surg Oncol 21(13) 4195–4201

Gervais MK, Dube P, McConnell Y, Drolet P, Mitchell A, Sideris L (2013) Cytoreductive surgery plus hyperthermic intraperitoneal chemotherapy with oxaliplatin for peritoneal carcinomatosis arising from colorectal cancer. J Surg Oncol 108(7) 438–443

Gill RS, Al-Adra DP, Nagendran J, Campbell S, Shi X et al (2011) Treatment of gastric cancer with peritoneal carcinomatosis by cytoreductive surgery and HIPEC: a systematic review of survival, mortality, and morbidity. J Surg Oncol 104(6) 692–698

Glehen O, Cotte E, Schreiber V, Sayag-Beaujard AC, Vignal J, Gilly FN (2004) Intraperitoneal chemohyperthermia and attempted cytoreductive surgery in patients with peritoneal carcinomatosis of colorectal origin. Br J Surg 91(6) 747–754

Glehen O, Gilly FN, Arvieux C, Cotte E, Boutitie F et al (2010) Peritoneal carcinomatosis from gastric cancer: a multi-institutional study of 159 patients treated by cytoreductive surgery combined with perioperative intraperitoneal chemotherapy. Ann Surg Oncol 17(9) 2370–2377

Glockzin G, Gerken M, Lang SA, Klinkhammer-Schalke M, Piso P, Schlitt HJ (2014) Oxaliplatin-based versus irinotecan-based hyperthermic intraperitoneal chemotherapy (HIPEC) in patients with peritoneal metastasis from appendiceal and colorectal cancer: a retrospective analysis. BMC Cancer 14:807. doi: 10.1186/1471-2407-14-807. 807-814

Gretschel S, Estevez-Schwarz L, Hunerbein M, Schneider U, Schlag PM (2006a) Gastric cancer surgery in elderly patients. World J Surg 30(8) 1468–1474

Gretschel S, Siegel R, Estevez-Schwarz L, Hunerbein M, Schneider U, Schlag PM (2006b) Surgical strategies for gastric cancer with synchronous peritoneal carcinomatosis. Br J Surg 93(12) 1530–1535

Hadi R, Saunders V, Utkina O, Clingan P, Kam P et al (2006) Review of patients with peritoneal malignancy treated with peritonectomy and heated intraperitoneal chemotherapy. ANZ J Surg 76(3) 156–161

Hiesmayr M, Frantal S, Schindler K, Themessl-Huber M, Mouhieddine M et al (2015) The Patient- And Nutrition-Derived Outcome Risk Assessment Score (PANDORA): Development of a Simple Predictive Risk Score for 30-Day In-Hospital Mortality Based on Demographics, Clinical Observation, and Nutrition. PLoS One 10(5) e0127316

Hildebrand P, Humke J, Oevermann E, Schloericke E, Burk C et al (2012) Influence of second or multiple tumours on the prognosis of patients with colorectal cancer. Acta Chir Iugosl 59(1) 31–38

Jacquet P, Averbach A, Stephens AD, Stuart OA, Chang D, Sugarbaker PH (1998) Heated intraoperative intraperitoneal mitomycin C and early postoperative intraperitoneal 5-fluorouracil: pharmacokinetic studies. Oncology 55(2) 130–138

Jimenez W, Sardi A, Nieroda C, Sittig M, Milovanov V et al (2014) Predictive and prognostic survival factors in peritoneal carcinomatosis from appendiceal cancer after cytoreductive surgery with hyperthermic intraperitoneal chemotherapy. Ann Surg Oncol 21(13) 4218–4225

Jin S, Cao S, Cao J, Shen J, Hu J et al (2015) Predictive factors analysis for malignant peritoneal mesothelioma. J Gastrointest Surg 19(2) 319–326

Kelly CL, Thomson K, Wagner AP, Waters JP, Thompson A et al (2015) Investigating the widely held belief that men and women with learning disabilities receive poor quality healthcare when admitted to hospital: a single-site study of 30-day readmission rates. J Intellect Disabil Res 10

Kim KW, Chow O, Parikh K, Blank S, Jibara G et al (2014) Peritoneal carcinomatosis in patients with gastric cancer, and the role for surgical resection, cytoreductive surgery, and hyperthermic intraperitoneal chemotherapy. Am J Surg 207(1) 78–83

Klaver YL, Chua TC, de Hingh IH, Morris DL (2012) Outcomes of elderly patients undergoing cytoreductive surgery and perioperative intraperitoneal chemotherapy for colorectal cancer peritoneal carcinomatosis. J Surg Oncol 105(2) 113–118

Kusamura S, Moran BJ, Sugarbaker PH, Levine EA, Elias D et al (2014) Multicentre study of the learning curve and surgical performance of cytoreductive surgery with intraperitoneal chemotherapy for pseudomyxoma peritonei. Br J Surg 101(13) 1758–1765

Langard S (2005) Nordic experience: expected decline in the incidence of mesotheliomas resulting from ceased exposure? Med Lav 96(4) 304–311

Lawlor PG, Bush SH (2015) Delirium in patients with cancer: assessment, impact, mechanisms and management. Nat Rev Clin Oncol 12(2) 77–92

Liu X, Cai H, Sheng W, Wang Y (2012) Long-term results and prognostic factors of gastric cancer patients with microscopic peritoneal carcinomatosis. PLoS One 7(5) e37284

Luger TJ, Kammerlander C, Luger MF, Kammerlander-Knauer U, Gosch M (2014) Mode of anesthesia, mortality and outcome in geriatric patients. Z Gerontol Geriatr 47(2) 110–124

Manzini VP, Recchia L, Cafferata M, Porta C, Siena S et al (2010) Malignant peritoneal mesothelioma: a multicenter study on 81 cases. Ann Oncol 21(2) 348–353

Marmor S, Portschy PR, Tuttle TM, Virnig BA (2015) The rise in appendiceal cancer incidence: 2000–2009. J Gastrointest Surg 19(4) 743–750

McWilliam C, Copeland JR, Dewey ME, Wood N (1988) The Geriatric Mental State Examination as a case-finding instrument in the community. Br J Psychiatry 152:205-8. 205–208

Milovanov V, Sardi A, Ledakis P, Aydin N, Nieroda C et al (2015) Systemic chemotherapy (SC) before cytoreductive surgery and hyperthermic intraperitoneal chemotherapy (CRS/HIPEC) in patients with peritoneal mucinous carcinomatosis of appendiceal origin (PMCA). Eur J Surg Oncol 41(5) 707–712

Montanaro F, Bray F, Gennaro V, Merler E, Tyczynski JE et al (2003) Pleural mesothelioma incidence in Europe: evidence of some deceleration in the increasing trends. Cancer Causes Control 14(8) 791–803

Moran B, Cecil T, Chandrakumaran K, Arnold S, Mohamed F, Venkatasubramaniam A (2015) The results of cytoreductive surgery and hyperthermic intraperitoneal chemotherapy in 1200 patients with peritoneal malignancy. Colorectal Dis 10

Neuman HB, Weiss JM, Leverson G, O'Connor ES, Greenblatt DY et al (2013) Predictors of short-term postoperative survival after elective colectomy in colon cancer patients >/= 80 years of age. Ann Surg Oncol 20(5) 1427–1435

Nightingale G, Hajjar E, Swartz K, Andrel-Sendecki J, Chapman A (2015) Evaluation of a pharmacist-led medication assessment used to identify prevalence of and associations with polypharmacy and potentially inappropriate medication use among ambulatory senior adults with cancer. J Clin Oncol 33(13) 1453–1459

Nitsche U, Rosenberg R, Balmert A, Schuster T, Slotta-Huspenina J et al (2012) Integrative marker analysis allows risk assessment for metastasis in stage II colon cancer. Ann Surg 256(5) 763–771

Nitsche U, Spath C, Muller TC, Maak M, Janssen KP et al (2014) Colorectal cancer surgery remains effective with rising patient age. Int J Colorectal Dis 29(8):971–979

Panarelli NC, Yantiss RK (2011) Mucinous neoplasms of the appendix and peritoneum. Arch Pathol Lab Med 135(10) 1261–1268

Pelz JO, Chua TC, Esquivel J, Stojadinovic A, Doerfer J et al (2010) Evaluation of best supportive care and systemic chemotherapy as treatment stratified according to the retrospective peritoneal surface disease severity score (PSDSS) for peritoneal carcinomatosis of colorectal origin. BMC Cancer 10:689. doi: 10.1186/1471-2407-10-689. 689-10

Prada-Villaverde A, Esquivel J, Lowy AM, Markman M, Chua T et al (2014) The American Society of Peritoneal Surface Malignancies evaluation of HIPEC with Mitomycin C versus Oxaliplatin in 539 patients with colon cancer undergoing a complete cytoreductive surgery. J Surg Oncol 110(7) 779–785

Price B, Ware A (2009) Time trend of mesothelioma incidence in the United States and projection of future cases: an update based on SEER data for 1973 through 2005. Crit Rev Toxicol 39(7) 576–588

Randle RW, Griffith KF, Fino NF, Swett KR, Stewart JH et al (2015) Appendiceal goblet cell carcinomatosis treated with cytoreductive surgery and hyperthermic intraperitoneal chemotherapy. J Surg Res (15) 10

Rau B (2014) [Prospective multicentric phase III study] Z Gastroenterol 52(3) 262

Razenberg LG, van Gestel YR, Creemers GJ, Verwaal VJ, Lemmens VE, de Hingh IH (2015a) Trends in cytoreductive surgery and hyperthermic intraperitoneal chemotherapy for the treatment of synchronous peritoneal carcinomatosis of colorectal origin in the Netherlands. Eur J Surg Oncol 41(4) 466–471

Razenberg LG, van Gestel YR, Lemmens VE, de Wilt JH, Creemers GJ, de Hingh IH (2015b) The Prognostic Relevance of Histological Subtype in Patients With Peritoneal Metastases From Colorectal Cancer: A Nationwide Population-Based Study. Clin Colorectal Cancer (15) 10

Reu S, Neumann J, Kirchner T (2012) [Mucinous neoplasms of the vermiform appendix, Pseudomyxoma peritonei, and the new WHO classification] Pathologe 33(1) 24–30

Robinson BW, Lake RA (2005) Advances in malignant mesothelioma. N Engl J Med 353(15) 1591–1603

Ronnett BM, Seidman JD (2003) Mucinous tumors arising in ovarian mature cystic teratomas: relationship to the clinical syndrome of pseudomyxoma peritonei. Am J Surg Pathol 27(5) 650–657

Scaringi S, Kianmanesh R, Sabate JM, Facchiano E, Jouet P et al (2008) Advanced gastric cancer with or without peritoneal carcinomatosis treated with hyperthermic intraperitoneal chemotherapy: a single western center experience. Eur J Surg Oncol 34(11) 1246–1252

Scripcariu V, Dajbog E, Radu I, Ferariu D, Pricop A et al (2007) [Malignant peritoneal mesothelioma tumours. Evolution, treatment, prognosis] Rev Med Chir Soc Med Nat Iasi 111(3) 673–677

Smeenk RM, Bruin SC, van Velthuysen ML, Verwaal VJ (2008) Pseudomyxoma peritonei. Current Problems in Surgery 45(8) 527–575

Spiliotis JD, Halkia E, Boumis VA, Vassiliadou DT, Pagoulatou A, Efstathiou E (2014) Cytoreductive surgery and HIPEC for peritoneal carcinomatosis in the elderly. Int J Surg Oncol 2014:987475. 987475

Statistisches Bundesamt (2014) Demografie. Internet https://www.destatis.de/SiteGlobals/Forms/Suche/Servicesuche_Formular.html;jsessionid=22DC1361C0C495AC7323B793

774B53B9.cae1?nn=50926&resourceId=47156&input_=50926&pageLocale=DE&searchUrl=http%3A%2F%

Statistisches Bundesamt (2015) Gesundheitsberichterstattung des Bundes. Wiesbaden, www.gbe-bund.de

Sugarbaker PH, Welch LS, Mohamed F, Glehen O (2003) A review of peritoneal mesothelioma at the Washington Cancer Institute. Surg Oncol Clin N Am 12 (3) 605-21, xi

Suh DH, Kim JW, Kim HS, Chung HH, Park NH, Song YS (2014) Pre- and intra-operative variables associated with surgical complications in elderly patients with gynecologic cancer: the clinical value of comprehensive geriatric assessment. J Geriatr Oncol 5(3) 315–322

Takata Y, Ansai T, Soh I, Awano S, Nakamichi I et al (2014) Cognitive function and 10 year mortality in an 85 year-old community-dwelling population. Clin Interv Aging 9: 1691-9. doi: 10.2147/CIA.S64107. eCollection;%2014. 1691–1699

Tempfer CB, Celik I, Solass W, Buerkle B, Pabst UG et al (2014) Activity of Pressurized Intraperitoneal Aerosol Chemotherapy (PIPAC) with cisplatin and doxorubicin in women with recurrent, platinum-resistant ovarian cancer: preliminary clinical experience. Gynecol Oncol 132(2) 307–311

Thomassen I, van Gestel YR, Aalbers AG, van Oudheusden TR, Wegdam JA et al (2014) Peritoneal carcinomatosis is less frequently diagnosed during laparoscopic surgery compared to open surgery in patients with colorectal cancer. Eur J Surg Oncol 40(5) 511–514

Votanopoulos KI, Ihemelandu C, Shen P, Stewart JH, Russell GB, Levine EA (2012) Outcomes of repeat cytoreductive surgery with hyperthermic intraperitoneal chemotherapy for the treatment of peritoneal surface malignancy. J Am Coll Surg 215(3) 412–417

Weill H, Hughes JM, Churg AM (2004) Changing trends in US mesothelioma incidence. Occup Environ Med 61(5) 438–441

Welch LS, Acherman YI, Haile E, Sokas RK, Sugarbaker PH (2005) Asbestos and peritoneal mesothelioma among college-educated men. Int J Occup Environ Health 11(3) 254–258

Yan TD, Chu F, Links M, Kam PC, Glenn D, Morris DL (2006a) Cytoreductive surgery and perioperative intraperitoneal chemotherapy for peritoneal carcinomatosis from colorectal carcinoma: non-mucinous tumour associated with an improved survival. Eur J Surg Oncol 32(10) 1119–1124

Yan TD, Popa E, Brun EA, Cerruto CA, Sugarbaker PH (2006b) Sex difference in diffuse malignant peritoneal mesothelioma. Br J Surg 93(12) 1536–1542

Yang XJ, Huang CQ, Suo T, Mei LJ, Yang GL et al (2011) Cytoreductive surgery and hyperthermic intraperitoneal chemotherapy improves survival of patients with peritoneal carcinomatosis from gastric cancer: final results of a phase III randomized clinical trial. Ann Surg Oncol 18(6) 1575–1581

Yang XJ, Li Y, Yonemura Y (2010) Cytoreductive surgery plus hyperthermic intraperitoneal chemotherapy to treat gastric cancer with ascites and/or peritoneal carcinomatosis: Results from a Chinese center. J Surg Oncol 101(6) 457–464

Yonemura Y, Elnemr A, Endou Y, Hirano M, Mizumoto A et al (2010) Multidisciplinary therapy for treatment of patients with peritoneal carcinomatosis from gastric cancer. World J Gastrointest Oncol 2(2) 85–97

Chirurgie von Sarkomen bei alten Patienten

H. Bannasch, G. Koulaxouzidis

T. Keck, U.T. Hopt (Hrsg.), *Onkologische Chirurgie bei alten Patienten*,
DOI 10.1007/978-3-662-48712-9_23

In diesem Kapitel werden die Grundzüge der Behandlung von Weichteilsarkomn des alten Patienten primär aus chirurgischer Sicht dargestellt. Die wichtigsten Fakten in den Bereichen Epidemiologie, Klinik, Diagnostik und Klassifikation werden übersichtlich zusammengefasst. Der Hauptfokus liegt auf der adäquaten onkochirurgischen und rekonstruktiven Behandlung von Weichteilsarkomen an den Extremitäten. Die wesentlichen Prinzipien der interdisziplinären und multimodalen Behandlung werden unter besonderer Berücksichtigung der Behandlung von älteren Patienten erläutert.

23.1 Epidemiologie und Prognose

23.1.1 Epidemiologie

Die große Mehrheit aller Weichteiltumore ist benigne (mindestens 100-mal häufiger als Weichteilsarkome) mit einer Inzidenz von ca. 300 pro 100.000 Einwohner. Weichteilsarkome (WTS) hingegen stellen eine seltene und heterogene Gruppe maligner Tumore mesenchymalen Ursprungs dar mit einer Inzidenz beim Erwachsenen von ca. 2–3 Neuerkrankungen pro 100.000 Einwohner. Die Angaben hierzu sind schwankend (von 1,4 bis 5/100.000), bedingt durch die Heterogenität der Erkrankung und die schwierige Vergleichbarkeit einzelner Studien. Damit machen WTS etwa 1 % aller Malignome des Erwachsenen aus. Ob in den letzten Jahrzehnten eine echte oder eine scheinbare Inzidenzzunahme der WTS stattgefunden hat, ist unklar. Eventuell handelt es sich auch nur um eine scheinbare Zunahme aufgrund besserer Datenerfassung. Im Gegensatz zur „zweigipfligen" Inzidenz von Knochensarkomen, welche einen Inzidenzgipfel bei sehr jungen Erwachsenen und sehr alten Erwachsenen haben, steigt die Inzidenz von WTS mit zunehmendem Alter kontinuierlich an. Es besteht eine große Variabilität hinsichtlich des Verteilungsmusters im Körper, histologischer Häufigkeitsverteilung der Subtypen und der Tumorbiologie. Bevorzugt sind die Extremitäten mit 60 % (untere Extremität häufiger als obere Extremität bei jeweils Bevorzugung der proximalen Extremitätenabschnitte) betroffen. Der Rest verteilt sich auf 20–35 % retro- und intraperitoneale Sarkome einschließlich GIST und 15–20 % Stamm und Kopf-Hals-Region.

Tipp

Die Inzidenz von WTS beim Erwachsenen beträgt etwa 2–3/100.000. Trotz insgesamt unterschiedlicher Angaben besteht Einigkeit darin, dass die Inzidenz mit zunehmendem Alter steigt.

Die Ätiologie der WTS bleibt in den allermeisten Fällen unklar; seltene hereditäre und erworbene Risikofaktoren sind bekannt.

23.1.2 Prognose

Die prognostischen Angaben für das krankheitsspezifische und das allgemeine Überleben bei WTS sind schwankend und sowohl der Heterogenität der Erkrankung als auch den oft unterschiedlichen Patientenkohorten in den einzelnen Studien geschuldet. Das 5-Jahres-Überleben für Patienten mit WTS der Extremität wird mit insgesamt ca. 70–75 % angegeben (Lahat et al. 2008).

Die stärksten und am einheitlichsten publizierten Einflussgrößen für das 5-Jahres-Überleben sind Tumorgröße, Grading und Stadium.

Einflussgrößen für das 5-Jahres-Überleben

Das 5-Jahres-Überleben beträgt abhängig von der Tumorgröße:

- <5 cm: 85 %;
- 5–15 cm: 68 %;
- >15 cm: 52 %

Das 5-Jahres-Überleben beträgt abhängig vom Grading:

- G1: 80–90 %;
- G2: 65–77 %;
- G3: 42–50 %

Das 5-Jahres-Überleben beträgt abhängig vom UICC/AJCC-Stadium (Tab. 23.1):

- Stadium I: 85–96 %;
- Stadium II: 72–78 %;
- Stadium III: 50 % und im
- Stadium IV: 10 %

Tab. 23.1 TNM Klassifikation der Weichteilsarkome des Erwachsenen (AJCC/UICC)

Stadium	T	N	M	G
IA	T1a/b	N0	M0	G1
IB	T2a/b	N0	M0	G1
IIA	T1a/b	N0	M0	G2/G3
IIB	T2a/b	N0	M0	G2
III	T2a/b	N0	M0	G3
	Jedes T	N1	M0	Jedes G
IV	Jedes T	Jedes N	M1	Jedes G

23.1.3 Einfluss des Alters auf die Prognose

Welchen Einfluss hat das Alter auf die Prognose? Mehrere Autoren haben das Alter als unabhängige Einflussgröße für eine schlechtere Prognose bei WTS beschrieben (Lahat et al. 2008, Maretty-Nielsen et al. 2014, Acta Orthopaedica). Damit vergesellschaftet, aber nicht identisch, ist der Nachweis eines negativen Einflusses durch erhöhte Komorbidität auf das Outcome. Eine größere populationsbasierte Studie (Maretty-Nielsen et al. 2014, Acta Oncologica) erhob den Charlson`s Comorbidity Score bei über 1200 Patienten und konnte zeigen, dass Komorbidität alleine auch altersunabhängig einen negativen Einfluss aufweist. Es konnte gezeigt werden, dass in Abhängigkeit von der Komorbidität weniger aggressiv therapiert wurde. Dies betraf sowohl die Radikalität der Operation (geringere Sicherheitsabstände) als auch die Häufigkeit und Intensität von adjuvanten Therapien. Eine kleinere Studie (Yoneda et al. 2014) konnte keinen negativen Einfluss des Alters auf die Prognose zeigen, hier wurden die Patienten unabhängig vom Alter gleichermaßen radikal chirurgisch therapiert. Interessanterweise stellt die Diagnose von mehreren Malignomen, wie es beim alten Menschen ja zunehmend häufiger vorkommt, keinen zusätzlichen negativen Prognosefaktor dar – das Gegenteil ist der Fall (Kozawa et al. 2014)! Hier wird diskutiert, dass Menschen mit einem Malignom meist schon in medizinischer Überwachung sind und deshalb das Zweitmalignom häufiger in einem früheren Stadium als Zufallsbefund detektiert wird.

Es wird von mehreren Autoren diskutiert, bleibt aber spekulativ, ob das Alter eines Patienten per se dazu führt, dass Chirurgie und adjuvante Therapien weniger aggressiv durchgeführt werden als es möglich wäre. Einigkeit besteht darin, dass besser zwischen Alter und Komorbidität differenziert werden sollte (Garbay et al. 2013), um in potenziell kurativen Situationen auch entsprechend radikal zu therapieren.

Alter stellt ebenso wie Komorbidität eine unabhängige negative Einflussgröße für die Prognose eines WTS dar. Es bleibt spekulativ, ob Alter per se zu einer weniger radikalen Therapie verleitet.

23.2 Patientenspezifische und organspezifische Limitierungen

Die allgemeine Narkosefähigkeit und Operabilität eines alten Patienten soll hier nicht weiter diskutiert werden. Falls sie gegeben ist, kann ein Patient mit WTS der Extremität nahezu immer operiert werden.

Wesentlich ist, ob insgesamt ein kuratives Behandlungskonzept im Tumorboard festgelegt wurde. Da bei erstem Staging auch Patienten mit großen G3-Sarkomen oft noch keinen Fernmetastasennachweis haben, ist dies meistens gegeben. Der lokale Tumorbezug zu den umliegenden anatomischen Strukturen kann eine Extremitäten-erhaltende Operation unmöglich machen oder neoadjuvante Maßnahmen erfordern. Lokale „Inoperabilität" sollte nur interdisziplinär konsensuell attestiert werden, da beispielsweise eine fehlende rekonstruktive Expertise eine radikale Resektion vermeintlich unmöglich machen kann. Bei Patienten mit pAVK kann die Rekonstruktion durchaus anspruchsvoll sein bis hin zur Unmöglichkeit in besonderen Situationen. Falls die lokalen Verhältnisse eine Amputation als einzigen Ausweg erscheinen lassen und der alte Patient sich in einem fortgeschrittenen Stadium befindet, kann im Einzelfall eine alleinige Strahlentherapie zur lokalen Kontrolle sinnvoll sein. Wann immer möglich, sollte aber einer chirurgischen Lösung der Vorzug gegeben werden, da diese auch zur Palliation (Verhütung von Ulzeration, Blutung usw.) gute Dienste leisten kann.

23.3 Mögliche therapeutische Modifikationen

23.3.1 Resektion

> **Zentraler Bestandteil innerhalb des multimodalen Gesamtkonzepts ist die onkologisch adäquate operative Entfernung des Tumors.**

Ziel der Operation ist die lokale Tumorkontrolle zur Verhütung des Lokalrezidivs, ohne lokale Kontrolle kann keine Heilung erzielt werden. Die lokale Tumorkontrolle stellt eine wichtige Einflussgröße für das Gesamtoutcome dar, dies gilt auch für alte Patienten.

Die häufigste Resektionstechnik stellt die sogenannte **weite Exzision** dar, wobei es keine Evidenz für den minimal erforderlichen Abstand gibt. Der Trend geht zu eher geringeren Abständen, bis zu einem „Saum makroskopisch gesunden Gewebes" von wenigen Millimetern (Kandel et al. 2013). Grundsätzlich gilt:

> **Der metrische Sicherheitsabstand einer weiten Exzision im Gesunden ist nicht klar definiert. Wesentlich ist eine Resektion des Tumors mit einem Saum gesunden Gewebes, ohne den Tumor zu Gesicht zu bekommen. Eine Ausschälung am Rand der Pseudokapsel (marginale Exzision) ist keine Resektion im Gesunden!**

Biopsiezugang und Drainagenausleitung sind in die Resektionsgrenzen mit einzuschließen. Anhand der präoperativen MRT und intraoperativer Palpation ist meist eine sehr gute technische Orientierung möglich. Bei der Resektion muss der Bezug des Tumors zu anatomischen Grenzstrukturen (Faszien, intermuskuläre Septen, Epineurium, Adventitia, Periost) berücksichtigt werden – die Mitnahme dieser Barrieren erlaubt den Erhalt funktioneller Strukturen in vielen Fällen („knapp R0")! Die Kombination dieser Technik mit Radiatio erlaubt den Extremitätenerhalt in 90–95 % (Yang et al. 1998). Schnellschnitte werden eher nicht empfohlen. Bei Unsicherheit bezüglich des Resektionsstatus und unmöglichem Primärverschluss kann eine temporäre VAC-Anlage mit zweizeitiger Rekonstruktion nach erzielter R0-Situation erwogen werden. Insgesamt sollte dieses Vorgehen aber die Ausnahme darstellen. Bei großzügiger Indikation von rekonstruktiven Maßnahmen zum spannungsfreien Wundverschluss ist meist eine einzeitige Resektion und Wiederherstellung möglich. Gerade für den älteren Patienten bedeutet dies:

> **Knappe Abstände vermeiden und großzügig rekonstruieren! Wundverschluss unter Spannung vermeiden. Anderenfalls sind die typischen Folgen Serom, Hämatom und Dehiszenz mit verzögerter Rehabilitation und verzögerter Einleitung adjuvanter Therapien!**

Die sogenannte Kompartmentresektion (radikale Entfernung eines kompletten Kompartments vom Muskelursprung bis zum Muskelansatz) ist wegen meist übertriebener Radikalität weitgehend historisch. Sie führt zu einem erheblichen Funktionsverlust, da proximale Muskelbäuche und distale Sehneninsertionen oft für funktionelle Rekonstruktion hätten verwendet werden können.

Einzelfälle von WTS (Tumorgröße, Durchbruch Membrana interossea) erfordern nach wie vor die Amputation einer Extremität („life before limb"). Gerade für alte Patienten ist dies eine sehr schwierige Entscheidung, da der Verlust an Lebensqualität erheblich ist und auch eine Reduktion der Lebenserwartung infolge eingeschränkter Mobilität diskutiert wird. Rekonstruktive Techniken (z. B. Borggreve-Umkehrplastik oder Stumpfverlängerung mittels Filetlappen) bieten Optionen für partiellen Funktionserhalt trotz Amputation. Da die Qualität der prothetischen Versorgung permanent besser wird, ist hier ein weiterer Fortschritt zu erwarten (bionische Prothetik). Aktuell ist aber noch spekulativ, ob dies einen Einfluss auf individualisierte Indikationsstellungen bei alten Patienten haben wird.

23.3.2 Rekonstruktive Verfahren

Als plastisch-rekonstruktive Maßnahme wird alles bezeichnet, was über eine reine Primärnaht hinausgeht. Wie oben schon aufgeführt, ist das Ziel die

Sicherung der ungestörten Wundheilung, welche gerade bei alten Patienten essenziell für die allgemeine Rehabilitation und unverzügliche Einleitung von adjuvanten Therapien ist.

Grundsätzlich werden Rekonstruktionen zur Oberflächenwiederherstellung von funktionellen Rekonstruktionen unterschieden.

An den proximalen Extremitätenabschnitten sind seltener rekonstruktive Techniken erforderlich als distal, wobei die obere Extremität mit ca. 70 % einen höheren Rekonstruktionsbedarf aufweist als die untere Extremität (ca. 50 %).

Die wichtigsten Aspekte bei wiederherstellenden Techniken

- Die Indikation von wiederherstellenden Techniken zum Wundverschluss erfolgt nicht evidenz-basiert, Orientierung am traditionellen Konzept der plastisch-rekonstruktiven Stufenleiter:
  - „So aufwendig wie nötig, so einfach wie möglich"
- Moderner Anspruch an Wiederherstellung der Oberflächenkontinuität:
  - Nicht mehr reiner Wundverschluss, sondern möglichst passgenaue Rekonstruktion von Form und Oberfläche unter funktionell-ästhetischen Aspekten
  - „Überspringen" einzelner Sprossen der Stufenleiter mit dem Ziel einer höherwertigen Versorgung gelebte Realität
  - Spalthautverpflanzung auf freiliegende Muskulatur technisch möglich, führt aber zu funktionell-ästhetisch störenden Einziehungen und ggf. zu instabilen Narben auf Sehnenspiegeln
- Wiederherstellung eines Defektes nach WTS-Resektion sollte mittels Lappenplastik erfolgen, wenn ein Primärverschluss nicht möglich erscheint.

Die proximalen Extremitätenabschnitte eignen sich für traditionelle Random-Lappenplastiken wie z. B. die Verschiebe-Schwenk-Plastik bei kleineren Defekten und axiale Lappenplastiken (z. B. lateraler Oberarmlappen oder ALT als gestielter Perforatorlappen am Oberschenkel) für größere Defekte. Distal von Knie und Ellenbogen können axiale Lappenplastiken wie der dorsale Interosseus-Lappen am Unterarm oder lokale Perforatorlappen (z. B. Tibialis-posterior-Propellerlappen) am Unterschenkel zum Einsatz kommen. Die Durchführung einer lokalen axialen Lappenplastik mit Opferung einer Hauptgefäßachse (klassisches Beispiel: distal gestielte Radialislappenplastik) ist nicht mehr zeitgemäß!

Aufgrund der vernachlässigbaren Hebedefektmorbidität und der niedrigen Komplikationsrate stellt der routinemäßige Einsatz von mikrochirurgischen Lappenplastiken einen unverzichtbaren Bestandteil der modernen Extremitätenrekonstruktion dar.

Als wichtigste freie Lappen im Bereich der Tumorchirurgie der Extremitäten gelten der ALT-Lappen vom Oberschenkel (ermöglicht paralleles Operieren in Rückenlage) und der Parascapularlappen (geeignet für Entnahme in Seit- oder Bauchlage). Der Latissimus-dorsi-Lappen hat nach wie vor eine große Bedeutung für großflächige Defekte, ansonsten ist kein spezifischer Vorteil für Muskellappen gegeben.

Das Alter eines Patienten hat aktuell keinen Einfluss mehr auf die Wahl einer rekonstruktiven Technik. Mikrovaskuläre Chirurgie zeigt in großen Serien Einheilungsraten von über 95 % (Wong et al. 2015), so dass freie Lappen auch bei alten Patienten generell großzügig indiziert werden können. Schwierige Situationen können bei einer ausgeprägten pAVK oder einem schweren postthrombotischem Syndrom entstehen. Diese Komorbiditäten erhöhen aber nicht nur das Risiko für den Verlust eines freien Lappens, sondern in mindestens gleichem Maße das Risiko für eine Wundheilungsstörung bei Anwendung einer lokalen Lappenplastik. Diese Vermeidungsstrategien enden oft in Komplikationen.

Wenn trotz gefäßchirurgisch/angiologischer Optimierung keine Perfusionsverbesserung zu erzielen ist, kann ein vorgelegter AV-Loop zum Anschluss eines freien Lappens diskutiert werden, alternativ im Einzelfall die Amputation. Eine isolierte Radiatio kann nur alternativ erwogen werden, wenn bereits Fernmetastasen vorliegen und keine kurative Intention mehr besteht.

Die funktionellen Rekonstruktionen erfolgen simultan zur Flächenwiederherstellung, hier bestehen allgemein ebenfalls keine Einschränkungen bezüglich des Alters der Patienten. Wenn der Motor nicht reseziert wurde, kommen Sehneninterponate (Palmaris longus oder Plantaris longus) zum Einsatz. Bei reseziertem Motor kommen die klassischen Ersatzoperationen wie der Tibialis-posterior-Transfer zum Ausgleich eines Fallfußes oder die Radialisersatzplastik bei einer Fallhand zur Anwendung. Freie funktionelle Muskeltransfers sind insgesamt eher selten indiziert (z. B. freier Grazilistransfer als motorischer Langfingerbeugerersatz), unterliegen aber ebenfalls keiner Altersgrenze.

Prinzipiell gilt: Je größer das Spektrum der rekonstruktiven Techniken, desto individualisierter und besser können Rekonstruktionen angeboten werden, die zu einer raschen und optimalen Rehabilitation führen. Natürlich müssen in Abhängigkeit von Alter, Komorbidität und Wunsch des Patienten gelegentlich Abstriche hinsichtlich des Aufwands der Rekonstruktion gemacht werden, aber evidenzbasierte Regeln existieren hierfür nicht.

23.3.3 (Neo)-adjuvante Maßnahmen

Strahlentherapie

„Ohne Chirurgie keine Kuration" – eine alleinige Strahlentherapie zur lokalen Tumorkontrolle ist nur bei anästhesiologisch/internistisch inoperablen Patienten oder bei weit fortgeschrittenem Leiden indiziert. Ansonsten unterstützt die Strahlentherapie als zusätzliche Lokaltherapie die Chirurgie. Wenn postoperativ eine R1-Situation erzielt wurde, sollte dennoch der Re-OP der Vorzug gegeben werden, falls dies technisch möglich ist.

Die Strahlentherapie kommt meist als adjuvante Therapie mit einer Gesamtdosis von 60–66 Gy mit konventioneller Fraktionierung zur Anwendung. Eine generelle Empfehlung zur Dosisreduktion bei alten Patienten besteht nicht. Insgesamt werden bei alten Patienten ähnliche bis teilweise höhere Ansprechraten (Yuen et al. 2015) beschrieben, in der Praxis haben alte und komorbide Patienten aber oft Schwierigkeiten, die kompletten 7 Wochen Bestrahlungszeit „durchzuhalten" oder leiden an den Nebenwirkungen, so dass die Therapie vorzeitig beendet wird. Aber auch eine geringere Dosis hat einen Effekt (Soyfer et al. 2013), so dass es prinzipiell keinen Grund für eine negative Antizipation hinsichtlich der Indikation zur Radiatio in Bezug auf das Alter geben sollte. Belegt ist eine verbesserte Lokalkontrolle für G2- und G3-WTS, allerdings wird kontrovers diskutiert, wie groß der Einfluss auf das Gesamtüberleben ist (Pisters et al. 1996; Maretty-Nielsen et al. 2014b).

Komplexe funktionelle Rekonstruktionen (Sehnenumlagerung oder Nerveninterponate und Lappenplastiken) sollten nicht adjuvant bestrahlt werden, hier sollte im Vorfeld eine neoadjuvante Radiatio bei High-Grade-WTS erwogen werden. Diese ist gleichwertig zur adjuvanter Radiatio hinsichtlich lokaler Kontrolle und hat den Vorteil der kleineren Feldgröße und der niedrigeren Dosis (50 Gy) sowie geringere Langzeitfolgen wie Ödem und Fibrose. Demgegenüber steht die erhöhte Rate an frühen postoperativen (zum Teil schweren) Wundheilungsstörungen, vor allem der unteren Extremität (O`Sullivan et al. 2002). Vor diesem Hintergrund muss die Indikation zur neoadjuvanten Radiatio bei alten Menschen vor allem an der unteren Extremität kritisch diskutiert werden, es gibt aber durchaus positive Studien (Yuen et al. 2015).

Eine weitere Möglichkeit der Applikation von Radiotherapie besteht intraoperativ, hier können Einzeldosen von 12–20 Gy gezielt ins Tumorbett appliziert werden, so dass sich die zusätzlich notwendige adjuvante Radiatio hinsichtlich Dosis und Dauer deutlich verkürzt. Dies stellt (nicht nur) für alte Patienten einen großen Vorteil dar.

Chemotherapie

Mit Ausnahme einiger speziellen Entitäten (Klein-, blau-, rundzellige Sarkome, extraossäres Ewing-Sarkom, Rhabdomyosarkome, PNET und desmoplastische, klein- und rundzellige Tumoren) gelten WTS generell eher als wenig chemosensibel.

In mehreren großen EORTC-Studien konnte der Nutzen der Chemotherapie mit klassischen Substanzen (Anthrazykline, Ifosfamid) in adjuvanter Situation nach R0-Resektion von High-Grade-WTS nicht eindeutig belegt werden (Le Cesne et al. 2014). Deshalb existieren nach wie vor keine einheitlichen Empfehlungen zur Applikation bei Erwachsenen.

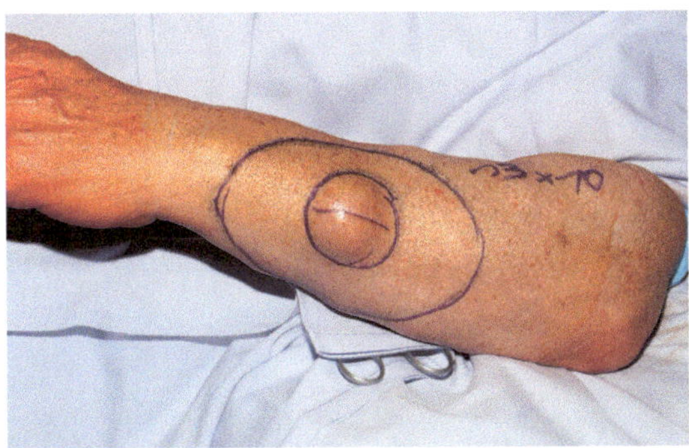

Abb. 23.1 Patient mit pleomorphem Sarkom (G3) am Unterarm

Trotz großem Wissenszuwachs im Bereich der Molekularpathologie ist die „molecular targeted therapy" für WTS der Extremitäten (analog zur erfolgreichen Therapie von GIST) noch sehr limitiert. Ausnahmen bestehen für Imatinib bei Dermatofibrosarcoma protuberans und Sorafenib beim Angiosarkom.

Im Hinblick auf alte Patienten mit fortgeschrittenem WTS wird allerdings eine gewisse „Unterversorgung" mit Chemotherapie in palliativen Situationen aus Sorge um die toxischen Nebenwirkungen beschrieben (Garbay et al. 2013; Maretty-Nielsen et al. 2014a). Hier scheint eine bessere Differenzierung zwischen Alter und Komorbidität notwendig, wie schon unter ► Abschn. 23.1.2 aufgeführt. Auch bei alten und komorbiden Patienten scheint beispielsweise die gut verträgliche und oral applizierbare Substanz Trofosfamid als Erhaltungstherapie in palliativer Situation das progressionsfreie Überleben zu verbessern (Reichardt et al. 2002).

Bei nicht in sano resektablem oder mit großem Funktionsverlust verbundener Resektion eines lokal fortgeschrittenen WTS kann an einigen Zentren eine isolierte Extremitätenperfusion (ILP – isolated limb perfusion) mit TNF-α und Melphalan durchgeführt werden. Diese Technik ist auch bei alten Patienten anwendbar (van Etten et al. 2003).

23.4 Fallbeispiele

23.4.1 Fall 1

Im Beispiel handelt es sich um einen 71-jährigen Patienten mit pleomorphem Sarkom (G3) am linken Unterarm, extern biopsiert. Abb. 23.1 zeigt die geplante weite Resektion. In der MRT (Abb. 23.2) ist der enge Bezug des subkutan gelegenen Tumors zur Streckerloge und zur Ulna gut zu erkennen.

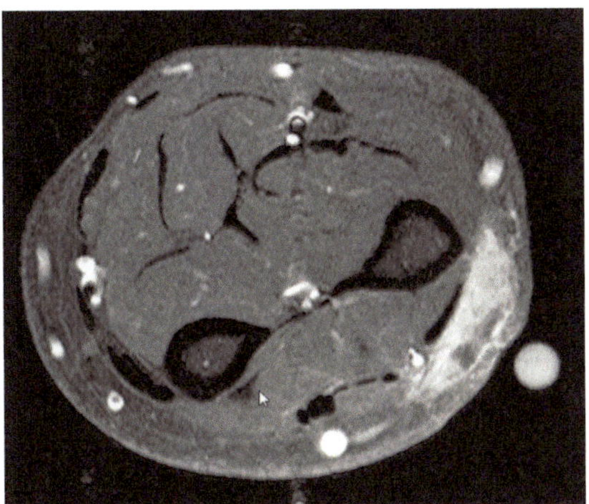

Abb. 23.2 MRT vom linken Unterarm mit Kontrastmittel

Parallel zur erfolgten adäquaten onkochirurgischen Resektion mit rekonstruktionspflichtigem Defekt (Abb. 23.3 und Abb. 23.4) wurde durch ein zweites Team ein entsprechend dimensionierter mikrochirurgischer Lappen (ALT – antero-lateral-thigh-flap) am linken Oberschenkel geplant und gehoben (Abb. 23.5 und Abb. 23.6).

Abb. 23.7 zeigt den Lappen nach kompletter Präparation vor Absetzen des Gefäßstieles (Zügel) und Transfer zum Oberschenkel. Abb. 23.8 demonstriert den Situs am Ende der einzeitigen OP nach erfolgtem mikrochirurgischem Anschluss: arteriell „End-zu-Seit" an die Arteria ulnaris, venös „End-zu-End" an eine Begleitvene.

Adjuvant erfolgte eine perkutane Strahlentherapie mit 60 Gy, Abb. 23.9 zeigt das funktionelle Langzeitergebnis mit geringem Streckdefizit des Kleinfingers. Der Patient verblieb in engmaschiger lokaler und systemischer Tumornachsorge. Im 1. und 2. postoperativen Jahr wurde der Patient wegen insgesamt 3 kleiner Lungenmetastasen (Thorax-CT-Detektion: Abb. 23.10 und Abb. 23.11) 2-mal thorax-chirurgisch metastasektomiert. Der Patient wird weiterhin engmaschig kontrolliert und befindet sich seit über 7 Jahren in kompletter Remission.

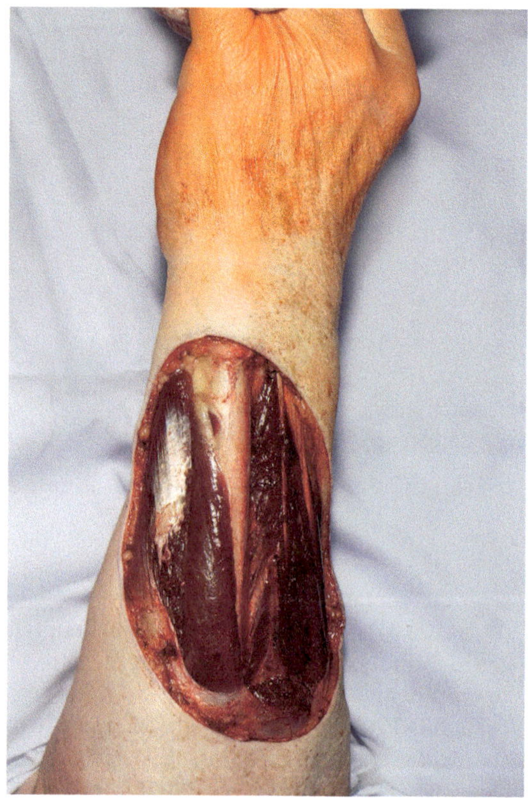

Abb. 23.3 Rekonstruktionspflichtiger Defekt nach der onkochirurgischen Resektion

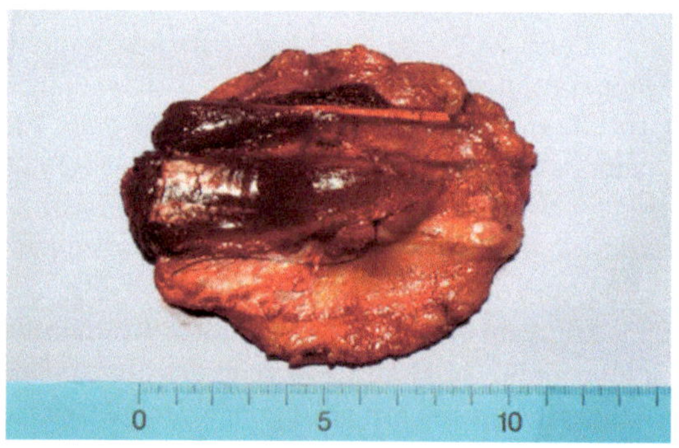

Abb. 23.4 Resektat mit Fadenmarkierung

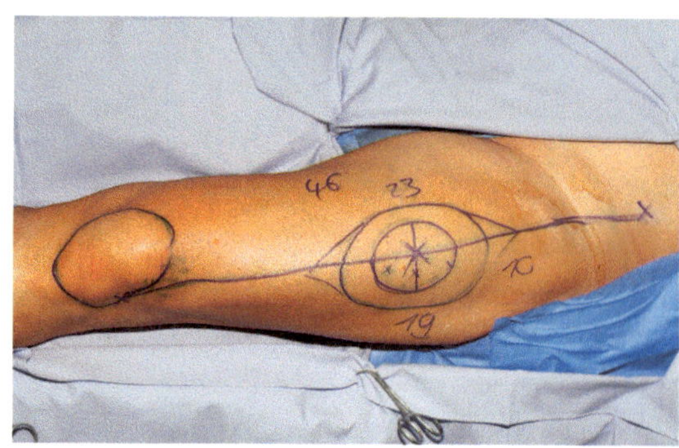

Abb. 23.5 Planung der mikrochirurgischen Lappenplastik

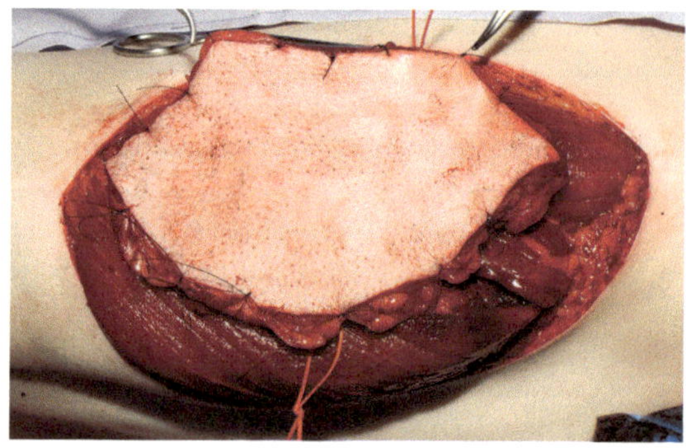

Abb. 23.6 Hebung des Lappens (ALT – „antero-lateral-thigh" flap)

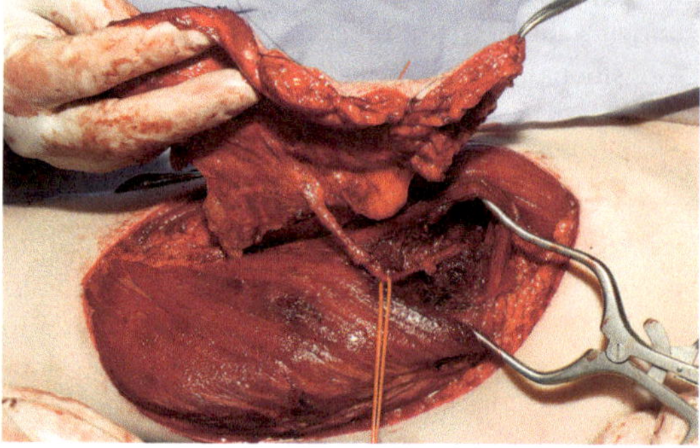

Abb. 23.7 Lappen nach kompletter Präparation

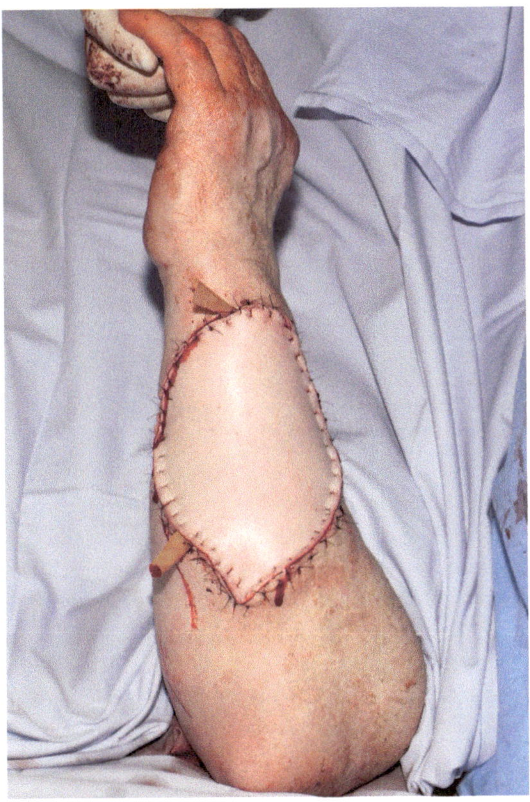

Abb. 23.8 Situs nach erfolgtem mikrochirurgischem Anschluss

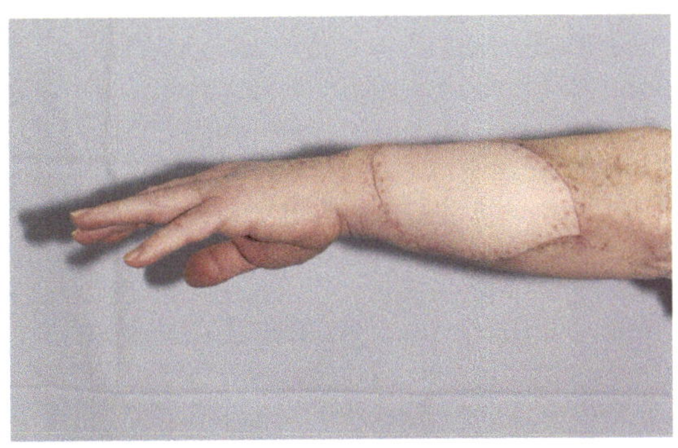

Abb. 23.9 Funktionelles Langzeitergebnis nach Resektion und Rekonstruktion

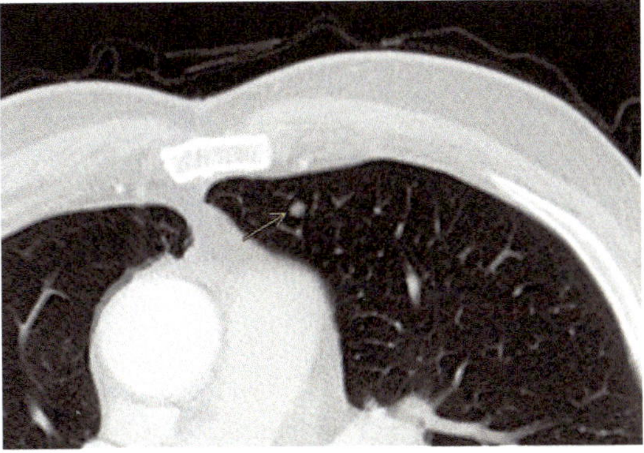

Abb. 23.10 Thorax-CT: Detektion von Lungenmetastasen

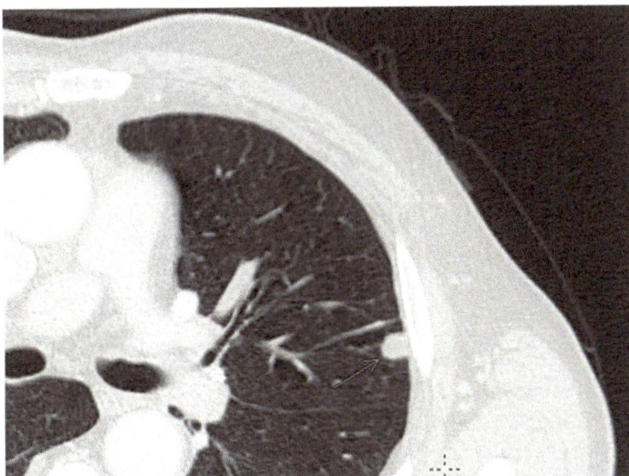

Abb. 23.11 Thorax-CT vor Metastasektomie

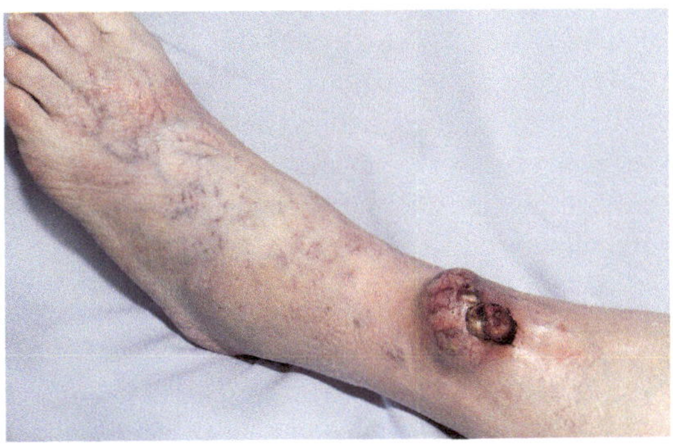

Abb. 23.12 Patientin mit rasch gewachsenem Tumor am linken Unterschenkel

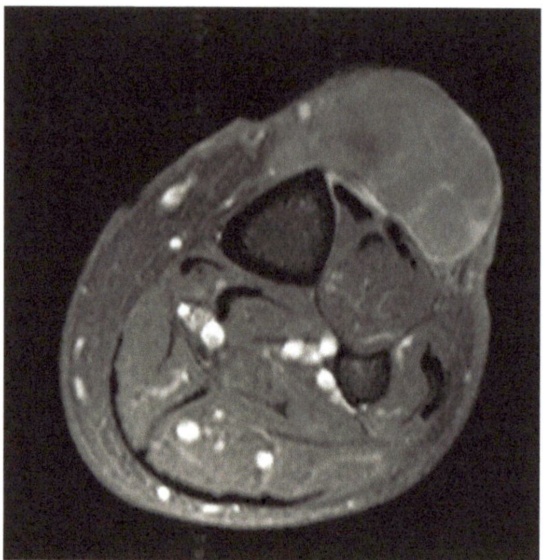

■ **Abb. 23.13** MRT des Tumors mit engem Bezug zur Streckerloge und Tibiavorderkante

23.4.2 Fall 2

Dieser Fall zeigt eine bei Diagnosestellung 80-jährige Patientin mit rasch gewachsenem Tumor am linken Unterschenkel mit engem Bezug zur Streckerloge und Tibiavorderkante (■ Abb. 23.12 und ■ Abb. 23.13).

Auf ■ Abb. 23.14 sieht man die operative Lagerung und Planung mit der erneuten Möglichkeit, parallel onko-chirurgische Resektion und Lappenhebung zur Rekonstruktion mit konsekutiv reduzierter OP-Zeit durchzuführen. ■ Abb. 23.15, ■ Abb. 23.16 und ■ Abb. 23.17 zeigen die Resektion und Rekonstruktion mit freiem mikrochirurgischem Gewebetransfer (ALT-Lappen, Anschluss an Tibialis-anterior-Gefäße). Dieser ermöglichte eine stabile Weichteildeckung und rasche Mobilisation und Rehabilitation der Patientin.

■ Abb. 23.18 zeigt das Langzeitresultat.

23.4.3 Fall 3

Im 3. Fall stellte sichein 75-jähriger Patient mit pleomorphem Sarkom des Skalps vor (■ Abb. 23.19), das bei Diagnosestellung bereits zervikal beidseits lymphogen metastasiert war. Es erfolgte die radikale Resektion (■ Abb. 23.20) mit beidseitiger selektiver Neck-Dissection.

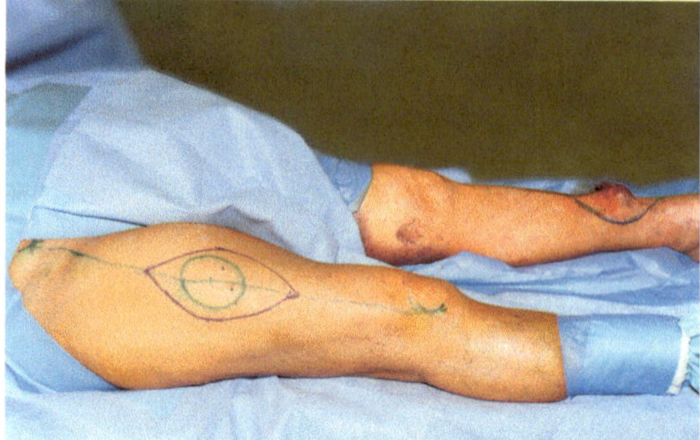

■ **Abb. 23.14** Operative Planung mit paralleler onko-chirurgischer Resektion und Lappenhebung zur Rekonstruktion mit konsekutiv reduzierter OP-Zeit

Die Rekonstruktion wurde mit einem freien, mikrochirurgisch an die rechten Temporalgefäße angeschlossenen Latissimuslappen und Spalthaut durchgeführt (■ Abb. 23.21). Es erfolgte ein adjuvante Strahlentherapie, ■ Abb. 23.22 zeigt das stabile und ästhetisch hervorragende Ergebnis eineinhalb Jahre postoperativ nach Abschwellen des Muskellappens und Abblassen der Spalthaut.

23.5 Persönliche Empfehlungen

Das allgemeine Management von erwachsenen Patienten mit einem WTS erfolgt gemäß etablierten, klinischen Leitlinien. Es existieren keine spezifischen modifizierten Empfehlungen für alte Patienten und es gibt eigentlich auch keinen Grund hierfür. Es bleibt spekulativ, ob das Alter eines Patienten per se dazu führt, dass Chirurgie und adjuvante Therapien weniger aggressiv durchgeführt werden als es möglich wäre. Alter ist nicht gleich Komorbidität – man muss seine Patienten kennen, um diese wichtige Unterscheidung zu treffen!

In einer potenziell kurativen Situation muss, unabhängig vom Alter des Patienten, bei allgemein gegebener Operabilität auch entsprechend radikal therapiert werden. Vermeidungsstrategien und vermeintliche kleinere chirurgische Lösungen führen häufiger zu Wundheilungsstörungen, Rezidiven und verzögerter Rehabilitation.

Auch in palliativen Situationen sollte durch den Einsatz bestmöglicher multimodaler Konzepte eine befriedigende Lösung gesucht werden, oft sind auch hier chirurgische Lösungen sinnvoll einzusetzen.

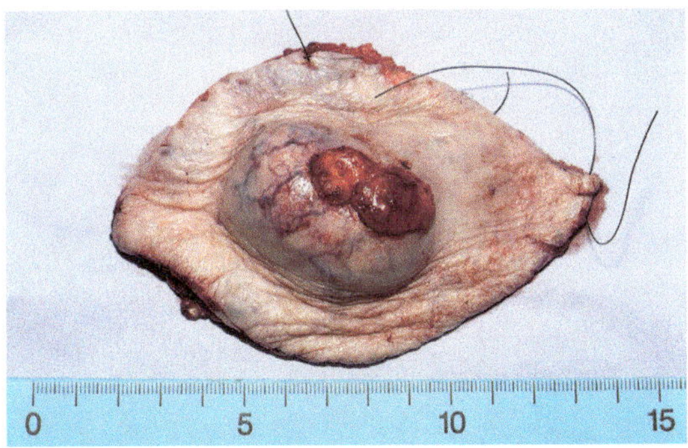

Abb. 23.15 Resezierter Tumor

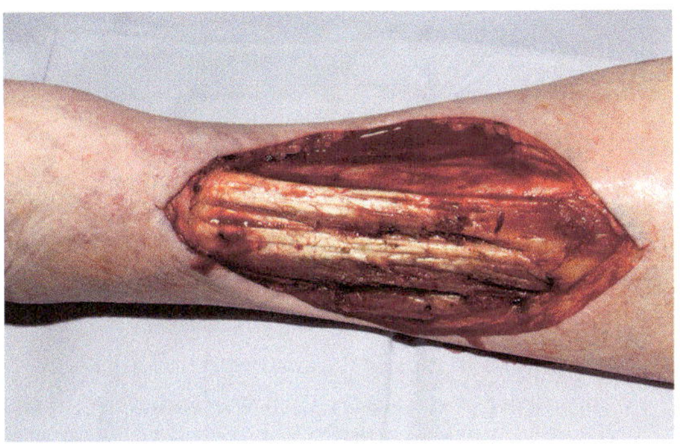

Abb. 23.16 Onko-chirurgischer Defekt

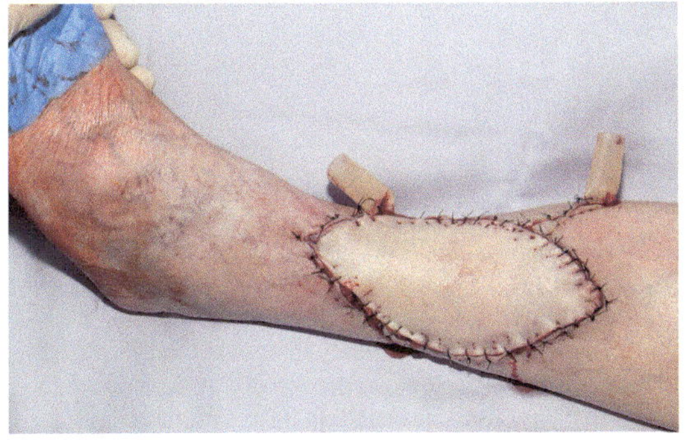

Abb. 23.17 Rekonstruktion mit freiem mikrochirurgischem Gewebetransfer – ALT-Lappen, Anschluss an Tibialis-anterior-Gefäße

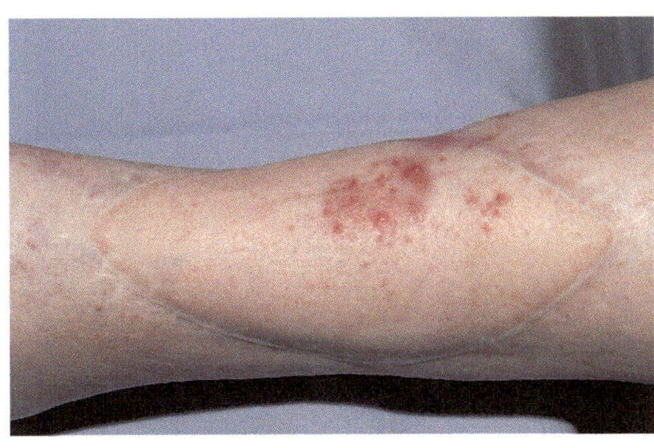

Abb. 23.18 Langzeitergebnis der OP

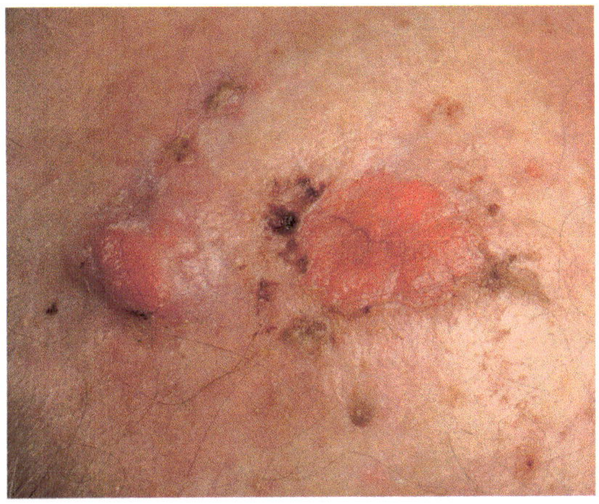

Abb. 23.19 Patient mit pleomorphem Sarkom des Skalps

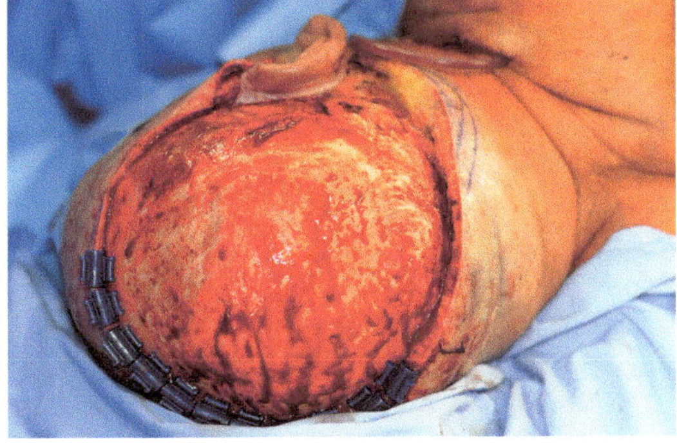

Abb. 23.20 Radikale Resektion des zervikal beidseits lymphogen metastasierten Sarkoms

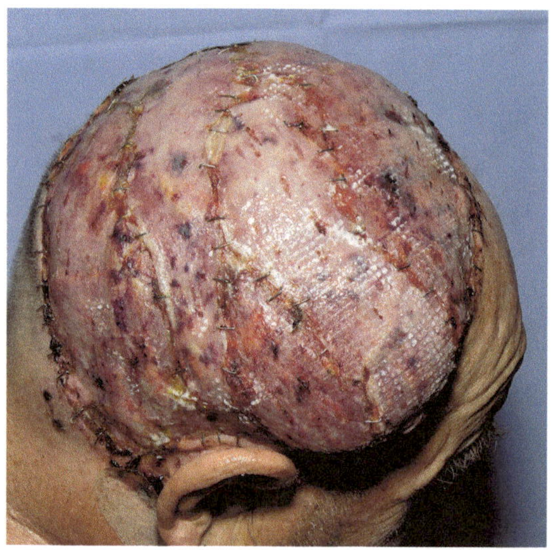

Abb. 23.21 Rekonstruktion mit einem freien, mikrochirurgisch an die rechten Temporalgefäße angeschlossenen Latissimuslappen und Spalthaut

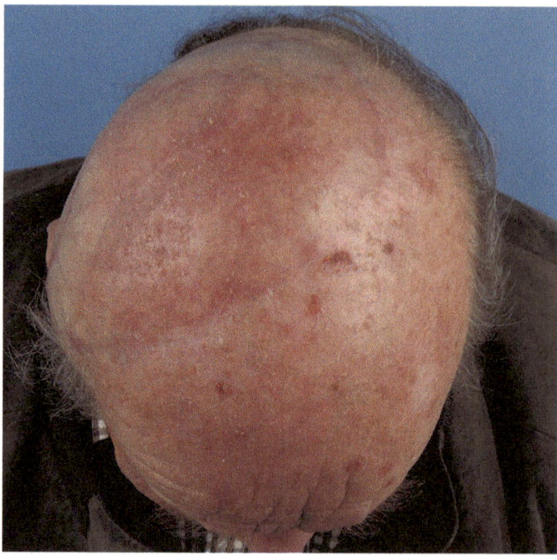

Abb. 23.22 Ergebnis 1½ Jahre postoperativ

Empfehlungen für das Tumorboard

Die primäre Behandlung an einem WTS-Zentrum verbessert das onkologische Resultat (Canter et al. 2013). Folgende Disziplinen sollten in einem WTS-Tumorboard vertreten sein:

- Allgemein- und Viszeralchirurgie,
- Orthopädie,
- plastische Chirurgie,
- Strahlentherapie,
- Onkologie,
- Radiologie,
- Pathologie.

Die Besprechung der Fälle vor Therapiebeginn ist obligat. Auch sollte über weitere Diagnostik oder Wiederholung bereits extern durchgeführter Diagnostik entschieden werden, inklusive Anforderung der Referenzpathologie (da häufig divergente Befunde hinsichtlich Entität und/oder Grading vorliegen). Definiert wird die multimodale Therapie bezüglich der jeweiligen Anwendung und der Reihenfolge von Chirurgie, Radiatio und Chemotherapie. Nach der OP erfolgt eine Wiedervorstellung zur Besprechung des Resektionsstatus. Ebenso sollte eine Wiedervorstellung im Sarkomboard bei Lokalrezidiv und/oder Metastasierung erfolgen.

Gerade bei alten Patienten ist es natürlich wesentlich, dass der Hauptbehandler den Patienten persönlich kennt und ihn auch entsprechend ganzheitlich vorstellt. Die realistische Beurteilung des physiologischen Alters und der Komorbidität kann entscheidenden Einfluss auf die Therapieempfehlung des Tumorboards haben.

Literatur

Bannasch H, Eisenhardt SU, Grosu AL, Heinz J, Momeni A, Stark GB (2011) The diagnosis and treatment of soft tissue sarcomas of the limbs. Dtsch Arztebl Int 108(3):32-38

Canter RJ, Smith CA, Martinez SR, Goodnight JE Jr, Bold RJ, Wisner DH (2013) Extremity soft tissue tumor surgery by surgical specialty: a comparison of case volume among oncology and non-oncology-designated surgeons. J Surg Oncol 108(3):142-147

Daigeler A, Kuhnen C, Moritz R, Stricker I, Goertz O et al (2009) Lymph node metastases in soft tissue sarcomas: a single center analysis of 1,597 patients. Langenbecks Arch Surg. 394(2):321-329

Garbay D, Maki RG, Blay JY, Isambert N, Piperno Neumann S et al (2013) Advanced soft-tissue sarcoma in elderly patients: patterns of care and survival. Ann Oncol 24(7):1924-1930

Hoven-Gondrie ML, Bastiaannet E, van Ginkel RJ, Suurmeijer AJ, Hoekstra HJ (2011) TNF dose reduction and shortening of duration of isolated limb perfusion for locally advanced soft tissue sarcoma of the extremities is safe and effective in terms of long-term patient outcome. J Surg Oncol 103(7):648-645

Issels RD, Lindner LH, Verweij J, Wust P, Reichardt P et al; European Organisation for Research and Treatment of Cancer Soft Tissue and Bone Sarcoma Group (EORTC-STBSG); European Society for Hyperthermic Oncology (ESHO) (2010) Neo-adjuvant chemotherapy alone or with regional hyperthermia for localised high-risk soft-tissue sarcoma: a randomised phase 3 multicentre study. Lancet Oncol. 11(6):561-570

Jo VY, Fletcher CD (2014) WHO classification of soft tissue tumours: an update based on the 2013 (4th) edition. Pathology 46(2):95-104

Kandel R, Coakley N, Werier J, Engel J, Ghert M, Verma S; Sarcoma Disease Site Group of Cancer Care Ontario's Program in Evidence-Based Care (2013) Surgical margins and handling of soft-tissue sarcoma in extremities: a clinical practice guideline. Curr Oncol 20(3):e247-54

Kozawa E, Sugiura H, Tsukushi S, Urakawa H, Arai E et al (2014) Multiple primary malignancies in elderly patients with high-grade soft tissue sarcoma. Int J Clin Oncol 19(2):384-3

Kraus-Tiefenbacher US, Van Kampen M (2015) Current Trends in Radiotherapy Following Surgical Resection of Soft-tissue Sarcoma of the Extremities and Trunk. Handchir Mikrochir Plast Chir 47(2):128-133

Lahat G, Tuvin D, Wei C, Anaya DA, Bekele BNet al (2008) New perspectives for staging and prognosis in soft tissue sarcoma. Ann Surg Oncol (10):2739-2748

Le Cesne A, Ouali M, Leahy MG, Santoro A, Hoekstra HJ et al (2014) Doxorubicin-based adjuvant chemotherapy in soft tissue sarcoma: pooled analysis of two STBSG-EORTC phase III clinical trials. Ann Oncol. 25(12):2425-2432

Maretty-Nielsen K, Aggerholm-Pedersen N, Safwat A, Baerentzen S, Pedersen AB, Keller J (2014a) Prevalence and prognostic impact of comorbidity in soft tissue sarcoma: a population-based cohort study. Acta Oncol 53(9):1188-1196

Maretty-Nielsen K, Aggerholm-Pedersen N, Safwat A, Jørgensen PH, Hansen BH et al (2014b) Prognostic factors for local recurrence and mortality in adult soft tissue sarcoma of the extremities and trunk wall: a cohort study of 922 consecutive patients. Acta Orthop 85(3):323-332

O`Sullivan B, Davis AM, Turcotte R, Bell R, Catton C et al (2002) Preoperative versus postoperative radiotherapy in soft-tissue sarcoma of the limbs: a randomised trial. Lancet 359:2235-2241

Pisters PW, Harrison LB, Leung DH, Woodruff JM, Casper ES, Brennan MF (1996) Long-term results of a prospective randomized trial of adjuvant brachytherapy in soft tissue sarcoma. J Clin Oncol. (3):859-856

Reichardt P, Pink D, Tilgner J, Kretzschmar A, Thuss-Patience PC, Dörken B (2002) Oral trofosfamide: an active and well-tolerated maintenance therapy for adult patients with advanced bone and soft tissue sarcomas. Results of a retrospective analysis. Onkologie. 25(6):541-546

Schütte J, Hartmann JT, Reichardt P, Issels RD, Tunn PU, Budach V (2011) Weichteilsarkome, Leitlinie der DGHO (https://www.dgho-onkopedia.de/de/onkopedia/leitlinien/weichteilsarkome)

Soyfer V, Corn BW, Kollender Y, Issakov J, Dadia S et al (2013) Hypofractionated adjuvant radiation therapy of soft-tissue sarcoma achieves excellent results in elderly patients. Br J Radiol. 86(1028):20130258

Steinau HU, Daigeler A, Langer S, Steinsträsser L, Hauser J et al (2010) Limb salvage in malignant tumors. Semin Plast Surg 24(1):18-33

van Etten B, van Geel AN, de Wilt JH, Eggermont AM (2003) Fifty tumor necrosis factor-based isolated limb perfusions for limb salvage in patients older than 75 years with limb-threatening soft tissue sarcomas and other extremity tumors. Ann Surg Oncol 10(1):32-37

Wong AK, Joanna Nguyen T, Peric M, Shahabi A, Vidar EN et al (2015) Analysis of risk factors associated with microvascular free flap failure using a multi-institutional database. Microsurgery 35(1):6-12

Yang JC, Chang AE, Baker AR, Sindelar WF, Danforth DN et al (1998) Randomized prospective study of the benefit of adjuvant radiation therapy in the treatment of soft tissue sarcomas of the extremity. J Clin Oncol 16(1):197-203

Yoneda Y, Kunisada T, Naka N, Nishida Y, Kawai A et al (2014) Favorable outcome after complete resection in elderly soft tissue sarcoma patients: Eur J Surg Oncol 40(1):49-54

Yuen NK, Li CS, Monjazeb AM, Borys D, Bold RJ, Canter RJ (2015) Older age impacts radiotherapy-related outcomes in soft tissue sarcoma.J Surg Res. pii: S0022-4804(15)00703-9

Serviceteil

T. Keck, U.T. Hopt (Hrsg.), *Onkologische Chirurgie bei alten Patienten,*
DOI 10.1007/978-3-662-48712-9

Stichwortverzeichnis

A

B

C

D

E

F

G

I

K

L

M

N

P

R

S

T

U

W

Z